按摩 刮痧 拔罐 艾灸 疗法100种

女性篇

李志刚 主编

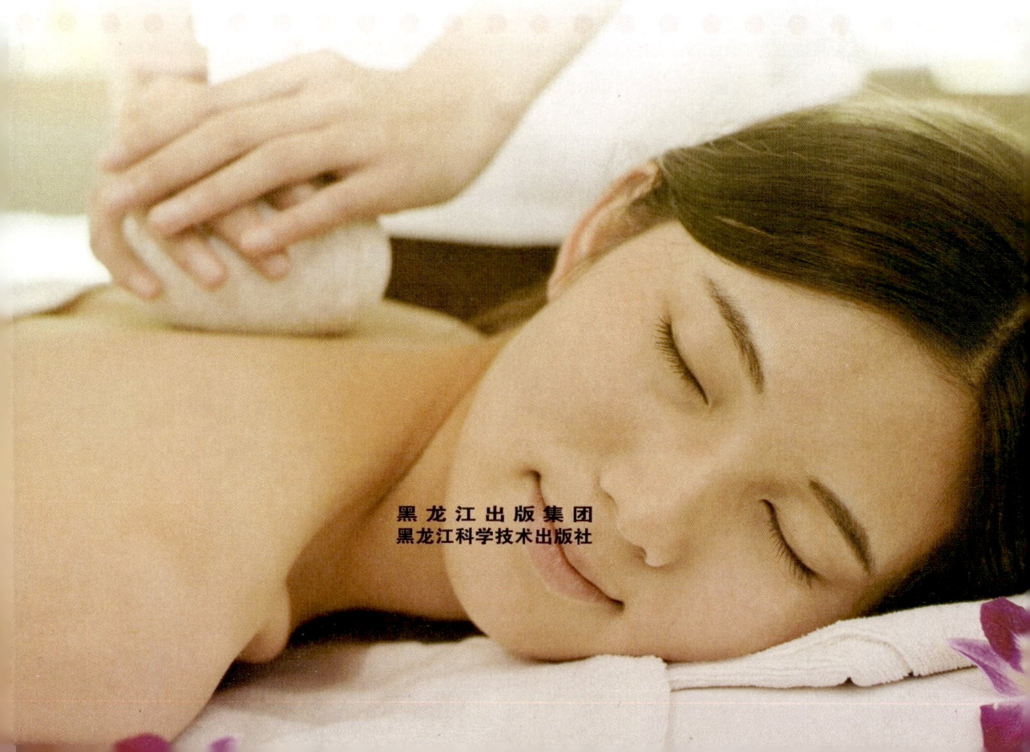

黑龙江出版集团
黑龙江科学技术出版社

图书在版编目（CIP）数据

按摩刮痧拔罐艾灸疗法100种. 女性篇/李志刚主编. —哈尔滨: 黑龙江科学技术出版社，2014.7

ISBN 978-7-5388-7947-6

Ⅰ. ①按…　Ⅱ. ①李…　Ⅲ. ①女性—保健—按摩疗法（中医）②女性—保健—刮搓疗法 ③女性—保健—拔罐疗法 ④女性—保健—艾灸　Ⅳ. ①R244 ②R245.81

中国版本图书馆CIP数据核字(2014)第170472号

按摩 刮痧 拔罐 艾灸疗法100种 · 女性篇

ANMO GUASHA BAGUAN AIJIU LIAOFA 100 ZHONG NÜXINGPIAN

主　　编　李志刚
责任编辑　杨晓杰　宋秋颖
封面设计　伍　丽
出　　版　黑龙江科学技术出版社
地址：哈尔滨市南岗区建设街41号　邮编：150001
电话：(0451)53642106　传真：(0451)53642143
网址：www.lkcbs.cn　www.lkpub.cn
发　　行　全国新华书店
印　　刷　深圳市彩美印刷有限公司
开　　本　635 mm×1020 mm　1/16
印　　张　8
字　　数　80千字
版　　次　2014年12月第1版　2014年12月第1次印刷
书　　号　ISBN 978-7-5388-7947-6/R·2354
定　　价　19.90元

前言 | Preface

爱美之心，人皆有之，尤其是对于女性而言，拥有年轻美丽的容貌和健康的体态是一件幸福的事情。随着社会的发展，国民经济的不断增长，人们的保健养生意识不断增强，女性朋友们也意识到真正的美丽是不能只靠化妆品来修饰的，由内而外焕发的健康美才是真正的美丽，而这些是不能只依靠保健品的。尤其是在现代社会，越来越多的女性朋友不再只是家庭主妇，她们也有属于自己的工作。工作繁忙、生活压力大、精神紧张等诸多原因都容易导致免疫力下降、内分泌失调、毒素积存，从而影响女性朋友们的皮肤、精神状况。从中医角度讲，这是脏腑损伤、功能失调、气血异常、阴阳失衡而导致肌肤不美，或出现亚健康。由此可见，自内而外的养生才是健康与美丽的根本。

中医穴位疗法是我国传统中医源远流长的宝贵遗产，属于自然医疗保健疗法，千百年来广泛流传于我国民间。经穴是中医理论体系的一大支柱，中医的按摩、艾灸、拔罐、刮痧等保健方法都是通过作用于穴位来达到舒经活络、益气养血、强身健体的目的的。穴位是体内气血流畅的枢纽，选择恰当的穴位疏通经络，往往能起到意想不到的效果。女性朋友们如果经常用按摩、艾灸、拔罐、刮痧来刺激穴位，将穴位养生保健治病功效充分发挥出来，就能改善体质、防治各种妇科常见疾病、改变亚健康状态，以达到美容养颜、焕发精神活力的目的。

此书用通俗易懂的语言讲解了按摩、艾灸、拔罐、刮痧的中医理论，教给女性朋友们简便、实用而又有效的防病、保健和治疗的方法。让您学会运用中医穴位疗法扶正人体阳气，祛除体内寒邪、瘀滞。无论有无医学基础，阅读此书都可以轻松入门，为自己、为家人解急时之需、疗身体之疾，让它成为您最实用、最有效、最直接的防病、治病“宝书”。

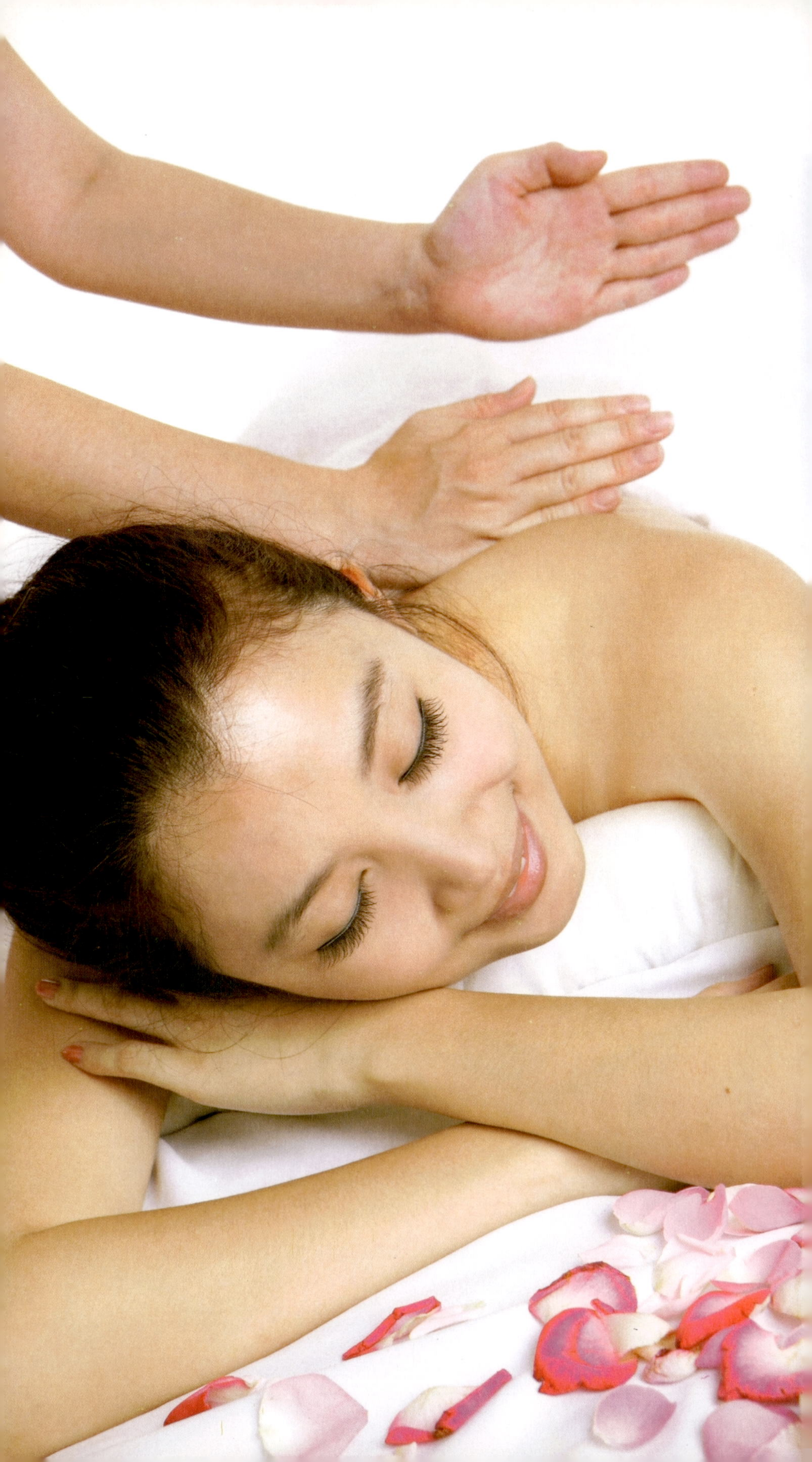

目录 | Contents

第一章 女人不得不看的保健知识

第二章 魅力女人——中医保健为美丽加分

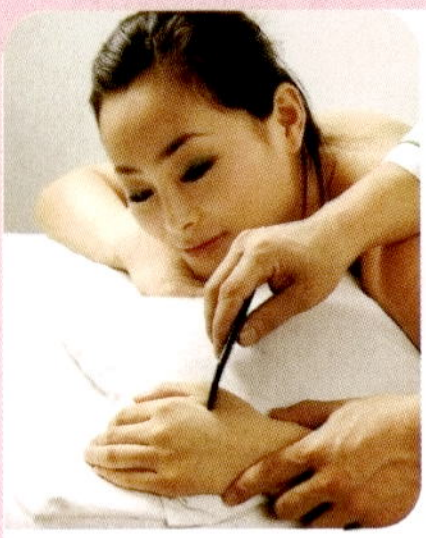
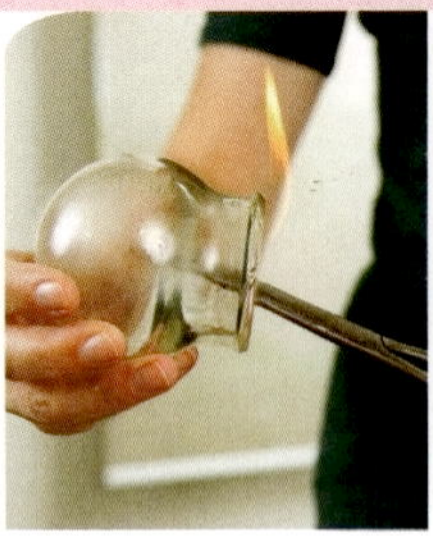
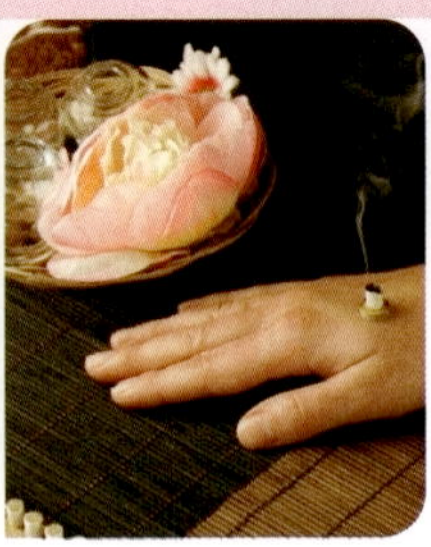
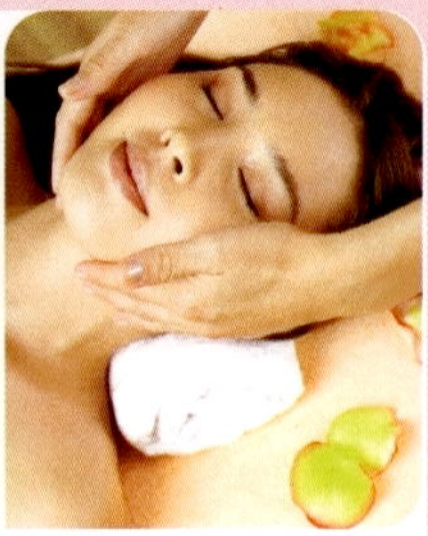

第三章 要私密，更要健康——妇科病中医理疗法

第一章

女人不得不看的保健知识

《黄帝内经》认为：“有诸内，必行诸外。”也就是说，身体内部的不健康，会从外表显现出来，所以说颜面反映了一个人全身的健康状况。根据女性的生理特点及健康标准，我们可以通过按摩、艾灸、拔罐、刮痧来养生治病，利用学到的相关的保健知识，来达到舒经活络、益气养血、强身健体的目的，既省钱又方便。

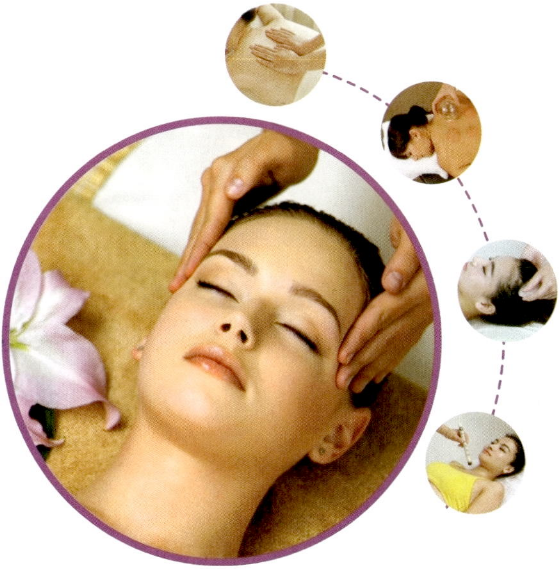

细说女性的体质特点

中医认为组成人体的基本物质有精、气、血、津液。对女性而言，健康保养应从补充气血、防寒保暖、调养情绪等方面着手。而女性体质有三大特点，那就是以血为本、以肾为根、情绪多变。

◎ 以血为本

妇女以养血为本，女性若不善于补血养血，就容易出现面色萎黄、头晕眼花、气短乏力、唇颊苍白等血虚证，即贫血，严重的话容易过早出现皱纹、脱齿、白发、走路不稳等早衰症状，以及出现月经失调、四肢麻痹、闭经、卵巢早衰等妇科疾病。女人只要精血旺盛，人就会显得年轻，身体才会健康。

◎ 以肾为根

肾主宰着女性生长、发育、生殖、衰老的全过程，肾之精气是维持女性机体阴阳平衡的根。女性一生的自然盛衰现象，实际上是肾的自然盛衰的外在表现。女性一旦肾出现问题，就可能会出现初潮迟、月经量少而色暗、排卵期出血、闭经、断经早、双乳萎小、白带异常、不孕、性冷淡、习惯性流产、子宫脱垂等妇科特有的病症表现。还可能伴有面黄肌瘦、腰酸背痛、头痛头晕、神经衰弱、失眠、抑郁、夜尿频数、脱发等外在特征。

所以女性在一生中每个年龄段都需要补血养肾，女性肾气最旺盛的时候也是生育功能最旺盛的时候。

◎ 情绪多变

中医称怒、喜、忧、思、悲、恐、惊为七情。每一个正常人都存在着以上七种情绪的变化。中医认为肝脏是一个多气少血的器官，所以一旦心情不愉快，就容易造成气的流通不畅，就会出现胸闷、胁胀、腹胀，甚至产生乳腺增生、月经不调及消化道疾病。所以对女性来说调节好情绪非常重要，因此调养肝脏也显得尤为重要。

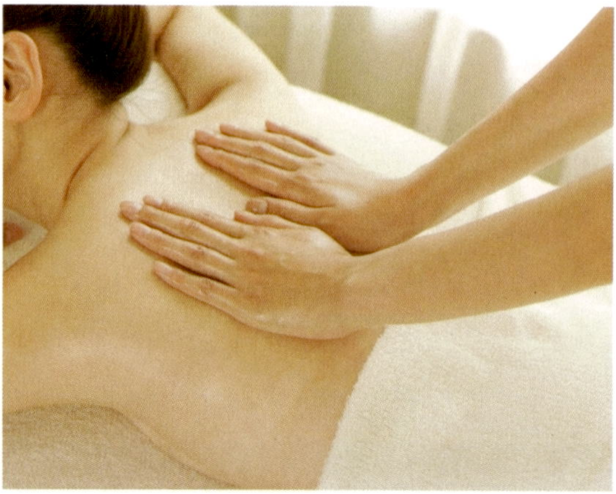

了解女性的健康标准，防治亚健康

关于女性的健康，尚无统一和明确的标准。中医认为“脾胃为后天之本”，一个人健康与否关键在于脏腑和经络是否健康，而脏腑是否健康关键看脾胃。中医总结出以下10条女性健康的标准：

（1）声息调和。说话声音宏亮，呼吸从容不迫，心平气和，反映出肺脏功能良好，抵抗力强。

（2）眼睛有神。目光炯炯有神，无呆滞感，说明精气旺盛，脏器功能良好。

（3）小便通畅。小便通畅，说明泌尿、生殖系统大体无恙。

（4）大便通畅。无腹痛、腹泻之虑，则消化功能健旺。

（5）体型适中。保持体形匀称，不宜过胖。

（6）牙齿坚固。注意口腔卫生，基本上没有龋齿和其他口腔疾病。

（7）腰腿灵便。每周进行三次以上的运动，每次不少于半小时；表现出肌肉骨骼和四肢关节有力灵活。

（8）脉搏正常。指每分钟心跳次数保持在正常范围(60～80次/分)，说明心脏和循环功能良好。

（9）饮食有节。坚持定时定量，不挑食和偏食，不暴饮暴食，无烟酒嗜好，注意饮食结构要科学合理。

（10）起居有时。能按时起床和入睡，睡眠质量好。

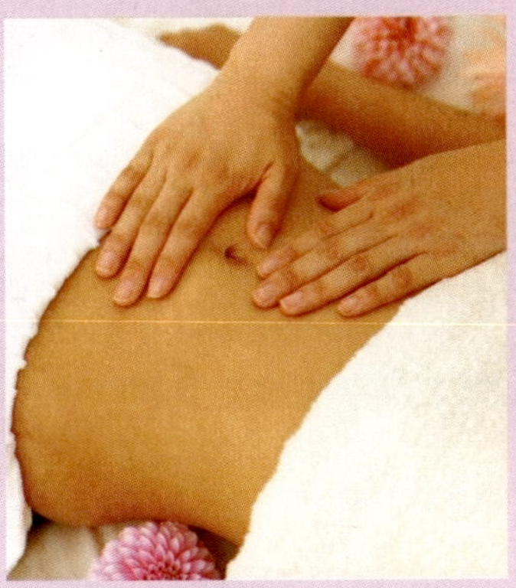

经络穴位——人体身上最好的养生抗衰药

经络是经脉与络脉的总称，是周身气血运行的通道。大的为经，它就好比是人体内的环路，广泛地连接着人体内的重要部位；小的叫络，就如同主路旁的辅路，既是对主路的补充，又能够增加细微之处的联系。经脉系统包括十二经脉，也就是十二正经，还有奇经八脉，以及附属于十二经脉的十二经别、十二经筋、十二皮部，其中最主要的就是十二经脉和奇经八脉中的任脉和督脉了；络脉系统包括十五络脉，以及难以计数的浮络、孙络等。

十二经脉里的气血就好像是江河里的水，在不停地流动着，而奇经八脉就好像是湖泊和水库，有着调节十二经脉气血的作用。当十二经脉的气血量多的时候，就会渗灌到奇经八脉中。要是十二经脉的气血不足的话，奇经八脉中的气血又会流到十二经脉中。女性朋友只要懂得经络穴位理疗法，就能够为自己找到最好的养生抗衰老药。

使用经络穴位，是一项技术活，也可以说是一把双刃剑，所以，在进行自我按摩之前，要学会如何找准穴位。在这里，我们介绍一些任何人都能够使用的最简单的寻找穴位的诀窍。

◎ 手指度量法

利用手指作为寻找穴位的尺度，中医称为“同身寸”。“同身寸”与日常生活中所用的长度单位“寸”不是同一概念，千万不能与之混淆。骨节长短不一，虽然两人同时各测得1寸长度，但是实际长度也会不一样。

1寸：大拇指横宽；1.5寸：食指和中指二指指幅横宽；2寸：食指、中指和无名指三指指幅横宽；3寸：食指、中指、无名指和小指四指指幅横宽。

◎ 身体度量法

利用身体及线条的部位作为简单的参考度量，如眉间到前发际正中3直寸为印堂穴。

◎ 标志参照法

固定标志：常见判别穴位的标志有眉毛、乳头、肚脐、指甲、趾甲、脚踝等。如：神阙位于腹部脐中央；膻中位于两乳头中间。

动作标志：需要做出相应的动作姿势才能显现的标志，如张口取耳屏前凹陷处即为听宫穴。

◎ 感知找穴法

身体感到异常，用手指压一压，捏一捏，摸一摸，如果有痛、硬结、痒等感觉，或和周围皮肤有温度差如发凉发烫，或皮肤出现黑痣、斑点，那么那个地方就是所要找的穴位。感觉疼痛的部位，或者按压时有酸、麻、胀、痛等感觉的部位，可以作为阿是穴治疗。阿是穴一般在病变部位附近，也可在距离病变部位较远的地方。

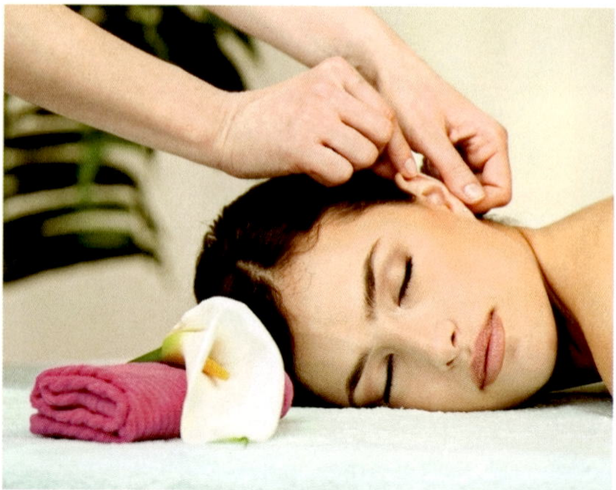

女性适宜采用的中医理疗法

◎ 按摩

按摩的治病原理

按摩可以促进身体的血液循环，消除疲劳，达到治病健身的目的。中医按摩在中医理论的指导下，通过按摩身体的经络穴位，刺激内脏活动，起到独特的治病强身的效果，可以使生物电分布恢复平衡。加上中医按摩独特的补泻手法，可以达到事半功倍的效果。

按摩的功效

（1）平衡阴阳，调整脏腑。按摩能够调整脏腑的功能，使之达到阴阳平衡。实践证明：强而快的按摩手法能够引起神经和肌肉的兴奋；轻而缓的按摩手法则可以抑制神经、肌肉的功能活动。

（2）疏通经络，调和气血。经络内属于脏腑，外络于肢节，它将人体的各个部分有机地联系在一起。当经络不通时，机体便会发生疾病，通过按摩，可以使经络疏通，气血流通，进而消除疾病。

（3）扶正祛邪，增强体质。按摩是患者通过刺激穴位，增强其扶正、祛邪的功能，从而促进自身的消化吸收和营养代谢，保持软组织的弹性，提高肺活量等。经常进行按摩能够提高机体免疫能力，进而防止发病等。

（4）强壮筋骨，通利关节。骨伤疾患会直接影响到运动系统功能，按摩能够强健筋骨，令患者各脏腑的正常功能得以恢复，令由于肌肉等软组织痉挛、粘连而导致关节失利的患者解痉松黏、滑利关节。实践证明，在病变的关节部位进行按摩，可以促进关节滑液的代谢，增强关节囊和关节的韧性。

（5）活血化瘀，消肿止痛，松解粘连。肢体软组织损伤后，这个部位的毛细血管便会破裂出血，形成局部瘀血而又肿胀疼痛的现象。外伤或者出血这种局部的刺激可引起血管的痉挛。按摩能够加速局部供血、消散瘀血、松解粘连、消除痉挛、恢复关节功能。

◎ 艾灸

由于灸法成本低廉、操作方便，其适应证又很广，疗效显著且无不良反应，既可祛除疾病，又能强身健体，因此数千年来深受广大人民群众的喜爱。

艾灸疗法具体起源于何时已无证可考，但因其用火，所以可追溯到人类掌握和利用火的旧石器时代。远古的先民就采取用火烧灼身体固定部位的方法治疗疾病，灸法从此也就产生了。后来，又经过不断的实践，人们最终选用既易点燃又有药理作用的艾草作为灸疗的主要材料，于是将这种方法称为艾灸。

近年来，国内外出现了“中医热”“针灸热”，艾灸疗法也随之复兴，并取得了长足的进步，出现了“燎灸”“火柴灸”“硫黄灸”等新灸法，发明了电热仪等各种现代灸疗仪器。迄今为止，全世界已有100多个国家和地区将我国的艾灸疗法作为解除患者病痛的治疗方法之一。

◎ 拔罐

拔罐法是一种借燃烧、温热或抽气等方式使罐内产生负压而直接吸着皮肤表面，造成瘀血现象而达到治疗目的的方法，并且经常与针灸、放血疗法配合使用。

拔罐的作用

（1）负压作用。人体在火罐负压吸拔时，皮肤表面有大量气泡溢出，从而加强局部组织的气体交换。负压使局部的毛细血管通透性改变和毛细血管破裂，少量血液进入组织间隙，从而产生瘀血，红细胞受到破坏，血红蛋白释出，出现自身溶血现象。在机体自我调整中产生行气活血、舒筋活络、消肿止痛、祛风除湿等功效，起到一种良性刺激，促其恢复正常功能的作用。

（2）温热作用 。拔罐法对局部皮肤有温热刺激作用，以大火罐、水罐、药罐最为明显。温热刺激能使血管扩张，促进以局部为主的血液循环，改善充血状态，加强新陈代谢，使体内的废物、毒素加速排出，改变局部组织的营养状态，增强血管壁的通透性，增强白细胞和网状细胞的吞噬活力，增强局部耐受性和机体的抵抗力，起到温经散寒、清热解毒等作用，从而达到促使疾病好转的目的。

（3）调节作用 。拔罐法的调节作用是建立在负压或温热作用的基础之上的。

首先是对神经系统的调节作用，由于自身溶血等给予机体一系列良性刺激，作用于神经系统末梢感受器，经向心传导，达到大脑皮质；加之拔罐法对局部皮肤的温热刺激，通过皮肤感受器和血管感受器的反射途径传到中枢神经系统，加强大脑皮质对身体各部分的调节功能。其次是调节微循环，提高新陈代谢。此

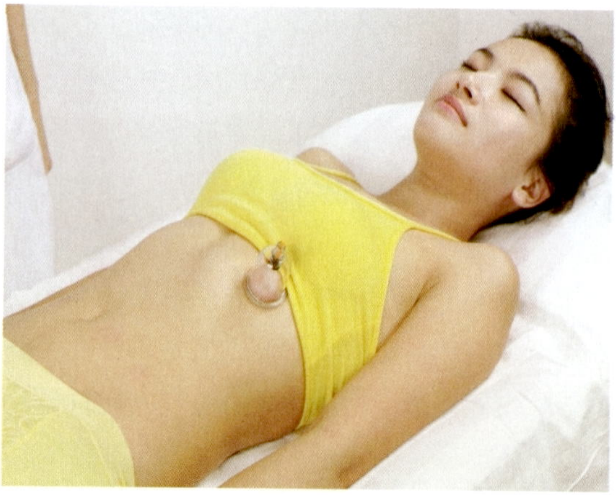

外，拔罐后自身溶血现象会产生一种类组织胺的物质，随体液周流全身，刺激各个器官，增强其功能活力。

（4）机械作用。拔罐疗法是一种中医外治法，也是一种刺激疗法。它在拔罐时通过罐内的负压，使局部组织充血、水肿，产生刺激作用和生物学作用。罐内负压使罐缘紧紧附着于皮肤表面，牵拉了神经、肌肉、血管以及皮下的腺体，可引起一系列神经内分泌反应，给机体造成良性刺激，增强各器官的功能活力，有助于人体功能的恢复。

机械作用还能使表皮角化层断裂，细胞由复层变为单层，各级血管扩张，从而提高皮肤的渗透作用，有利于局部用药的吸收。而拔罐的引流作用，及刺激局部皮脂分解、脂肪酸形成，则有助于局部皮肤自洁、抗感染。皮肤生发层受刺激，角质形成细胞增生，毛囊细胞向棘细胞推移，有助于伤口愈合，减轻瘢痕。

拔罐疗法的治病原理

在火罐共性的基础上，不同的拔罐法各有其特殊的作用。如走罐可以改善皮肤的呼吸和营养，可增强关节、肌腱的弹性和活动性，可增加肌肉的血流量，可加深呼吸，增强胃肠蠕动，可加速静脉血管中血液回流，降低大循环阻力，减轻心脏负担，调整肌肉与内脏血液流量及贮备的分布情况。慢而轻的手法对神经系统具有镇静作用；急而重的手法对神经系统具有一定的兴奋作用。

循经走罐能改善各经的功能，有利于经络整体功能的调整。如药罐法，在罐内负压和温热的作用下，局部毛孔、汗腺开放，毛细血管扩张，血液循环加快，药物可更多地被直接吸收，根据用药不同，发挥的疗效各异；水罐法以温经散寒为主；刺络拔罐法以逐瘀化滞、解闭通结为主；针罐结合则因选用的针法不同，可产生多种效应。

（1）疏通经络、行气活血。人体的经络内属于脏腑，外络于肢体，纵横交错，遍布全身，将人体内外、脏腑、肢节联络成为一个有机的整体，具有运行气血，沟通机体表里、上下和调节脏腑组织活动的作用。它通过罐体边缘的按压及负压的吸吮，刮熨皮肤，牵拉、挤压浅层肌肉，刺激经络、穴位，循经传感，由此及彼，由表及里，以达到通

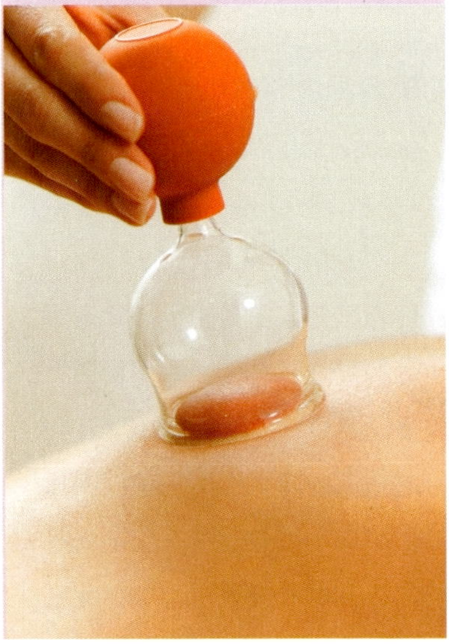

其经脉、调整气血、平衡阴阳、祛病健身的目的。

（2）双向调节、异病同治。拔罐疗法具有双向的调节作用和独特的功效，在取穴、操作等程序不变的情况下，可治疗多种疾病。如大椎穴刺血拔罐法，既可治疗风寒感冒，又可治疗风热感冒，还可用于内伤发热；既可治疗高血压、头痛等内科疾病，又可用来治疗顽固性荨麻疹、痤疮等皮肤科疾病。

◎ 刮痧

刮痧是以中医脏腑经络学说为理论指导，集针灸、按摩、点穴、拔罐等非药物疗法之所长，用水牛角为材料做成刮痧板，配合刮痧疏导油进行的一种自然疗法，对人体有活血化瘀、调整阴阳、舒筋通络、调整信息、排除毒素等作用，既可预防保健又可治病疗疾。

预防保健作用

刮痧疗法的作用部位是体表皮肤，皮肤是机体暴露于外的最表浅部分，直接接触外界，且对外界气候环境等变化起适应与防卫作用。健康人常做刮痧（如取背俞穴、足三里穴等）可增强卫气，卫气强则护表能力强，外邪不易侵表，机体自可安康。

治疗作用

（1）活血化瘀。刮痧可调节肌肉的收缩和舒张，使组织间压力得到调节，以促进刮拭组织周围的血液循环，增加组织血液流量，从而起到活血化瘀、祛瘀生新的作用。

（2）调整阴阳。刮痧可以改善和调整脏腑功能，使脏腑阴阳得到平衡。

（3）舒筋通络。刮痧可以放松紧张的肌肉，消除肌肉疼痛。

（4）调整信息。人体的各个脏器都有其特定的生物信息（各脏器的固有频率及生物电等），刮痧疗法可以通过刺激体表的特定部位，产生一定的生物信息，通过信息传递系统输入到有关脏器，对失常的生物信息加以调整，从而对病变脏器起到调整作用。

（5）排除毒素。刮痧过程可使局部组织形成高度充血，血管神经受到刺激使血管扩张，血液及淋巴液流转增快，吞噬作用及搬运力量加强，使体内废物、毒素加速排除。

（6）行气活血。刮痧作用于肌表，可以使经络通畅、气血通达，则瘀血化散，局部疼痛得以减轻或消失。

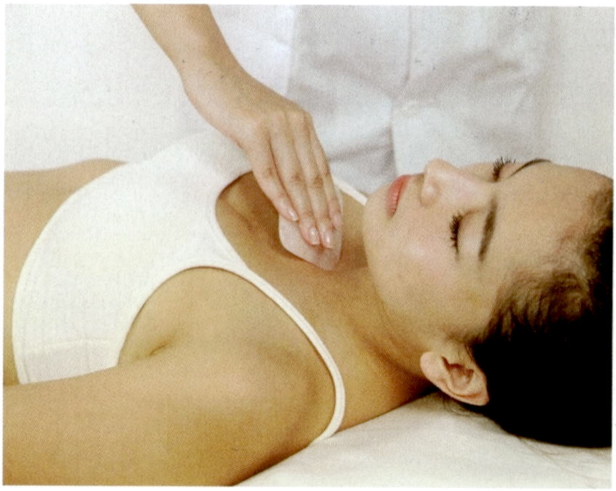

中医养生保健注意事项

◎ 按摩时要遵循的5个原则

（1）先轻后重。

（2）宜慢不宜快。

（3）胖人用力要略重。

（4）不要对穴位用力太大。以按摩时有适度的酸胀、麻木、舒适感为宜。

（5）按揉头部穴位时力量要轻。

◎ 艾灸时的注意事项

（1）在施灸时要聚精会神，以免烧烫伤被灸者的皮肤或损坏被灸者的衣物。

（2）对昏迷者、肢体麻木及感觉迟钝者和小儿，在施灸过程中灸量不宜过大。

（3）如果被灸者情绪不稳，或在过饥、过饱、醉酒、劳累、阴虚内热等状态下，要尽量避免使用艾灸疗法。

（4）被灸者在艾灸前最好喝一杯温水，水的温度以略高于体温为宜，在每次灸治结束后还要再补充一杯60℃左右的热水。

（5）施灸过程若出现发热、口渴、红疹、皮肤瘙痒等异常症状时，不要惊慌，继续采用艾灸疗法灸治下去，这些症状就会消失。

（6）施灸时间长短应是循序渐进的，施灸的穴位也应由少至多，热度也应逐渐增加。

（7）被灸者在采用艾灸疗法治疗疾病的过程中，尽量不要食生冷的食物，否则会不利于疾病的治疗。

（8）被灸者的心脏附近和大血管及黏膜附近少灸或不灸，身体发炎部位禁用艾灸方法进行治疗，孕妇的腹部及腰骶部也属于禁灸部位。

（9）施灸的时间一般以饭后1小时为宜。被灸者的颜面、大血管、关节处、眼周附近的某些穴位（如睛明、丝竹空、瞳子髎等）不宜用瘢痕灸。

（10）在采用艾灸疗法治疗或保健时，如果上下前后都有配穴，施灸的顺序一般是先灸阳经后灸阴经、先灸背部再灸腹部、先灸身体的上部后灸下部、先灸头部后灸四肢，依次进行灸治。

（11）采用瘢痕灸治病时，半年或一年灸一次即可，其他灸

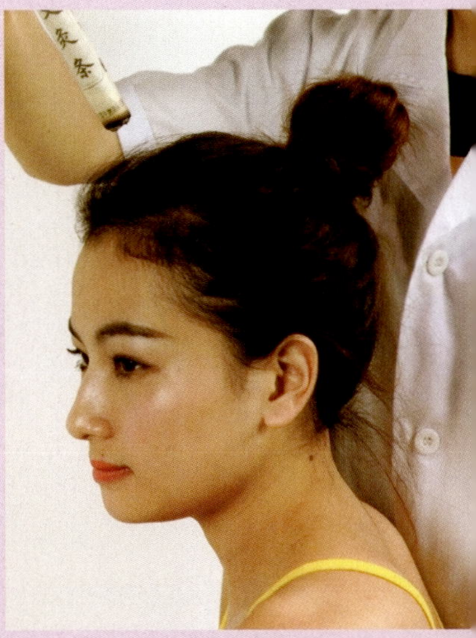

法可每日或隔日灸一次，10次为一个疗程。

◎ 拔罐时要注意的重要细节

（1）拔罐时，室内需保持20℃以上的温度。最好在避风向阳处。

（2）拔罐者以俯卧位为主，充分暴露施术部位。

（3）拔罐的吸附力过大时，可按挤一侧罐口边缘的皮肤，稍放一点空气进入罐中。初次拔罐者或年老体弱者，宜用中、小号罐具。

（4）拔罐顺序应从上到下，罐的型号应上小下大。

（5）一般病情轻或有感觉障碍者（如下肢麻木者）拔罐时间要短。病情重、病程长、病灶深及疼痛较剧者，拔罐时间可稍长，吸附力稍大。

（6）针刺或刺血拔罐时，若用火力排气，须待消毒部位酒精完全挥发后方可拔罐，否则易灼伤皮肤。

（7）留针拔罐时，要防止肌肉牵拉而造成弯针或折针，发现后要及时起罐，拔出针具。

（8）拔罐期间应密切观察患者的反应，若出现头晕、恶心、呕吐、面色苍白、出冷汗、四肢发凉等症状，甚至血压下降、呼吸困难等情况，应及时取下罐具，将拔罐者仰卧位平放，垫高头部，轻者可给予少量温开水，重者针刺人中、合谷。

（9）拔罐时间过长或吸力过大而出现水疱时，可涂龙胆紫，覆盖纱布固定。如果水疱较大，可用注射器抽出水疱内的液体，然后用利凡诺纱布外敷固定。

(10)拔罐者在过饥、过饱、过劳、过渴、高热、高度水肿、高度神经质、皮肤高度过敏、皮肤破损、皮肤弹性极差、严重皮肤病、肿瘤、血友病、活动性肺结核、月经期、孕期，均应禁用或慎用拔罐疗法。

◎ 刮痧时要注意的重要细节

（1）刮痧时皮肤汗孔处于开放状态，如遇风寒之邪，邪气会直接进入体内，不但影响刮痧的疗效，还会引发新的疾病。故避风和注意保暖很重要。刮痧半小时后才能到室外活动。

（2）刮痧过程使汗孔开放，邪气排出，会消耗部分体内津液，刮痧后喝一杯热水，可补充水分，还可促进新陈代谢。

（3）刮痧3小时内不要洗澡。刮痧后毛孔都是张开的，所以要等毛孔闭合后再洗澡，避免风寒之邪侵入体内。

（4）刮痧时刮至毛孔清晰就能起到排毒的作用。有些部位是不易刮出痧的，室温低时也不易出痧，所以，刮拭的时候不要一味追求出痧，以免伤害到皮肤。

（5）刮痧的时候要一次只治疗一种病，并且不可刮拭时间太长。不可连续大面积刮拭，以免损伤体内的正气。

第二章

魅力女人
——中医保健为美丽加分

爱美是女人的天性，好气色能为女人增添不少光彩，我们常夸人“面带红光”，这便是一种气色充盈的外在表现。然而在现实生活中我们也常常听到不少女性感叹自己的气色不佳，这正是因为女人具有特殊的生理变化，过了黄金年龄之后，容颜极易衰老，气色也极易变差。按摩、艾灸、拔罐、刮痧等中医理疗法可以调节相应脏腑，行气活血，改善皮肤微循环。

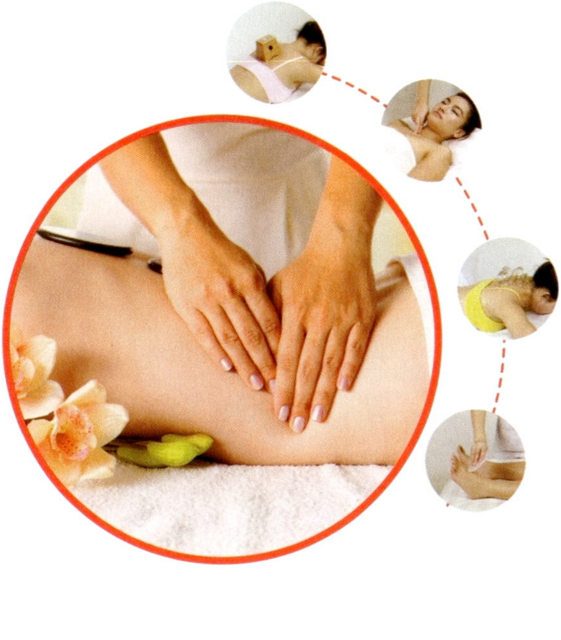

美容养颜

脸色红润，靓丽永驻

爱美是女人的天性，好气色能为女人增添不少光彩。但是女人过了黄金年龄，容颜极易衰老，气色也容易变差。研究表明：刺激人体某些穴位可以调节脏腑，起到改善皮肤微循环的作用，特别是对暗疮、色斑、黑眼圈等均有改善作用。

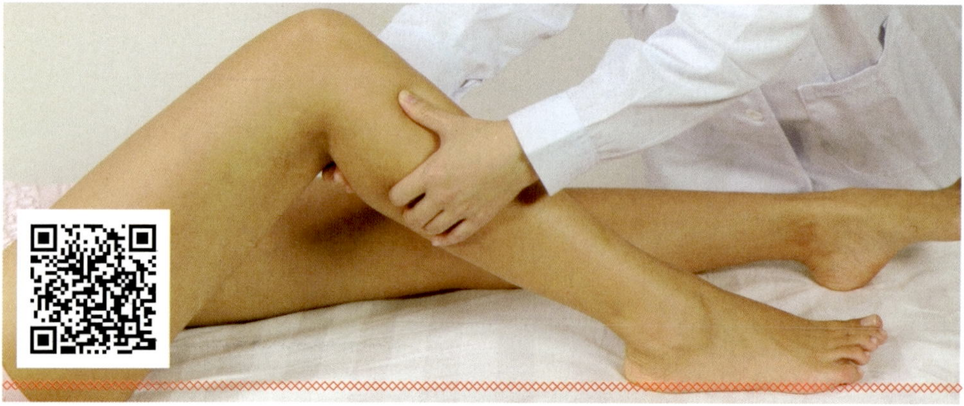

按摩方法

【穴位定位】

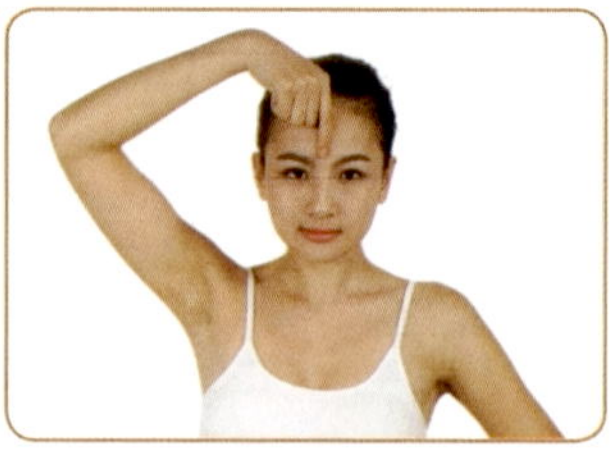

●**印堂** 在额部，两眉头中间。

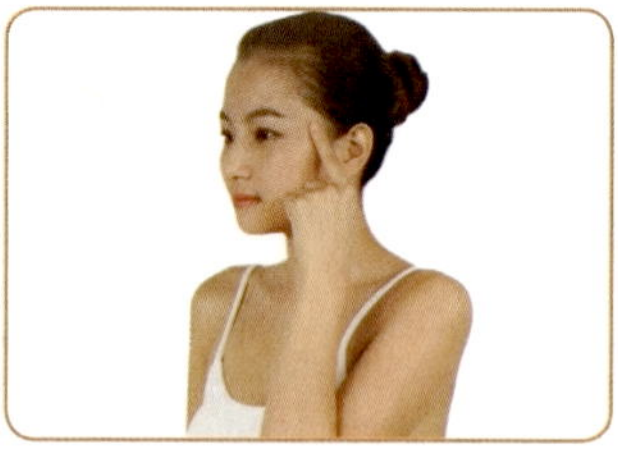

●**太阳** 在眉梢与目外眦之间，向后约一横指凹陷处。

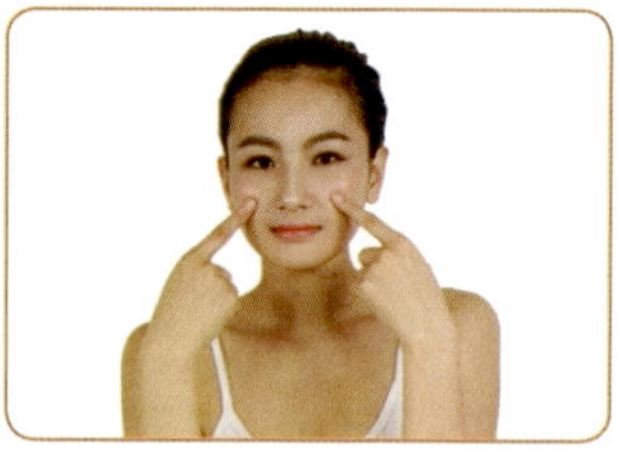

●**颧髎** 在面部，目外眦直下，颧骨下缘凹陷处。

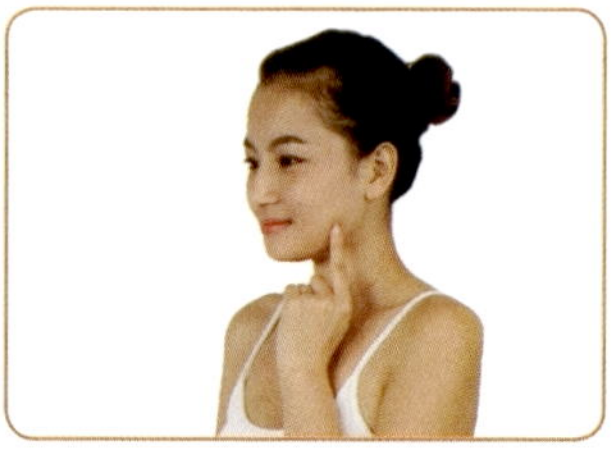

●**颊车** 在下颔角前上方约一横指，咀嚼时咬肌隆起，按之凹陷处。

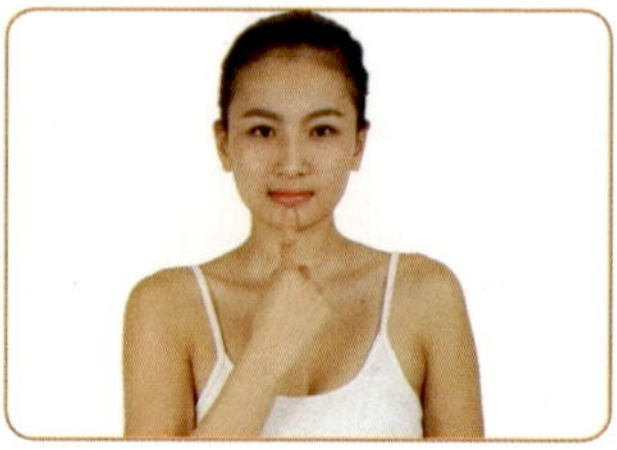

●**承浆** 在面部，颏唇沟的正中凹陷处。

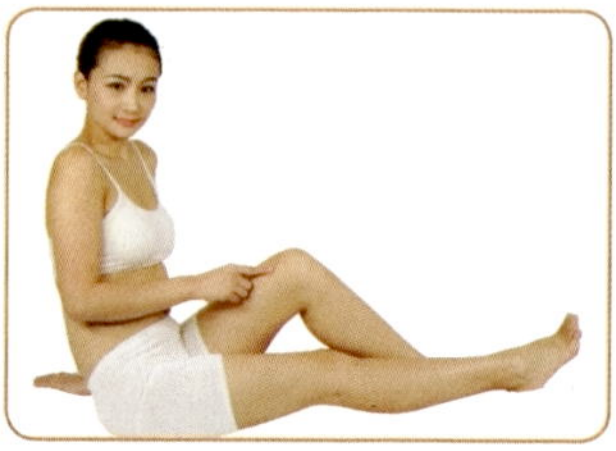

●**血海** 屈膝，在大腿内侧，髌底内侧端上2寸。

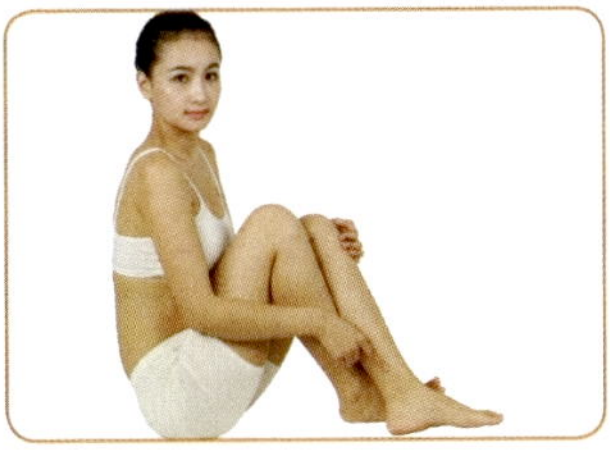

●三阴交
在小腿内侧，足内踝尖上3寸，胫骨内侧缘后方。

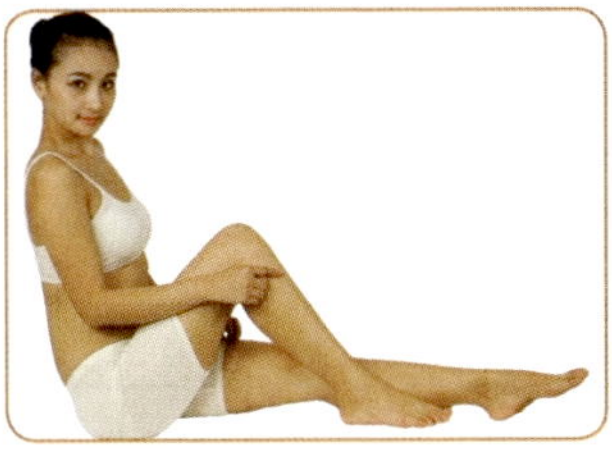

●足三里
在小腿前外侧，犊鼻下3寸，距胫骨前缘一横指。

【操作方法】

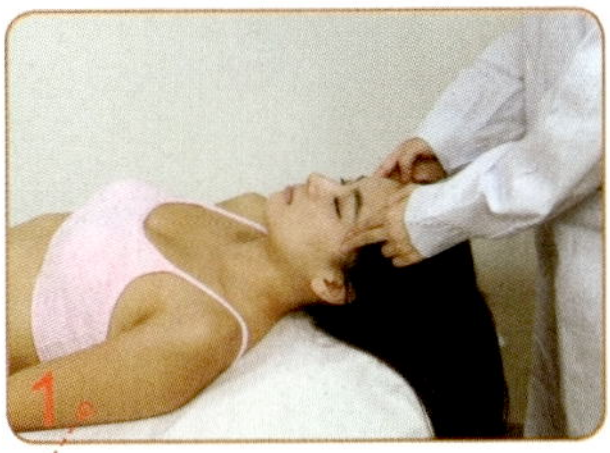

1 用食指或中指指腹分别从印堂揉按至太阳穴，重复2分钟。

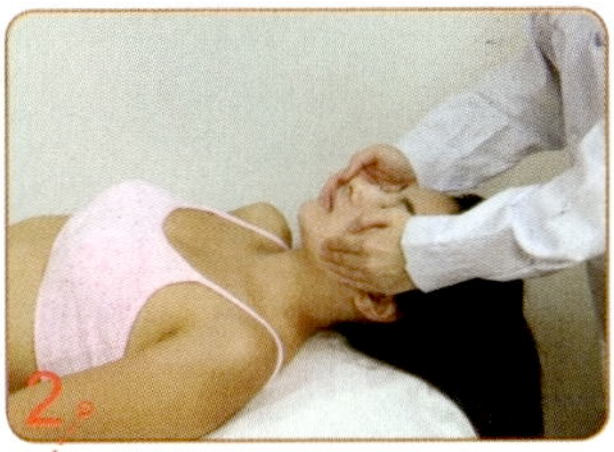

2 用四指指腹推揉承浆、颊车、颧髎、太阳穴，由下往上推50次。

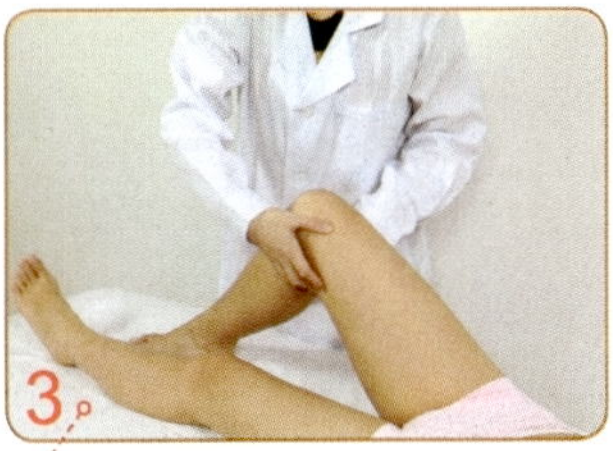

3 用拇指指腹按压血海穴，按压200次。

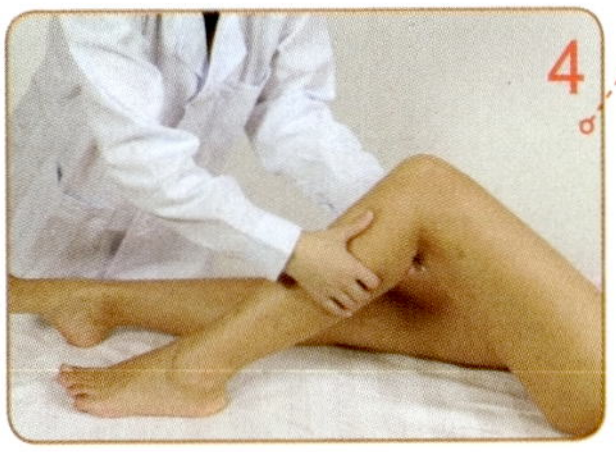

4 用拇指指腹揉按足三里穴，揉按200次。

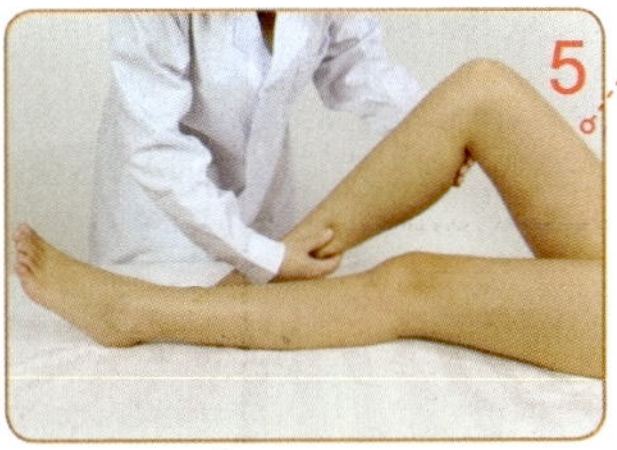

5 用拇指指腹揉按三阴交穴，揉按200次。

艾灸疗法

准备工具 | 艾条、打火机

【穴位定位】

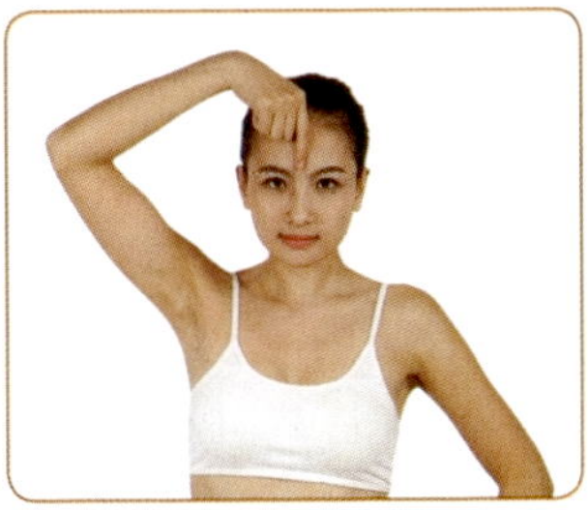

●印堂 在额部，两眉头中间。

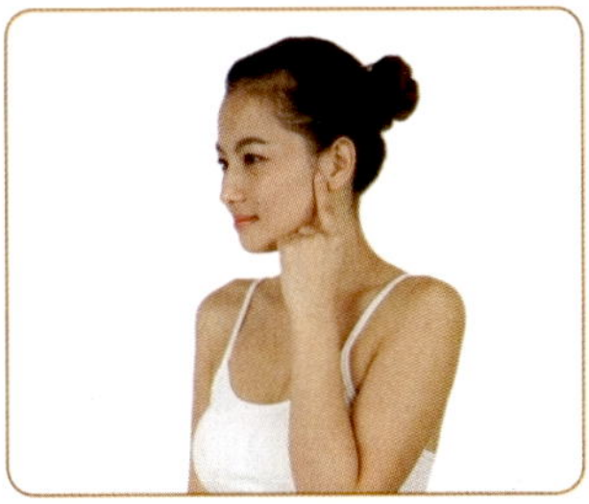

●下关 在面部耳前方，颧弓与下颌切迹所形成的凹陷中。

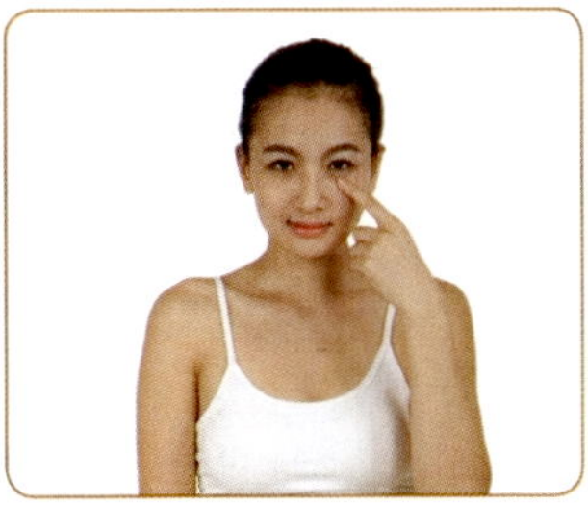

●四白 在面部，瞳孔直下，眶下孔凹陷处。

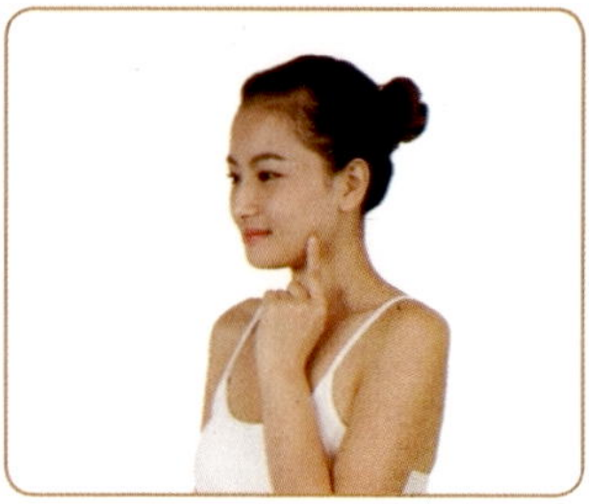

●**颊车** 在下颌角前上方约一横指，咀嚼时咬肌隆起，按之凹陷处。

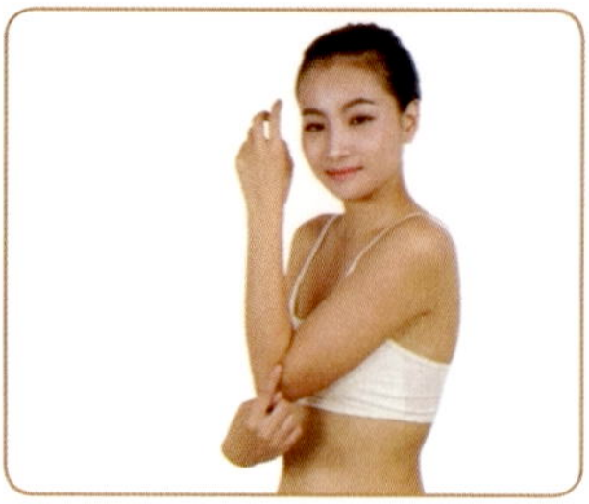

●**曲池** 在肘横纹外侧端，屈肘，尺泽与肱骨外上髁连线中点。

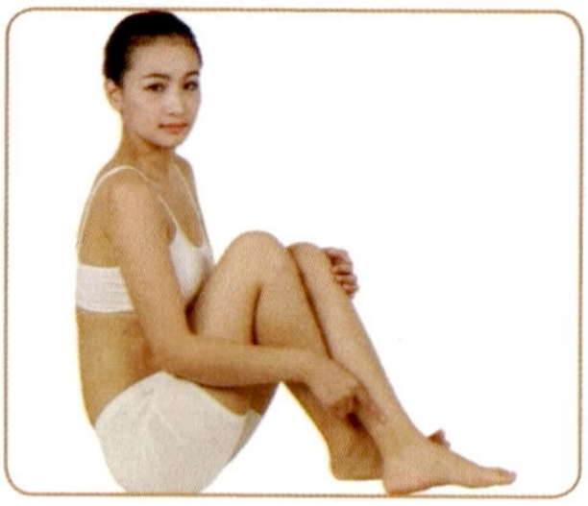

●**三阴交** 在小腿内侧，足内踝尖上3寸，胫骨内侧缘后方。

【操作方法】

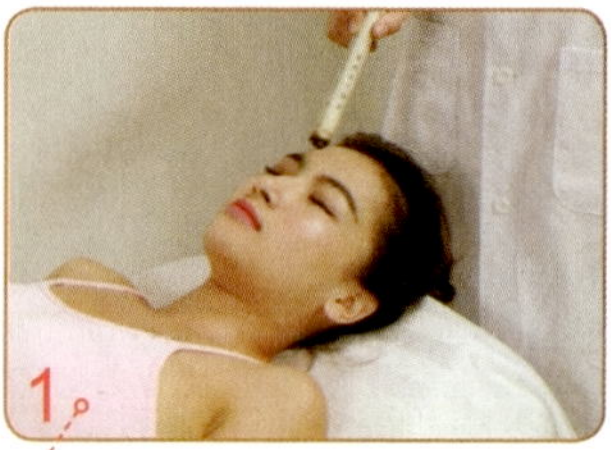

1 用艾条雀啄灸法灸治印堂穴10分钟，至皮肤产生红晕为度。

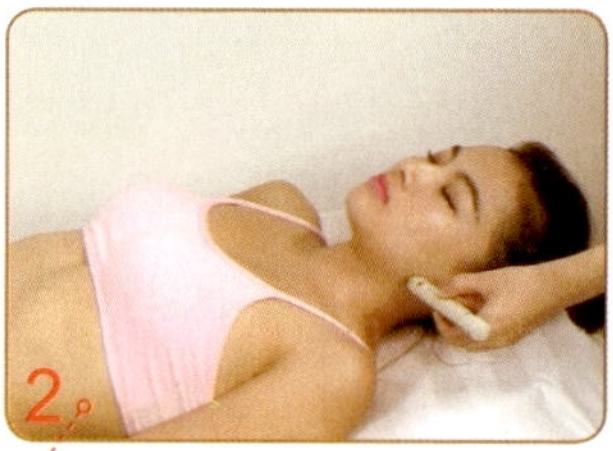

2 用艾条回旋灸法灸治下关、四白和颊车穴10～15分钟。

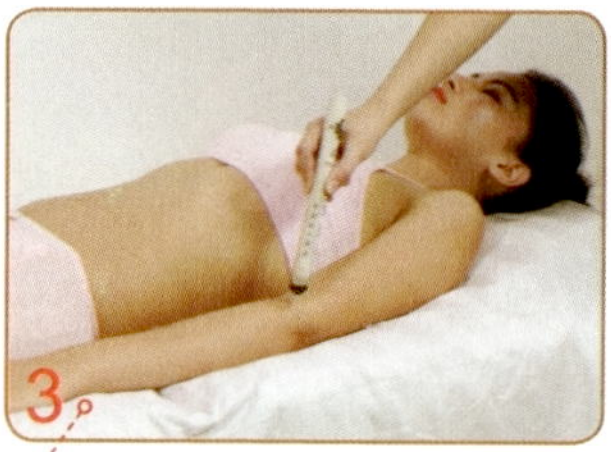

3 用艾条雀啄灸法灸治曲池穴10分钟。对侧以同样的方法操作。

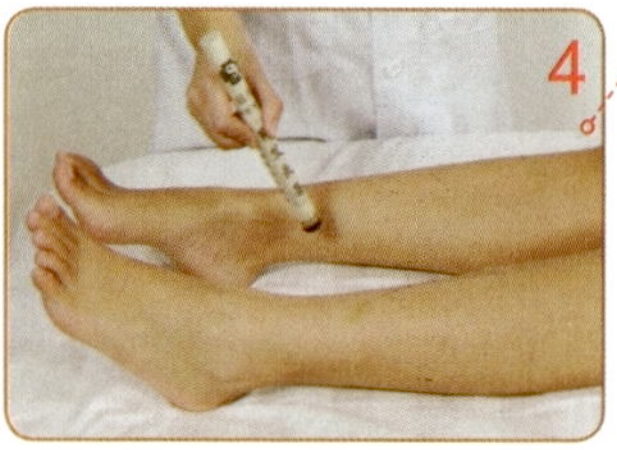

4 用艾条雀啄灸法灸治三阴交穴10分钟。对侧以同样的方法操作。

小贴士

在施灸时要聚精会神，以免烧烫伤患者的皮肤或损坏病人的衣物。

刮痧疗法

准备工具 | 刮痧板、经络油

【穴位定位】

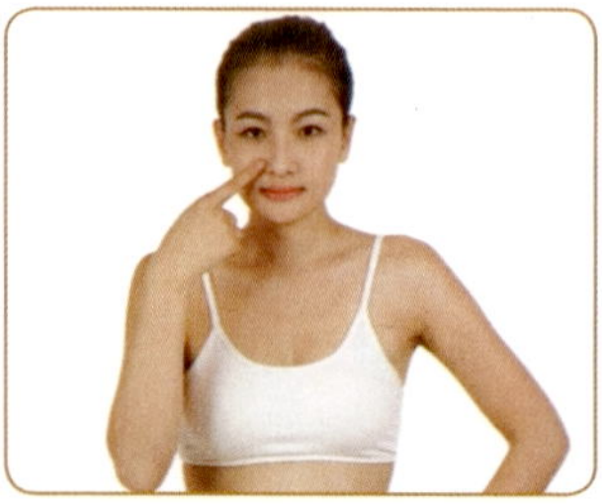

●**迎香** 在鼻翼外缘中点旁，鼻唇沟中。

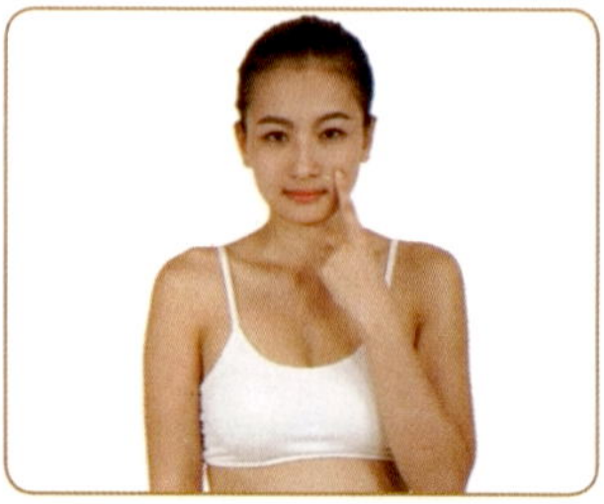

●**巨髎** 在面部，瞳孔直下，平鼻翼下缘处，鼻唇沟外侧。

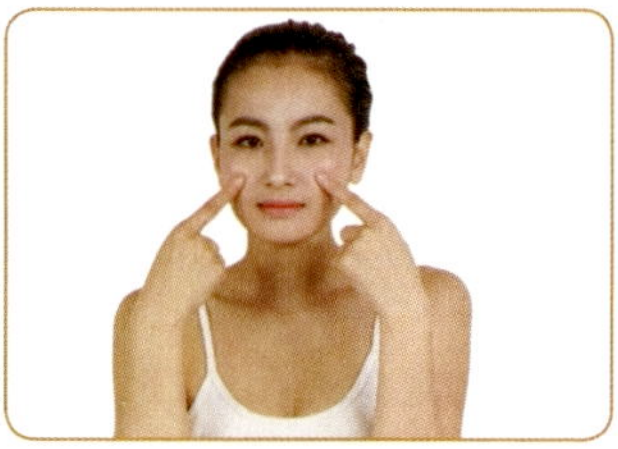

●颧髎

在面部，目外眦直下，颧骨下缘凹陷处。

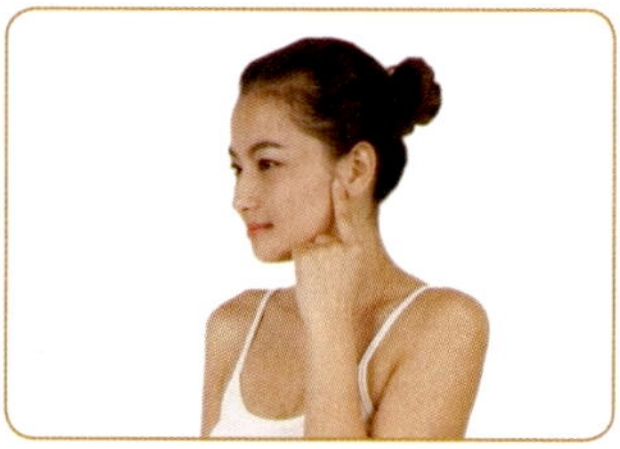

●下关

在面部耳前方，颧弓与下颌切迹所形成的凹陷中。

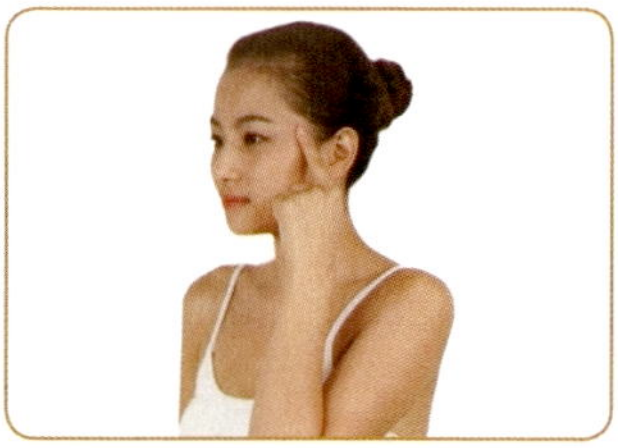

●太阳

在眉梢与目外眦之间，向后约一横指的凹陷处。

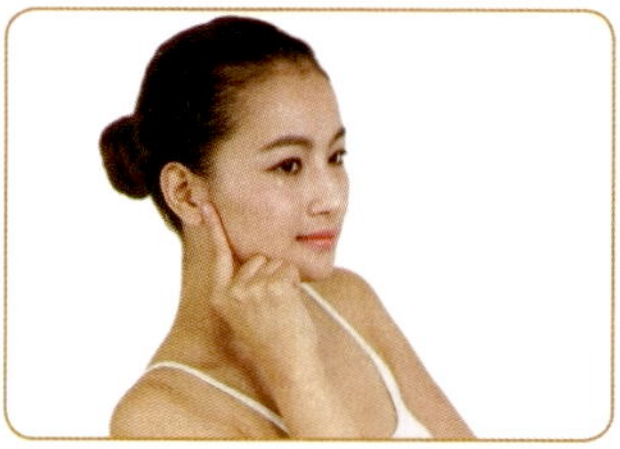

●听宫

在耳屏前，下颌骨髁状突的后方，张口时呈凹陷处。

【操作方法】

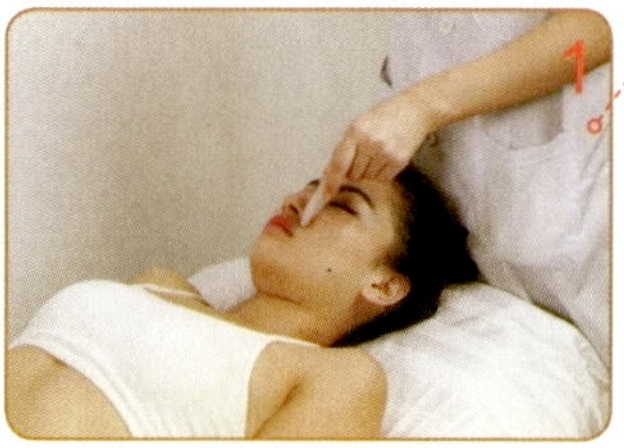

1 用角刮法刮拭迎香、巨髎、颧髎、下关、太阳和听宫穴各10次。

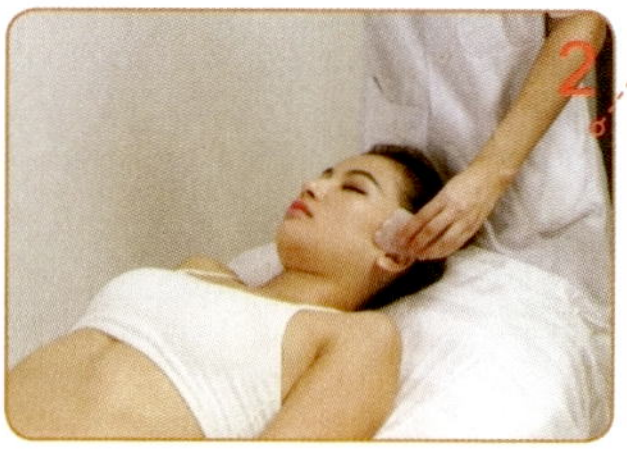

2 用面刮法从听宫穴刮至颧髎穴，迎香穴刮至太阳穴,1~3分钟。

对症食疗方

蜜汁花生枣粥

【材料】花生米、大枣、蜂蜜各适量

【制作】①将大枣、花生米洗净后，放入盆具中，用温水浸泡30分钟，捞出。②将花生米、大枣放入锅中，加水适量，小火煮到熟软，再加入蜂蜜食用。

【功效】大枣具有养颜补血，美白祛斑的作用；花生米可延缓衰老；蜂蜜可护肤美容。三者合用，可使面色红润，是女性美容养颜的最佳食品。

栗子白菜煲

【材料】栗子、鸭汤、白菜、盐、味精各适量

【制作】①将栗子去壳，切成两半，放入锅中，倒入适量鸭汤。②将锅置于火上，武火煮沸后，文火将栗子煨至熟透。③将白菜洗净切条，放入汤中，稍煮片刻，放入少许盐、味精即可熄火。

【功效】栗子可强筋健骨，延缓衰老；白菜可补阴润燥，益胃生津。此品可以改善因肾气不足、阴液亏损引起的面容黯淡无光，起到美容养颜的效果。

菊花珍珠饮

【材料】菊花10克，珍珠粉1克，丹参8克

【制作】①将菊花、丹参洗净。②将菊花、丹参、珍珠粉放入煲锅内，加水800毫升，大火煮开后再煎煮5分钟。③滤出茶水即可饮用。

【功效】菊花可以清热祛火，疏风散热；丹参可以活血祛瘀，排脓止痛；珍珠粉可以养颜。三者配伍可以清热凉血，化瘀消斑，对黄褐斑、雀斑均有一定的疗效，有助于美容养颜。

丰胸美乳

双峰美挺，走路生风

现在社会上有很多良莠不齐的丰胸方法。那么，这些丰胸方法真的可靠吗？操作不当或盲目跟进都有可能产生不良反应。研究表明：刺激人体某些穴位可以疏通经络，促进机体血液的流通，起到活血化瘀、丰胸通乳的效果。

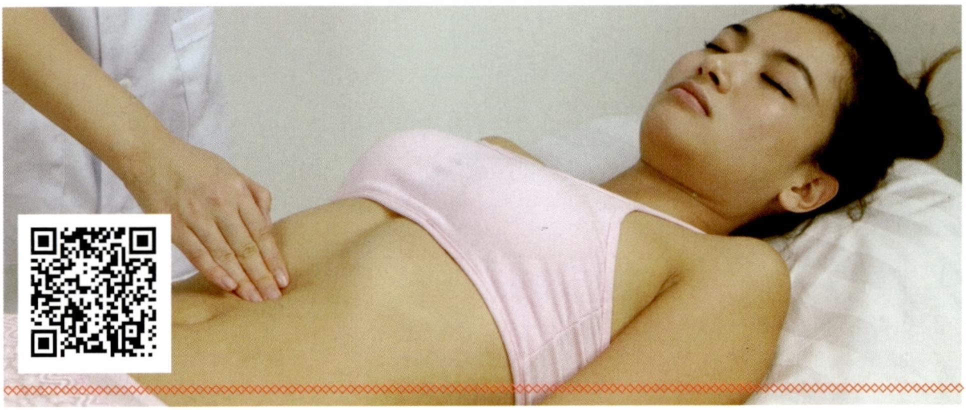

按摩方法

【穴位定位】

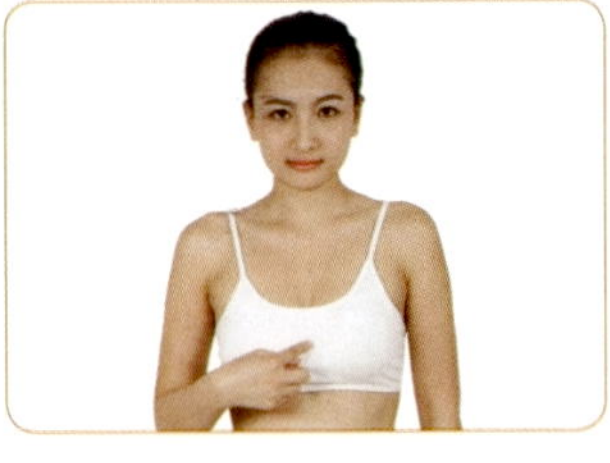

●**膻中** 前正中线上，平第四肋间，两乳头连线的中点。

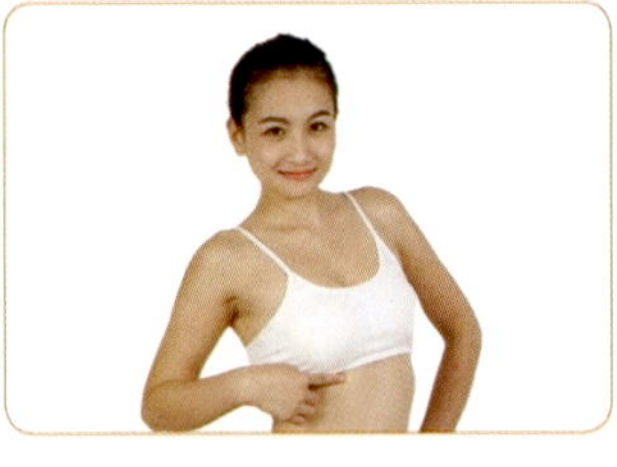

●**乳根** 乳头直下，第五肋间隙，距前正中线4寸。

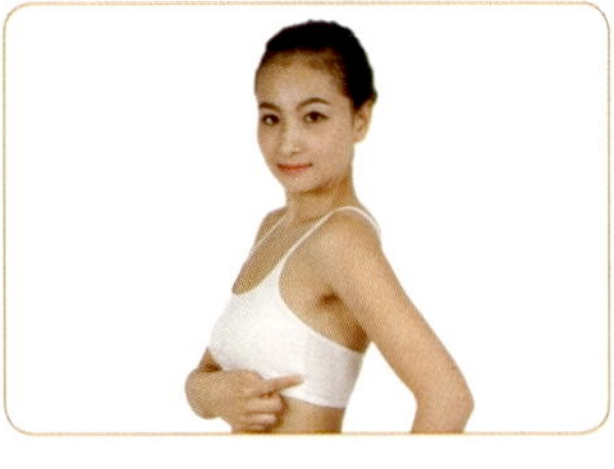

●**大包** 在侧胸部，腋中线上，第六肋间隙处。

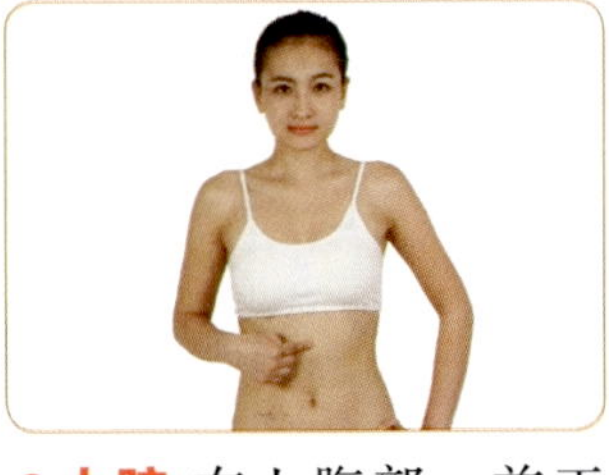

●**中脘** 在上腹部，前正中线上，脐上4寸。

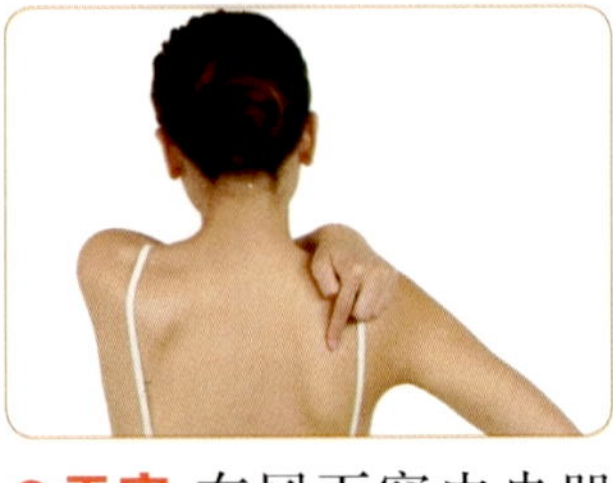

●**天宗** 在冈下窝中央凹陷处，与第四胸椎相平。

【操作方法】

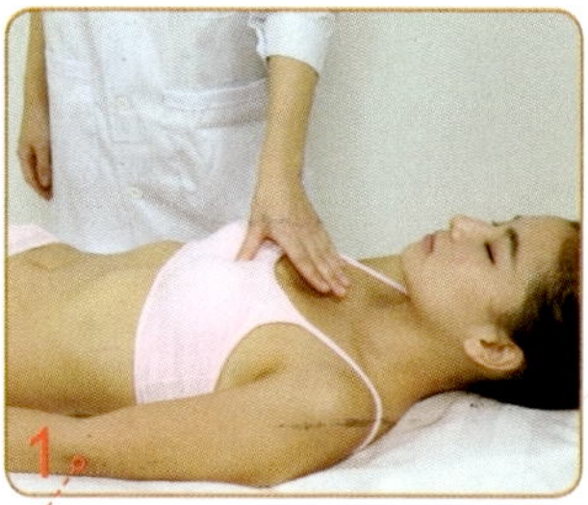

用拇指指腹轻轻按揉膻中穴，力度由轻到重，按揉1～3分钟。

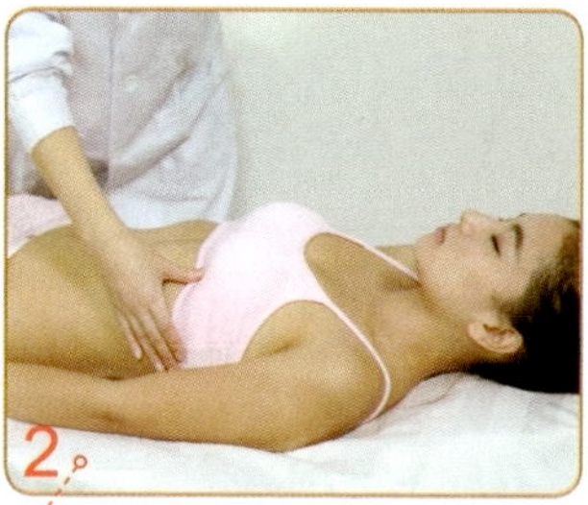

用拇指指腹从乳根推至大包穴，力度略轻，持续1～2分钟。

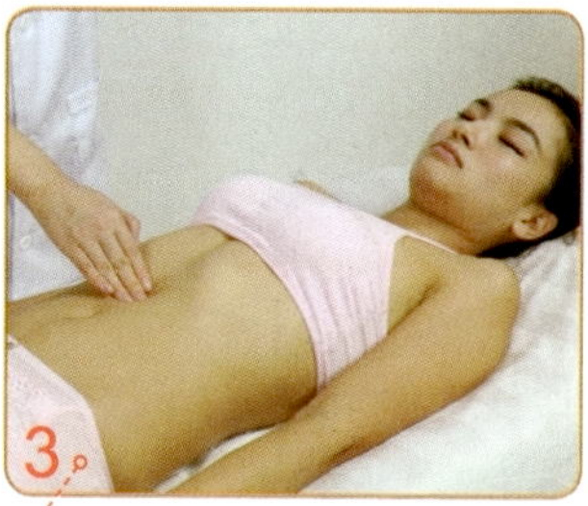

用食指、中指、无名指揉按中脘穴，力度略轻，揉按1～3分钟。

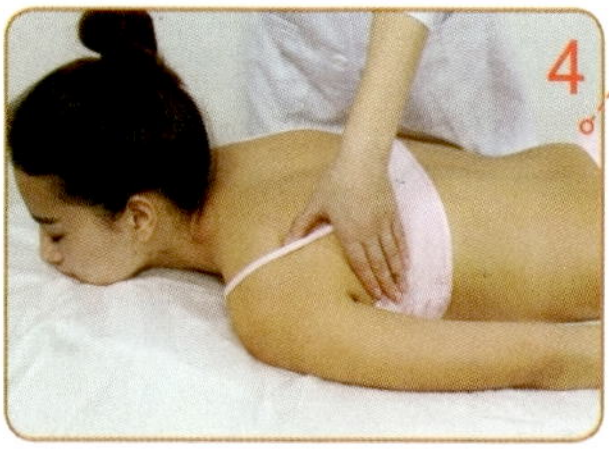

用大拇指按揉天宗穴位3～5分钟。

小贴士

按摩的时候，一定要注意先轻后重，这样能让身体有一个适应的过程。

艾灸疗法

准备工具 | 艾灸盒、艾条、打火机

【穴位定位】

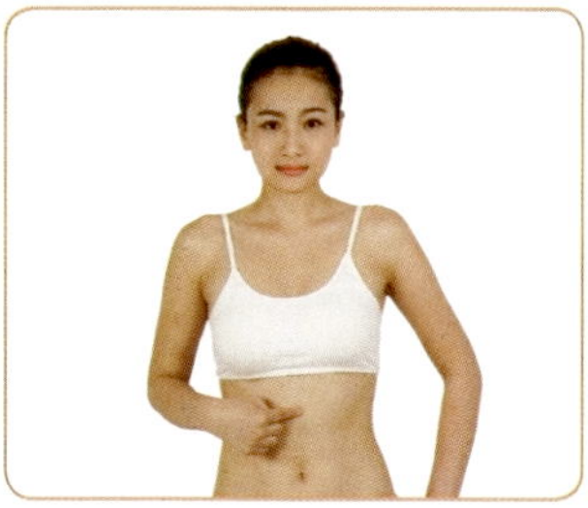

●**中脘** 在上腹部，前正中线上，脐上4寸。

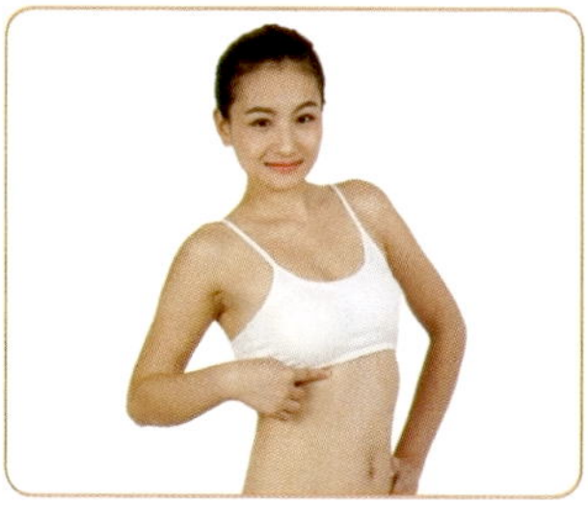

●**乳根** 在胸部，乳头直下，乳房根部，第五肋间隙，距前正中线4寸。

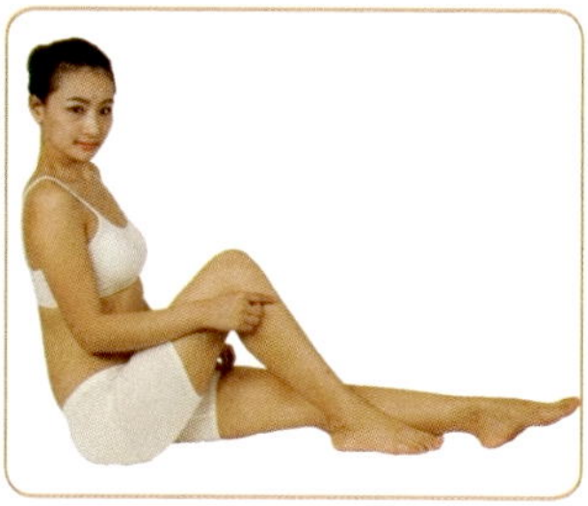

●**足三里** 在小腿前外侧，犊鼻下3寸，距胫骨前缘一横指。

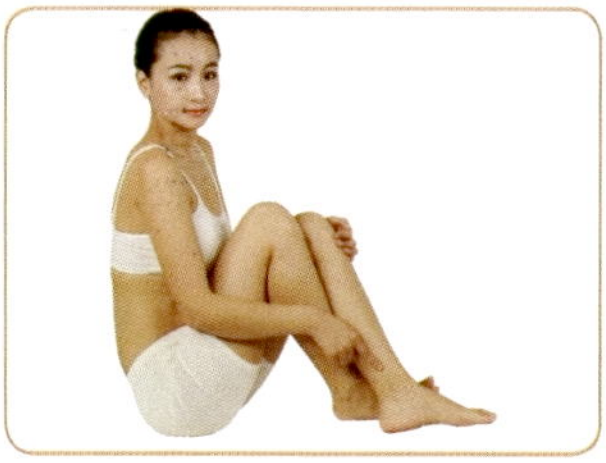

●**三阴交** 在小腿内侧，足内踝尖上3寸，胫骨内侧缘后方。

小贴士

穴位选取时，应准确无误，以利于操作和疗效的显现。

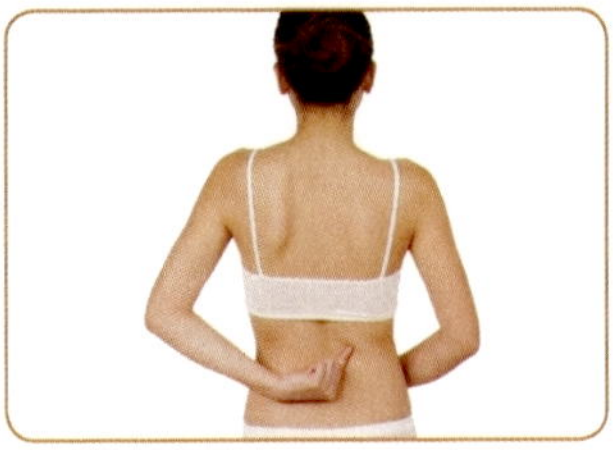

● **胃俞**

在背部，第十二胸椎棘突下，旁开1.5寸。

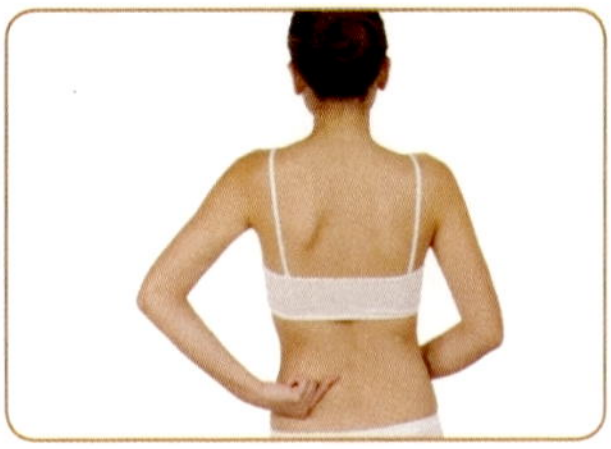

● **肾俞**

在腰部，第二腰椎棘突下，旁开1.5寸。

【操作方法】

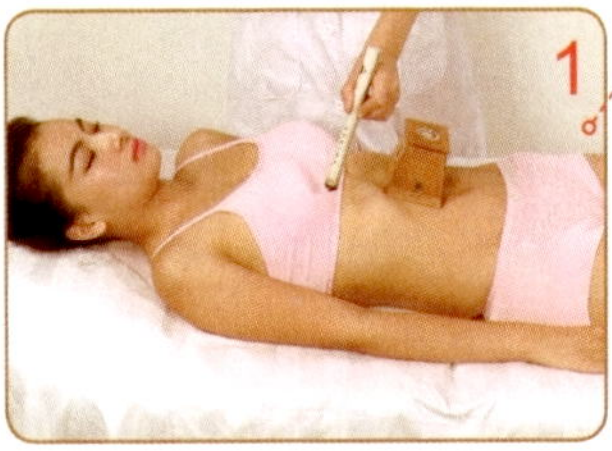

1 用艾灸盒灸治中脘穴，同时用艾条温和灸法灸治乳根穴15分钟。

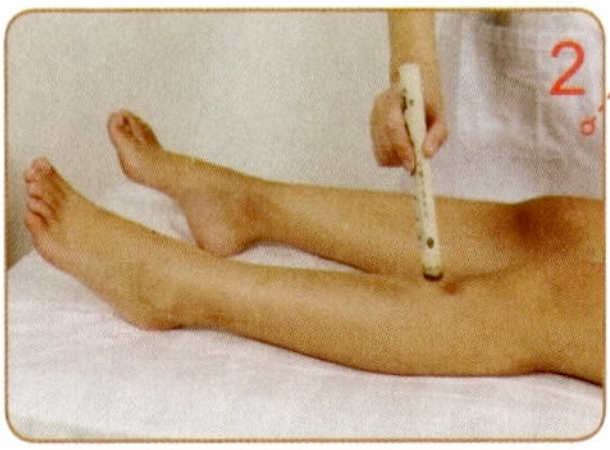

2 用艾条温和灸法灸治足三里穴10分钟。对侧以同样的方法操作。

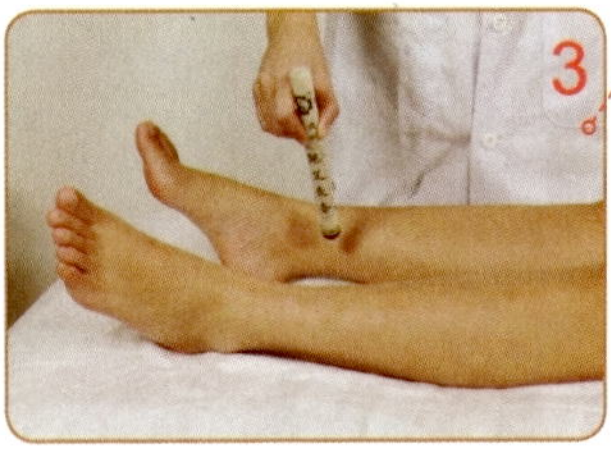

3 用艾条温和灸法灸治三阴交穴10分钟。对侧以同样的方法操作。

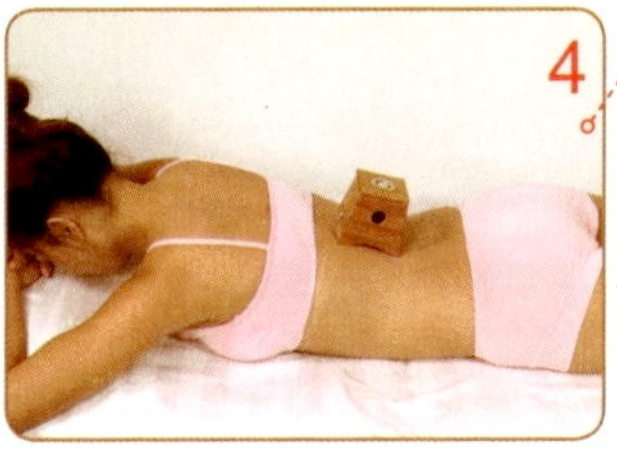

4 将艾灸盒放于胃俞穴和肾俞穴上灸治10～15分钟。

对症食疗方

木瓜鲜奶露

【材料】木瓜600克，鲜奶1杯，椰汁半杯，糖适量，玉米粉3汤匙

【制作】①将木瓜去皮去核洗净后切成粒状，备用。②倒两杯水入锅，加入适量糖煮沸后放入木瓜粒、鲜奶、椰汁，用文火慢煮20～30分钟。③用小半杯开水调匀玉米粉，逐步加入奶露中，再煮至稠状即可食用。

【功效】木瓜可润肤养颜，消除疲劳，是丰胸的一大圣品；玉米粉可降低胆固醇，益脾胃。二者合用，加入鲜奶、椰汁，有丰胸美乳的效果，非常适合女性朋友食用。

木瓜花生煲鲩鱼尾汤

【材料】木瓜1个，花生米150克，鲩鱼尾1条，猪尾1条，生姜3片，食盐、食用油各适量。

【制作】①将木瓜去皮去核后洗净切块；鲩鱼尾去鳞，洗净；猪尾洗净切段。②在锅中放适量食用油，将鲩鱼尾抹干水，放入油锅中煎至微黄，盛出。③将木瓜、鲩鱼尾、猪尾、生姜、花生米一同放入瓦煲中，加水2500毫升。④将瓦煲置于火上，武火煲沸后，改为文火煲约2小时，调入适量食盐即可食用。

【功效】木瓜富含蛋白酶，花生米富含优质蛋白，鲩鱼尾富含碘、磷等物质，加上营养丰富的猪尾，四者结合，能够起到丰胸美乳的作用。木瓜花生煲鲩鱼尾汤可做妇女产后催乳的食疗汤方。

瘦身降脂

苗条腰身，盈盈一握

伴随现在物质生活的丰富优越，现代人身体的能量摄入与消耗，形成了严重的不平衡，这也是导致很多人发胖的根本原因。研究表明：刺激人体某些穴位可以舒经活络，加速体内脂肪的新陈代谢，从而达到瘦身降脂的效果。

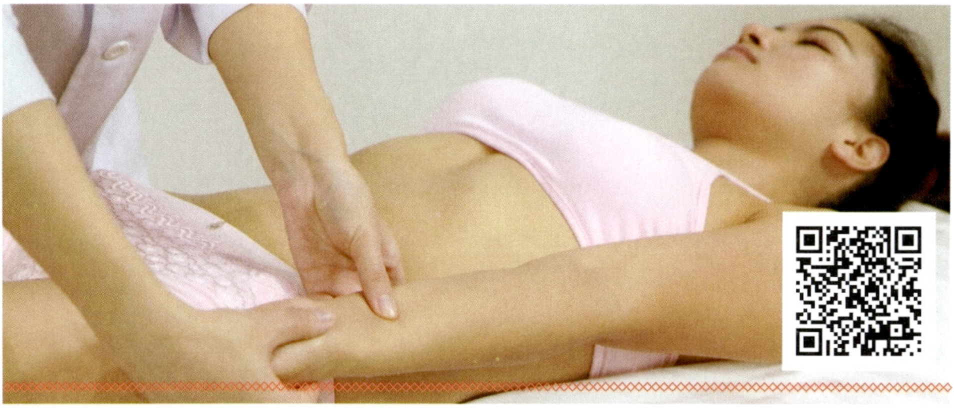

按摩方法

【穴位定位】

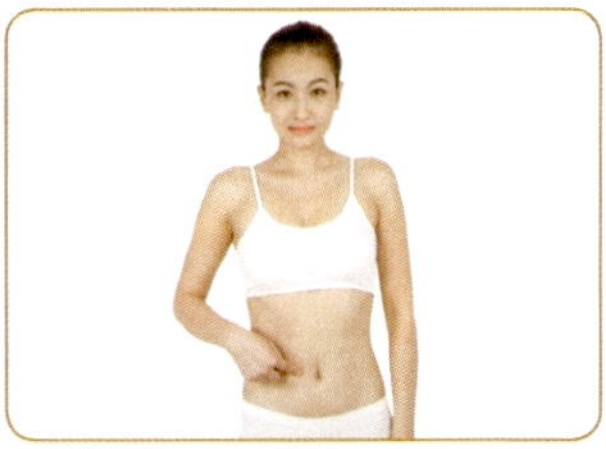

●**天枢** 在腹中部，距脐2寸。

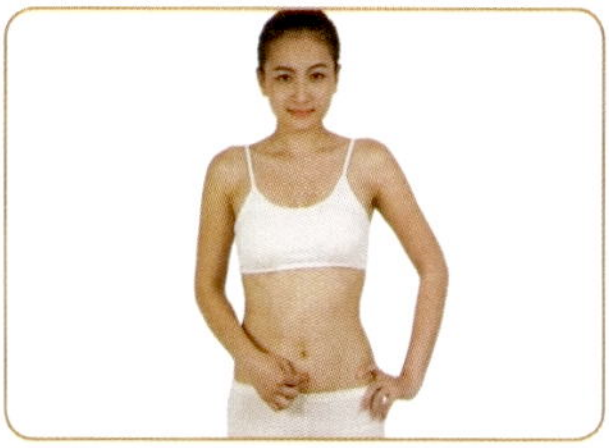

●**气海** 在下腹部，前正中线上，脐下1.5寸。

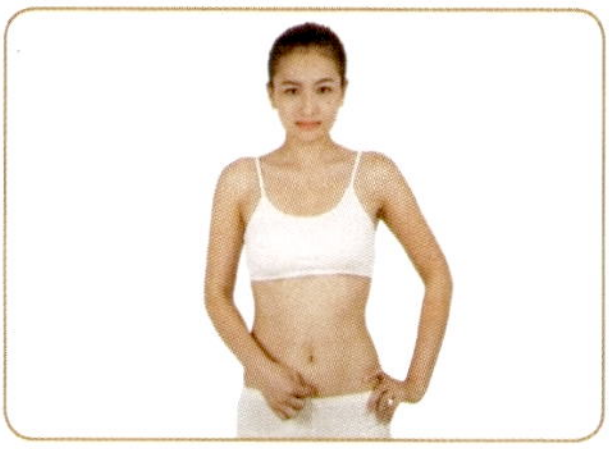

●**关元** 在下腹部，前正中线上，脐下3寸。

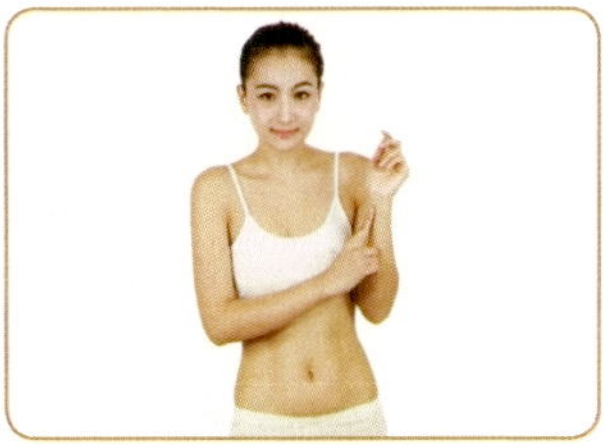

●**内关** 在前臂掌侧，腕横纹上2寸。

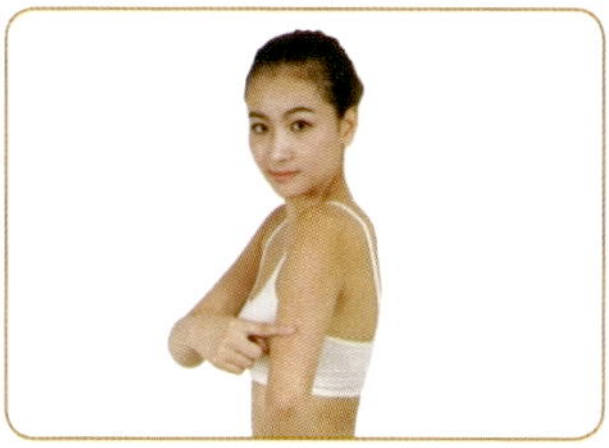

●**消泺** 在臂外侧，清冷渊与臑会连线的中点处。

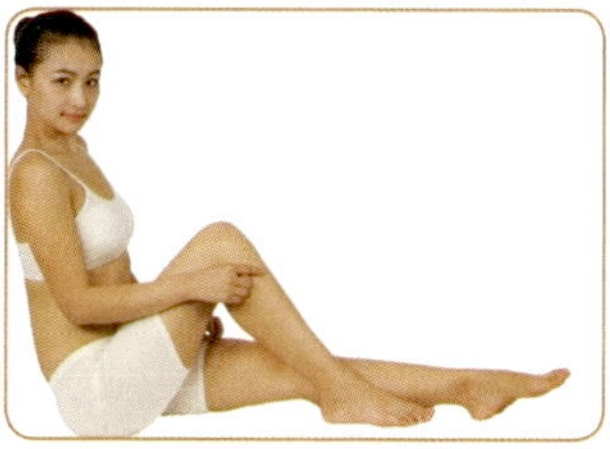

●**足三里** 在小腿前外侧，犊鼻下3寸。

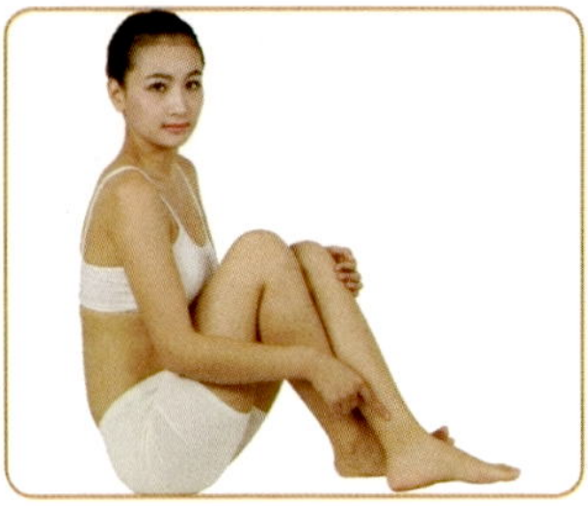

●三阴交

在小腿内侧，足内踝尖上3寸，胫骨内侧缘后方。

小贴士

花生中的脂肪、蛋白质和纤维有助于增强饱腹感，减少零食摄入量。因此花生比等热量的低脂饮食更容易抵抗饥饿感，瘦身效果更好。

【操作方法】

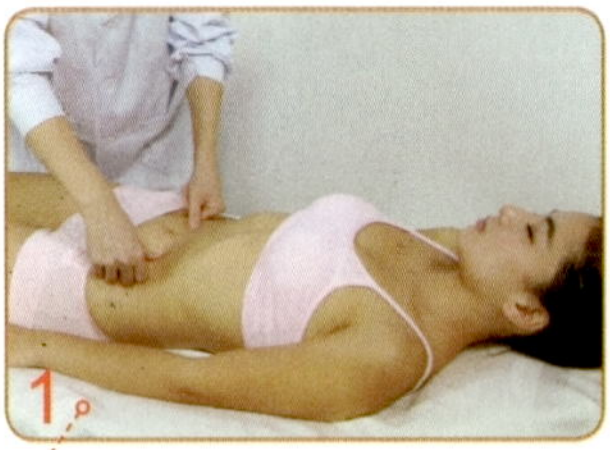

1 用双拇指指腹按揉天枢穴，力度由轻到重，以潮红发热为度。

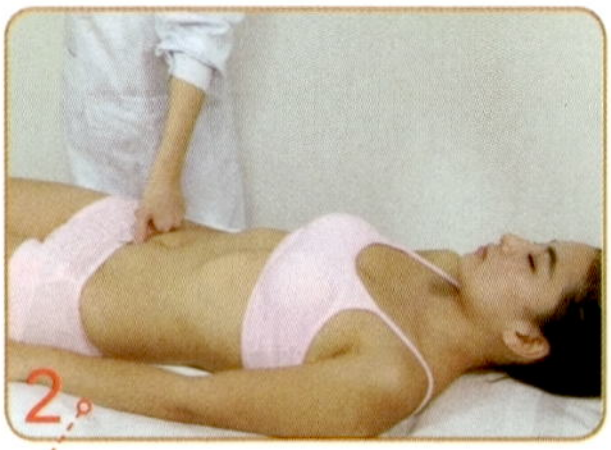

2 用拇指的指腹揉按气海穴至关元穴，力度略重，按揉1～3分钟。

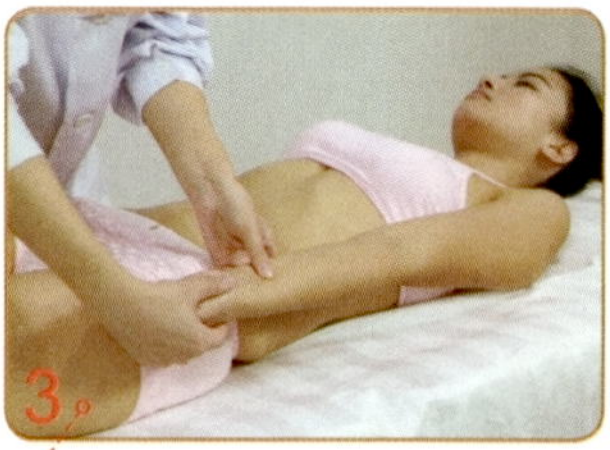

3 用拇指指尖掐按内关穴，以有酸胀感为度，先左后右，掐按1～3分钟。

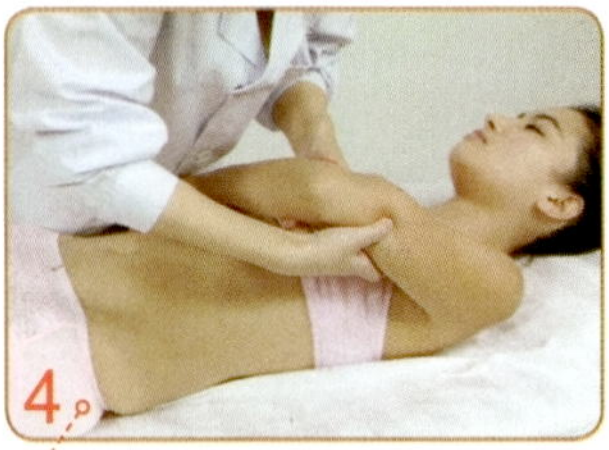

4 用拇指指腹掐按消泺穴1～3分钟，以潮红发热为度。

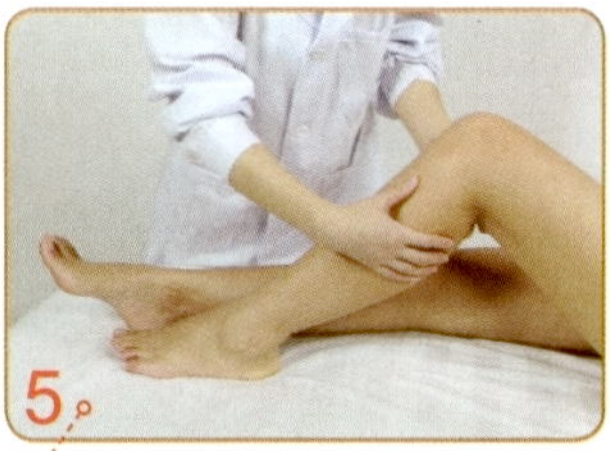

5 用拇指指腹点按足三里，力度略重，以有酸胀感为度，按揉1～3分钟。

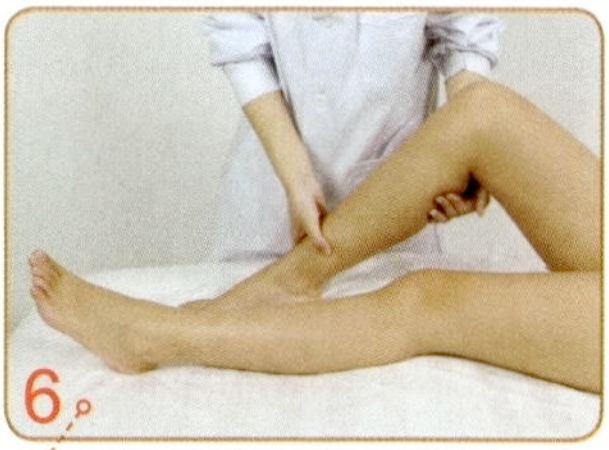

6 用拇指指腹按压三阴交1～3分钟，以按压过程中有酸麻胀痛感为佳。

艾灸疗法

准备工具 | 艾灸盒、艾条、打火机

【穴位定位】

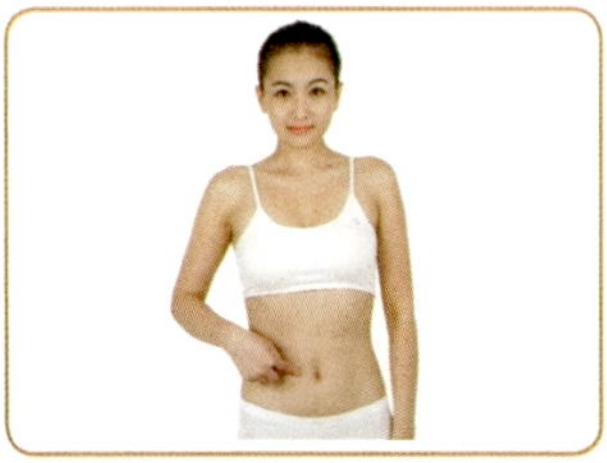

●天枢

在腹中部，距脐2寸。

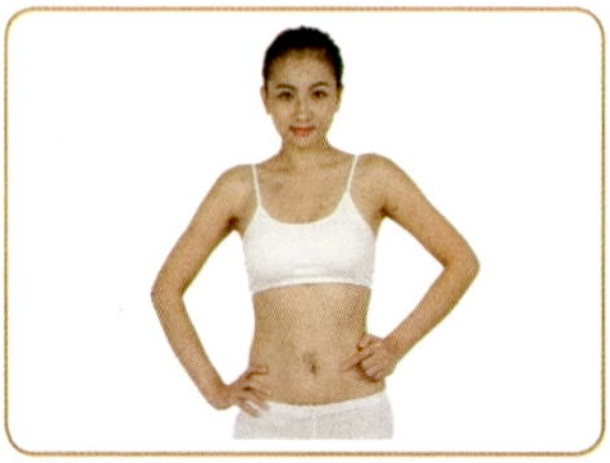

●大横

在腹中部，距脐4寸。

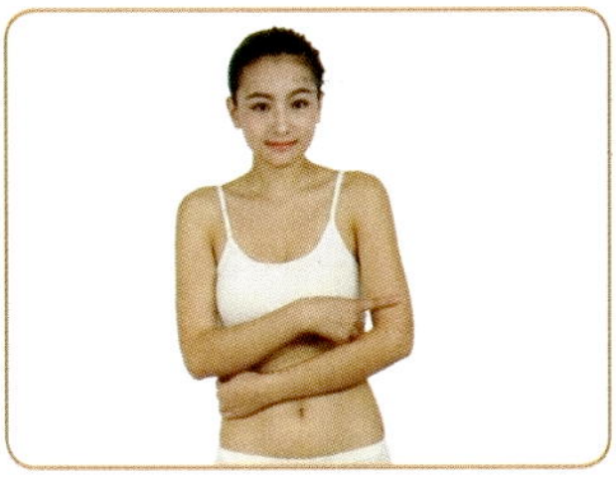

●手五里

在臂外侧，曲池与臂臑连线上，曲池上3寸处。

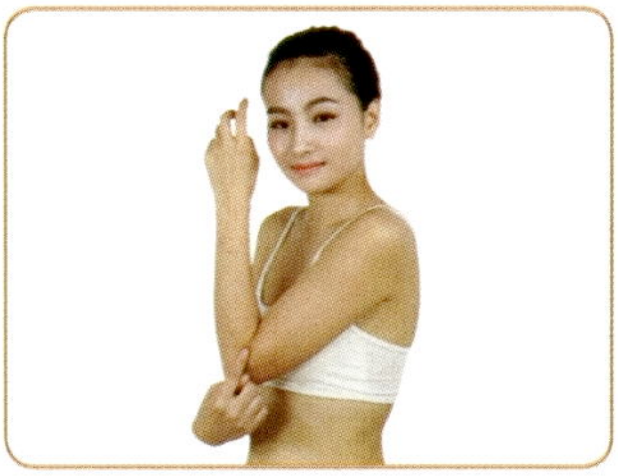

●曲池

在肘横纹外侧端，尺泽与肱骨外上髁连线中点。

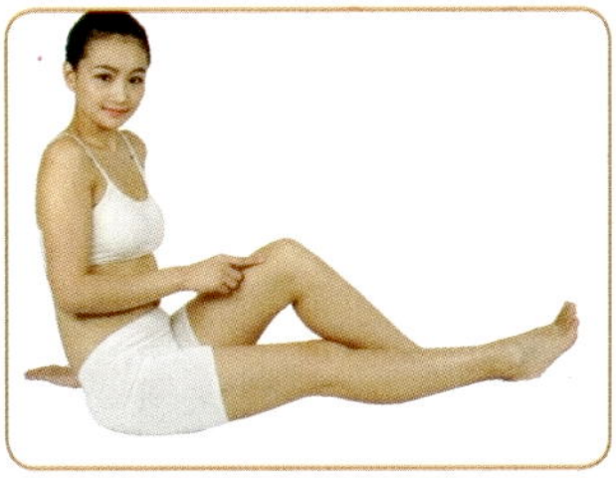

●血海

在髌底内侧端上2寸，股四头肌内侧头的隆起处。

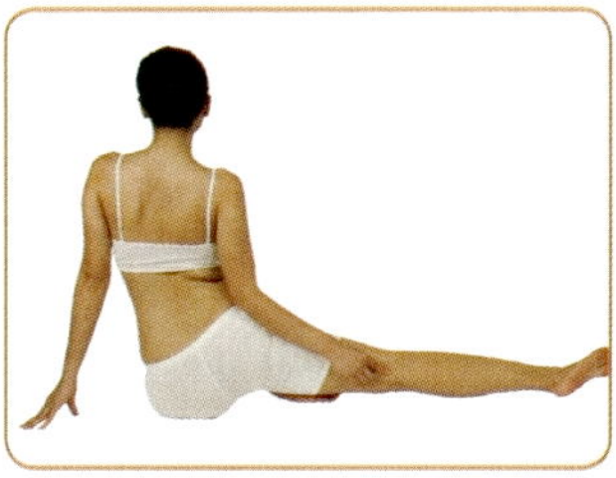

●委中

在腘横纹中点，股二头肌腱与半腱肌肌腱的中间。

【操作方法】

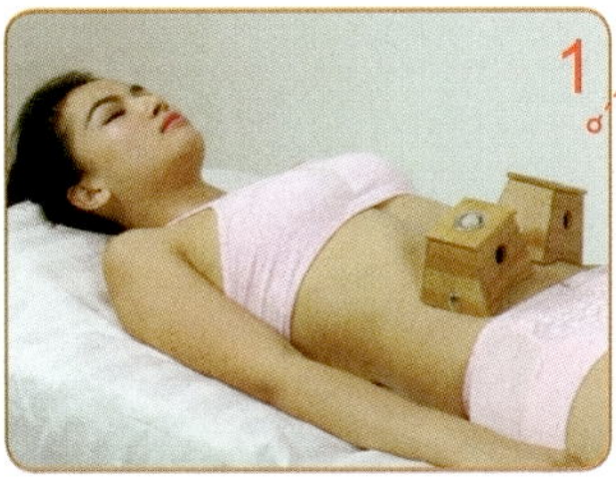

1 将艾灸盒放于天枢穴、大横穴上，一同灸治10～15分钟。

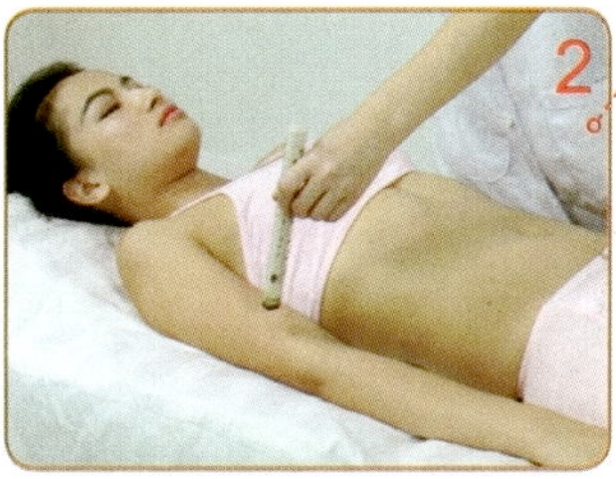

2 用艾条回旋灸法灸治手五里穴和曲池穴10～15分钟。

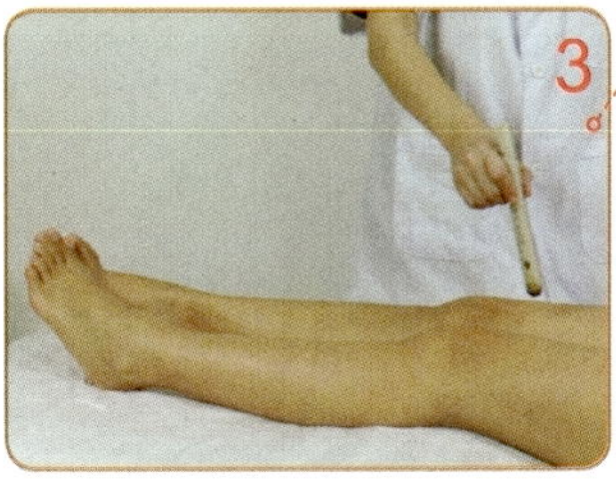

3 用艾条温和灸法灸治血海穴10分钟。对侧以同样的方法操作。

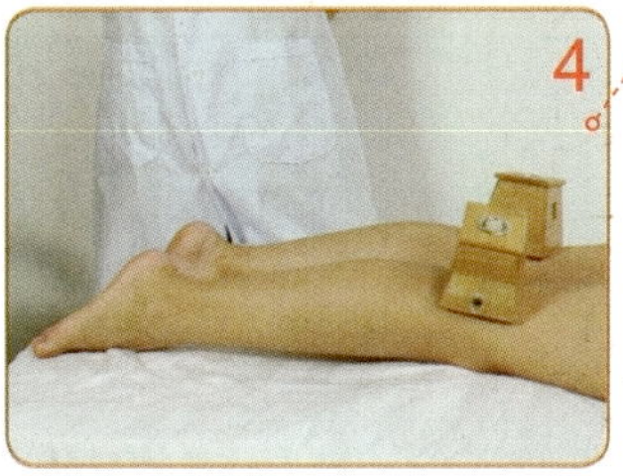

4 将艾灸盒分别放于两侧的委中穴上，一同灸治10～15分钟。

拔罐疗法

准备工具 | 火罐、气罐、止血钳、棉球、毛巾、打火机、拔罐器

【穴位定位】

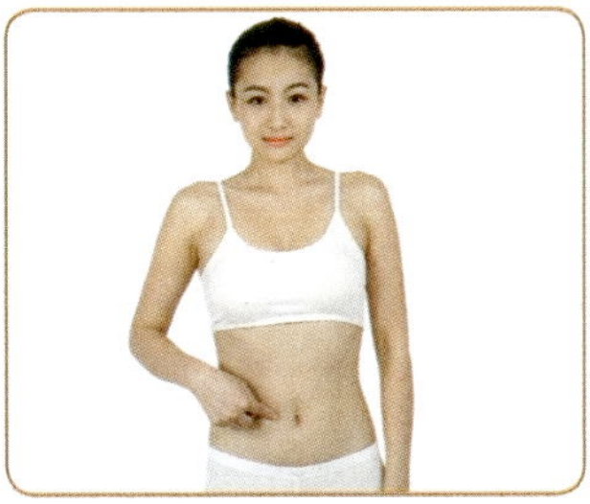

●天枢

在腹中部，距脐2寸。

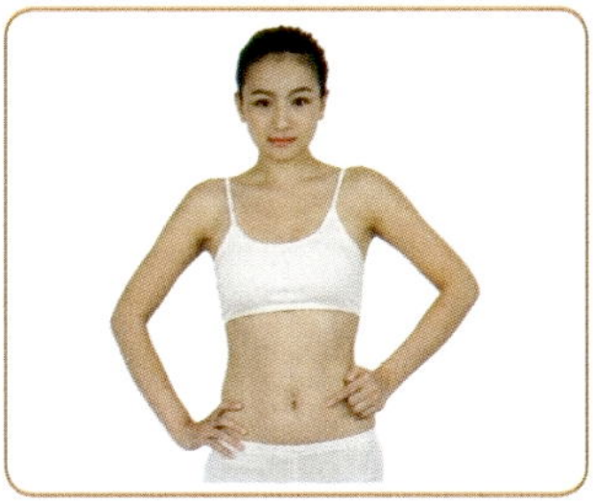

●大横

在腹中部，距脐4寸。

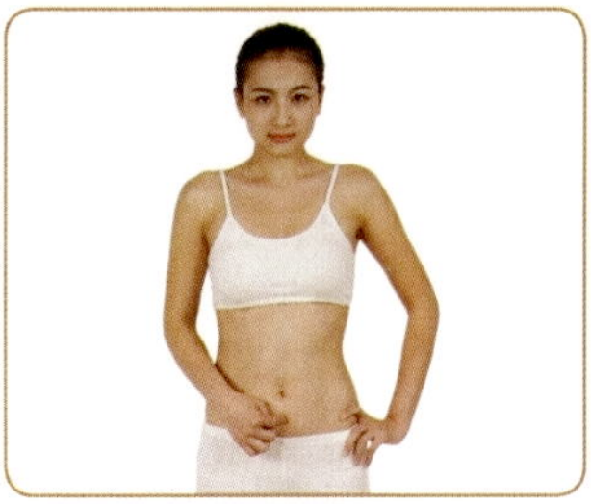

●**气海** 在下腹部，前正中线上，脐下1.5寸。

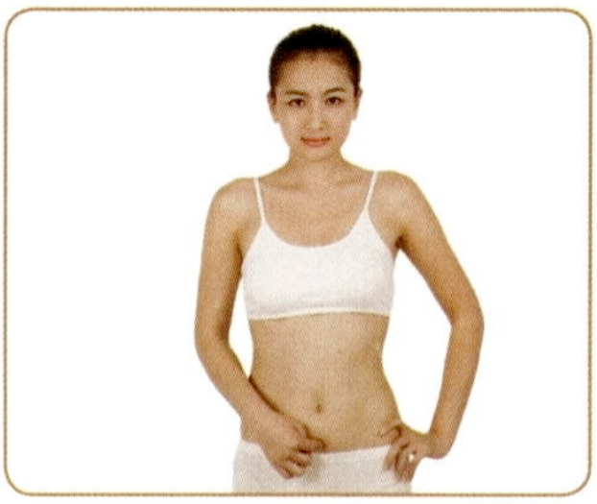

●**关元** 在下腹部，前正中线上，脐下3寸。

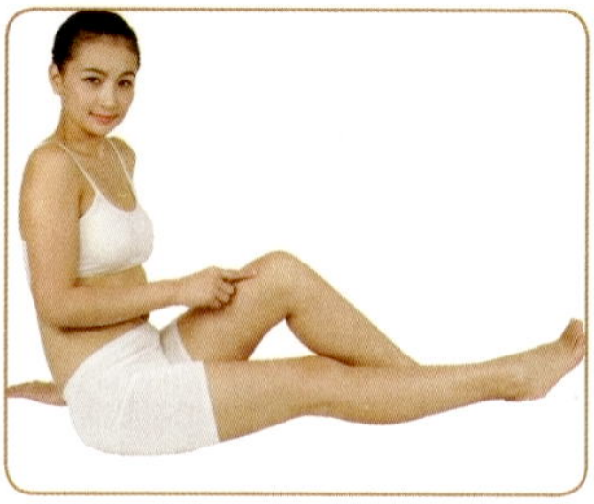

●**血海** 在大腿内侧，髌底内侧端上2寸，股四头肌内侧头的隆起处。

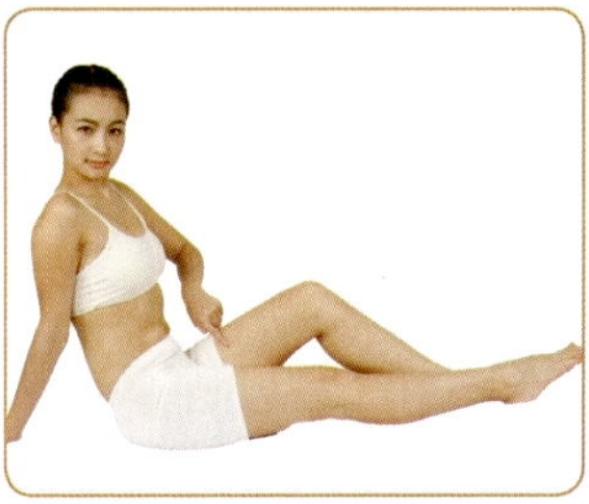

●**箕门** 在大腿内侧，血海与冲门连线上，血海上6寸。

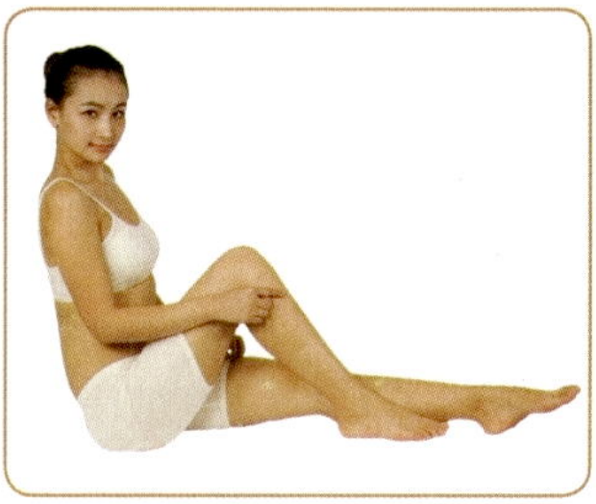

●**足三里** 在小腿前外侧，犊鼻下3寸，距胫骨前缘一横指。

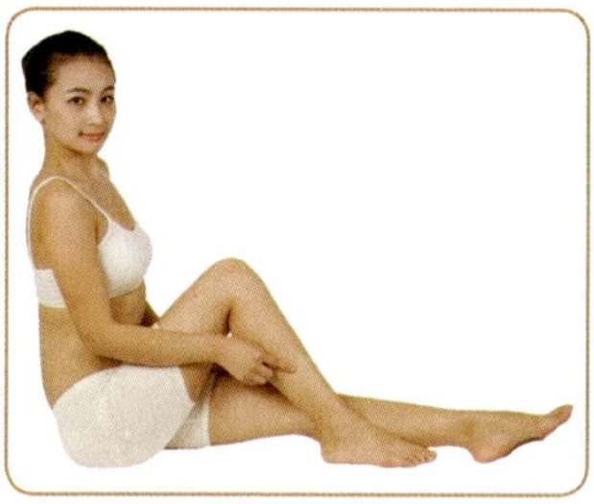

●**丰隆** 在小腿前外侧，外踝尖上8寸，条口外，距胫骨前缘两横指。

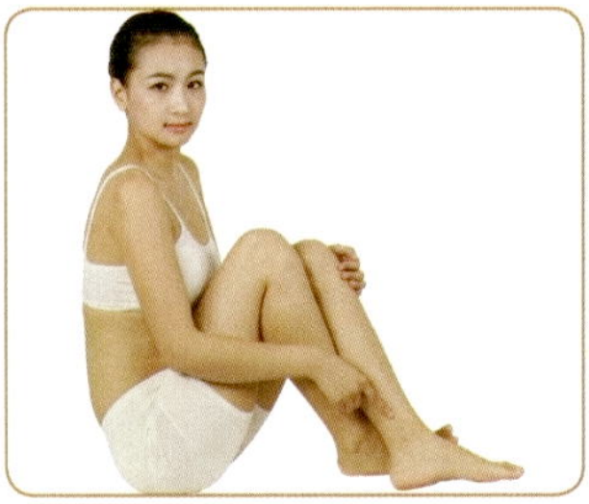

●**三阴交** 在小腿内侧，足内踝尖上3寸，胫骨内侧缘后方。

小贴士

紫薯是一种营养价值很高的食物，不仅美味还具有防癌抗癌的功效。另外，紫薯富含维生素、磷、铁、钙等10多种营养元素，有很好的减肥作用。

【操作方法】

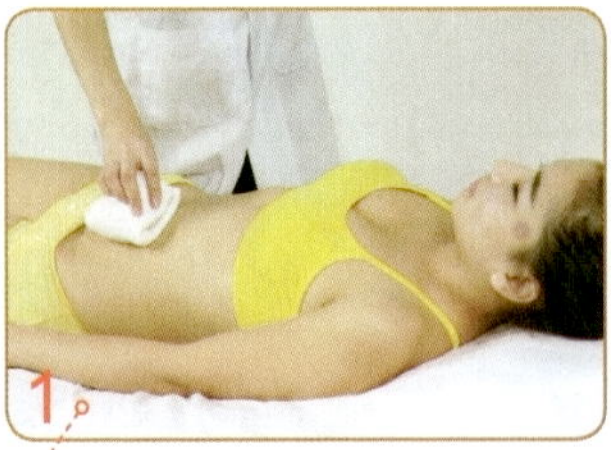

1 患者取仰卧位，找到天枢穴、大横穴、气海穴、关元穴，用热毛巾擦拭清洁穴位。

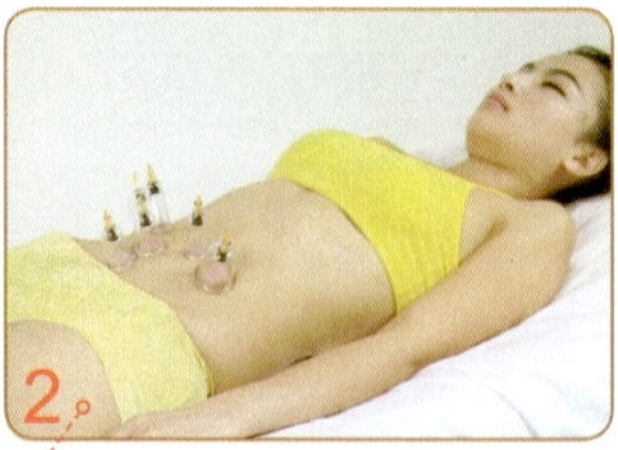

2 用拔罐器将气罐拔扣在天枢、大横、气海、关元穴上，留罐15分钟。

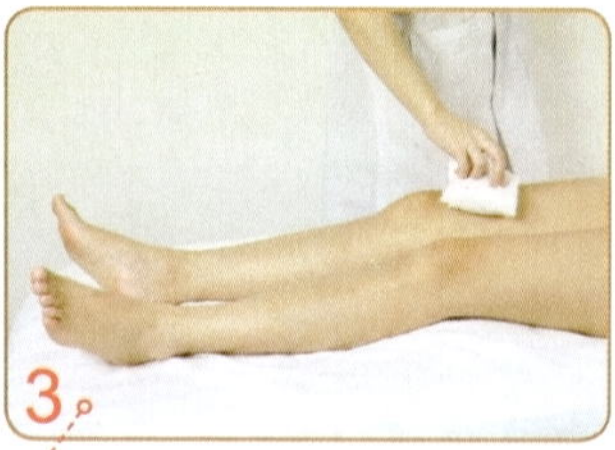

3 找到血海穴、箕门穴，用热毛巾擦拭清洁该穴区。

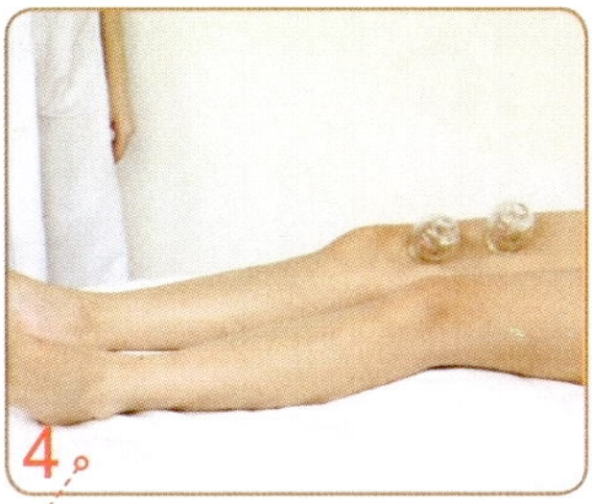

4 迅速将火罐分别拔扣在箕门穴、血海穴上，留罐15分钟。

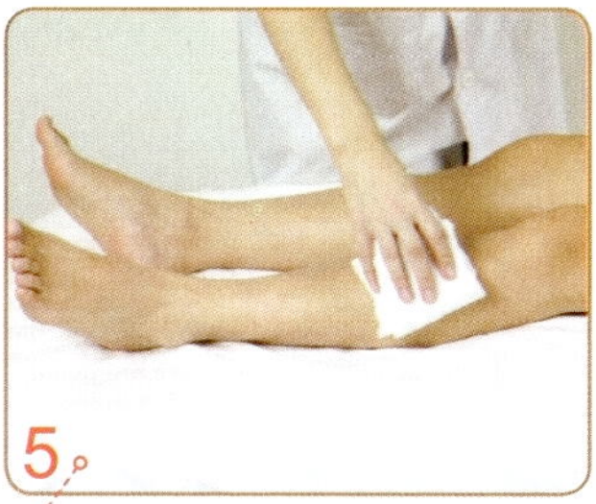

5 找到足三里穴、丰隆穴、三阴交穴，用热毛巾擦拭清洁穴位。

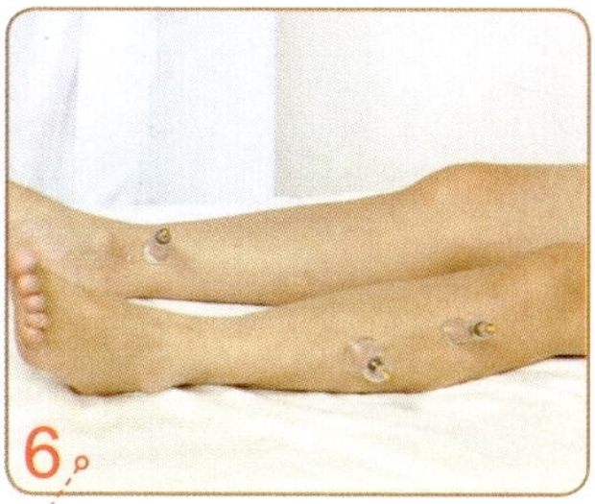

6 用拔罐器将气罐拔扣在足三里穴、丰隆穴、三阴交穴上，留罐15分钟。

刮痧疗法

准备工具 | 刮痧板、经络油

【穴位定位】

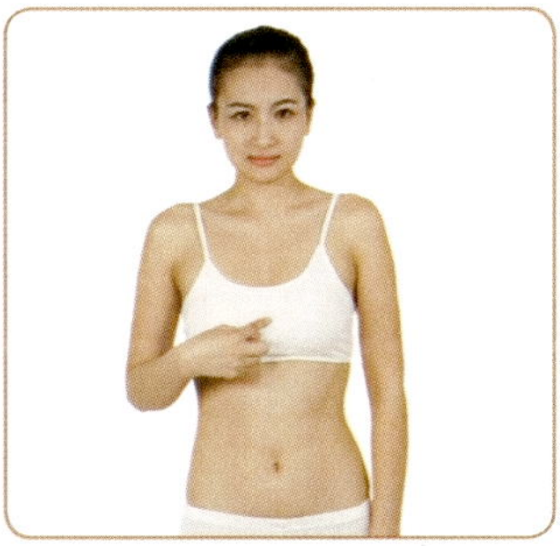

●**膻中** 在胸部，前正中线上，平第四肋间，两乳头连线的中点。

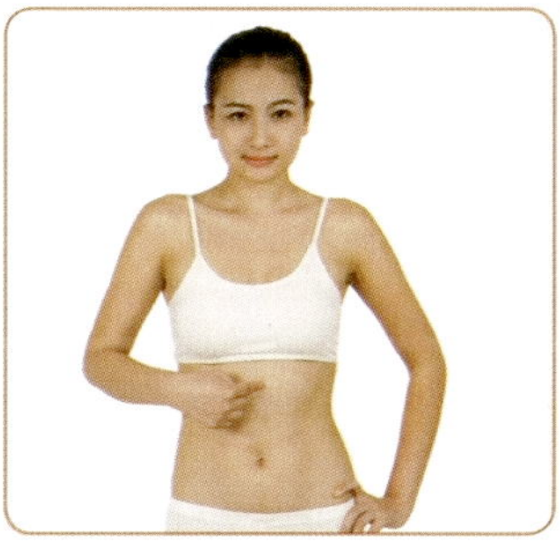

●**上脘** 在上腹部，前正中线上，脐上5寸。

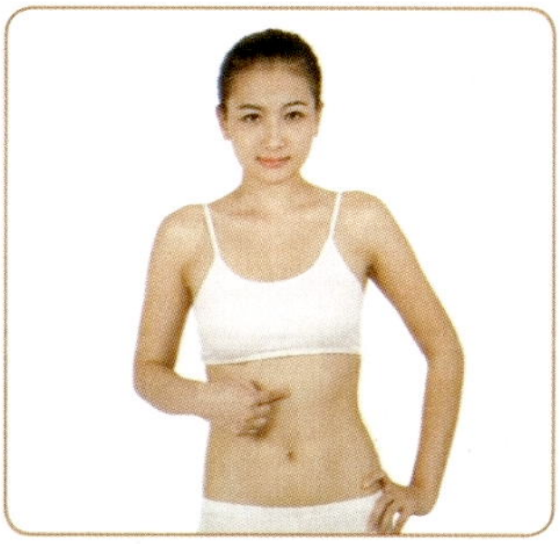

●**中脘** 在上腹部，前正中线上，脐上4寸。

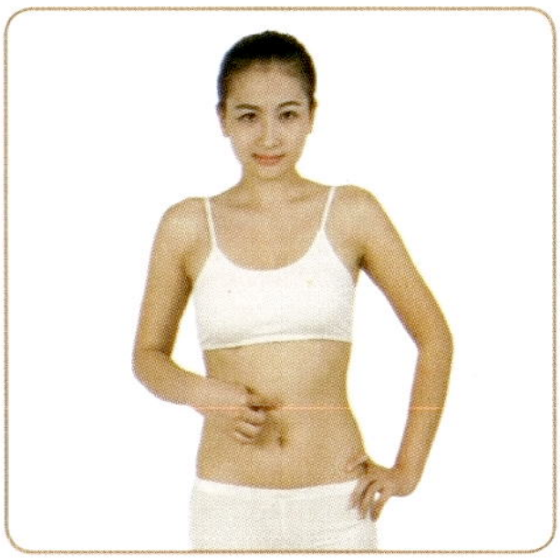

●**下脘** 在上腹部，前正中线上，脐上2寸。

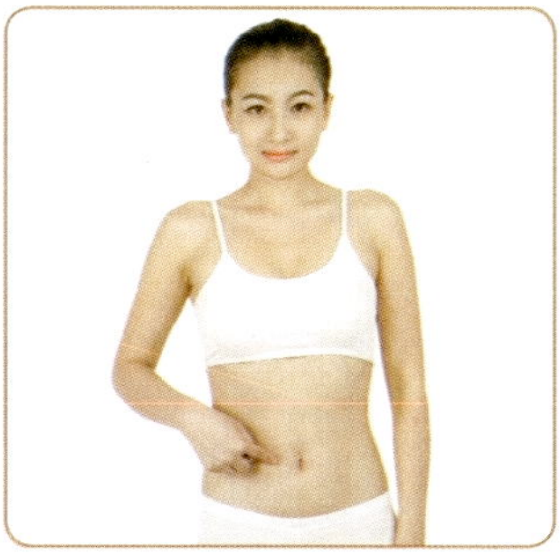

●**天枢** 在腹中部，距脐2寸。

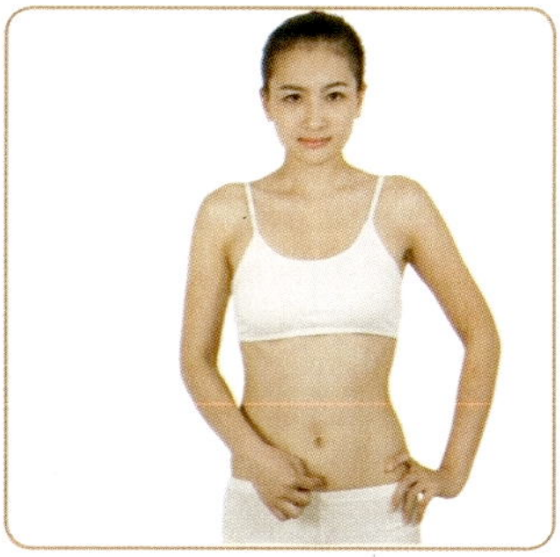

●**关元** 在下腹部，前正中线上，脐下3寸。

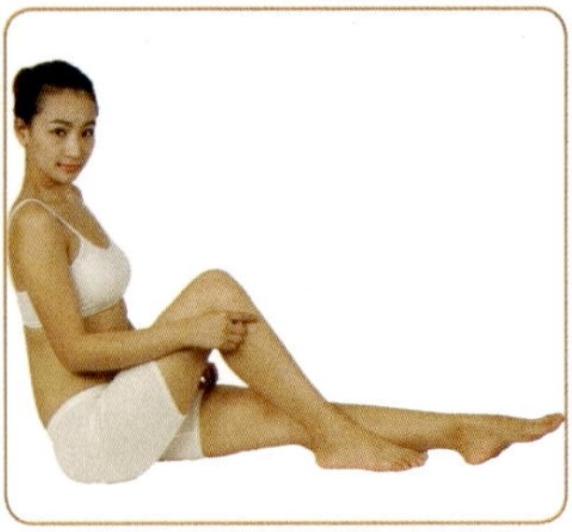

●足三里 在小腿前外侧，犊鼻下3寸，距胫骨前缘一横指。

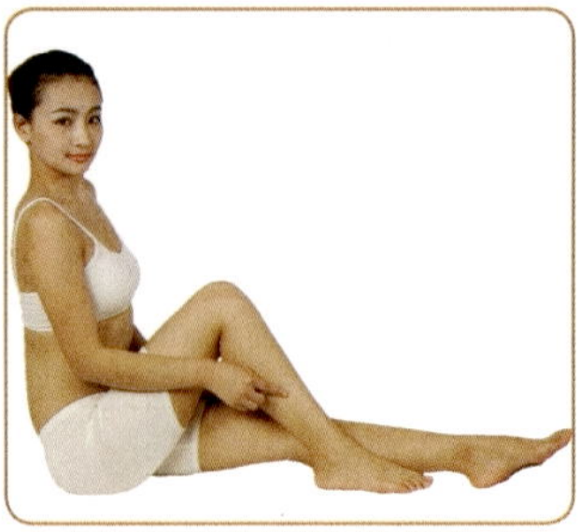

●丰隆 在小腿前外侧，外踝尖上8寸，条口外，距胫骨前缘两横指。

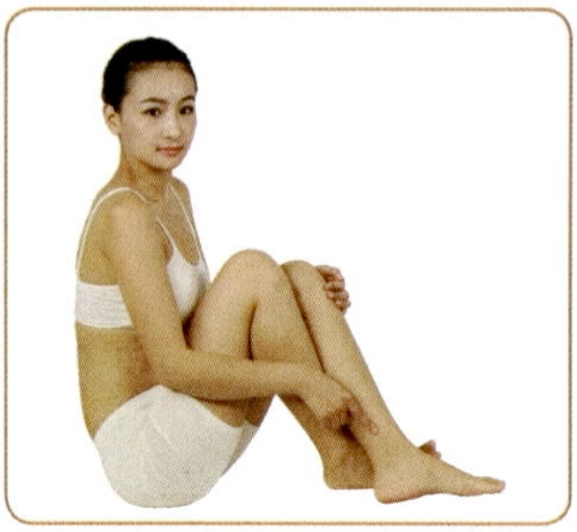

●三阴交 在小腿内侧，足内踝尖上3寸，胫骨内侧缘后方。

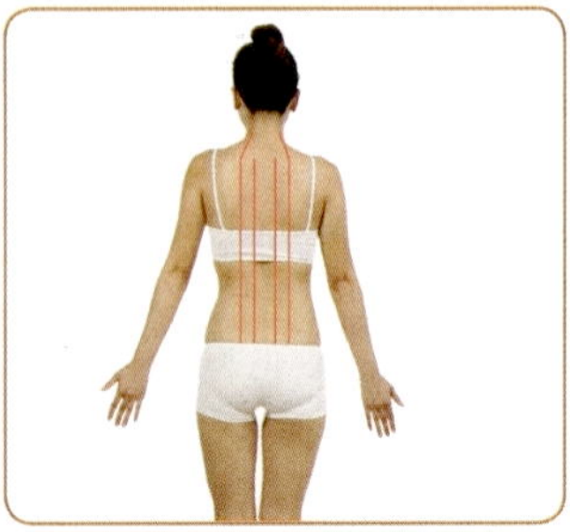

●背部膀胱经 位于背部督脉两侧，分两条经走，一条离督脉1.5寸，一条离督脉3寸。

小贴士

红酒中所含的单宁能抑制细菌繁殖，有效帮助消化，其所含的维生素C、维生素E及胡萝卜素，亦具有抗氧化功能，可预防老化，保持身体的正常代谢。

【操作方法】

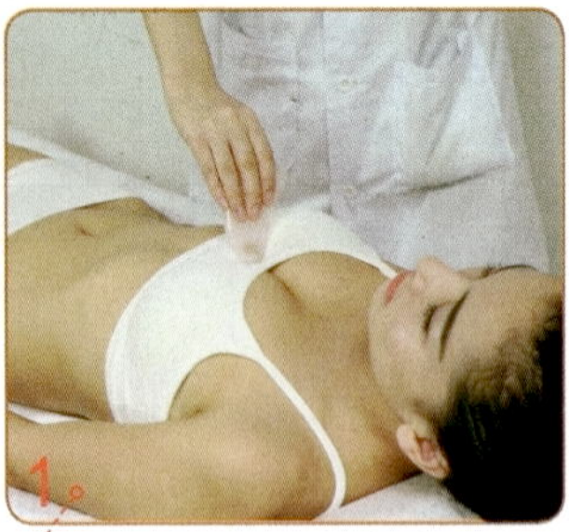

1. 用角刮法从上往下刮拭膻中穴30次，力度不宜太重，以潮红出痧为度。

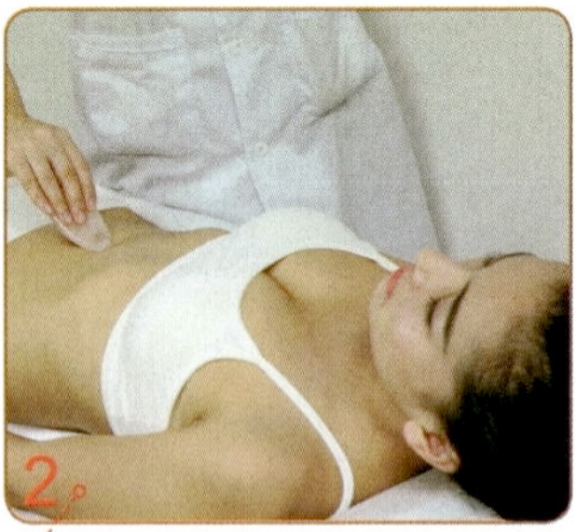

2. 用角刮法从上往下刮拭，从上脘穴经中脘穴刮至下脘穴30次。

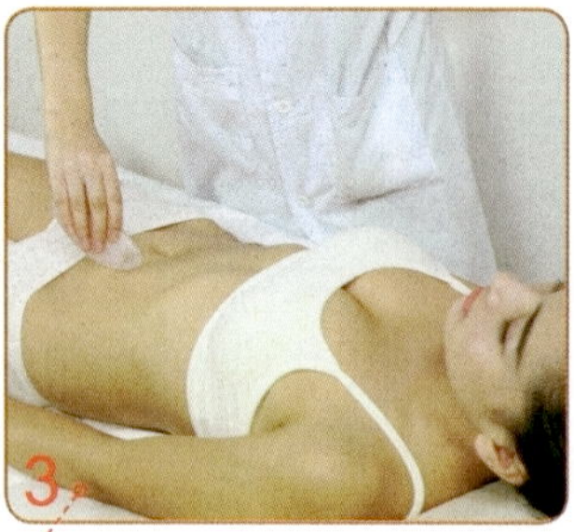

3. 用角刮法刮拭天枢穴，力度略轻，刮拭15～30次，以出痧为度。

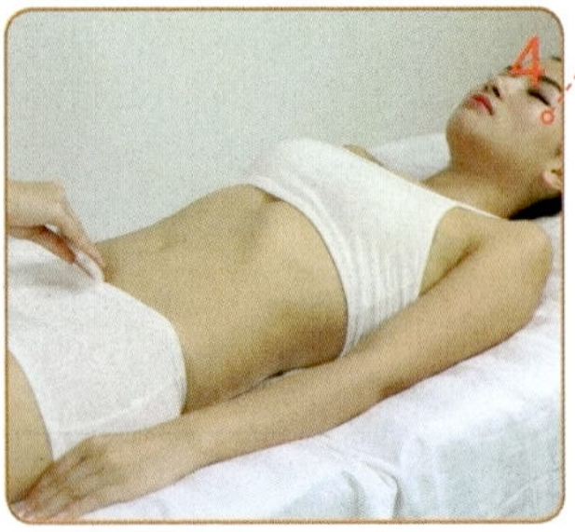

4. 用角刮法刮拭关元穴，力度略轻，刮拭15～30次，以出痧为度。

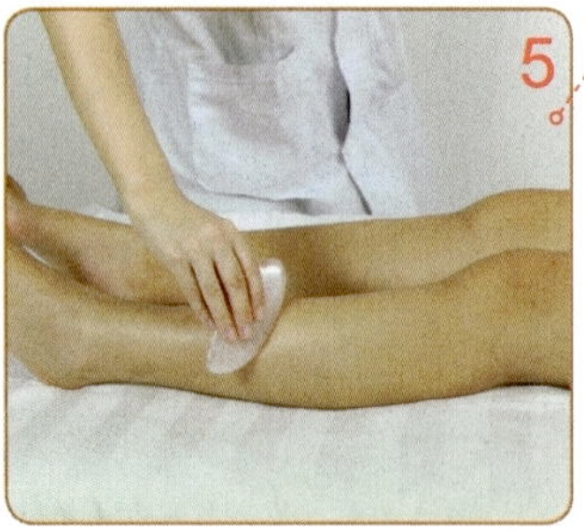

5. 用刮板角部从上到下刮拭足三里穴至丰隆穴，刮拭15～30次，可不出痧。

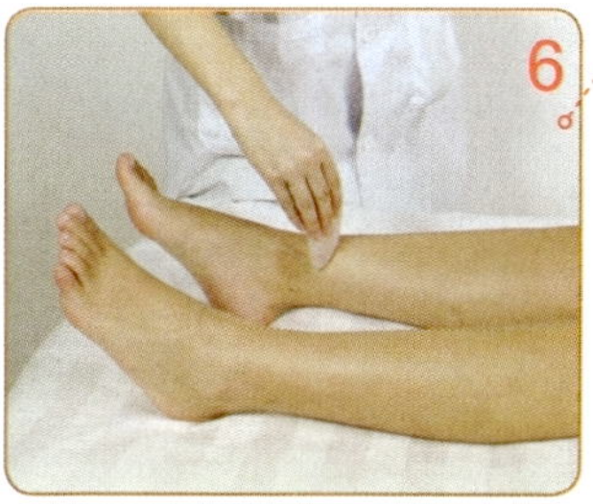

用角刮法从上到下刮拭三阴交穴，力度略重，刮拭15～30次，可不出痧。

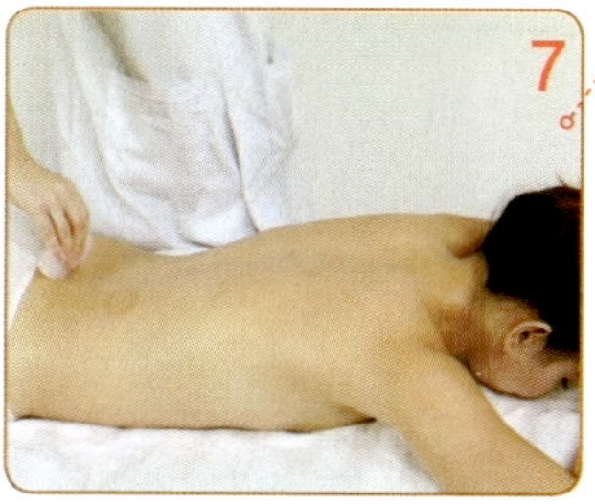

从上往下刮拭两条膀胱经10～15遍，以潮红出痧为度。

对症食疗方

冬瓜豆腐汤

【材料】泽泻15克，冬瓜200克，豆腐100克，虾米50克，盐、香油、味精、高汤各适量

【制作】①将冬瓜去皮瓤洗净切片；虾米用温水浸泡洗净；豆腐洗净切片；泽泻洗净备用。②将高汤倒入锅中，置于火上，调入适量盐、味精，煮至沸腾。③高汤沸腾后，加入冬瓜、豆腐、虾米、泽泻煲至熟，淋入香油即可。

【功效】冬瓜具有清热解毒、利水消肿的功效，能减少体内的脂肪；豆腐能生津润燥、和脾胃，还可以保护肝脏、促进机体代谢。用以上食材烹制此汤，具有利水渗湿、清热降脂的功效。

茯苓豆腐

【材料】茯苓30克，枸杞5克，豆腐500克，清汤、香菇、精盐、料酒、淀粉各适量

【制作】①豆腐洗净挤压出水，切成小方块，撒上精盐；香菇洗净切成片；茯苓、枸杞洗净备用。②将豆腐块下入高温油中炸至金黄色，盛起备用。③将清汤、精盐、料酒倒入锅内烧开，加淀粉勾成白汁芡；将炸好的豆腐、茯苓、香菇片、枸杞放入锅中，与白汁芡炒匀即成。

【功效】茯苓有保护肝脏、降血糖的作用；枸杞能养肝润肺；豆腐可以改善人体的脂肪结构。用以上食材烹制的食品，健脾化湿、祛脂减肥，对肥胖、高血脂以及脾虚水肿等患者有较好的疗效。

菊花山楂茶

【材料】山楂10克，菊花10克

【制作】①将山楂、菊花洗净，同置于杯中，注入适量沸水。②盖上杯盖，闷5～10分钟，凉温即可饮用。

【功效】山楂具有强心、降血脂、降血压的作用；菊花可散风清热，平肝明目。二者配伍有降压、降脂的作用，适用于高脂血症、高血压患者，长期饮用可降压降糖，瘦身降脂。

山药枸杞大枣汤

【材料】山药400克，姜2片，枸杞5克，大枣10克，盐适量

【制作】①山药洗净去皮，切成小块；枸杞、大枣均洗净。②将上面所有材料放进锅中，加水6～8碗，大火煮开，再转小火煮50分钟。③下盐调味，熄火即可。

【功效】山药有敛涩的作用；枸杞有降低血压、降低胆固醇和防止动脉硬化形成的作用；大枣可益气、降血压。上述食材合用有助于瘦身降脂。

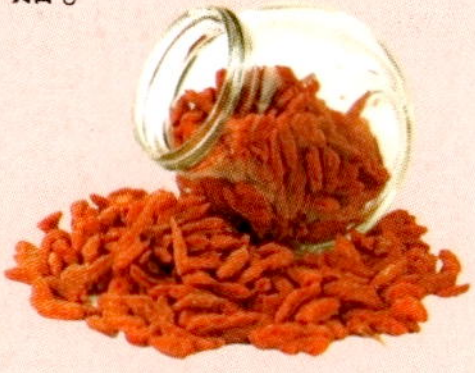

调经止带

行气活血，没有烦恼

每个月有那么几天，是女性颇为烦恼的日子。有规律、无疼痛地度过了还算好，如果碰到不规律的时候，的确让女性朋友们十分烦恼。研究表明：刺激人体某些穴位可以行气活血，有效地改善女性痛经、带下等病症。

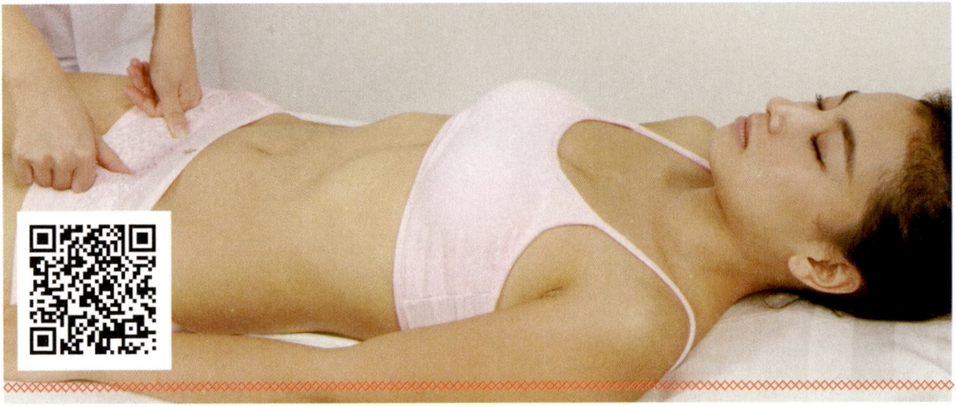

按摩方法

【穴位定位】

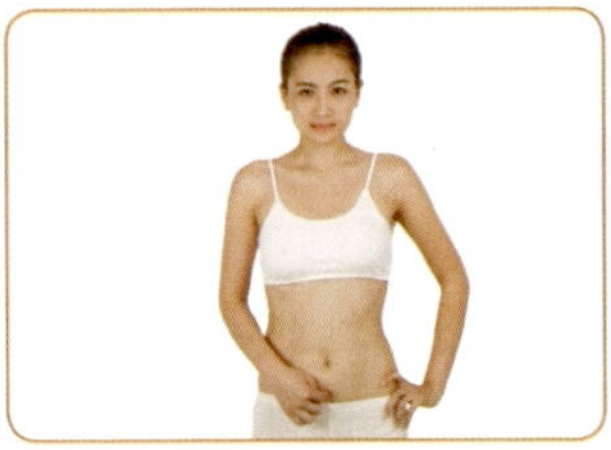

●关元 在下腹部，前正中线上，脐下3寸。

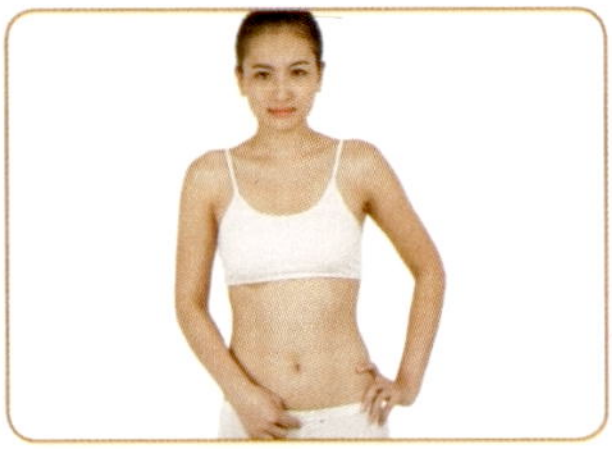

●中极 在下腹部，前正中线上，脐下4寸。

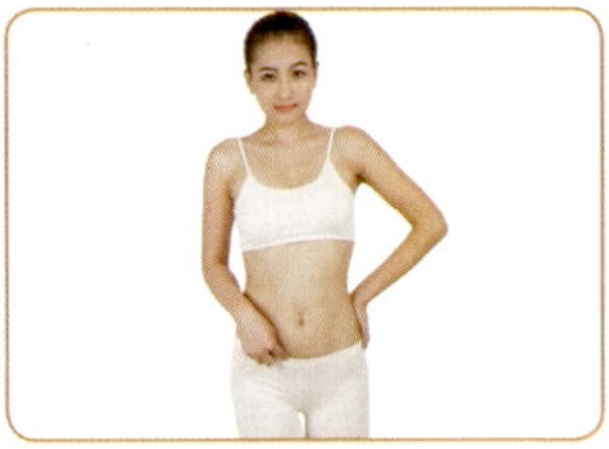

●归来 在下腹部，脐下4寸，距前正中线2寸。

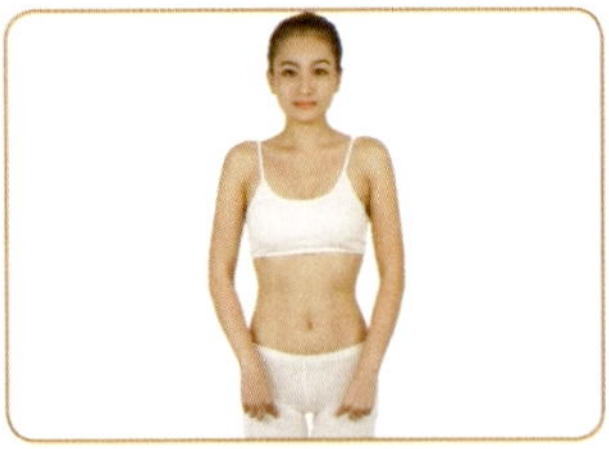

●阴廉 在大腿内侧，气冲直下2寸，大腿根部。

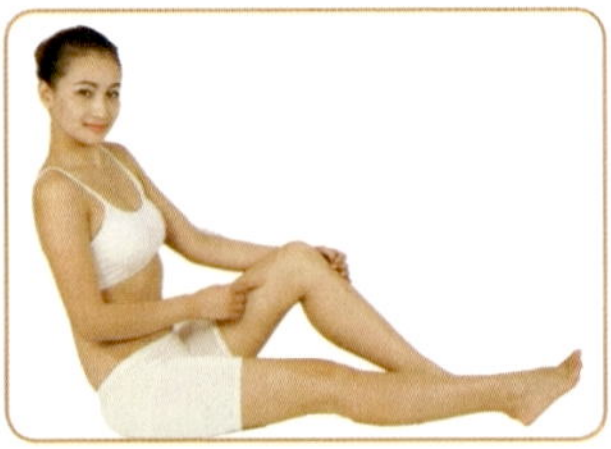

●阴包 在大腿内侧，股骨内上髁上4寸。

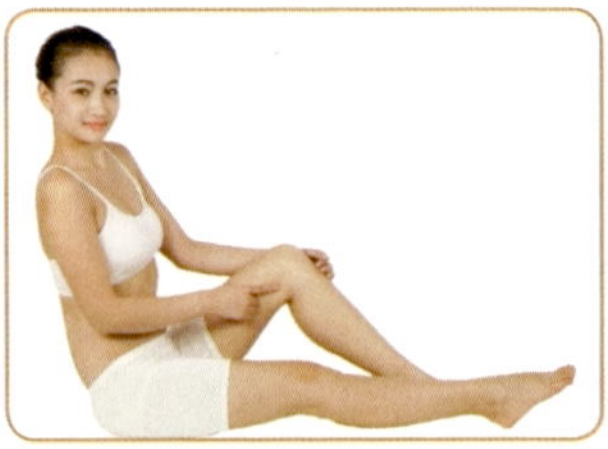

●曲泉 在膝内侧，膝关节内侧面横纹内侧端。

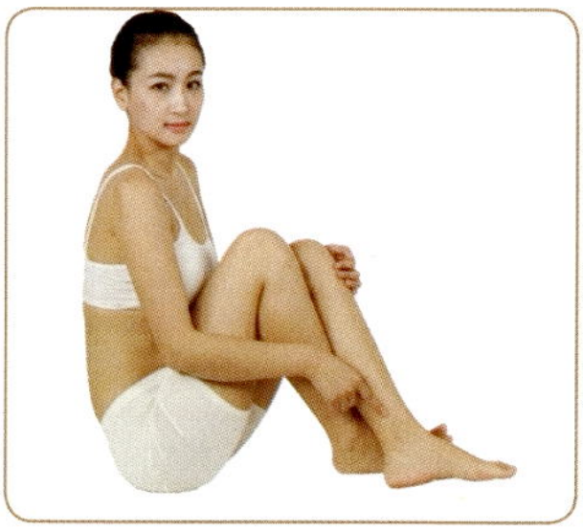

●三阴交
在小腿内侧，足内踝尖上3寸，胫骨内侧缘后方。

小贴士

（1）女性在经期应注意保暖，忌寒、凉、生、冷刺激，防止寒邪侵袭。

（2）注意休息，减少疲劳，加强营养，增强体质。

【操作方法】

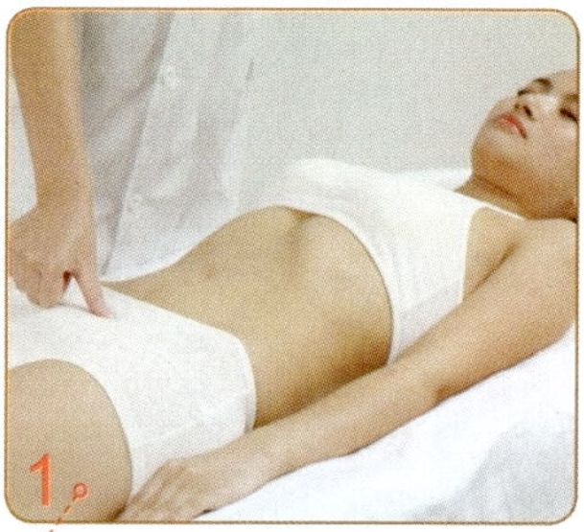

1 用拇指指腹以环状按揉关元、中极穴，各按揉1～3分钟。

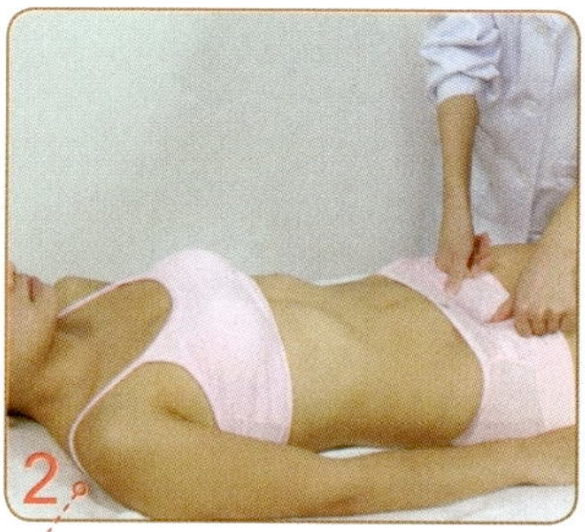

2 用双手拇指指腹同时揉按归来穴1～3分钟，至有微热感为佳。

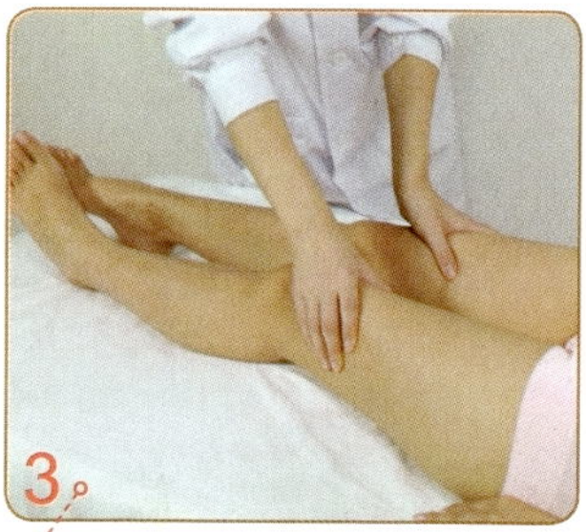

3 用双手拇指指腹同时从阴包推至阴廉穴，持续1～3分钟，至发热即可。

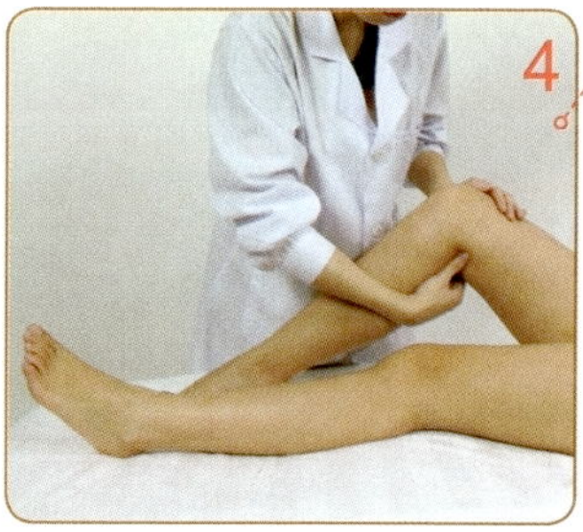

4 往下按揉曲泉穴，力度略重，以有酸胀感为度，揉按1～3分钟。

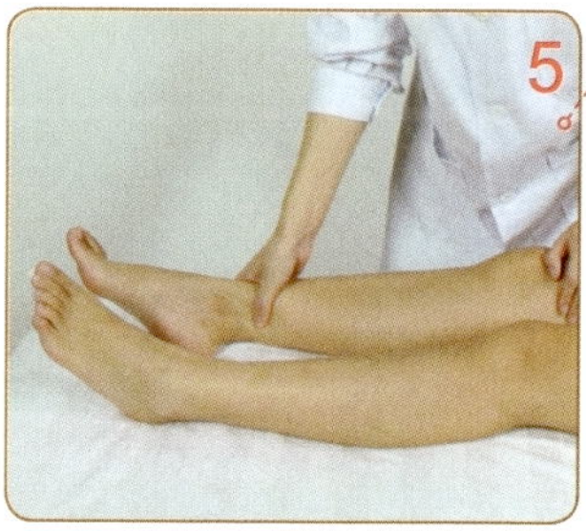

5 用拇指指腹推按三阴交，有酸胀感为佳，揉按1～3分钟。

艾灸疗法

准备工具 | 艾灸盒、艾条、打火机

【穴位定位】

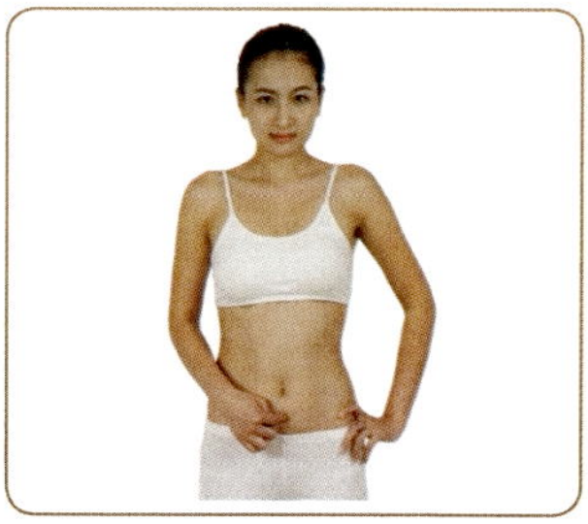

●气海
在下腹部，前正中线上，脐下1.5寸。

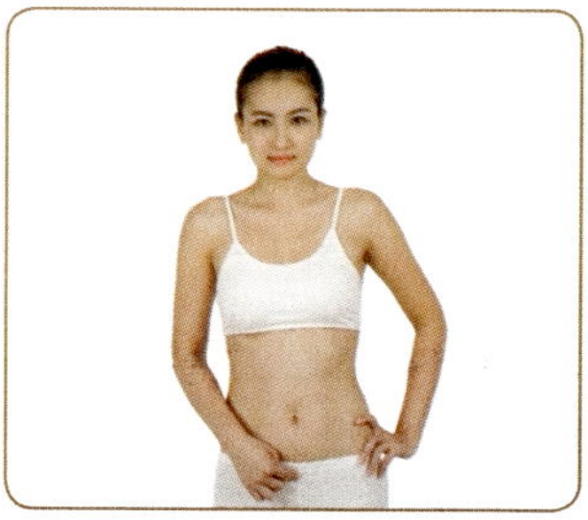

●中极
在下腹部，前正中线上，脐下4寸。

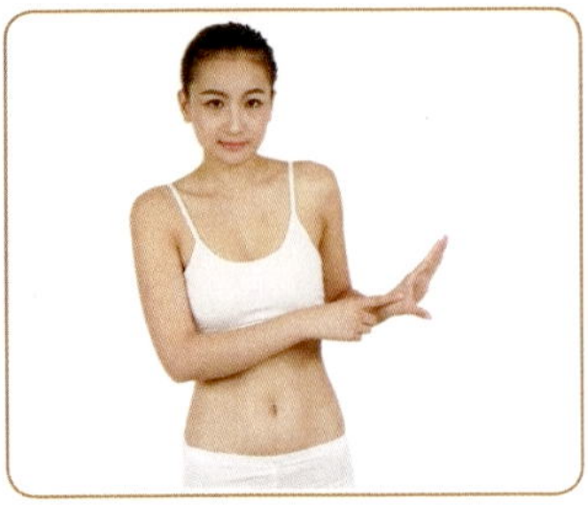

●合谷

在手背，第一、二掌骨间，第二掌骨桡侧的中点处。

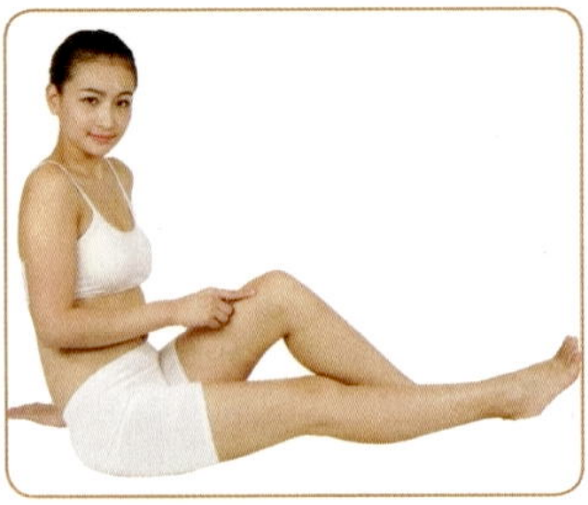

●血海

在大腿内侧，髌底内侧端上2寸，股四头肌内侧头的隆起处。

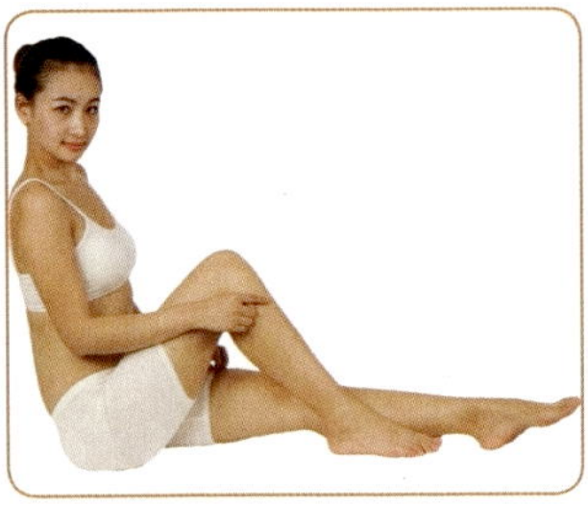

●足三里

在小腿前外侧，犊鼻下3寸，距胫骨前缘一横指。

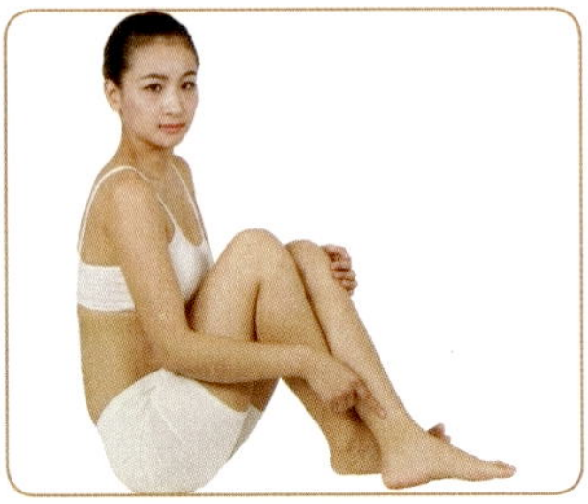

●三阴交

在小腿内侧，足内踝尖上3寸，胫骨内侧缘后方。

【操作方法】

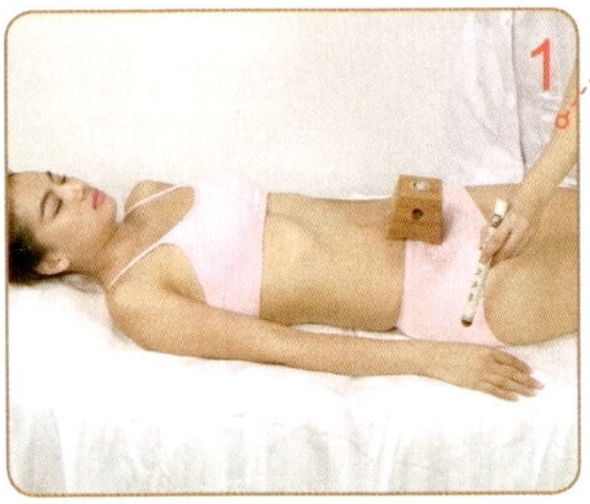

1 用艾灸盒灸治气海穴和中极穴10～15分钟，同时用艾条温和灸合谷穴10分钟。

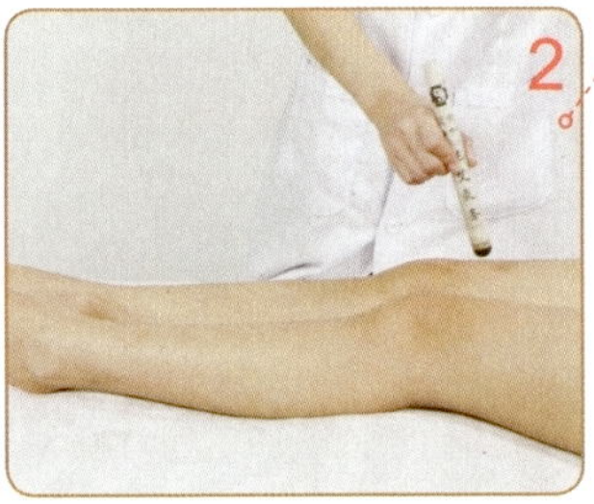

2 用艾条温和灸法灸治血海穴10分钟。对侧以同样的方法操作。

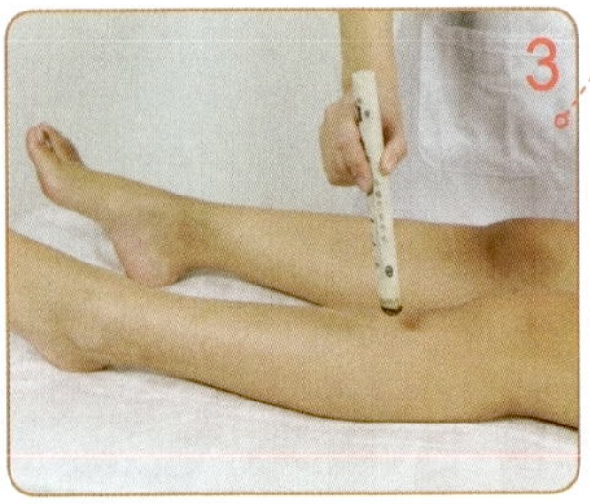

3 用艾条温和灸法灸治足三里穴10分钟。对侧以同样的方法操作。

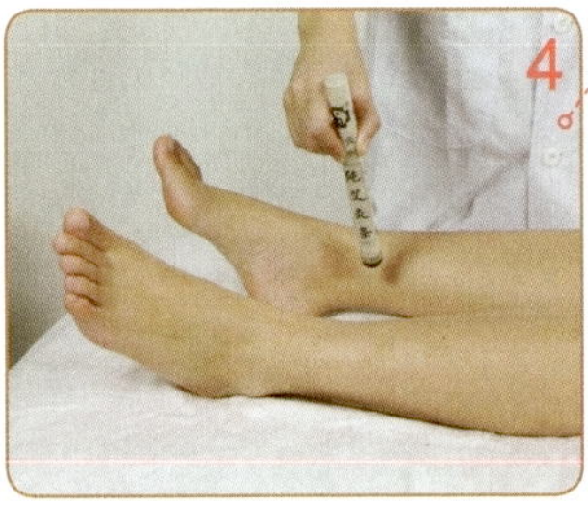

4 用艾条雀啄灸法灸治三阴交穴10分钟。对侧以同样的方法操作。

小贴士

（1）应尽量控制剧烈的情绪波动，避免强烈的精神刺激，保持心情愉快。

（2）平时要防止房事过度，避免经期性生活。

（3）内裤要选择柔软、棉质的，要勤洗勤换，换洗的内裤要放在阳光下晒干。

拔罐疗法

准备工具 | 火罐、气罐、止血钳、毛巾、打火机、拔罐器

【穴位定位】

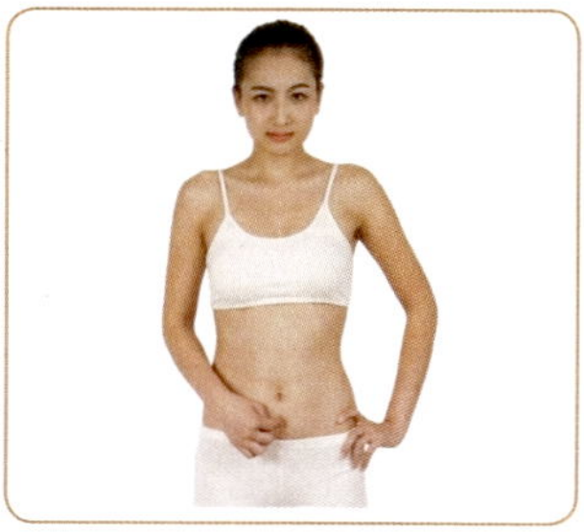

●**气海** 在下腹部，前正中线上，脐下1.5寸。

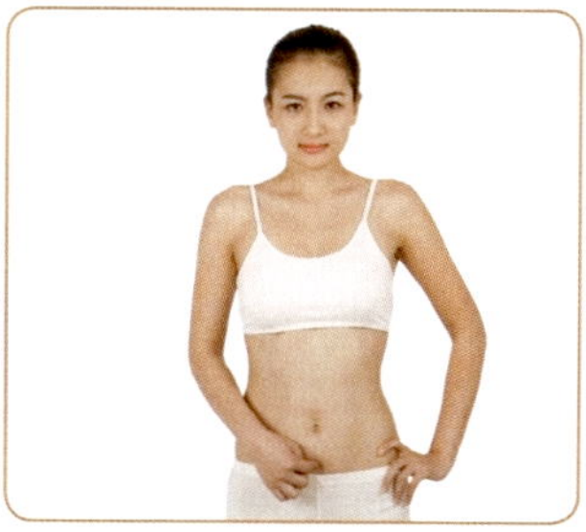

●**关元** 在下腹部，前正中线上，脐下3寸。

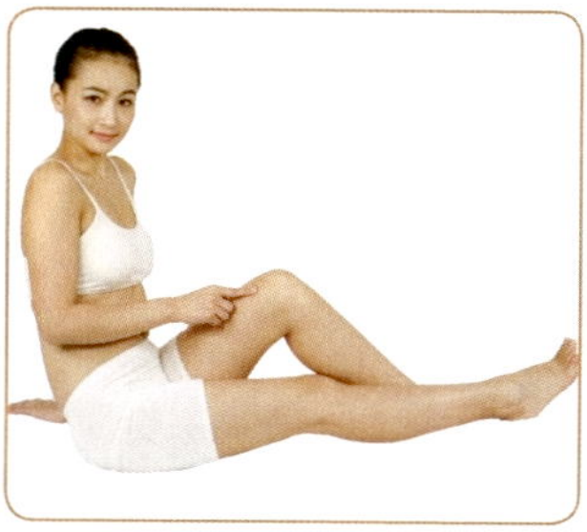

●**血海** 在大腿内侧，髌底内侧端上2寸，股四头肌内侧头的隆起处。

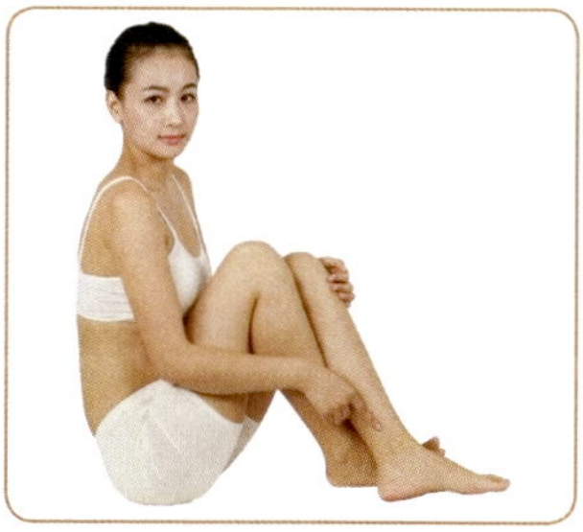

●**三阴交** 在小腿内侧，足内踝尖上3寸，胫骨内侧缘后方。

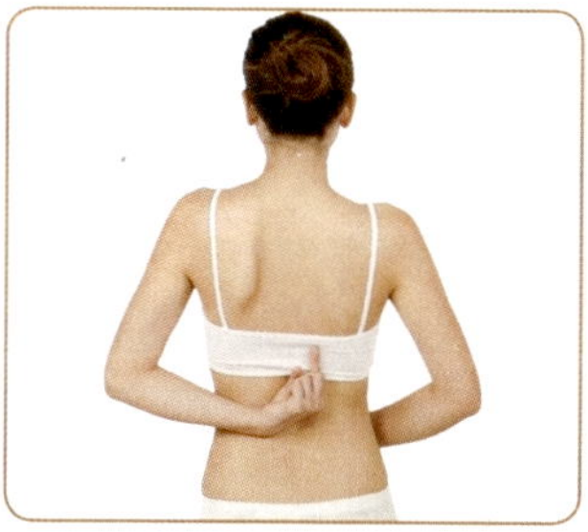

●**肝俞** 在背部，第九胸椎棘突下，旁开1.5寸。

【操作方法】

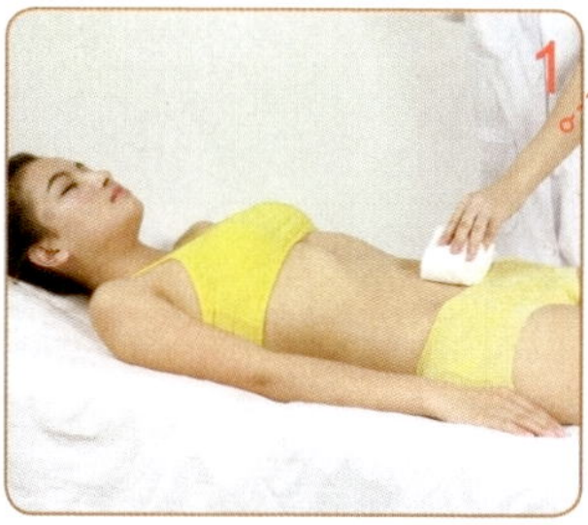

1 患者取仰卧位，找到气海穴、关元穴，用热毛巾擦拭清洁该穴区。

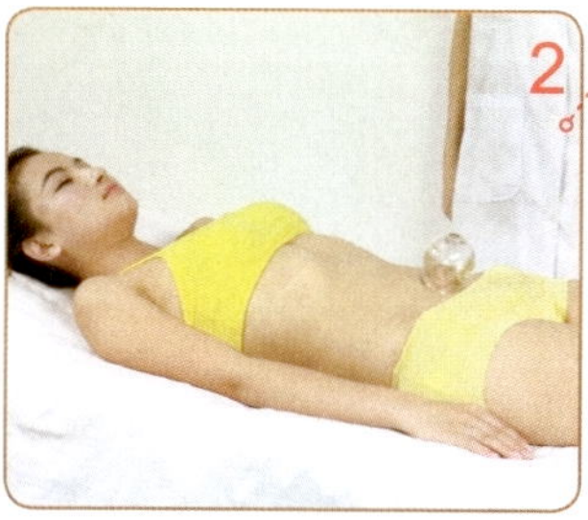

2 迅速将火罐拔扣在气海、关元穴上，留罐15分钟。

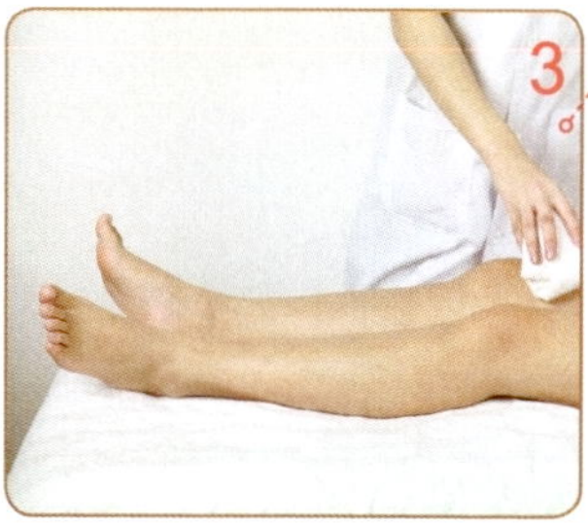

3 找到血海穴、三阴交穴，用热毛巾擦拭清洁该穴位。

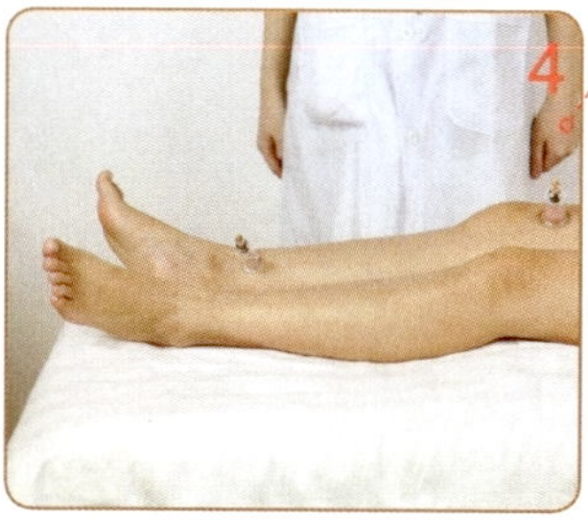

4 用拔罐器将气罐拔扣在血海穴、三阴交穴上，留罐15分钟。

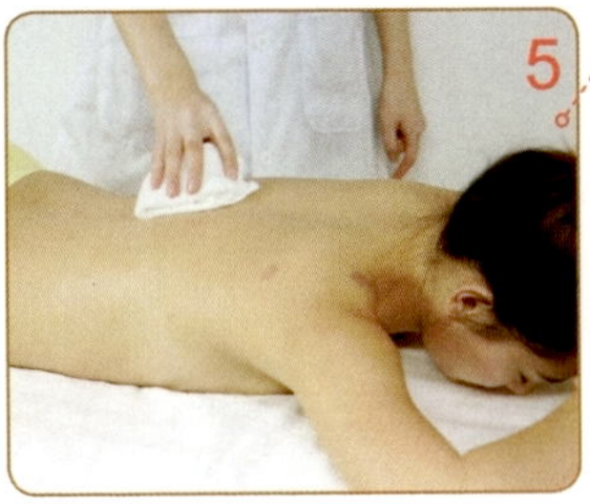

患者取俯卧位，找到肝俞穴，用热毛巾擦拭清洁该穴区。

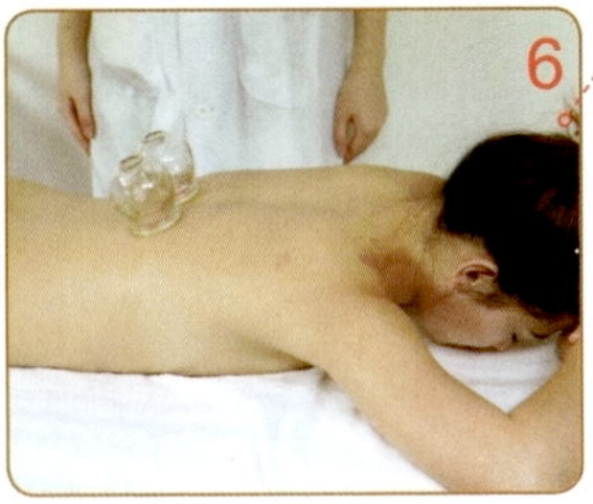

将火罐拔扣在肝俞穴上，留罐15分钟。

刮痧疗法

准备工具 | 刮痧板、经络油

【穴位定位】

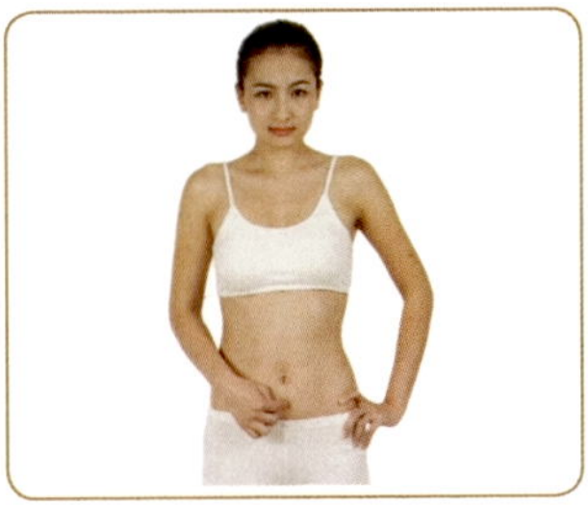

●**气海** 在下腹部，前正中线上，脐下1.5寸。

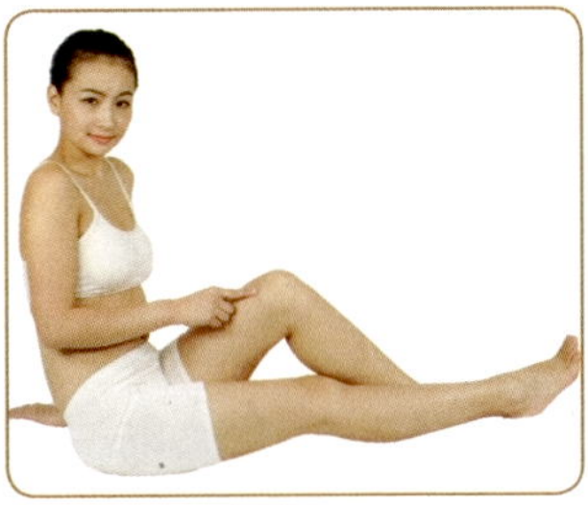

●**血海** 在大腿内侧，髌底内侧端上2寸，股四头肌内侧头的隆起处。

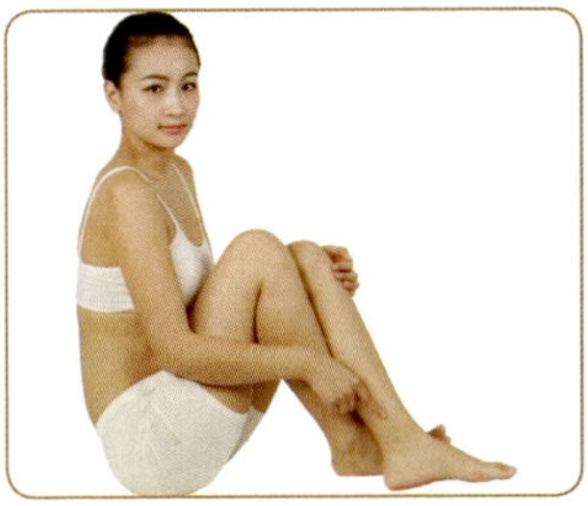

●**三阴交** 小腿内侧，足内踝尖上3寸，胫骨内侧缘后方。

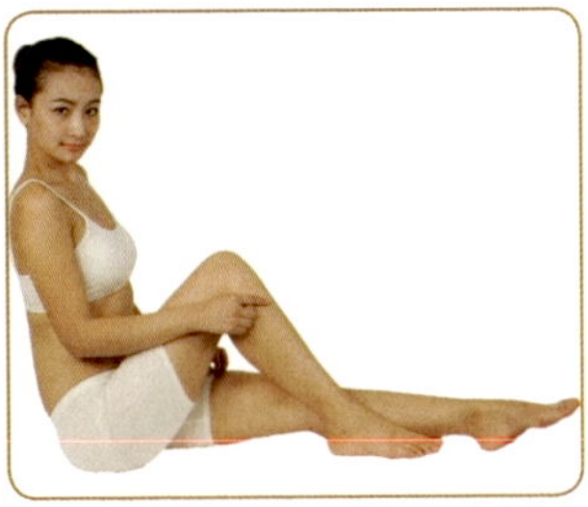

●**足三里** 在小腿前外侧，犊鼻下3寸，距胫骨前缘一横指。

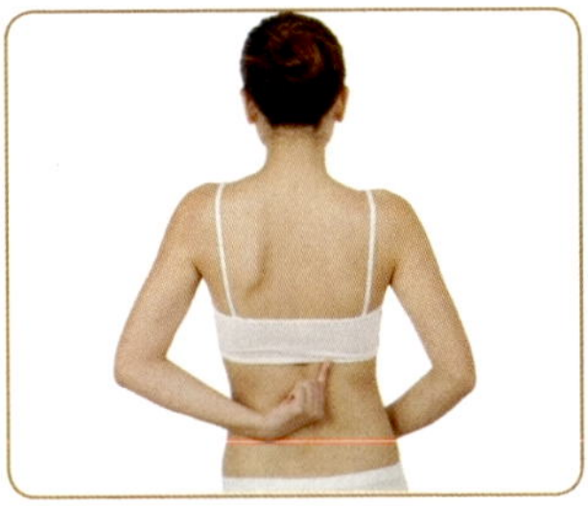

●**脾俞** 在背部，第十一胸椎棘突下，旁开1.5寸。

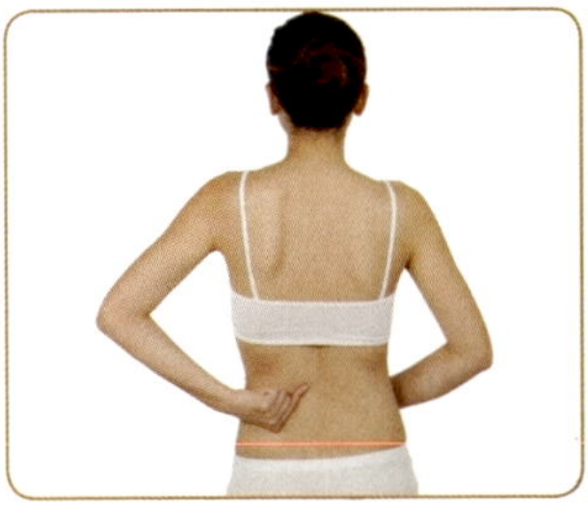

●**肾俞** 在腰部，第二腰椎棘突下，旁开1.5寸。

小贴士

经前一周饮食宜清淡、易消化、富含营养。可以多吃豆类、鱼类等高蛋白食物，并多摄取绿叶蔬菜、水果，也要多饮水，以保持大便通畅，减少骨盆充血。

【操作方法】

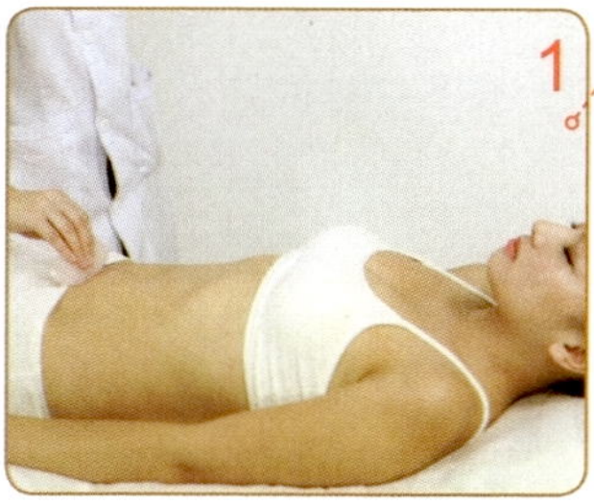

1 用面刮法刮拭气海穴30次，力度由轻至重，以潮红发热为度。

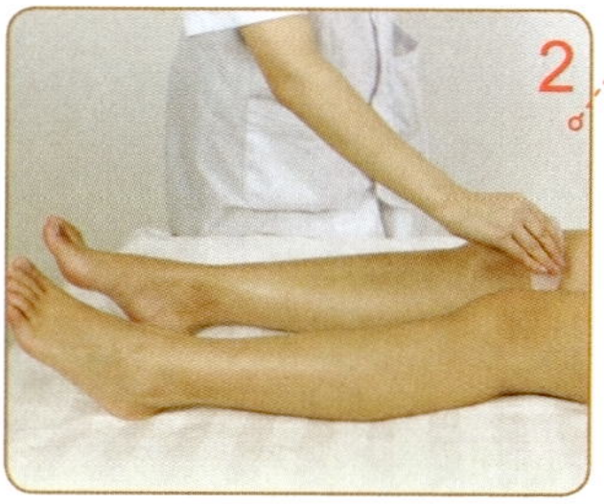

2 刮拭血海穴至三阴交穴30次，以潮红出痧为度。对侧以同样手法操作。

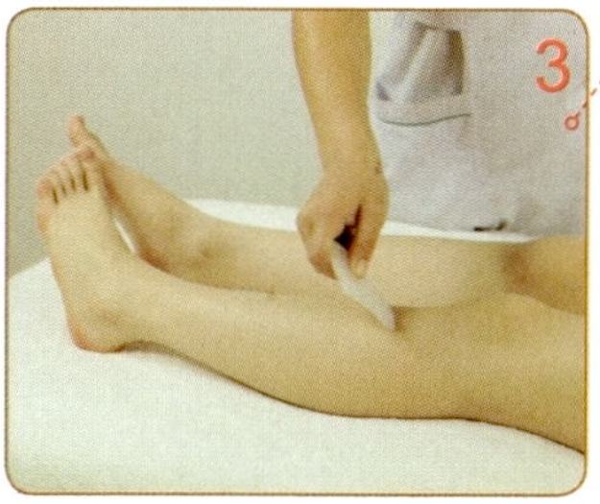

3 用角刮法刮拭足三里穴30次，以潮红出痧为度。对侧以同样手法操作。

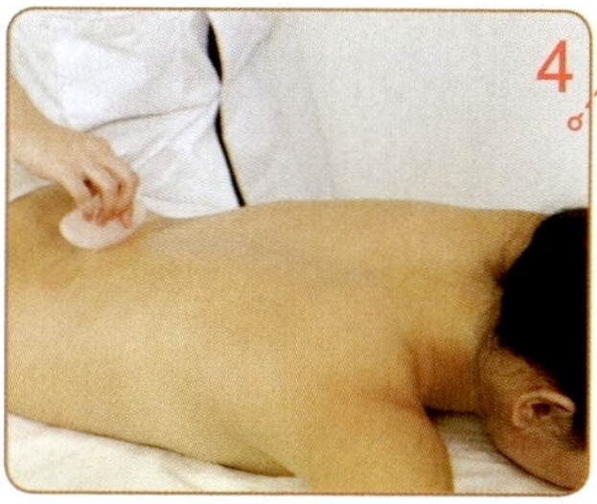

4 用面刮法从上到下刮拭脾俞穴至肾俞穴30次，从上往下，手法连贯。

对症食疗方

芹菜藕片汤

【材料】鲜芹菜150克，鲜藕150克，花生油25毫升，精盐、香油各适量

【制作】①将芹菜择洗干净，切成小段；鲜藕去皮，洗净，切片。②将花生油倒入锅内烧热，再将芹菜、藕片倒入锅内炒片刻。③放入500毫升水，加适量精盐，武火煮沸后文火炖煮至熟后，放香油，分两三次食用。

【功效】莲藕甘寒，能凉血止血、健脾开胃、益气补心。芹菜能调经止带、平肝清热、养神益力、祛风利湿。此汤具有调经止血的作用，适用于防治因血热而出现的月经过多、心烦口燥等症。

参芪莲杞枣汤

【材料】党参30克，黄芪30克，大枣15枚，莲子（去心）60克，枸杞30克，冰糖适量

【制作】①将党参、黄芪洗净，放入锅中，加适量水煮20分钟，去渣取汁。②将大枣、莲子、枸杞洗净，与冰糖一起放入药汁中共煮至熟，熟后即可食用。

【功效】党参可补中益气；枸杞能滋阴补血、补虚劳；莲子可补脾养心、益肾止带；大枣能补气养血。此汤具有益气摄血、调经止带的作用，适用于气虚型月经不调、带下过多等症。

乌贼当归汤

【材料】水发乌贼肉、当归、黄精、鸡血藤、乌鸡、葱白、生姜、料酒、食盐等各适量

【制作】①将乌鸡宰杀后去毛洗净内脏。②将洗净切好的当归、黄精、鸡血藤放在乌鸡腹中，放在砂锅里，加入适量的水。③用大火烧至大开时，除去浮沫，将水发乌贼肉、生姜、料酒、葱白、食盐加入，改用小火慢炖，至乌鸡肉烂熟即可。

【功效】乌贼具有养血通经，催乳补脾，滋阴止带的功效，可用于治疗妇女月经不调。乌贼的肉和骨头均可入药，是治疗妇女贫血、血虚经闭的良药，有助于调经止带。

排毒通便

调理肠道，排除毒素

近年来，患便秘的中青年人呈明显上升趋势，工作压力大、心理上过度紧张、缺乏户外锻炼、都是导致便秘的主要原因。研究表明：刺激人体穴位可以调理肠胃、行气活血、舒经活络，对防治便秘有良好的效果。

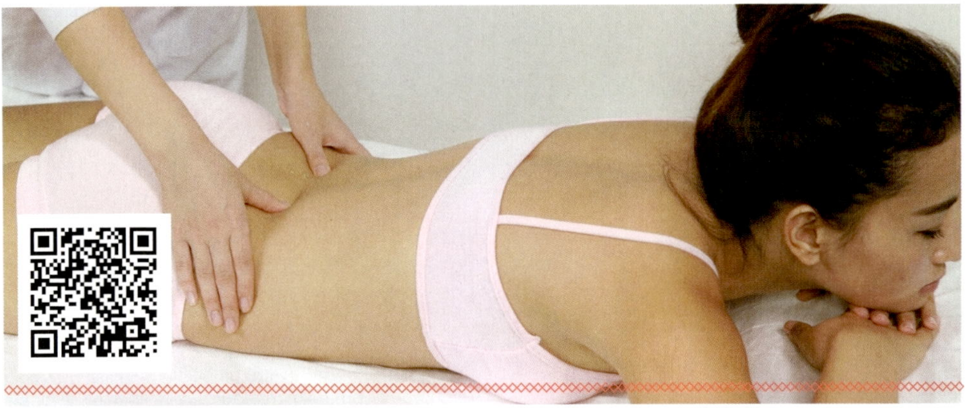

按摩方法

【穴位定位】

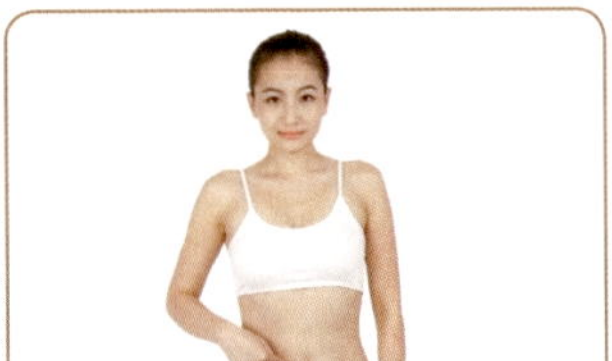

●**天枢** 在腹中部，距脐2寸。

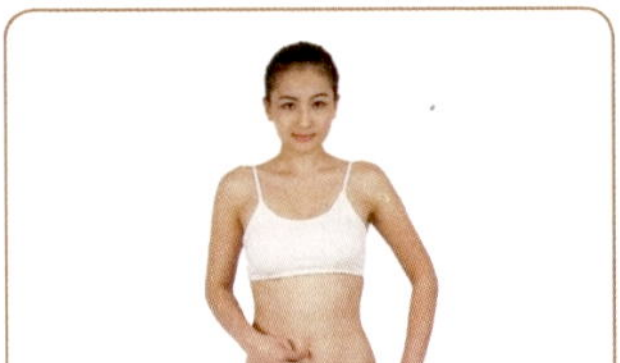

●**神阙** 在腹中部，脐中央。

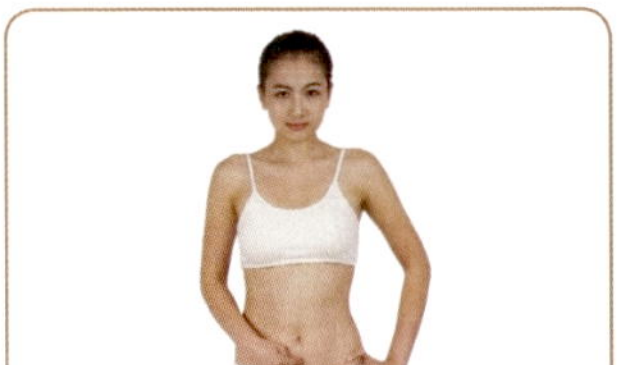

●**气海** 在下腹部，前正中线上，脐下1.5寸。

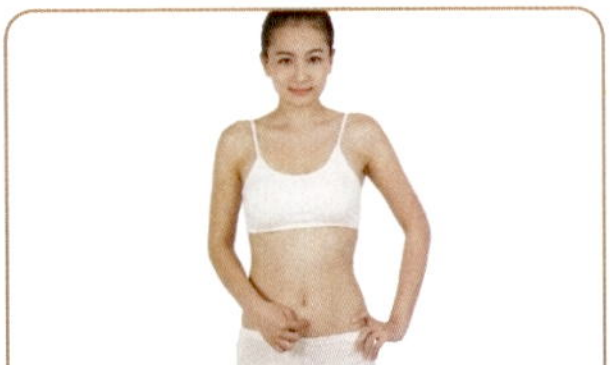

●**石门** 在下腹部，前正中线上，脐下2寸。

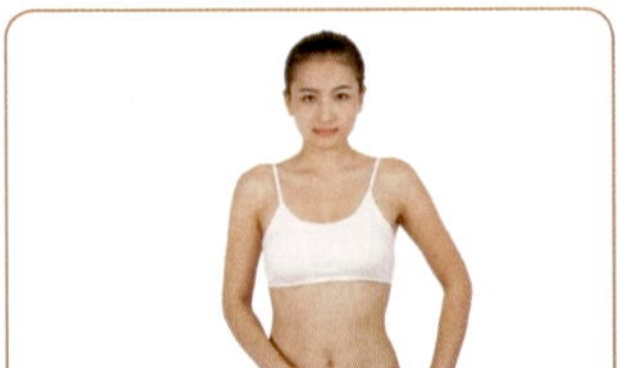

●**关元** 在下腹部，前正中线上，脐下3寸。

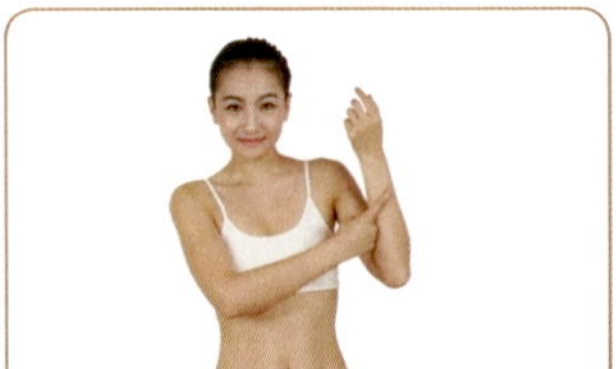

●**支沟** 在前臂背侧，腕背横纹上3寸，尺骨与桡骨间。

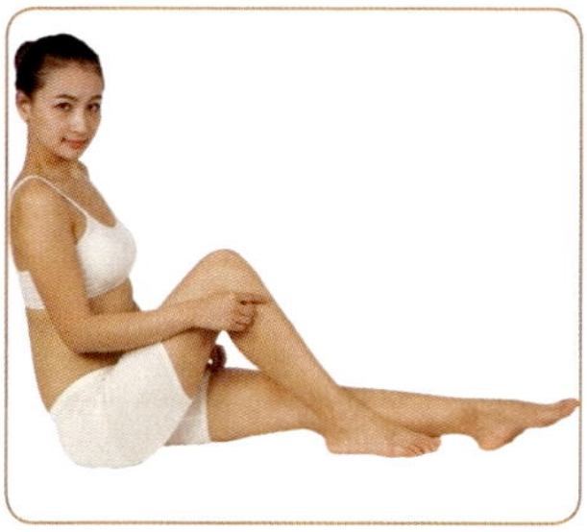

●**足三里** 在小腿前外侧，犊鼻下3寸，距胫骨前缘一横指。

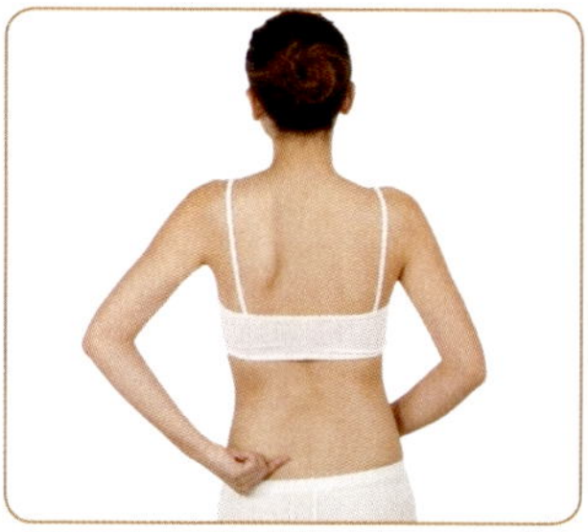

●**大肠俞** 在腰部，第四腰椎棘突下，旁开1.5寸。

【操作方法】

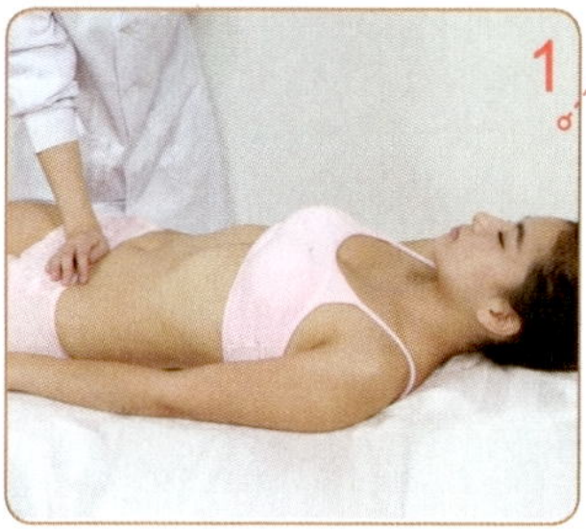

1 取仰卧位，用鱼际分别按揉天枢、神阙、气海、石门、关元各1分钟。

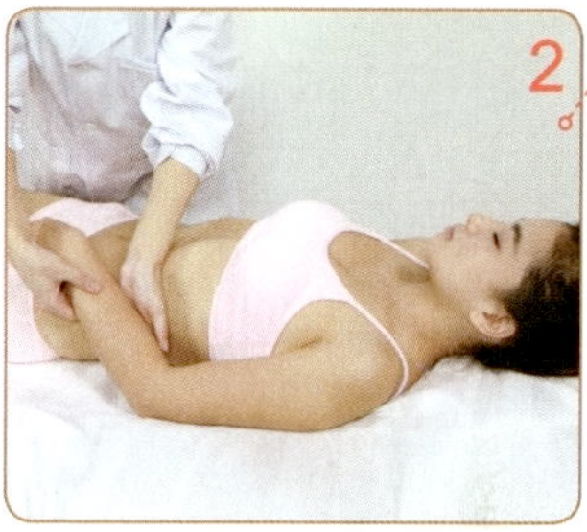

2 用拇指指尖掐按支沟穴，力度适中，以有酸胀感为度，掐按1～3分钟。

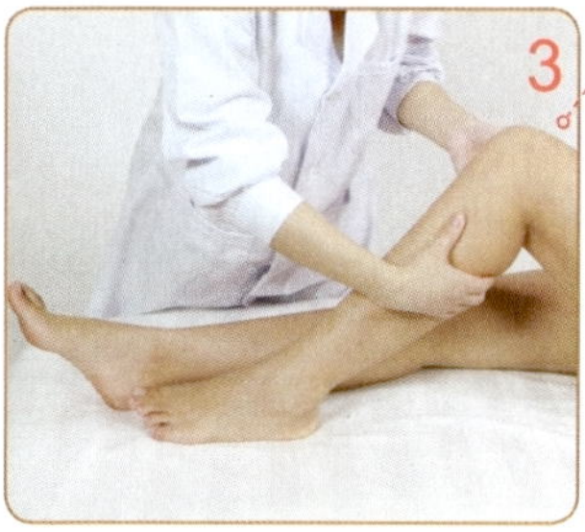

3 用拇指指腹揉按足三里穴1～3分钟，以潮红发热为度。

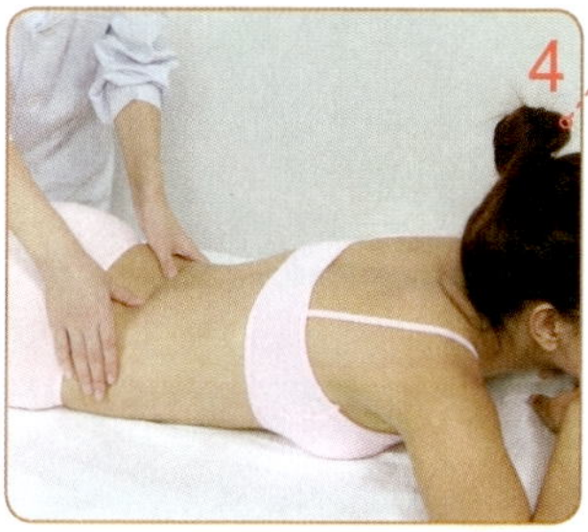

4 取俯卧位，用手指指尖按揉大肠俞，力度略重，按揉1～3分钟。

艾灸疗法

准备工具 | 艾灸盒、艾条、打火机

【穴位定位】

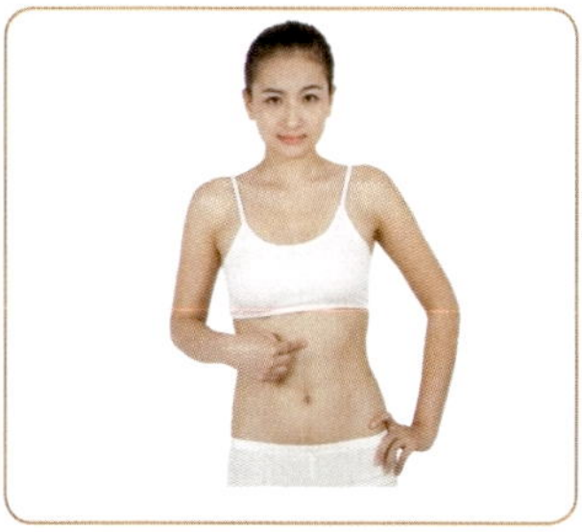

●**中脘** 在上腹部，前正中线上，脐上4寸。

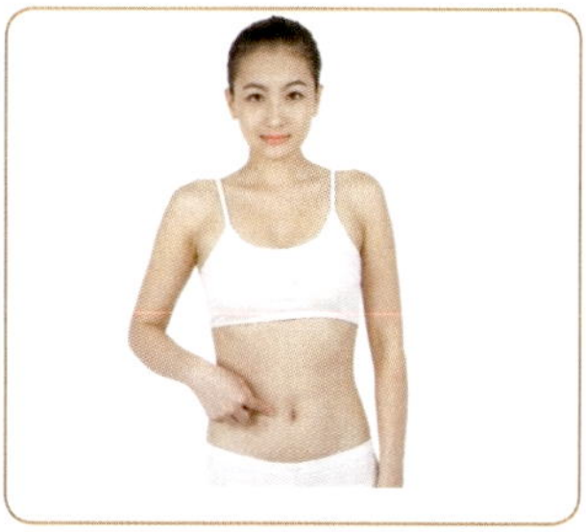

●**天枢** 在腹中部，距脐2寸。

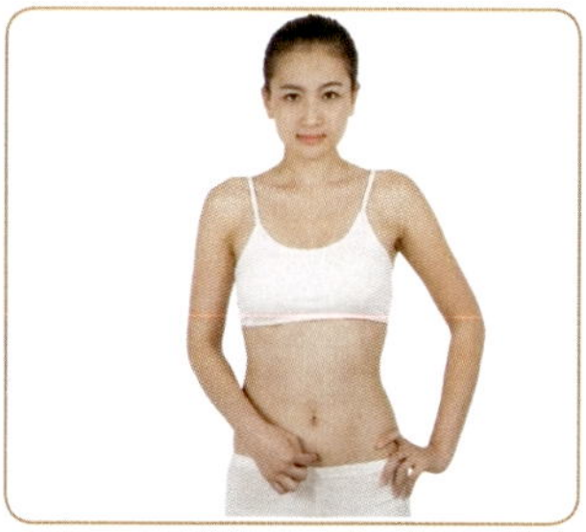

●**关元** 在下腹部，前正中线上，脐下3寸。

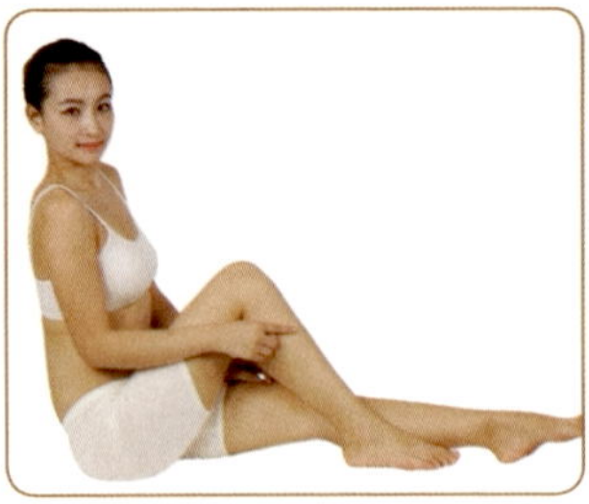

●上巨虚 小腿外侧，犊鼻穴下6寸，犊鼻与解溪连线上。

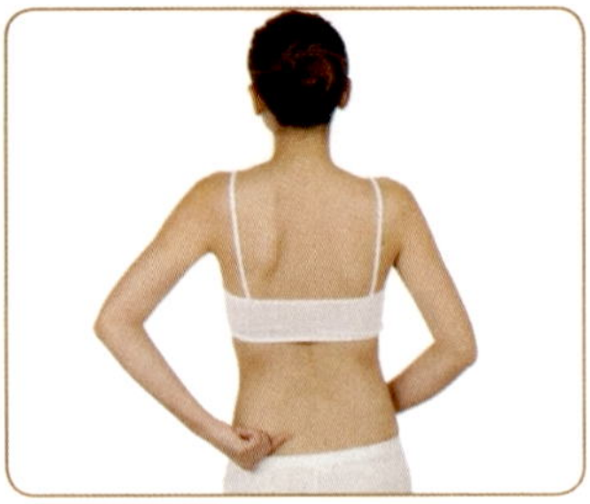

●大肠俞 在腰部，第四腰椎棘突下，旁开1.5寸。

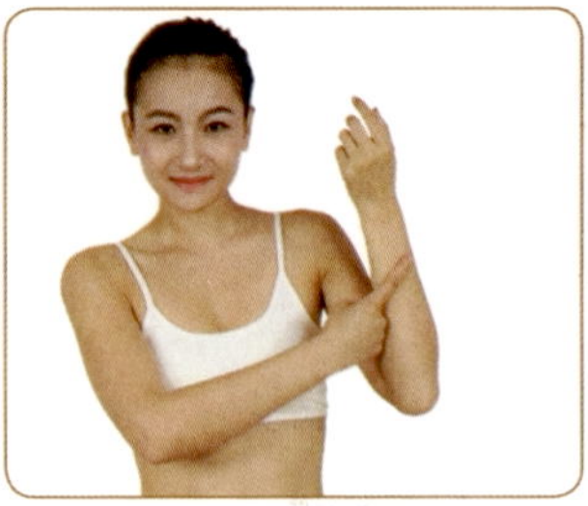

●支沟 在前臂背侧，腕背横纹上3寸，尺骨与桡骨间。

【操作方法】

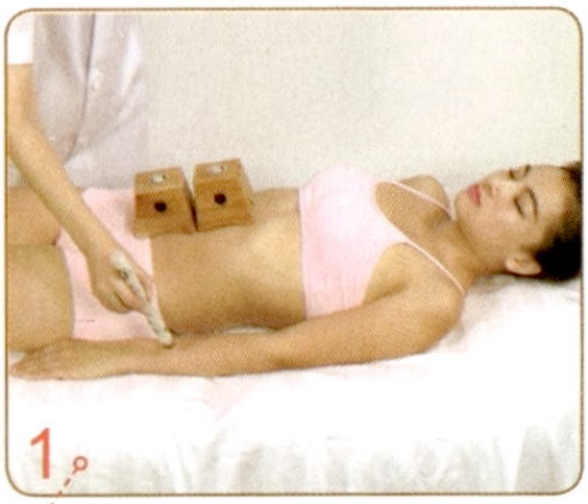

1 用艾灸盒灸治中脘、关元和天枢穴，同时用艾条温和灸支沟穴，共15分钟。

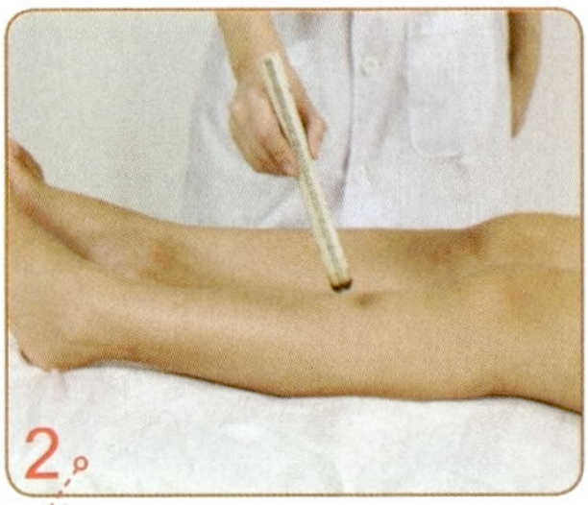

2 用艾条温和灸法灸治上巨虚穴10分钟。对侧以同样的方法操作。

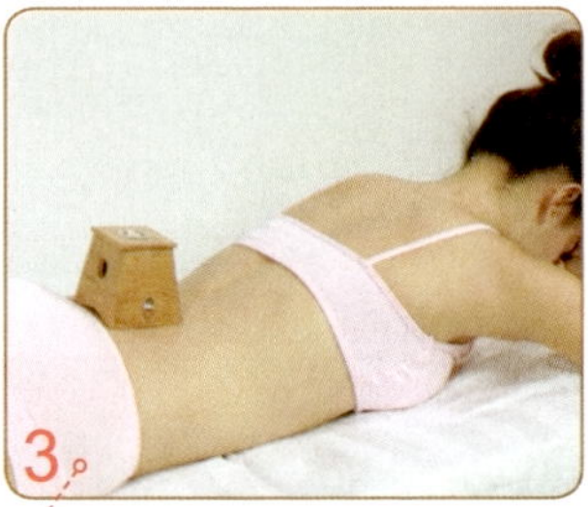

3 找到双侧大肠俞，将燃着的艾灸盒放于穴位上灸治10～15分钟。

拔罐疗法

准备工具 | 火罐、气罐、止血钳、毛巾、打火机、拔罐器

【穴位定位】

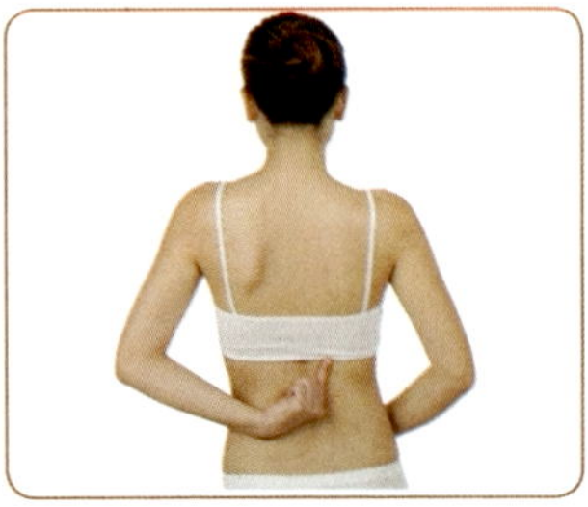

●脾俞 在背部，第十一胸椎棘突下，旁开1.5寸。

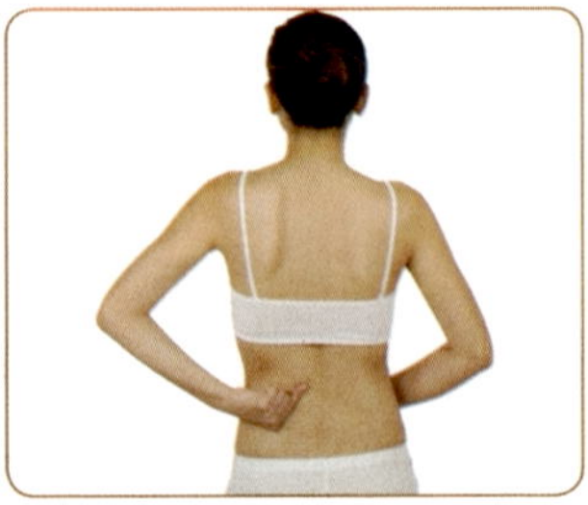

●肾俞 在腰部，第二腰椎棘突下，旁开1.5寸。

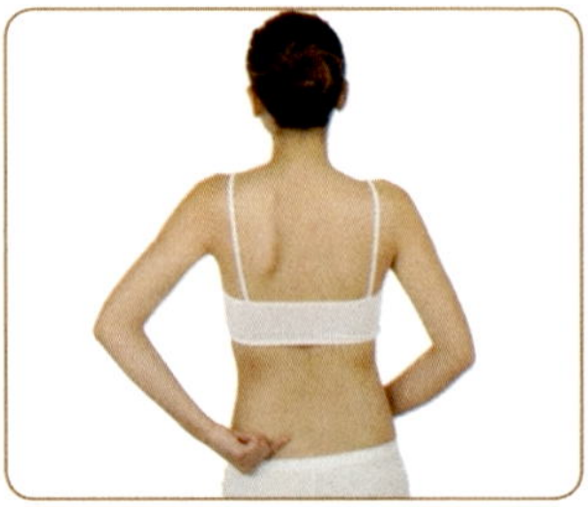

●大肠俞 在腰部，第四腰椎棘突下，旁开1.5寸。

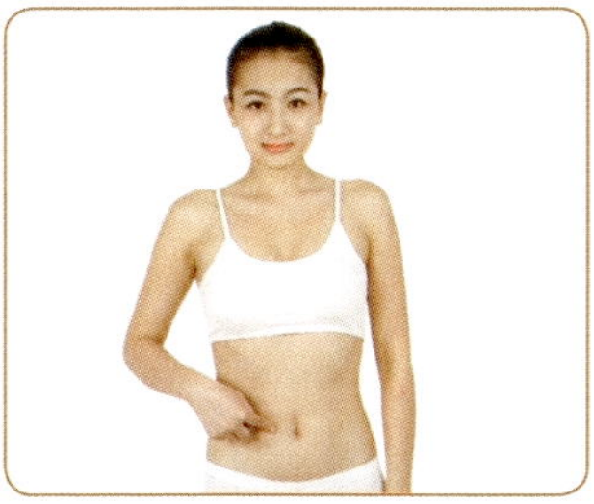

●**天枢** 在腹中部，距脐2寸。

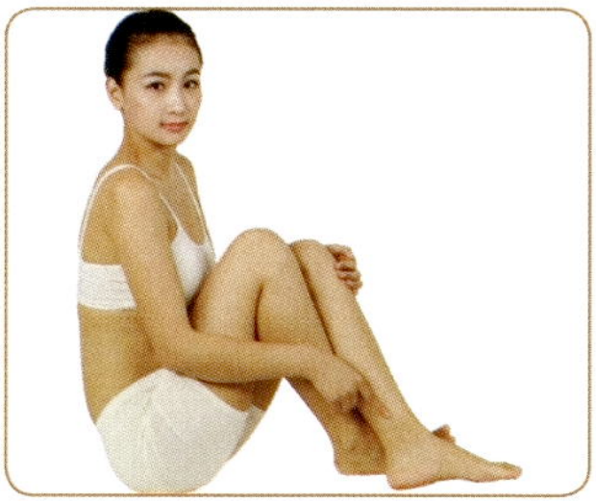

●**三阴交** 在小腿内侧，足内踝尖上3寸，胫骨内侧缘后方。

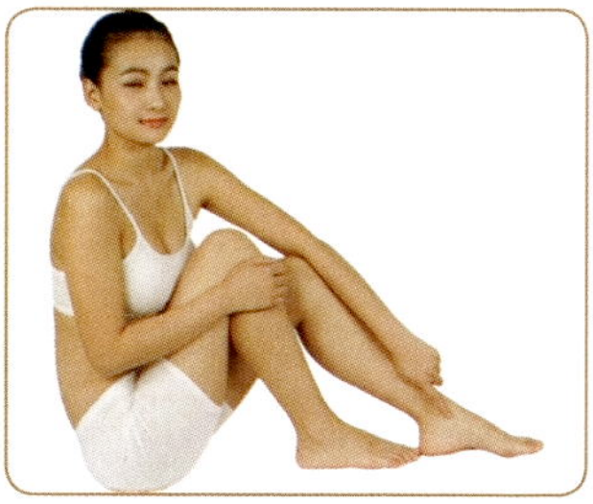

●**照海** 在足内侧，内踝尖下方凹陷处。

【操作方法】

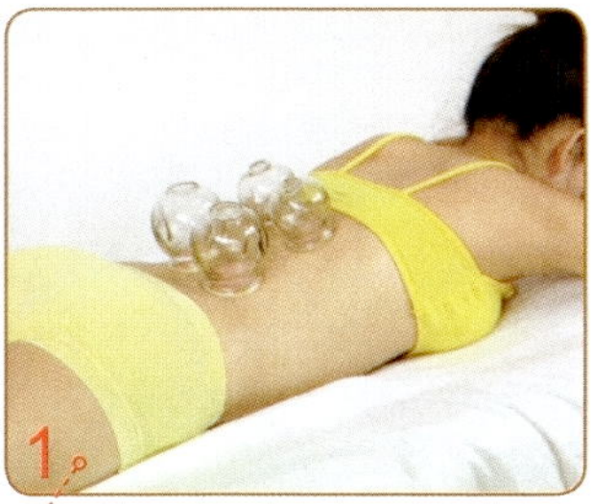

1 将火罐拔扣在脾俞穴、肾俞穴、大肠俞穴上，留罐15分钟。

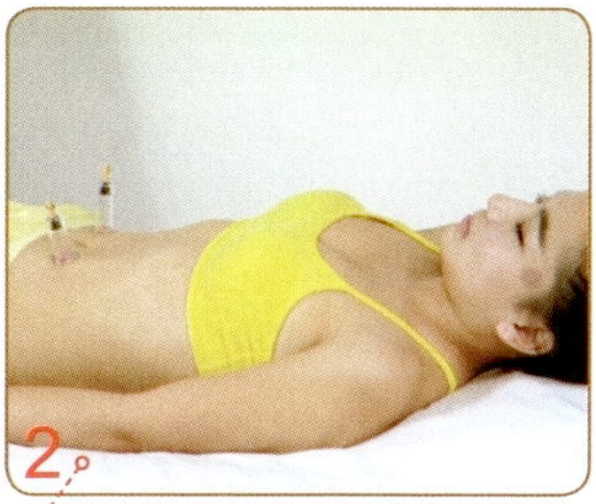

2 用拔罐器将气罐拔扣在天枢穴上，留罐15分钟。

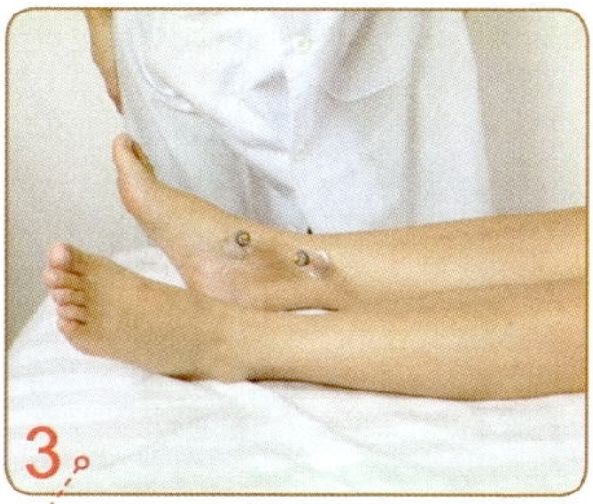

3 用拔罐器将气罐拔扣在三阴交穴、照海穴上，留罐15分钟。

刮痧疗法

准备工具 | 刮痧板、经络油

【穴位定位】

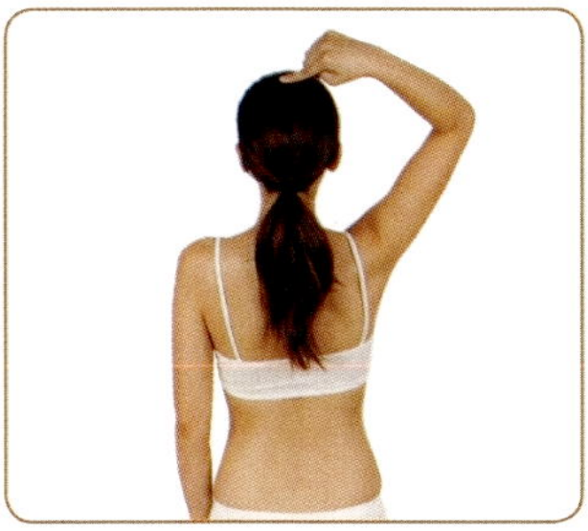

●**百会** 在头部，前发际正中直上5寸，或两耳尖连线的中点处。

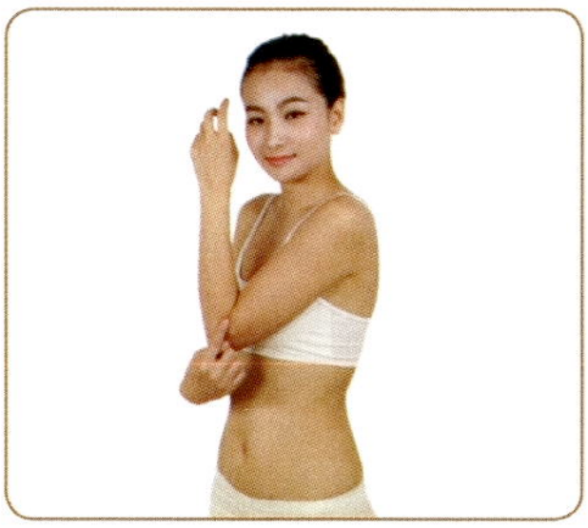

●**曲池** 在肘横纹外侧端，屈肘，尺泽与肱骨外上髁连线中点。

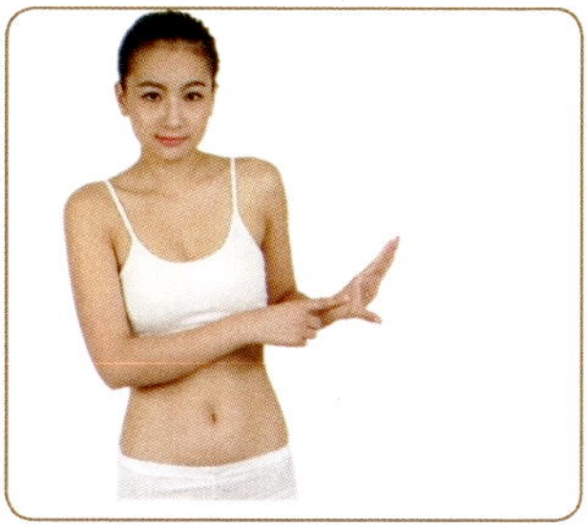

●**合谷** 在手背，第一、二掌骨间，第二掌骨桡侧的中点处。

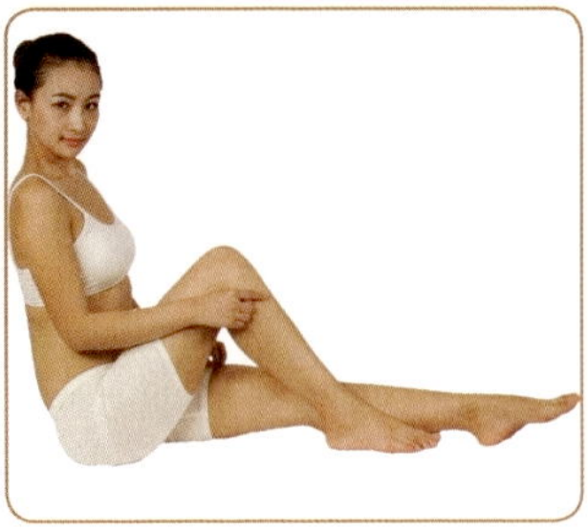

●**足三里** 在小腿前外侧，犊鼻下3寸，距胫骨前缘一横指。

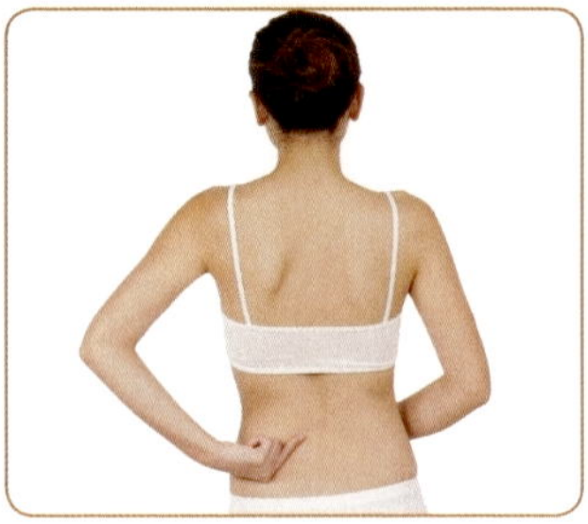

●**肾俞** 在腰部，第二腰椎棘突下，旁开1.5寸。

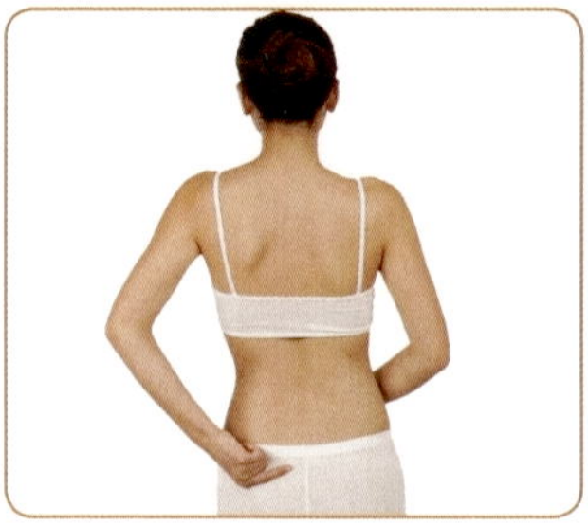

●**次髎** 在骶部，髂后上棘内下方，适对第二骶后孔处。

【操作方法】

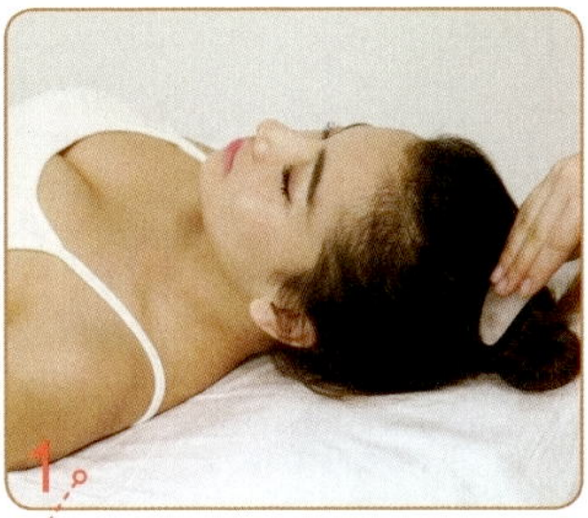

1 用泻法按照梳头的顺序刮拭全头，然后用单角法刮拭百会穴15～30次。

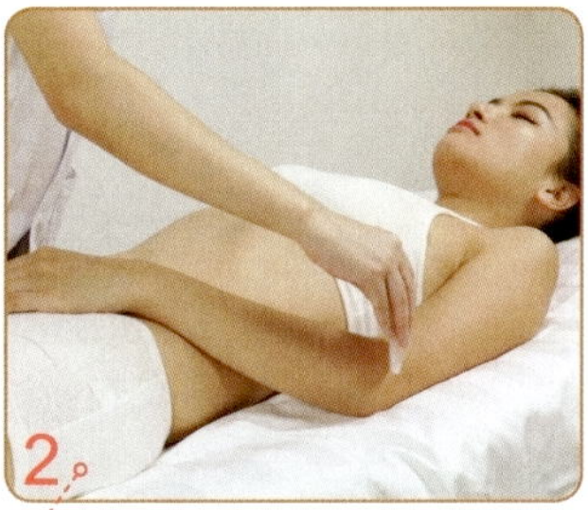

2 用角刮法从上往下刮拭曲池穴30次，力度适中，以出痧为度。

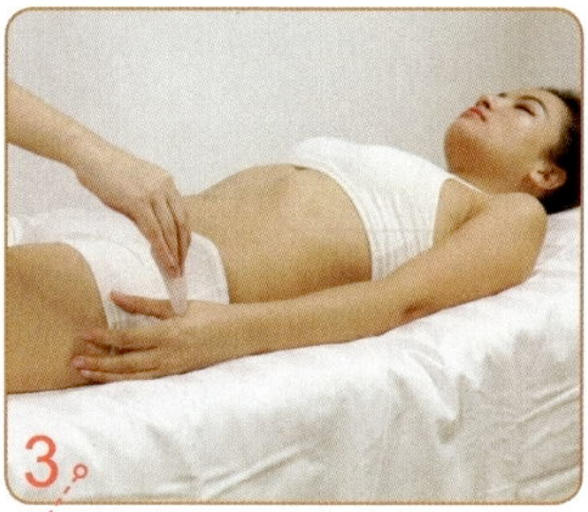

3 用角刮法刮拭合谷穴30次，力度适中，以出痧为度。

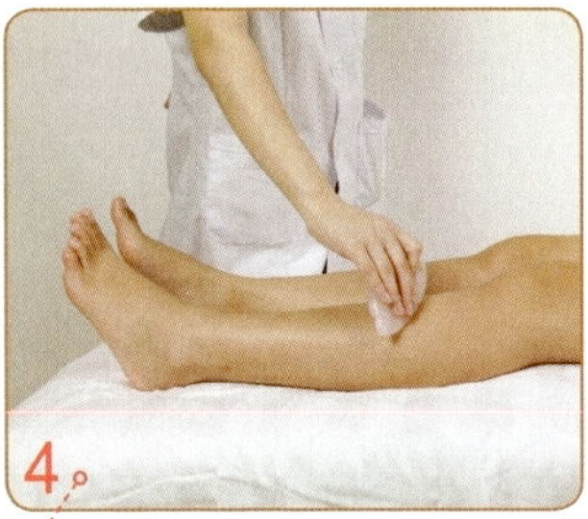

4 用面刮法刮拭足三里穴30次，力度适中，至出现红色或紫色点状痧痕为止。

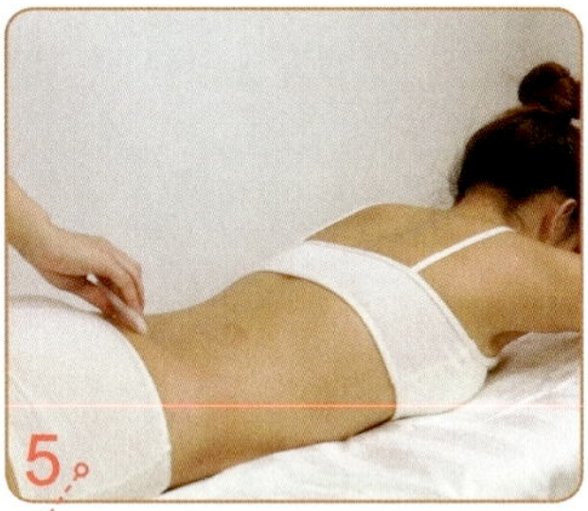

5 用面刮法刮拭肾俞穴到次髎穴30次，力度略重，至痧痕显现即可。

小贴士

黑木耳含有的植物胶质有较强的吸附力，可吸附残留在人体消化系统内的杂质，清洁血液，经常食用还可以有效清除体内的污染物质，有助于排毒通便。

益气养血

红光满面，精神焕发

气血对人体最重要的作用就是滋养。若气血不足，皮肤容易粗糙、发暗、发黄、长斑等。研究表明：刺激人体某些穴位可以疏导经络，有利于机体内气血的运行，具有辅助脏腑的功能，可以收到益气养血的效果。

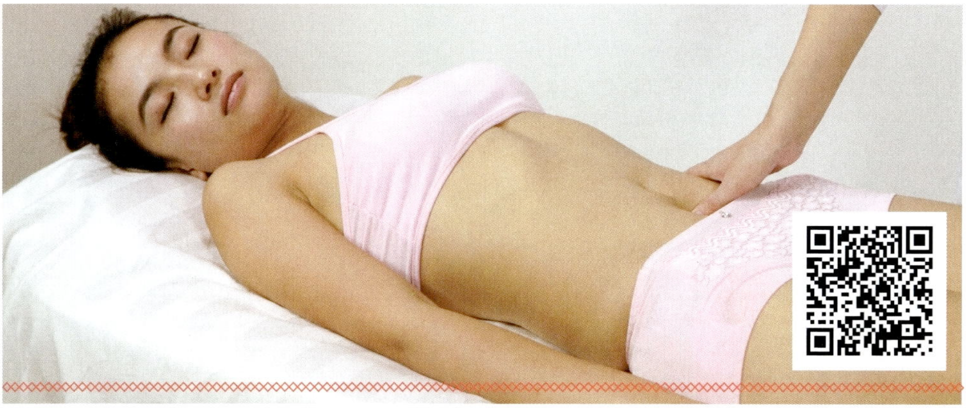

按摩方法

【穴位定位】

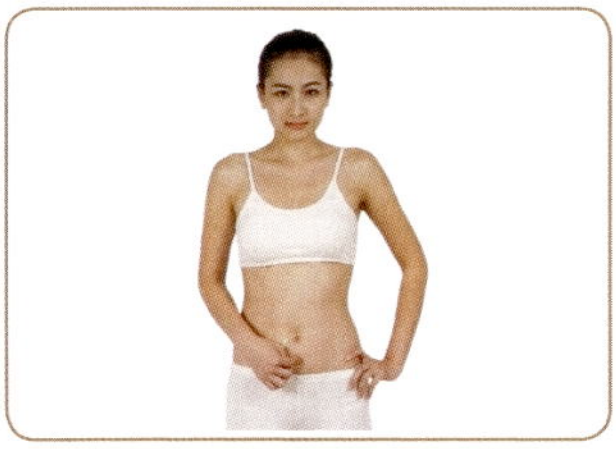

●**气海** 在下腹部，前正中线上，脐下1.5寸。

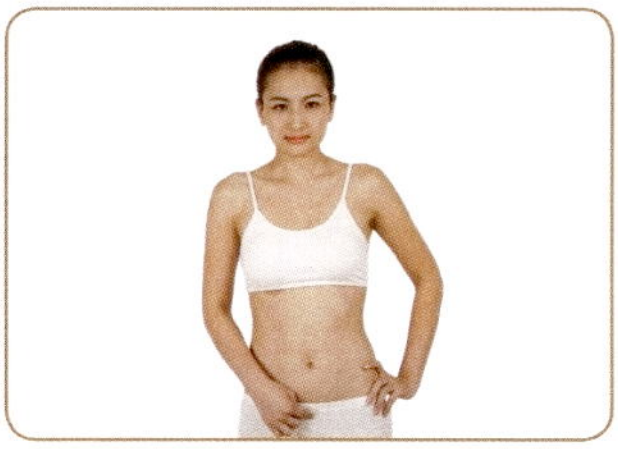

●**关元** 在下腹部，前正中线上，脐下3寸。

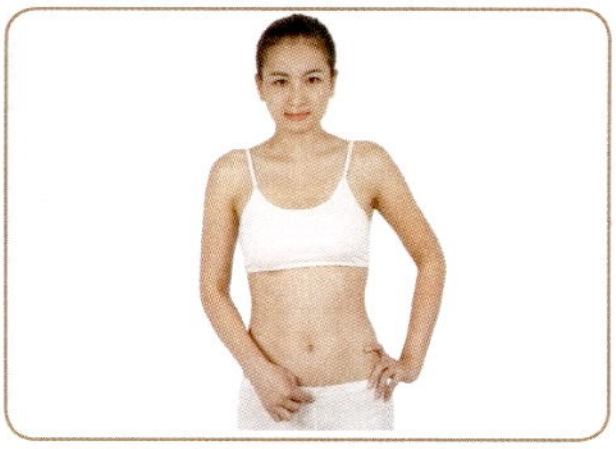

●**中极** 在下腹部，前正中线上，脐下4寸。

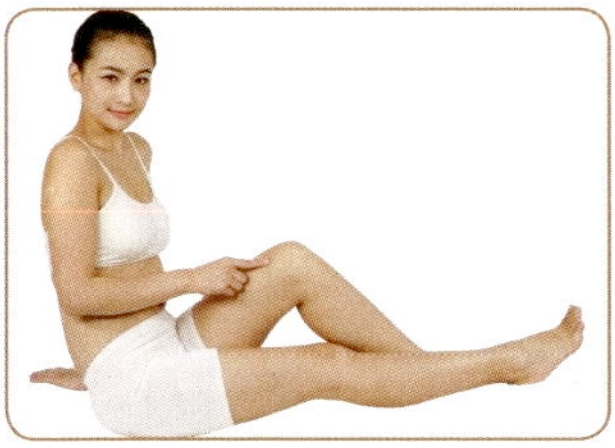

●**血海** 屈膝，在大腿内侧，髌底内侧端上2寸。

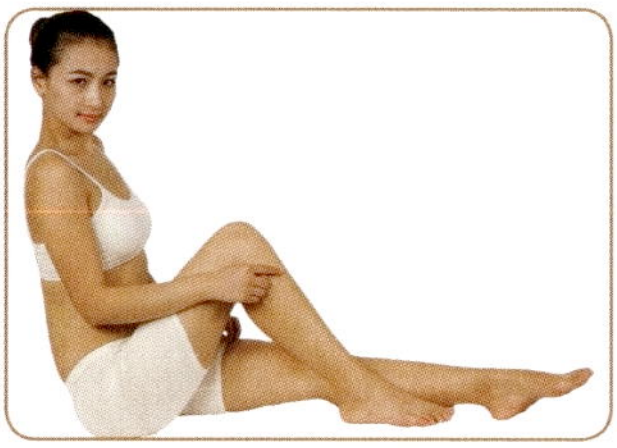

●**足三里** 在小腿前外侧，犊鼻下3寸。

【操作方法】

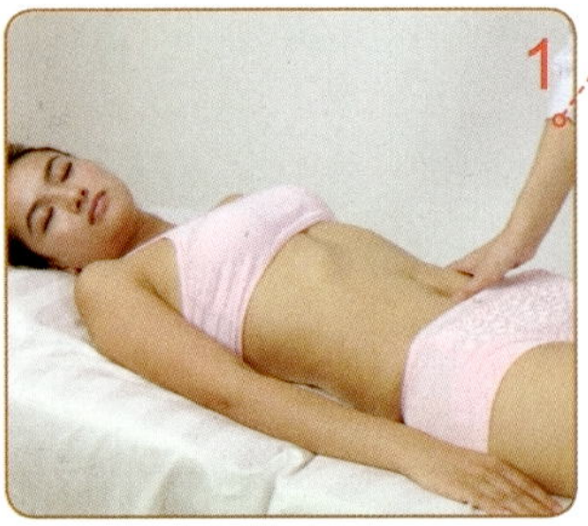

1 用手指指腹垂直点按气海、关元、中极穴，各点按1分钟。

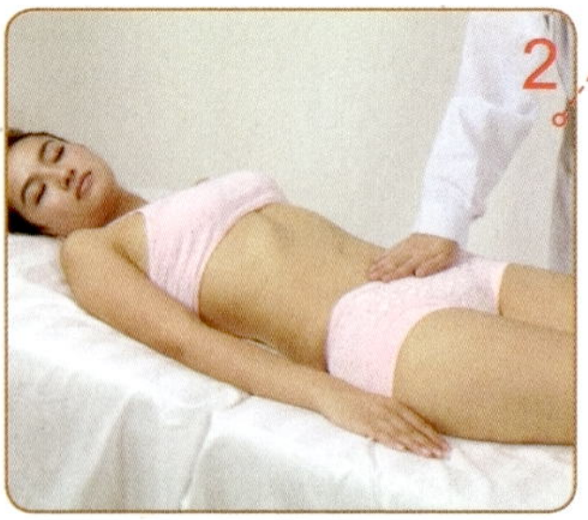

2 用摩法以顺时针方向按摩小腹，以腹部有热感为度。

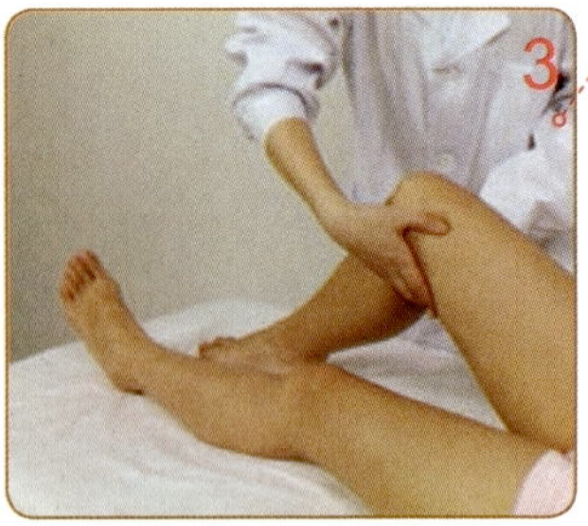

3 用拇指指腹垂直按揉血海穴，以有酸胀、痛感为度，按揉1～3分钟。

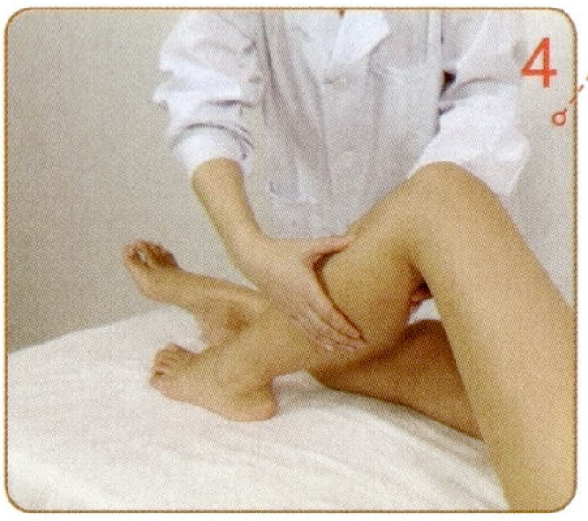

4 用拇指指腹揉按足三里穴，以有酸胀、痛感为度，先左后右，按揉1~3分钟。

艾灸疗法

准备工具 | 艾灸盒、艾条、打火机

【穴位定位】

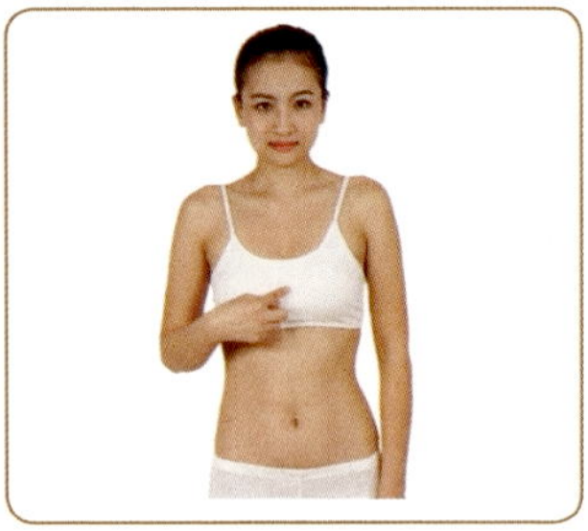

●**膻中** 在胸部，前正中线上，平第四肋间，两乳头连线的中点。

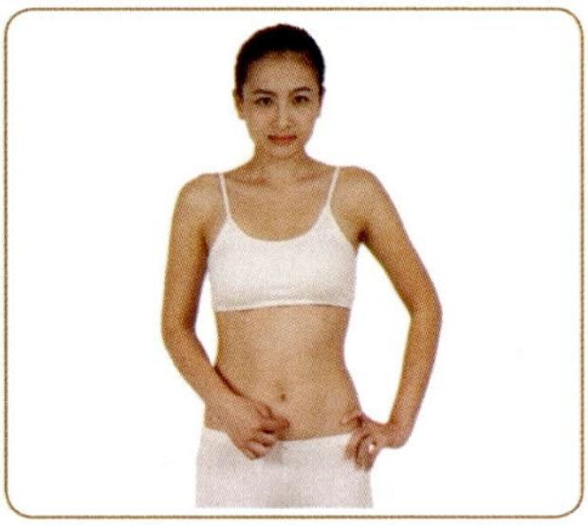

●**气海** 在下腹部，前正中线上，脐下1.5寸。

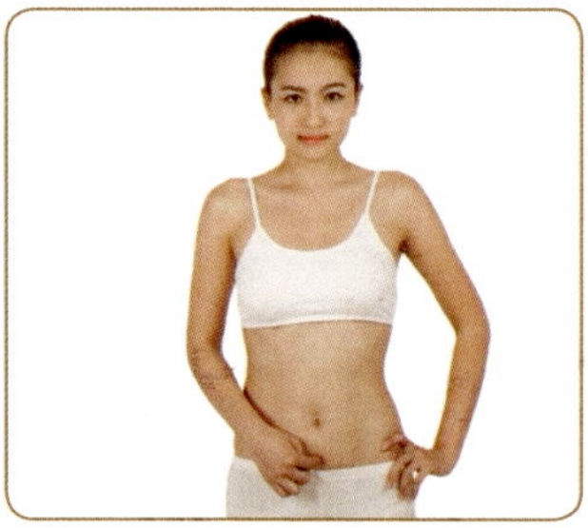

●**关元** 在下腹部，前正中线上，脐下3寸。

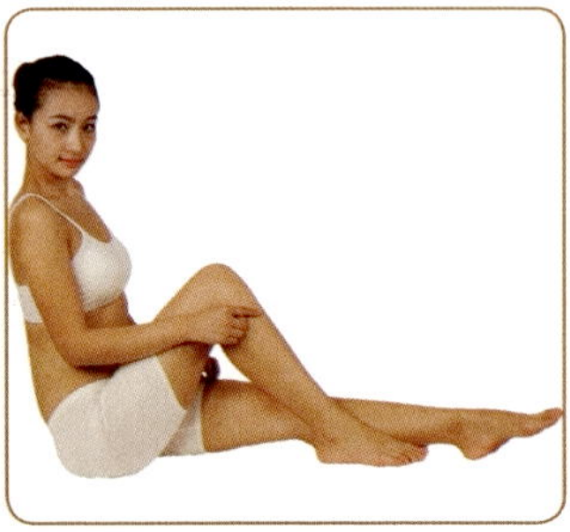

●**足三里** 在小腿前外侧，犊鼻下3寸，距胫骨前缘一横指。

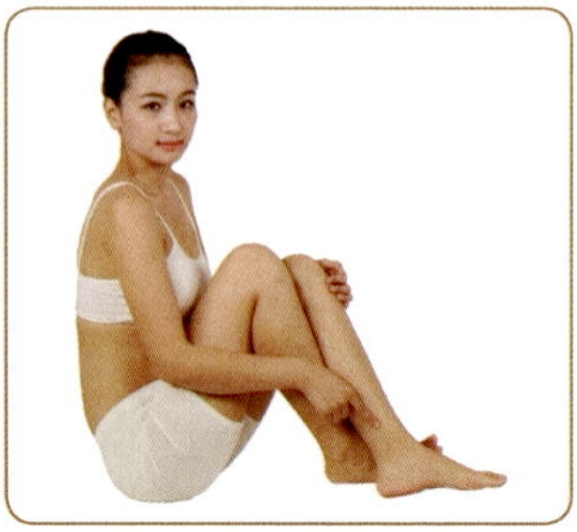

●**三阴交** 在小腿内侧，足内踝尖上3寸，胫骨内侧缘后方。

【操作方法】

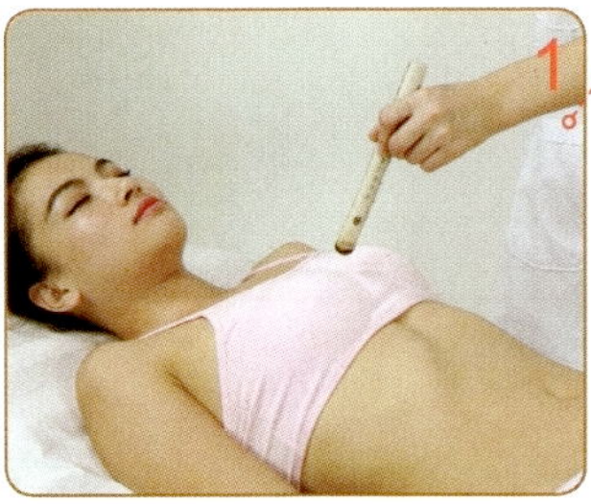

1 将艾条一端点燃，找到膻中穴，用艾条雀啄灸法灸治10分钟。

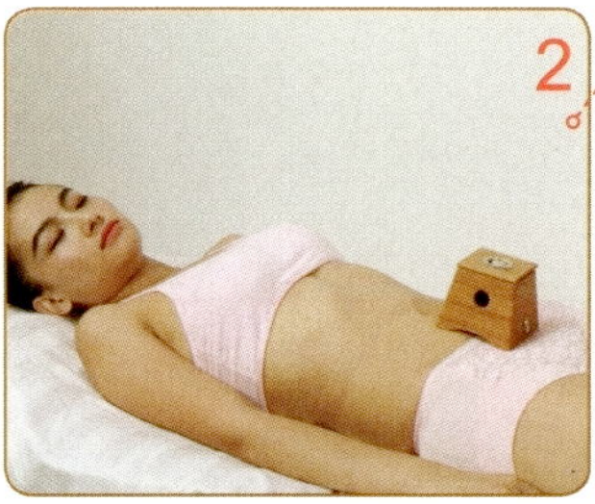

2 取一燃着的艾灸盒放于气海穴和关元穴上，灸治10～15分钟。

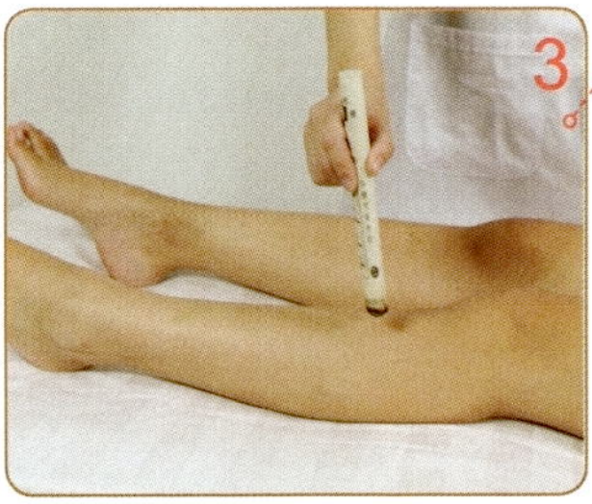

3 将艾条一端点燃，找到一侧足三里穴，用艾条温和灸法灸治10分钟。

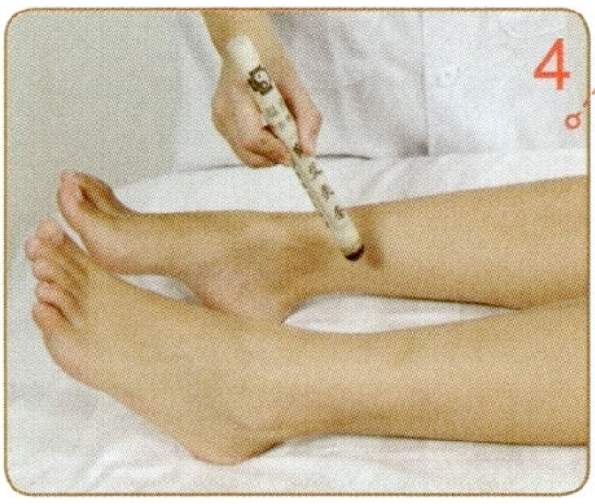

4 用艾条雀啄灸法灸治三阴交穴10分钟，以皮肤出现红晕、有热感为度。

拔罐疗法

准备工具 | 火罐、气罐、止血钳、棉球、毛巾、打火机、拔罐器

【穴位定位】

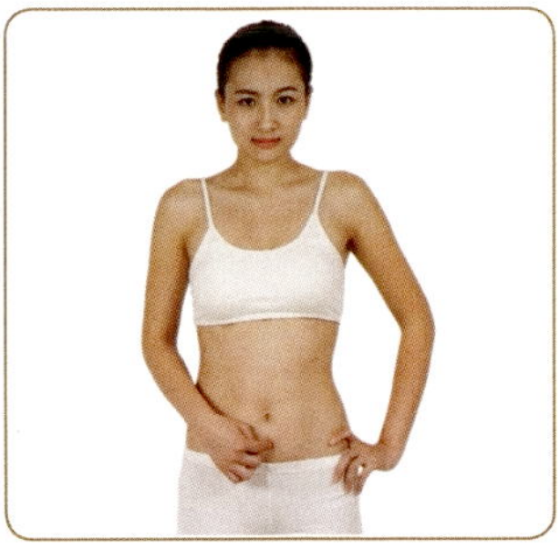

●**气海** 在下腹部，前正中线上，脐下1.5寸。

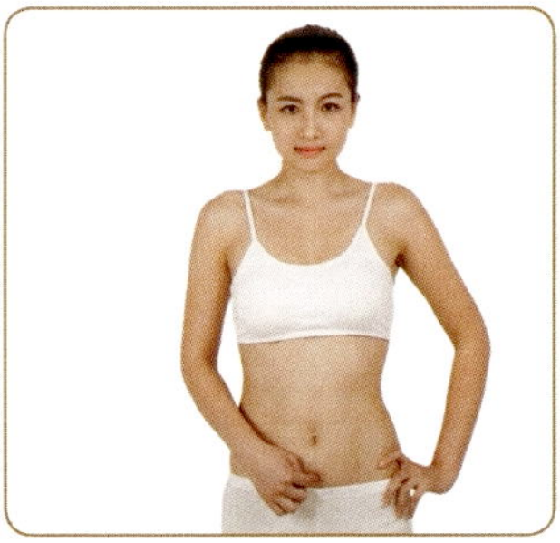

●**关元** 在下腹部，前正中线上，脐下3寸。

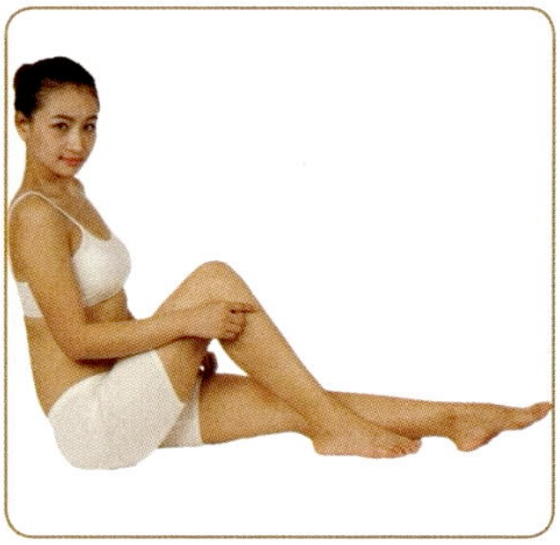

●**足三里** 在小腿前外侧，犊鼻下3寸，距胫骨前缘一横指。

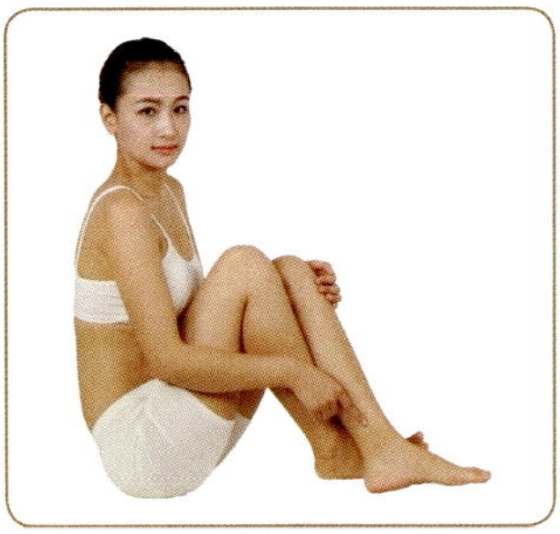

●**三阴交**
在小腿内侧，足内踝尖上3寸，胫骨内侧缘后方。

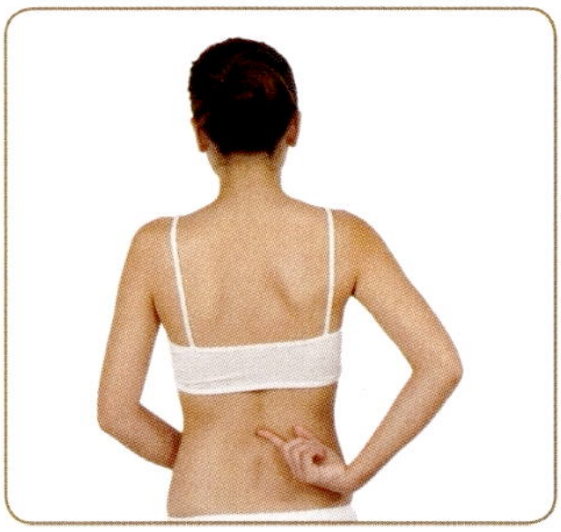

●**命门**
在腰部，后正中线上，第二腰椎棘突下凹陷中。

【操作方法】

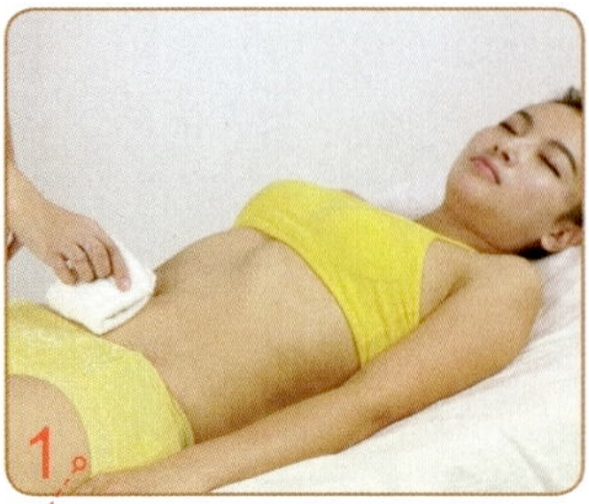

1 患者取仰卧位，找到气海穴、关元穴用热毛巾擦拭清洁穴位。

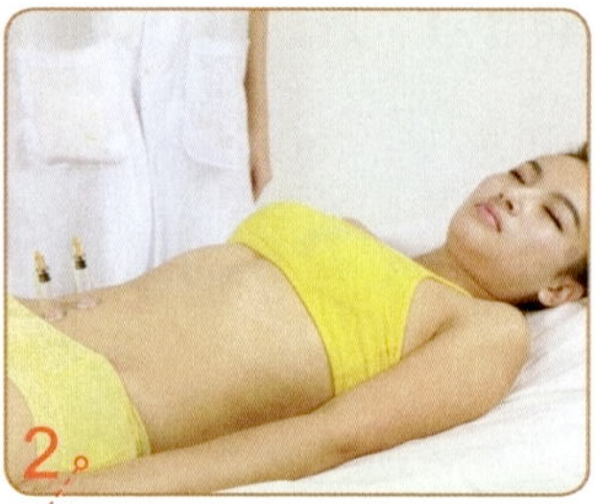

2 用拔罐器将气罐拔扣在气海穴、关元穴上，留罐15分钟。

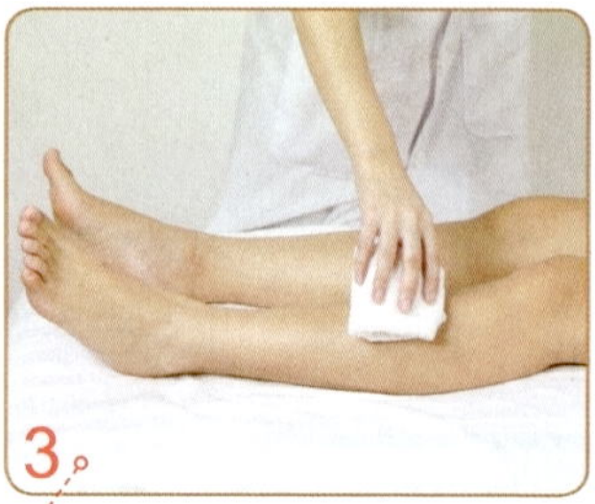

3 找到足三里穴、三阴交穴，用热毛巾擦拭、清洁穴位。

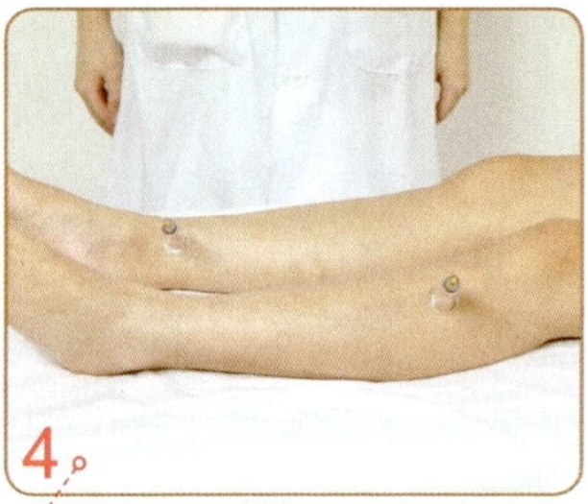

4 用拔罐器将气罐拔扣在足三里穴、三阴交穴上，留罐15分钟。

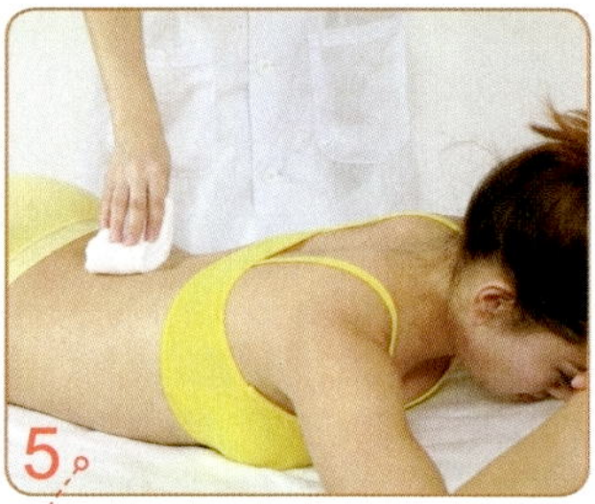

5 患者取俯卧位，找到命门穴，用热毛巾擦拭清洁该穴区。

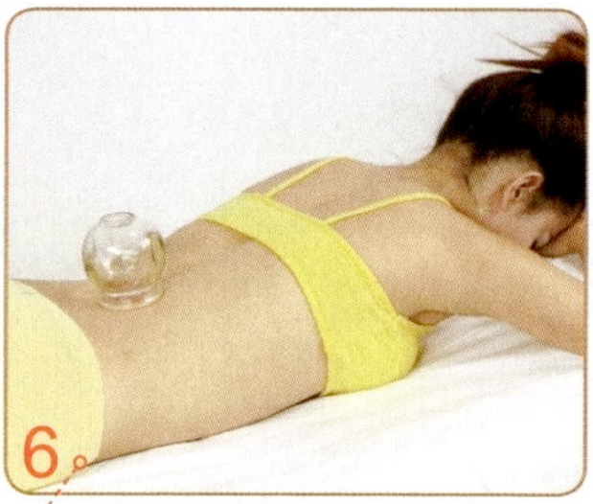

6 棉球点燃入罐内旋转一圈抽出，迅速将火罐拔扣在命门穴上，留罐15分钟。

刮痧疗法

准备工具 | 刮痧板、经络油

【穴位定位】

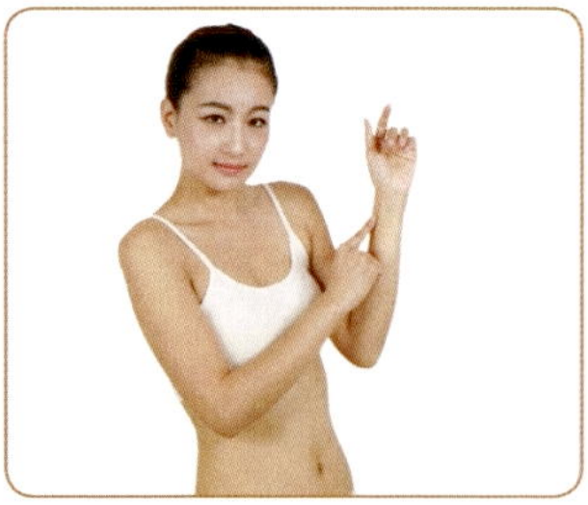

●**列缺** 在前臂桡侧缘，腕横纹上1.5寸，肱桡肌与拇长展肌腱之间。

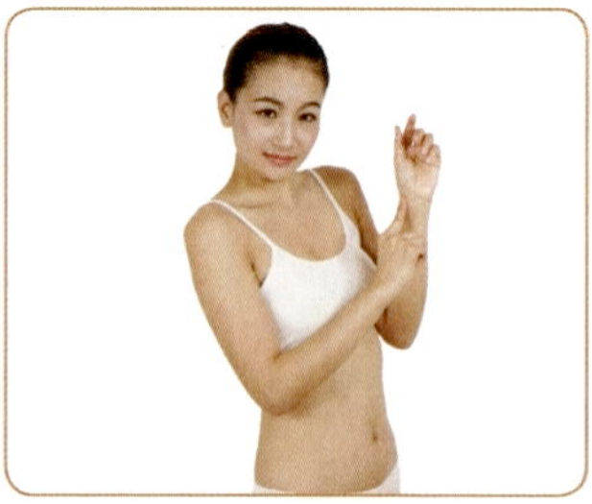

●**太渊** 在腕掌侧横纹桡侧，桡动脉搏动处。

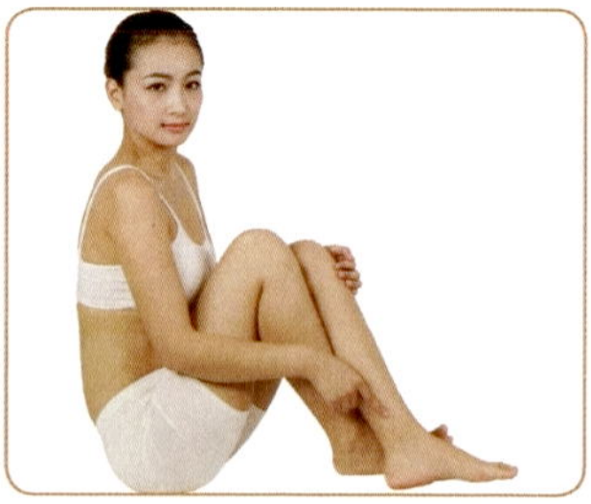

●**三阴交** 在小腿内侧，足内踝尖上3寸，胫骨内侧缘后方。

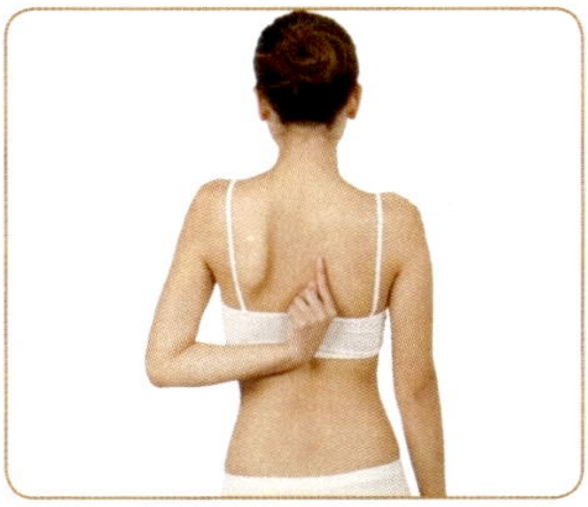

●心俞

在背部，第五胸椎棘突下，旁开1.5寸。

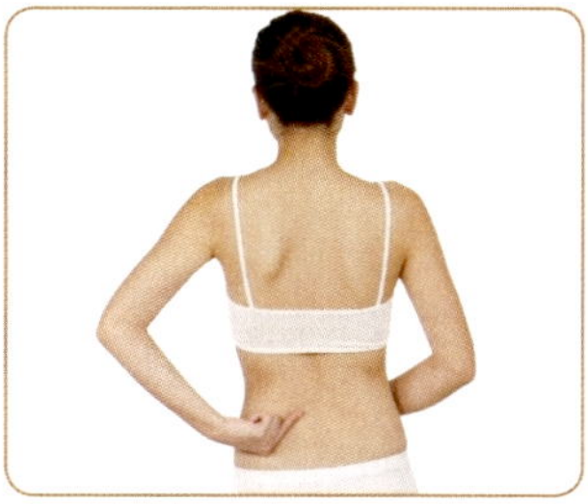

●肾俞

在腰部，第二腰椎棘突下，旁开1.5寸。

【操作方法】

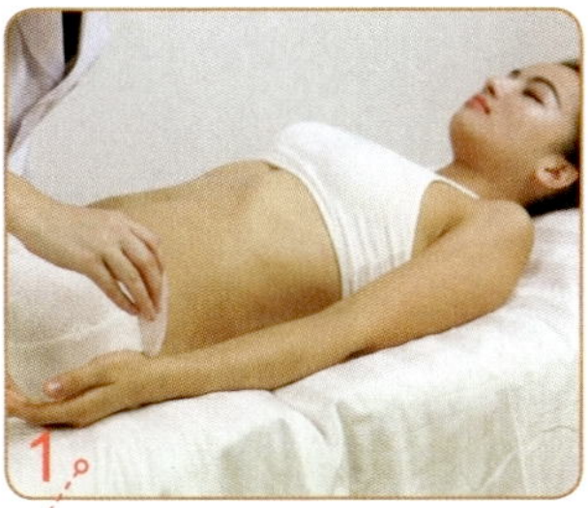

1. 用角刮法从上到下刮拭列缺至太渊穴30次，力度适中，以出痧为度。

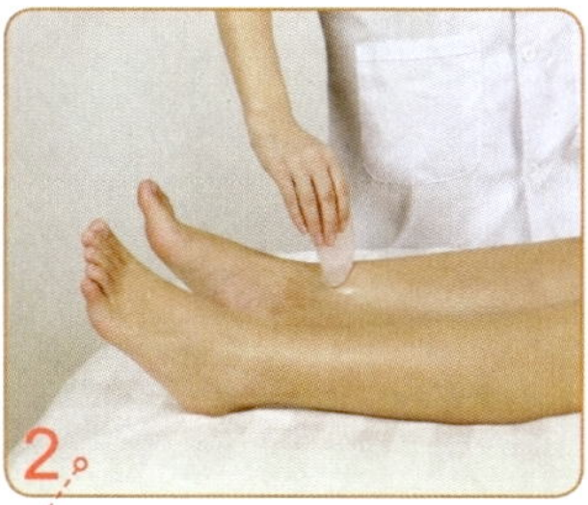

2. 用角刮法刮拭三阴交穴30次，力度略重，以出痧为度。

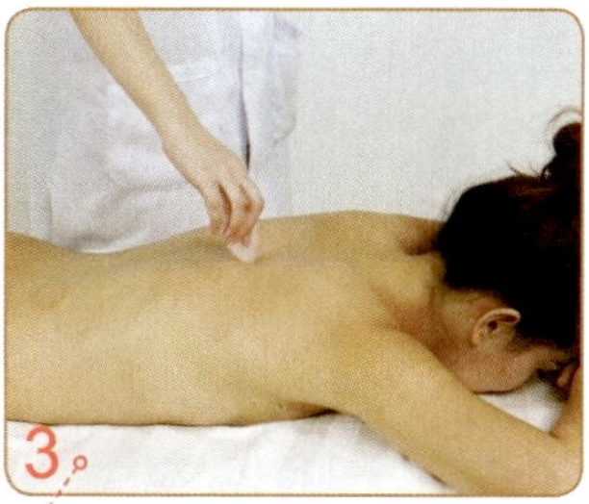

3. 用角刮法刮拭心俞穴至肾俞穴10～15遍，力度略重，从上往下刮拭。

对症食疗方

黄芪乌鸡汤

【材料】黄芪40克，乌鸡肉600克，食盐适量

【制作】①将黄芪、乌鸡肉洗净后，一同放入盅里，加入适量食盐，加水适量。②将盅放入锅中，锅里放入适量水，用慢火隔水蒸熟，即可食用。

【功效】黄芪可补中益气，健脾养胃；乌鸡可平肝祛风，除烦热，益肾养阴。黄芪乌鸡汤能气血双补，滋补肝肾，经常食用可以益气补血。

龙眼枣米粥

【材料】花生米、大枣各30克，龙眼肉10克，粳米50克

【制作】①将花生米、大枣、龙眼肉、粳米洗净，同放入锅中，加水适量。②将锅置于火上，武火煮沸后，改文火煮至粥熟，即可食用。

【功效】花生米可滋养调气、清咽止咳；大枣可补气养血；龙眼肉可补益心脾、养血安神。三者合用可以益气养血、安神定志。

猪肝汤

【材料】龙眼肉20克，猪肝300克，盐1/4匙，米酒2大匙，淀粉半杯，香油1茶匙，姜丝适量，小白菜段半杯

【制作】①将小白菜、龙眼洗净；猪肝洗净切片，沾淀粉后氽烫，捞出备用。②烧开3杯水，水开后投入小白菜、盐、姜丝、洗净的龙眼肉。③最后再把猪肝加入，稍沸熄火，淋入米酒及香油。

【功效】猪肝可调节和改善贫血病人造血系统的生理功能；龙眼对贫血有较好的滋补作用。二者配伍烹制此汤可以益气补血、补虚损，可有效改善贫血、头晕、面色萎黄等症状。

疏肝解郁

消除抑郁，完美心情

现代年轻人常用郁闷、纠结来形容心理压抑、忧郁和各种不良的精神状态。抑郁多因七情所伤，导致肝气郁结。研究表明：刺激人体穴位可以疏肝解郁、养肝明目，还可以缓解肝区疼痛，起到更好的养肝、护肝效果。

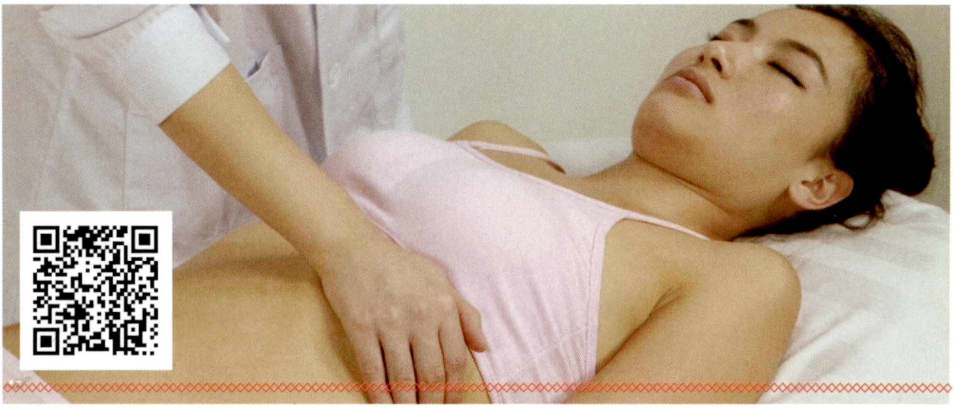

按摩方法

【穴位定位】

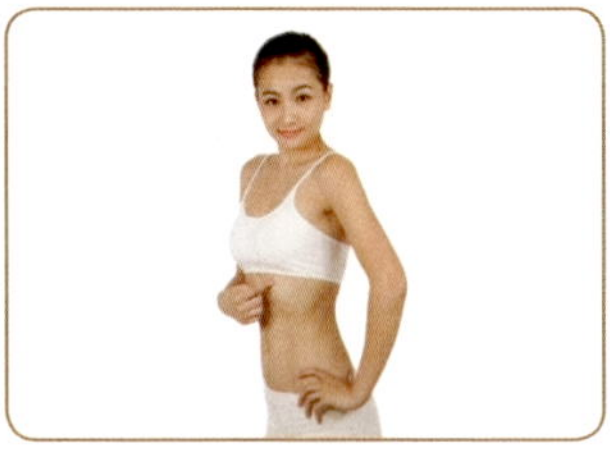

●**期门** 当乳头直下，第六肋间隙，前正中线旁开4寸。

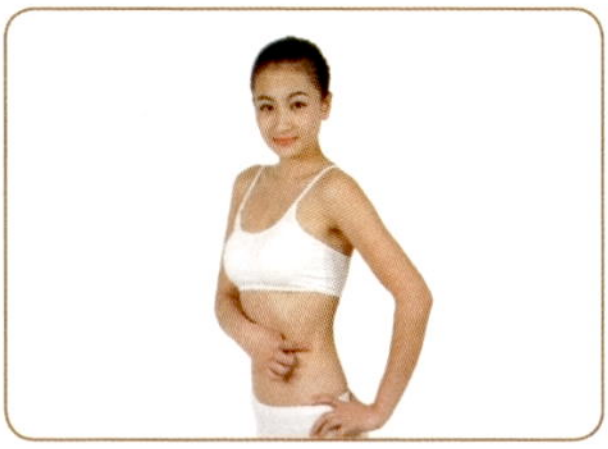

●**章门** 在侧腹部，第十一肋游离端的下方。

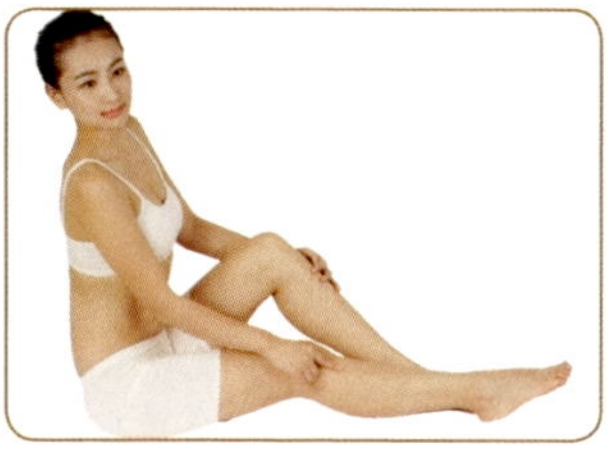

●**阳陵泉** 在小腿外侧，腓骨头前下方凹陷处。

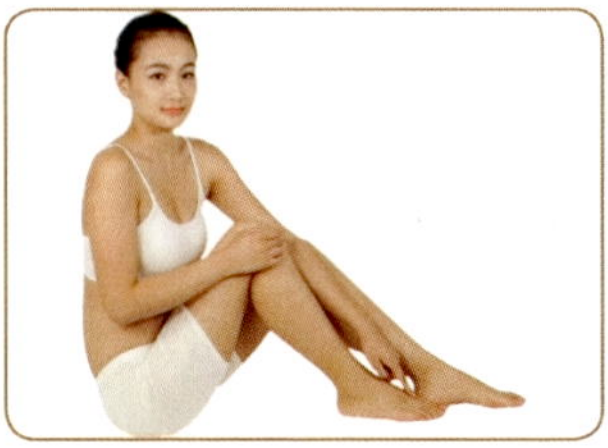

●**太冲** 在足背侧，第一、二跖骨基底部前方凹陷处。

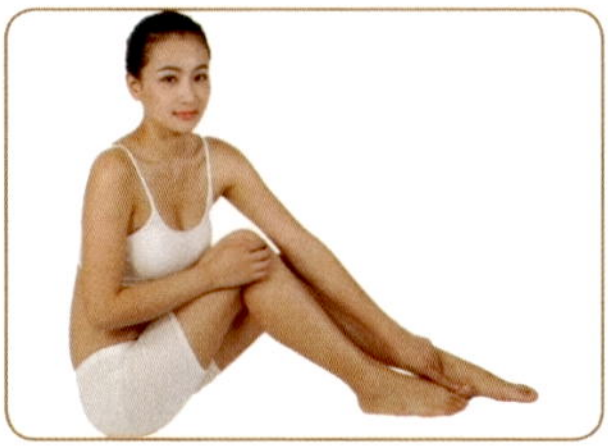

●**大敦** 在足大指末节外侧，距趾甲角0.1寸。

【操作方法】

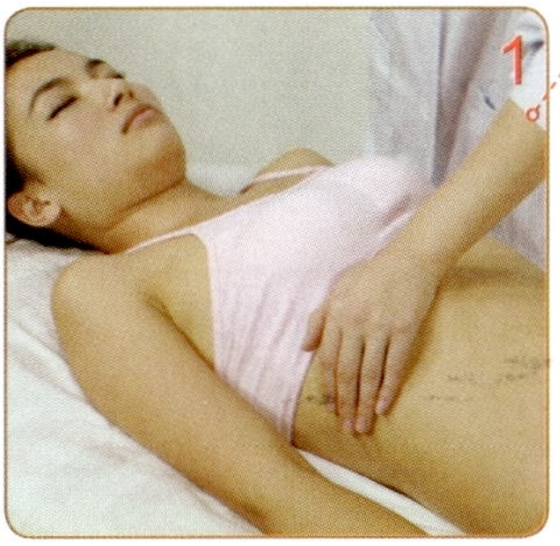

1 用手掌鱼际推揉期门至章门穴，以有胀痛的感觉为度，左右各按揉1～3分钟。

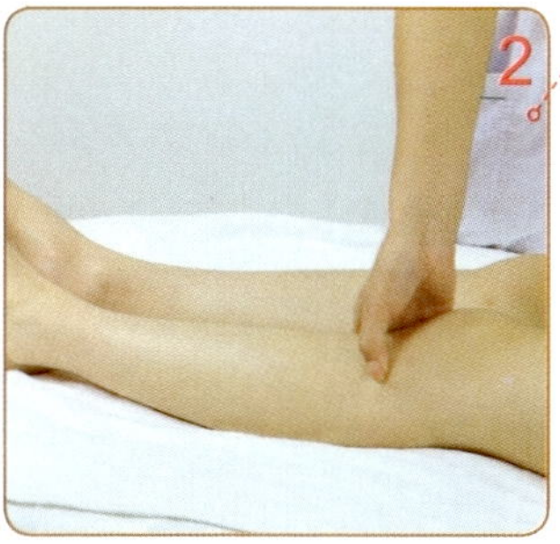

2 用拇指指尖掐按阳陵泉，力度略重，以有酸胀感为度，左右各掐按1～3分钟。

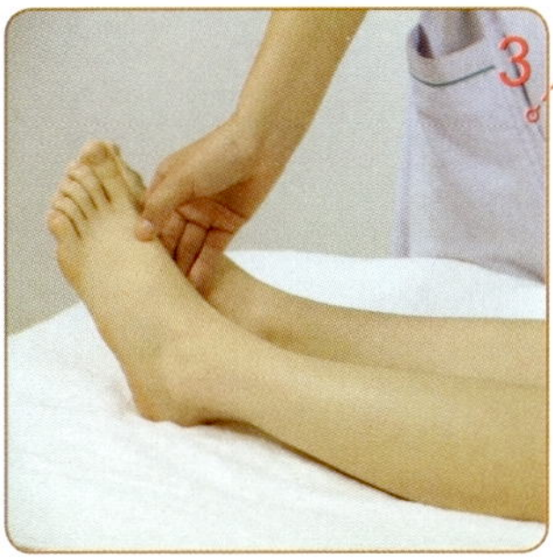

3 用拇指指尖从上到下垂直按揉太冲，以有胀痛、刺痛感为度，先左后右，按揉1～3分钟。

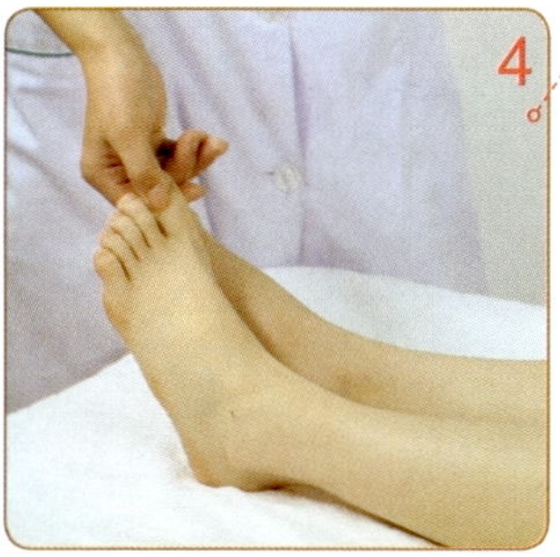

4 用拇指指腹揉按大敦穴，以有胀痛感为度，先左后右，揉按1～3分钟。

艾灸疗法

准备工具 | 艾条、打火机

【穴位定位】

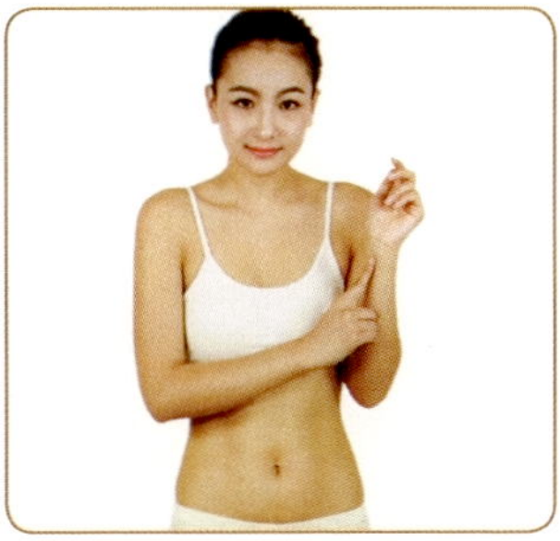

●内关

前臂正中，腕横纹上2寸，在桡则屈腕肌腱同掌长肌腱之间。

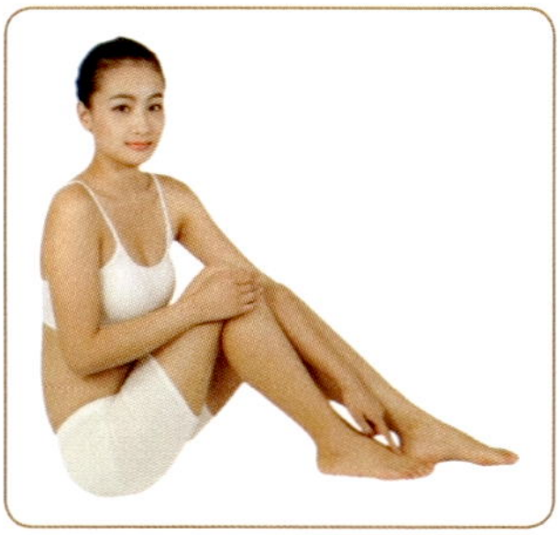

●太冲

位于足背侧，第一、二跖骨基底部前方凹陷处。

【操作方法】

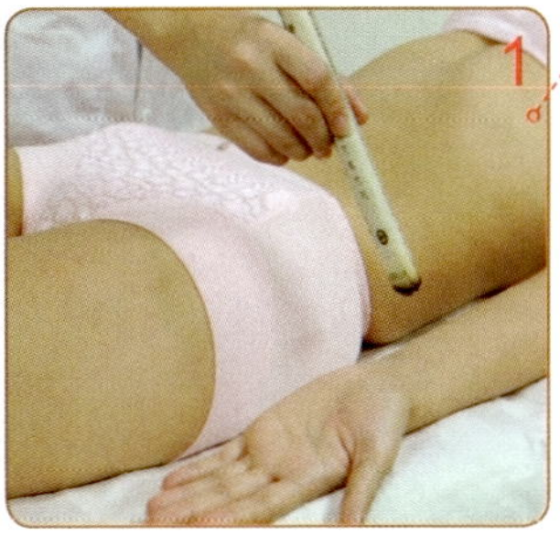

1 将艾条一端点燃，找到一侧内关穴，用艾条雀啄灸法灸治10～15分钟。

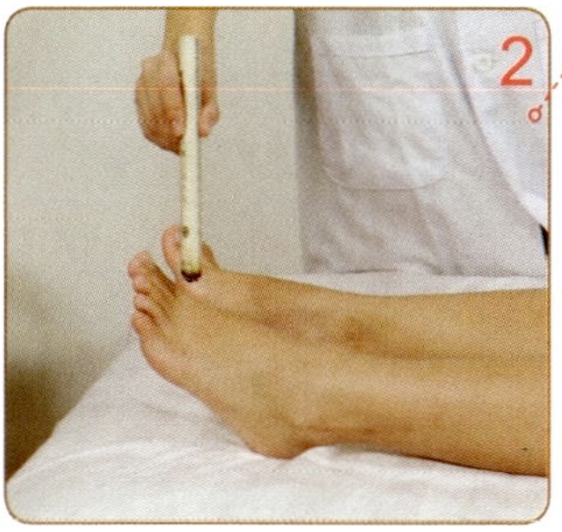

2 找到一侧太冲穴，用艾条雀啄灸法灸治太冲穴10～15分钟。

刮痧疗法

准备工具 | 刮痧板、经络油

【穴位定位】

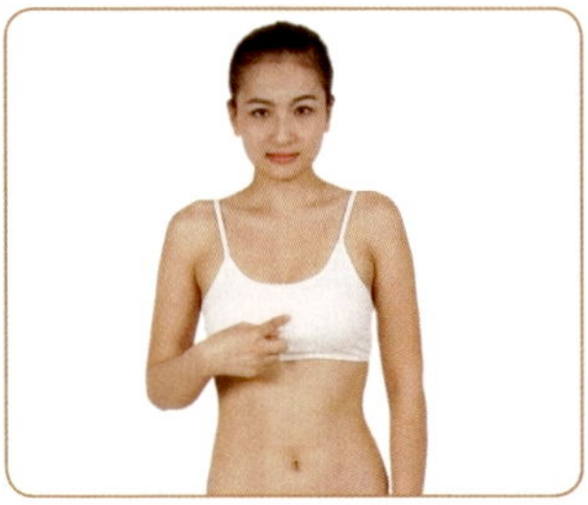

●膻中 胸部，两乳头中间，平第四肋间隙。

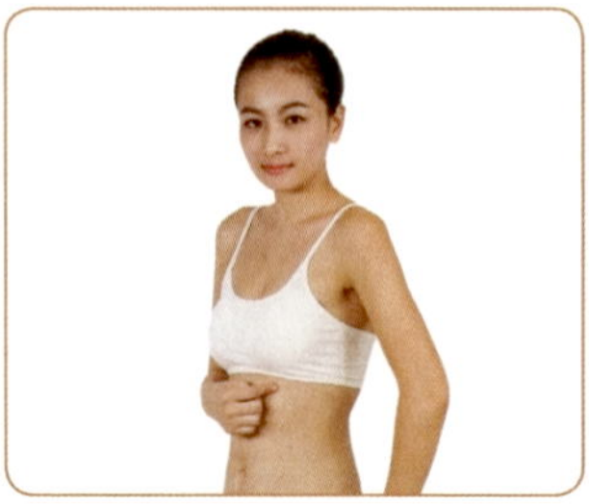

●期门 胸部，第六肋间隙,前正中线旁开4寸。

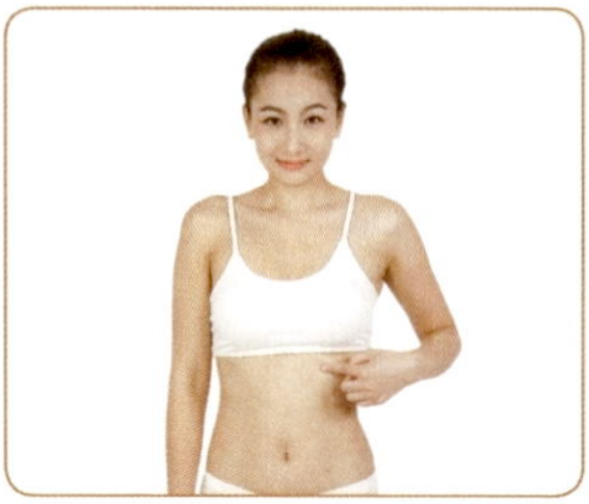

●日月 胸部，第七肋间隙，前正中线旁开4寸。

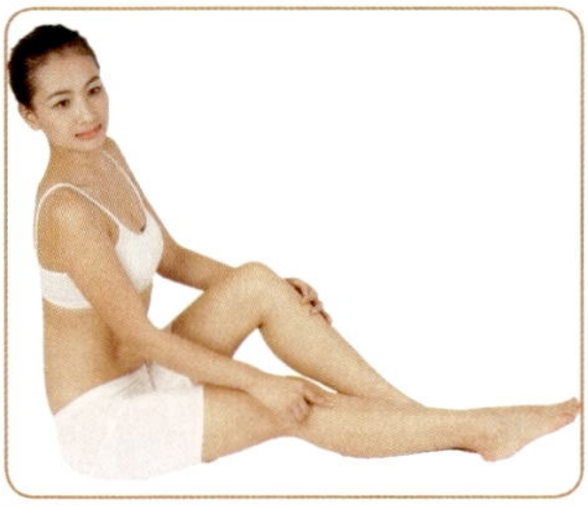

●阳陵泉 在膝外侧下方，腓骨小头前下方凹陷处。

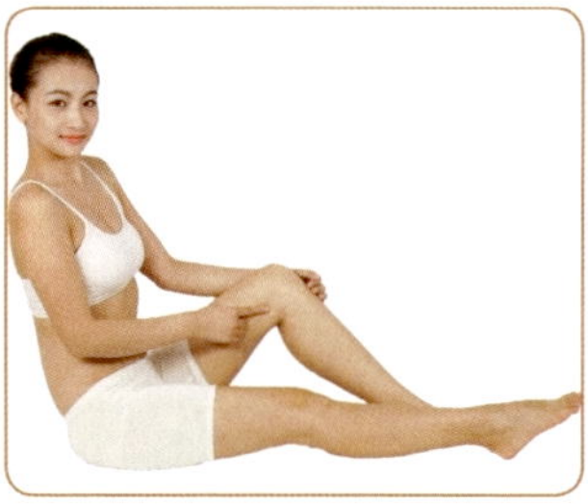

●曲泉 屈膝,在膝内侧横纹上方凹陷中。

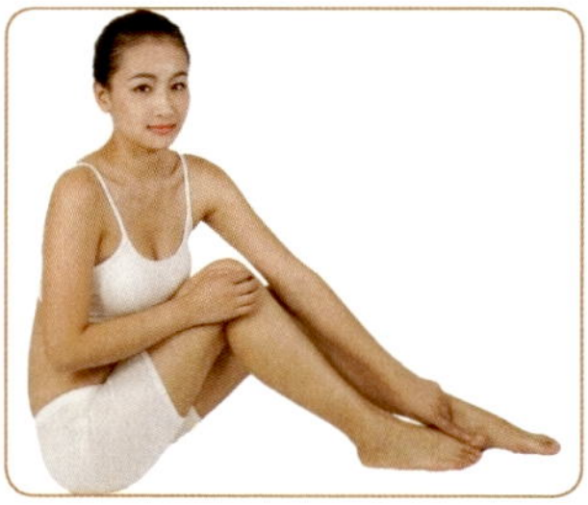

●大敦 在足大指末节外侧,趾甲角外展0.1寸。

【操作方法】

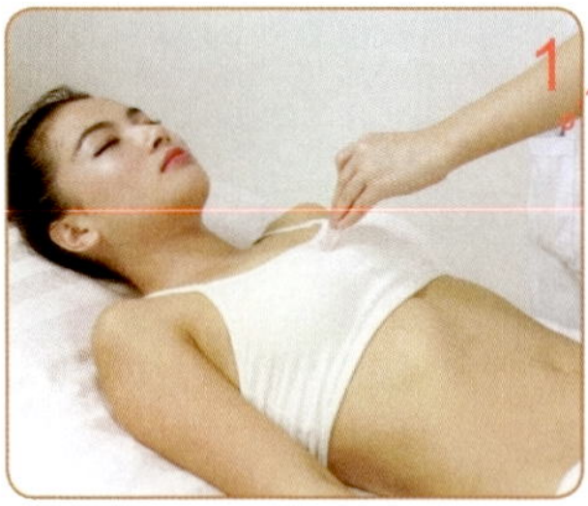

用角刮法从上到下刮拭膻中穴30次，力度适中，以出痧为度。

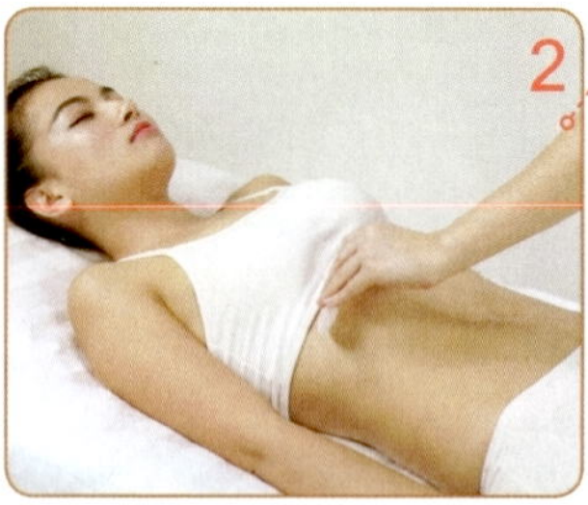

用平刮法从上向下刮拭期门穴至日月穴10～15遍，力度适中，可不出痧。

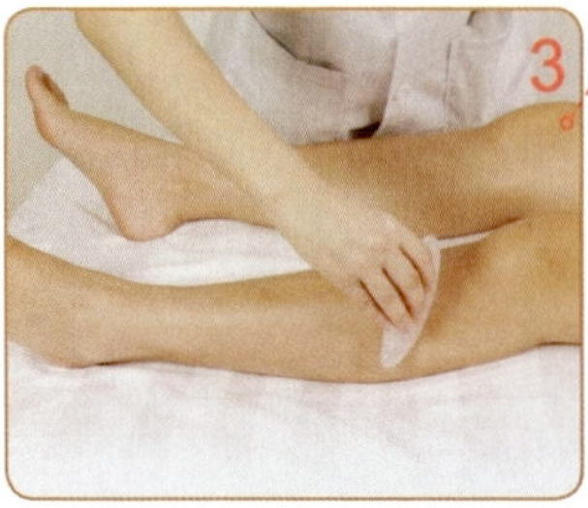

用面刮法从上往下刮拭阳陵泉穴30次，力度略重，以出痧为度。

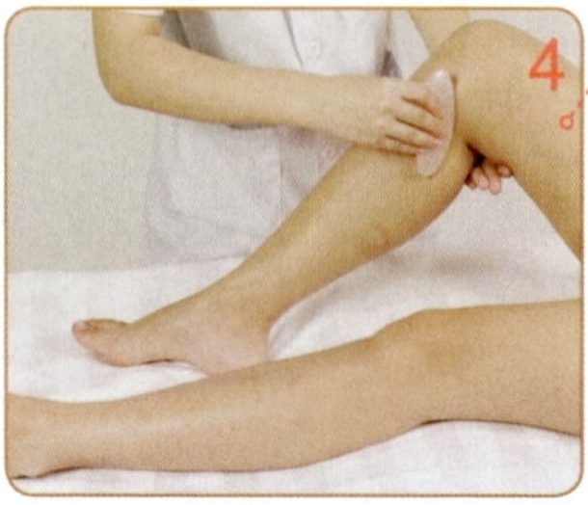

用面刮法从上到下刮拭曲泉穴到大敦穴30次，力度略重，以出痧为度。

养心安神

除烦定心，睡眠舒适

焦虑、睡眠质量差以及精神恍惚等都与人的心态有着密切的联系，对工作和生活都会产生很严重的影响。研究表明：刺激人体某些穴位可以疏解心烦气闷症状，有助于睡眠，能收到安神的效果，也可以帮助保持身体健康。

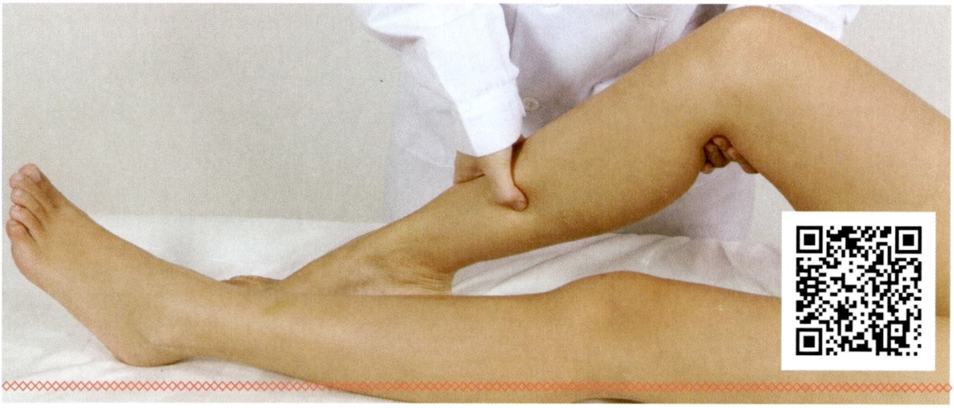

按摩方法

【穴位定位】

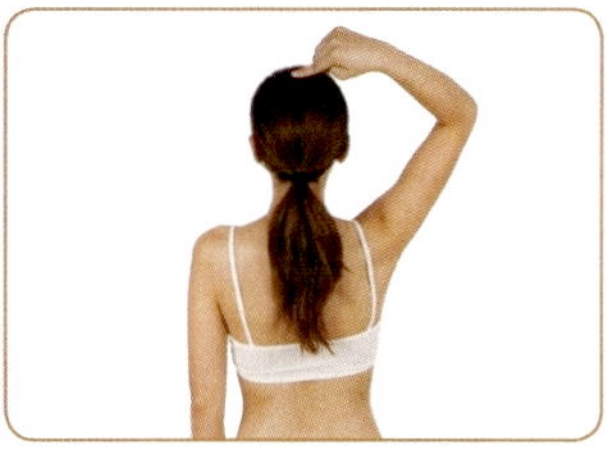

●**百会** 在头部，前发际正中直上5寸。

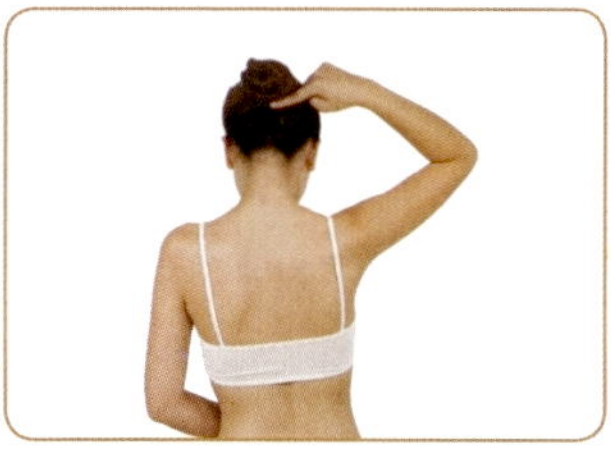

●**强间** 在头部，后发际正中直上4寸。

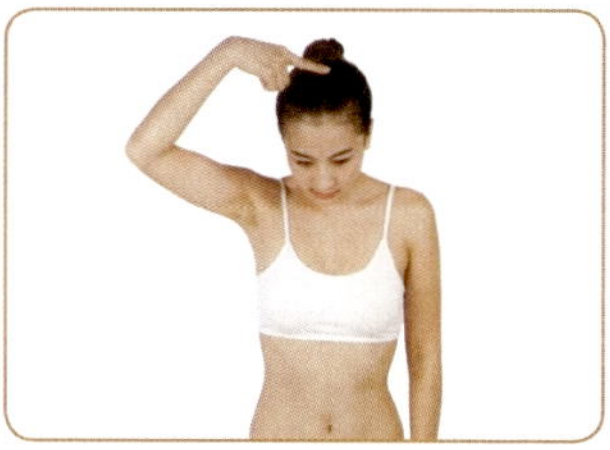

●**四神聪** 百会前后左右各1寸，共四穴。

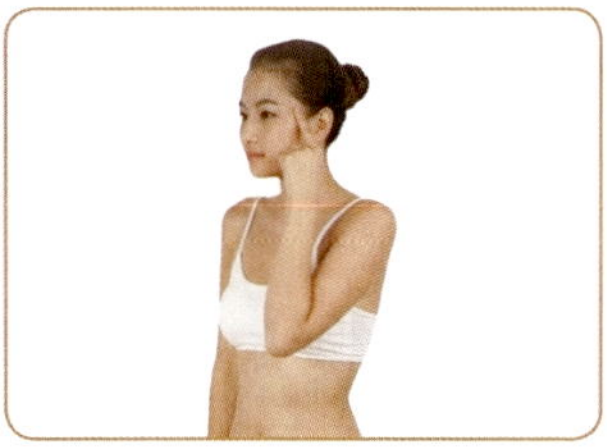

●**太阳** 当眉梢与目外眦之间，向后约一横指凹陷处。

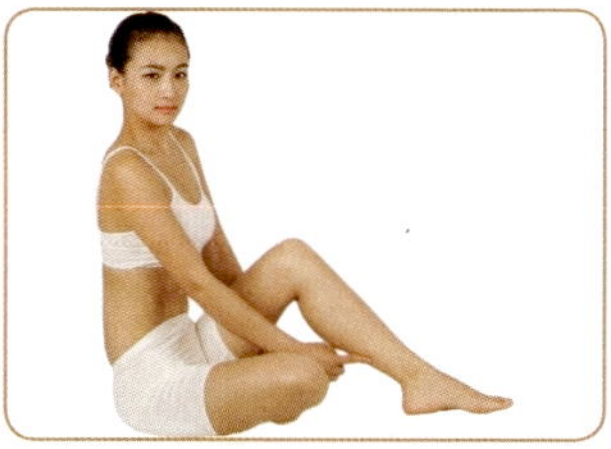

●**筑宾** 在小腿内侧，太溪上5寸。

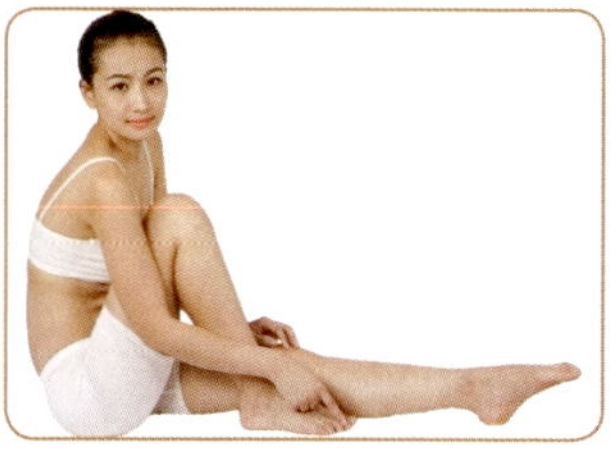

●**厉兑** 在足第二趾末节外侧，距趾甲角0.1寸。

【操作方法】

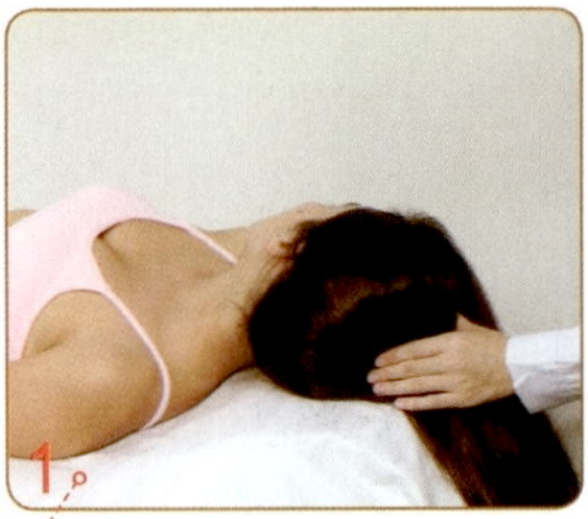

1 用手指指腹向下用力按揉百会穴、强间穴，各按揉1～3分钟。

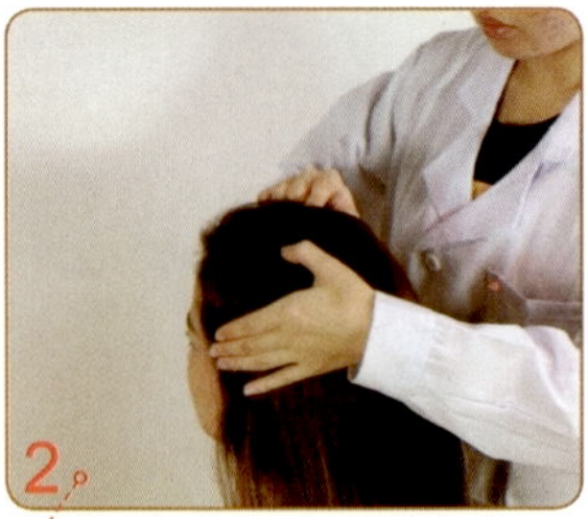

2 用双手拇指指腹按揉四神聪穴1～3分钟，以酸麻胀痛感为佳。

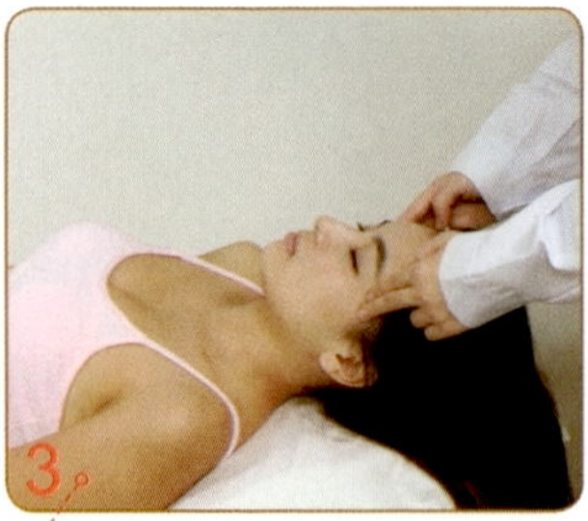

3 用中指指腹按揉太阳穴，以有酸胀感为度，左右各按揉1～3分钟。

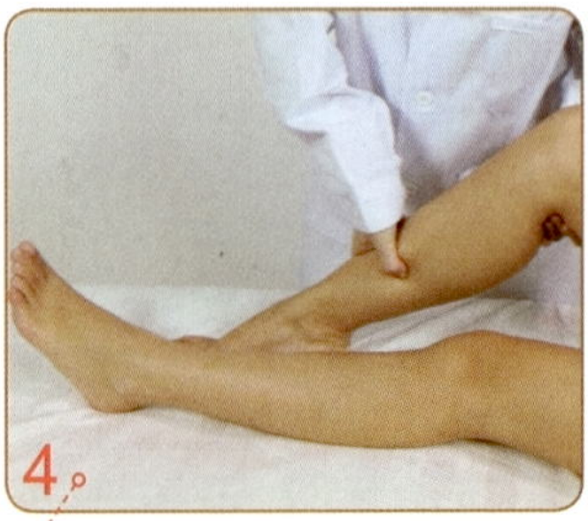

4 用拇指指尖垂直掐按筑宾穴，力度略重，以有痛感为佳，掐按1～3分钟。

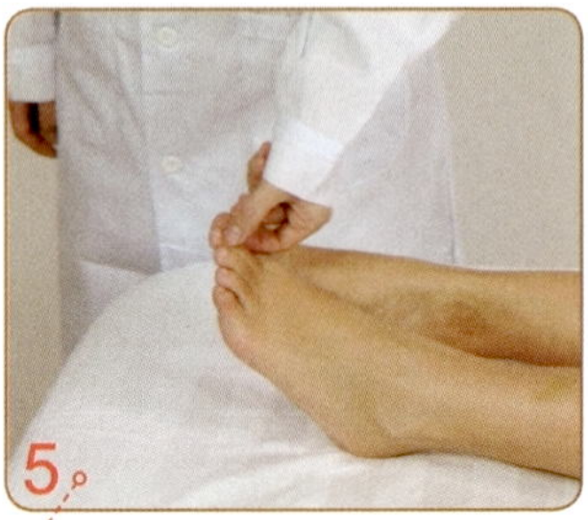

5 用拇指指腹和食指指腹掐按厉兑穴，力度略重，掐按1～3分钟。

艾灸疗法

准备工具 | 艾灸盒、艾条、打火机

【穴位定位】

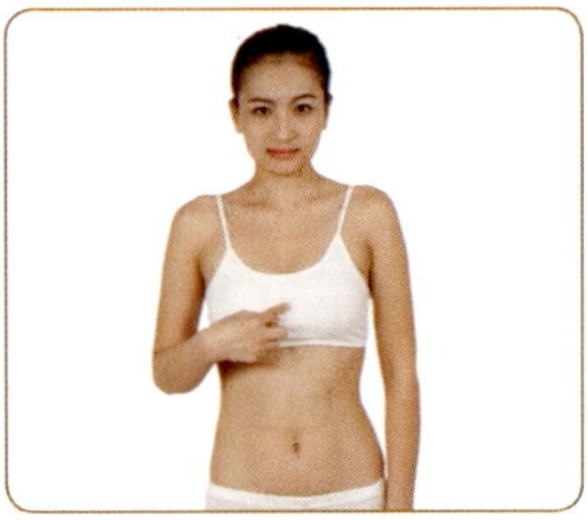

●膻中 胸部正中线上，两乳头中间，平第四肋间隙。

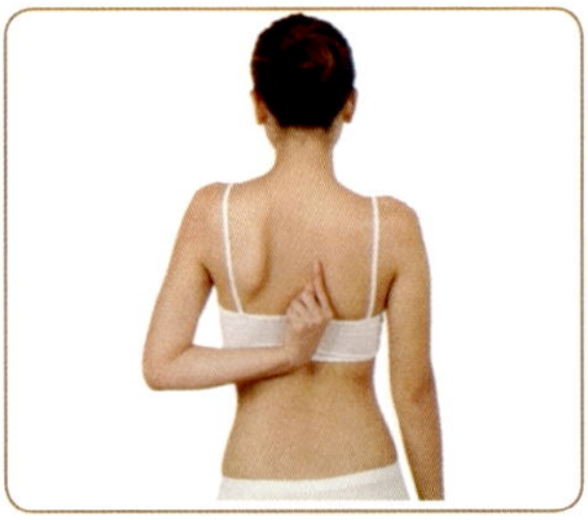

●心俞 背部，第五胸椎棘突下，旁开1.5寸。

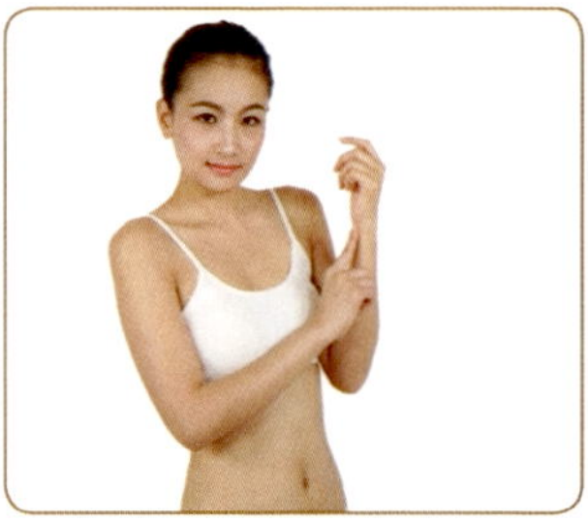

●神门 腕部，腕掌侧横纹尺侧端，尺侧腕屈肌腱的桡侧凹陷处。

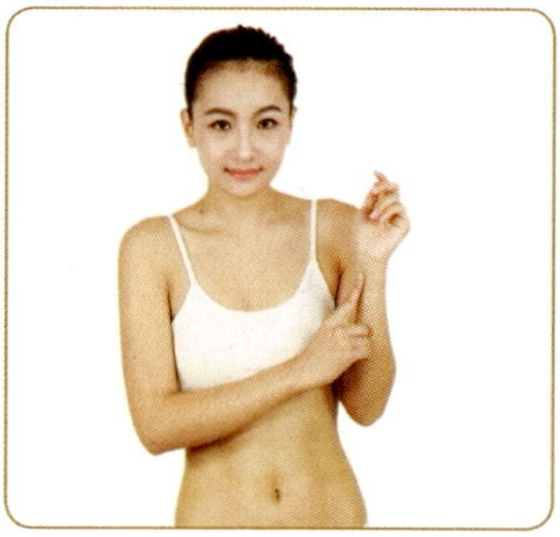

●内关

前臂正中，腕横纹上2寸，在桡侧屈腕肌腱同掌长肌腱之间。

> **小贴士**
>
> 晚上睡觉前可泡澡，泡澡可以升高体温、放松肌肉，建议在睡觉前1～2个小时泡澡，这样睡觉时体温刚好下降，可带来浓浓睡意。

【操作方法】

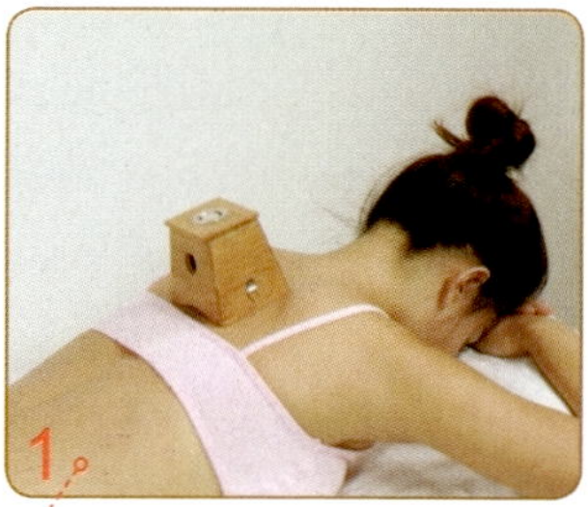

找到双侧心俞穴，将燃着的艾灸盒放于心俞穴上灸治10～15分钟。

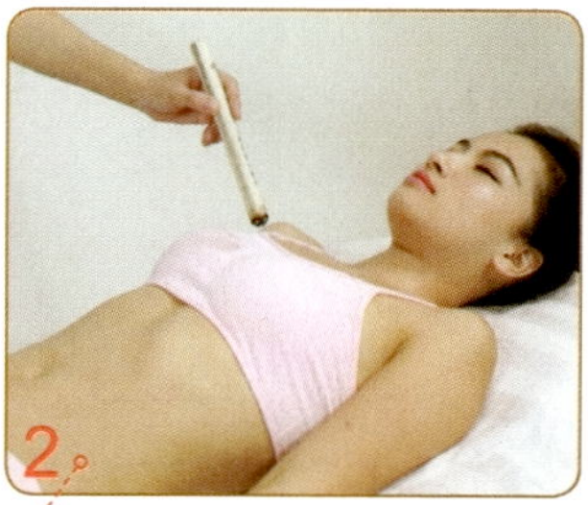

将艾条一端点燃，找到膻中穴，用艾条温和灸法灸治膻中穴10分钟。

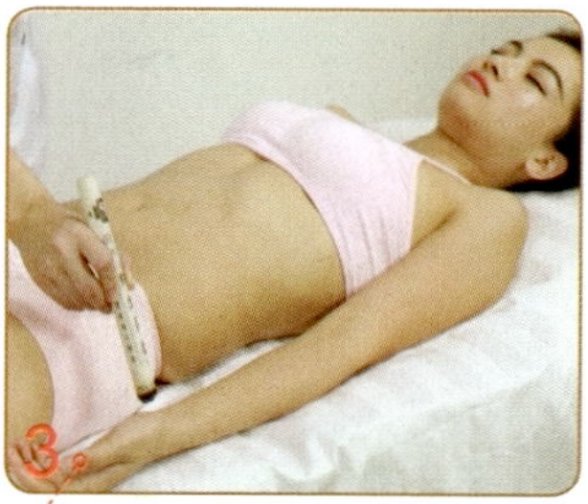

用艾条回旋灸法来回灸治神门穴和内关穴10～15分钟。

拔罐疗法

准备工具 | 火罐、气罐、止血钳、毛巾、打火机、拔罐器

【穴位定位】

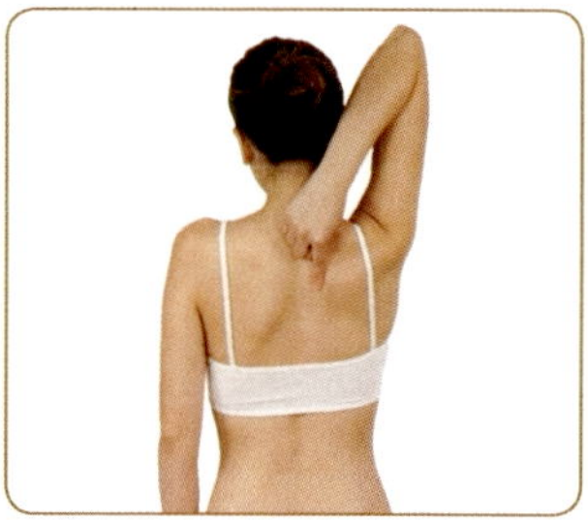

●厥阴俞

位于背部，第四胸椎棘突下，旁开1.5寸。

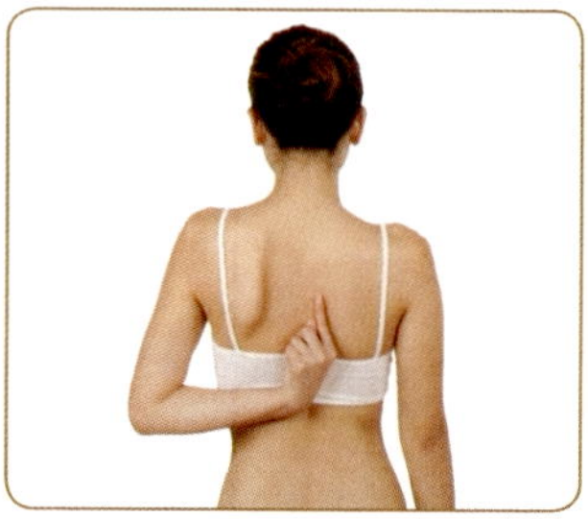

●心俞

位于背部，第五胸椎棘突下，旁开1.5寸。

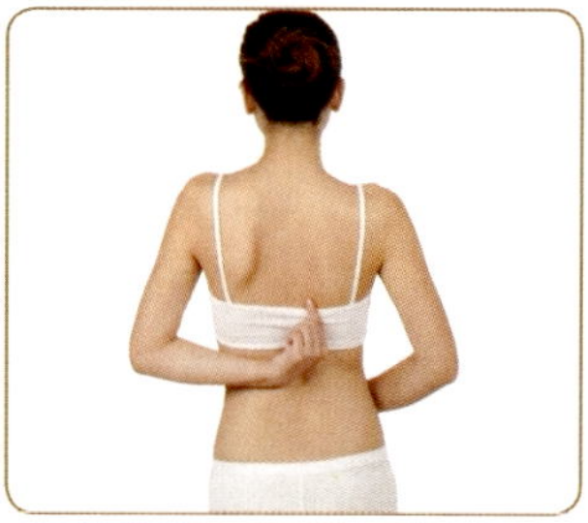

●膈俞

位于背部，第七胸椎棘突下，旁开1.5寸。

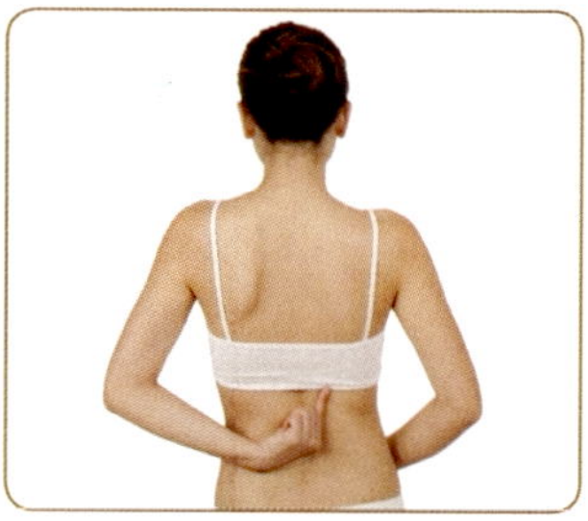

●脾俞

位于背部，第十一胸椎棘突下，旁开1.5寸。

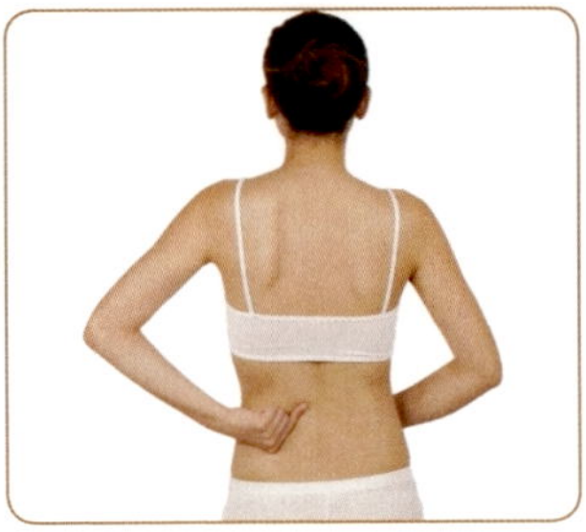

●**肾俞** 位于背部，第二腰椎棘突下旁开1.5寸。

小贴士

中医学认为情绪激动、思虑过度往往使人食欲减退、胸闷不适，而保持心情舒畅、神志清爽自然就能收到养心安神的效果。

【操作方法】

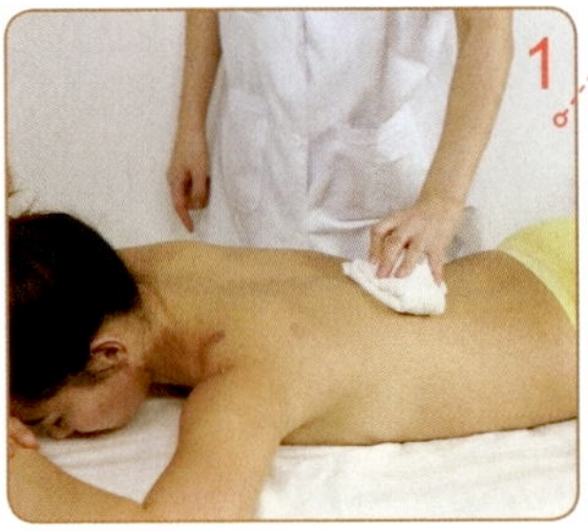

1 找到厥阴俞穴、心俞穴、膈俞穴、脾俞穴、肾俞穴，用热毛巾擦拭清洁该穴区。

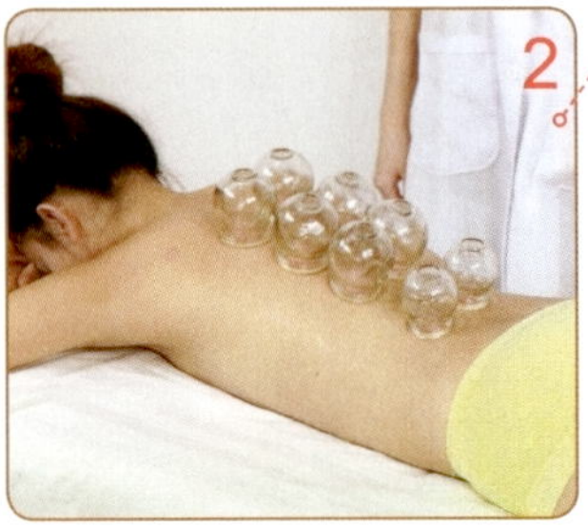

2 将火罐拔扣在厥阴俞穴、心俞穴、膈俞穴、脾俞穴、肾俞穴上，留罐15分钟。

刮痧疗法

准备工具 | 刮痧板、经络油

【穴位定位】

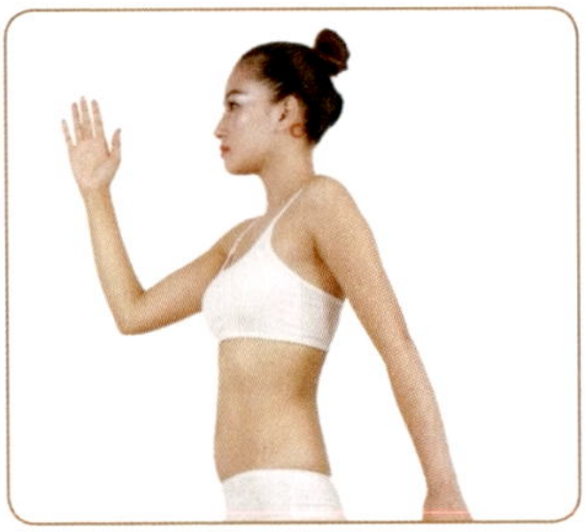

●**安眠** 在耳垂后的凹陷与枕骨下的凹陷连线的中点处。

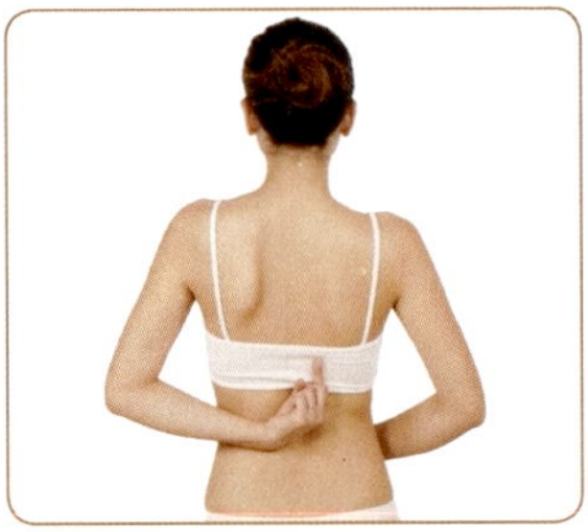

●**肝俞** 背部，第九胸椎棘突下，旁开1.5寸。

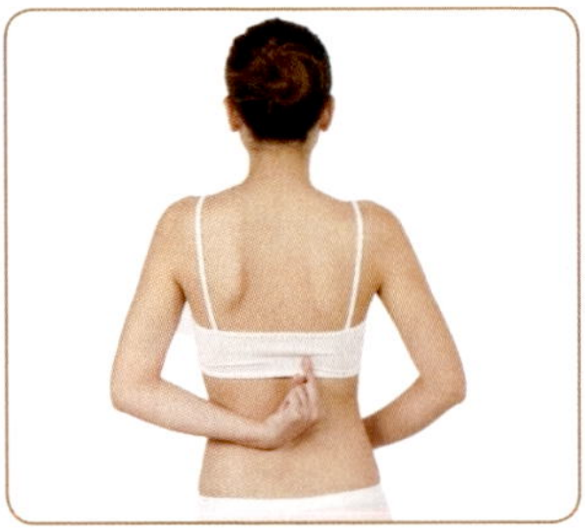

●**胆俞** 背部，第十胸椎棘突下，旁开1.5寸。

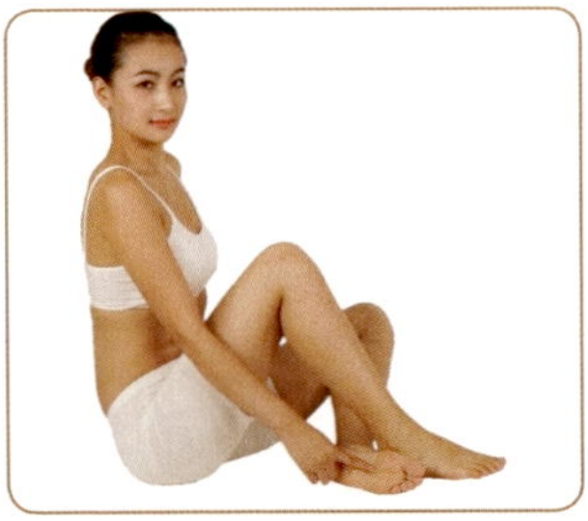

●**涌泉** 足前部凹陷处，第二、三趾趾缝纹头端与足跟连线的前1/3处。

小贴士

夏季是心火最旺的季节，尤其需要重视养心，不宜过食温补润腻之物，要戒烟戒酒，保持心情舒畅，常做运动。

【操作方法】

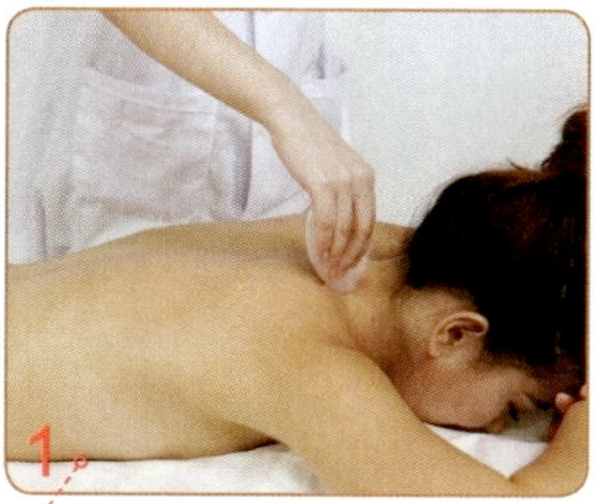

用角刮法刮拭安眠穴30次，力度略重，以出痧为度。

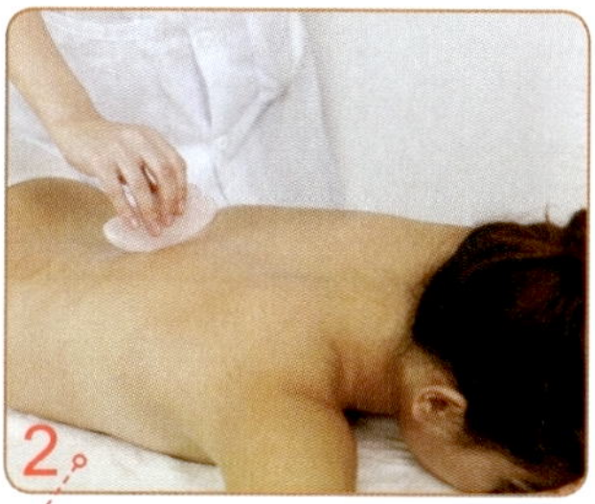

用面刮法刮拭肝俞穴至胆俞穴30次，力度略重，以出痧为度。

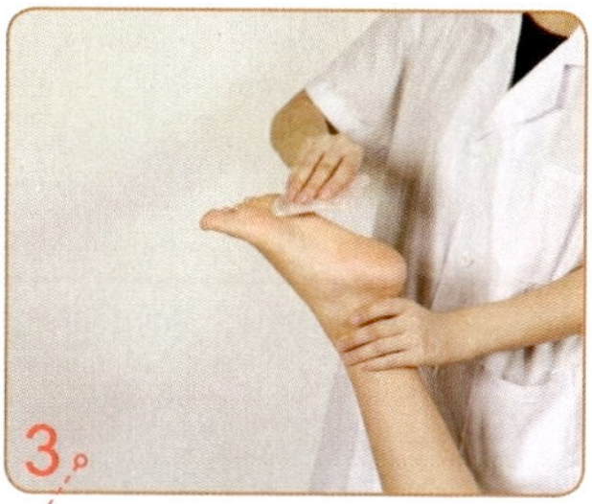

用角刮法刮拭涌泉穴30次，力度适中，可不出痧。

对症食疗方

莲子大枣龙眼羹

【材料】莲子30克，大枣、龙眼肉各20克，冰糖适量。

【制作】①将莲子、大枣、龙眼洗净，莲子去心、大枣去核，三者一同放入锅内。②将锅置于火上，加入适量水，文火炖至莲子酥烂，下冰糖调味即可。

【功效】莲子具有养心安神、补中明目的功效；大枣补气安神；龙眼可开胃健脾，补体虚。此羹具有健脾补血、养心安神之功效，适用于心脾两虚之神疲乏力、心悸怔忡、头晕失眠等症患者。

酸枣仁汤

【材料】酸枣仁15克，茯苓、知母、川芎各6克，甘草3克。

【制作】①将酸枣仁、茯苓、知母、川芎、甘草洗净，一同放入锅中，加入适量水。②将锅置于火上，武火煮沸后，改文火慢煮20分钟，即可熄火，凉温饮用。

【功效】酸枣仁、茯苓养心安神；川芎行气活血，散肝疏肝；知母滋阴降火。此品可清心除烦，养血安神，主治阴虚火旺所致的虚烦不眠、心神不安。

莲子薏芡炖猪肚

【材料】莲子、薏米、芡实各15克，猪肚150克，瘦猪肉50克，生姜3片，盐、味精各适量

【制作】①将猪肚反复洗净，切成条；瘦猪肉洗净后切成中块。②将莲子、薏米、芡实洗净，用热水浸透。③将所有材料放于炖盅内，加入800毫升水，炖盅加盖，隔水炖之。④水烧开后，用小火炖2.5至3个小时，加入盐、味精调味，喝汤吃肉。

【功效】莲子具有养心安神、补中明目的功效；薏米具有温中散寒、补益气血的作用；芡实具有补脾益肾的作用。此品具有补益脾胃、固精养肾、养心安神的作用，可用于虚损体伤、脾胃虚弱者。孕妇慎用。

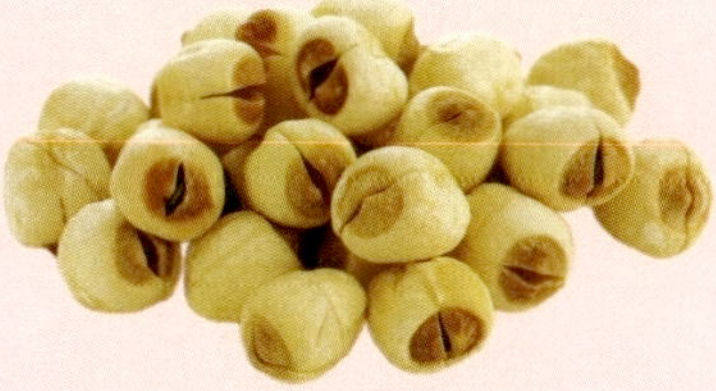

宣肺理气

止咳嗽，畅呼吸

肺病是在外感或内伤等因素影响下，造成肺脏功能失调和病理变化的病症，经常会有咳嗽、流涕、气喘等症状。研究表明：刺激人体穴位可以滋阴润肺、宣肺通窍、调理肺气，在预防肺部疾病方面有很好的效果。

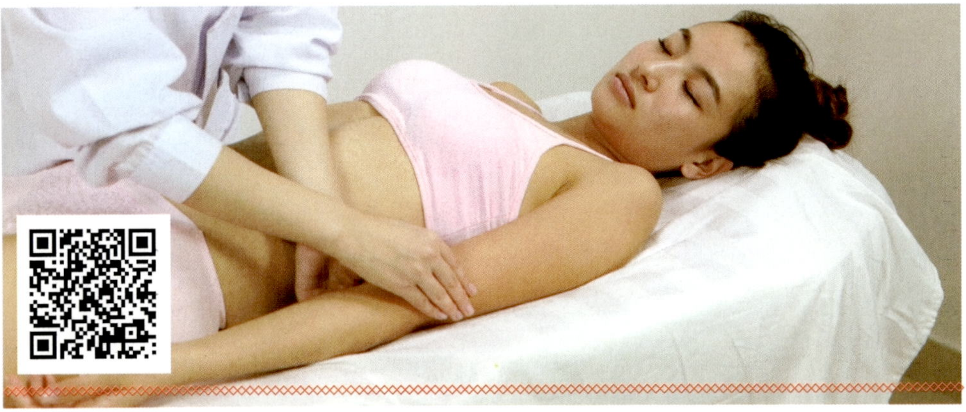

按摩方法

【穴位定位】

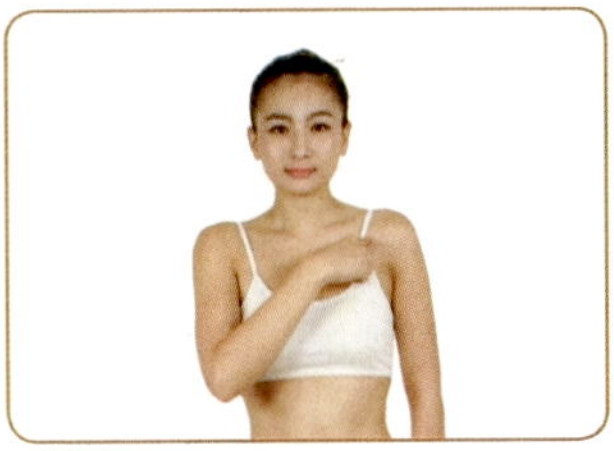

●**中府** 胸部，横平第一肋间隙，距前正中线6寸。

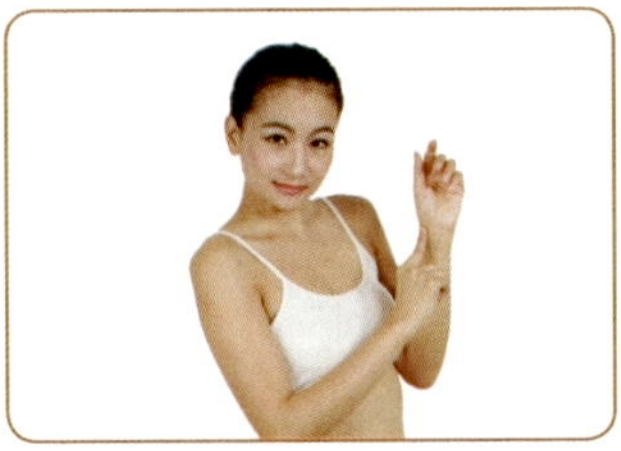

●**太渊** 位于腕掌侧横纹桡侧，桡动脉搏动处。

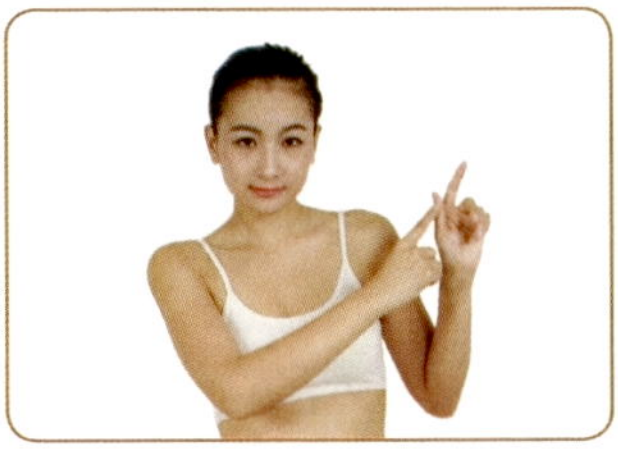

●**少商** 位于手拇指末节桡侧，距指甲角0.1寸。

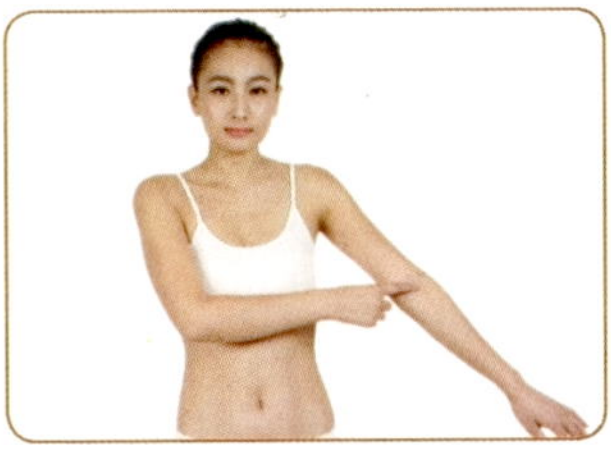

●**尺泽** 位于肘横纹中，肱二头肌腱桡侧凹陷处。

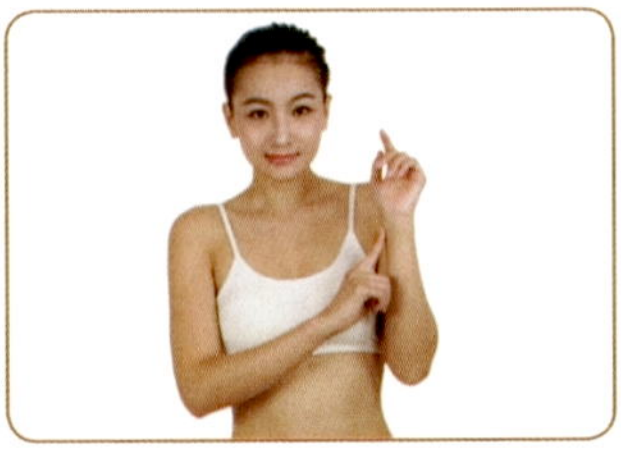

●**经渠** 位于前臂掌面桡侧，腕横纹上1寸。

【操作方法】

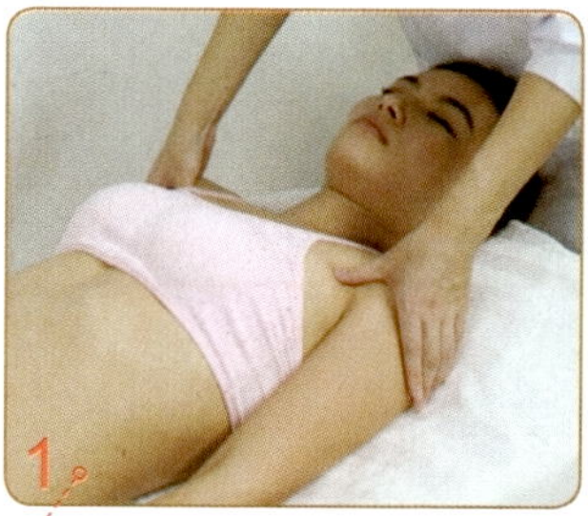

用拇指指腹按揉中府穴，分别以顺、逆时针按揉1～3分钟。

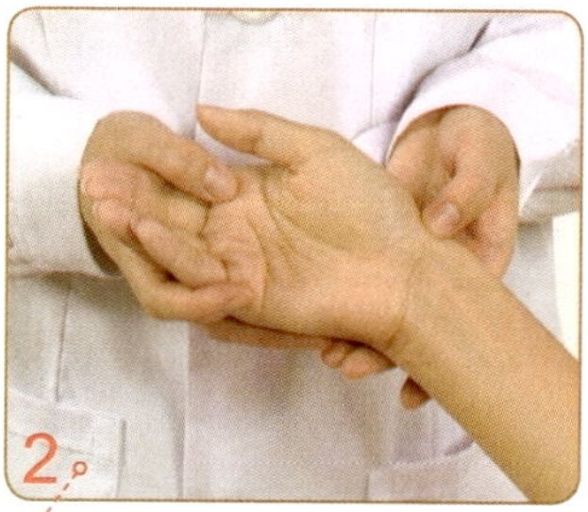

用拇指指尖垂直轻轻掐按太渊穴，以有酸胀的感觉为度，掐按1～3分钟。

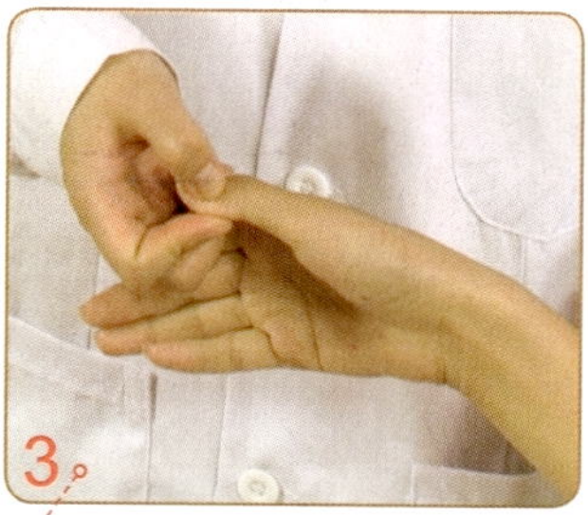

掐按少商穴，以有刺痛感为度，依次掐按左右两手，掐按1～3分钟。

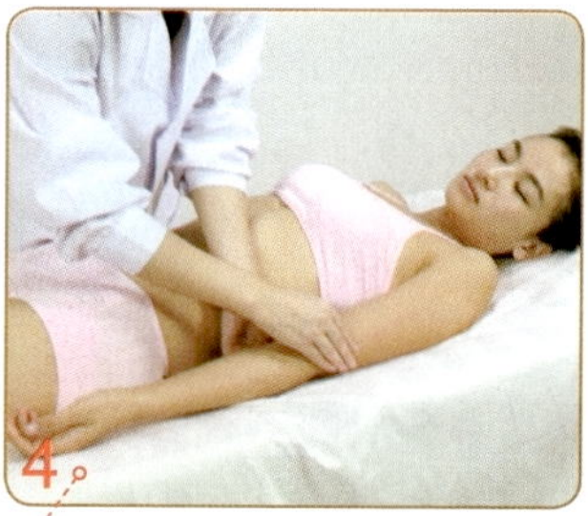

用拇指指腹按压尺泽穴，有酸痛感，按压1～3分钟。

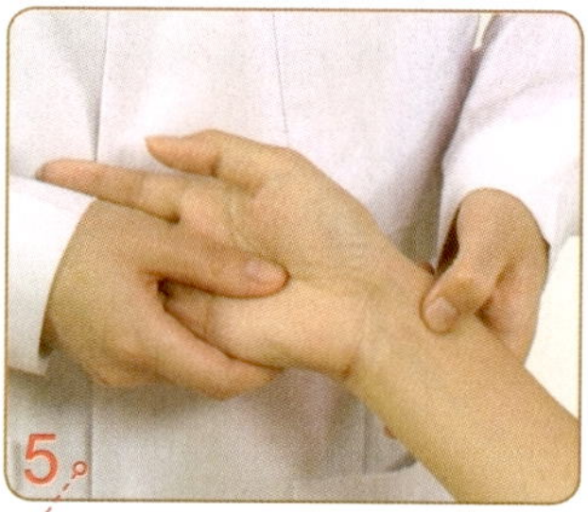

用拇指指腹按压经渠穴，有轻微的酸胀感为佳；先左后右，各按压1～3分钟。

艾灸疗法

准备工具 | 艾灸盒、艾条、打火机

【穴位定位】

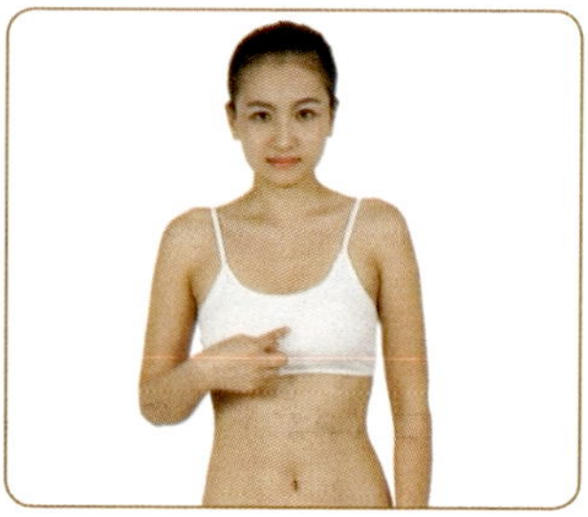

●膻中 在胸部正中线上，两乳头中间，平第四肋间隙。

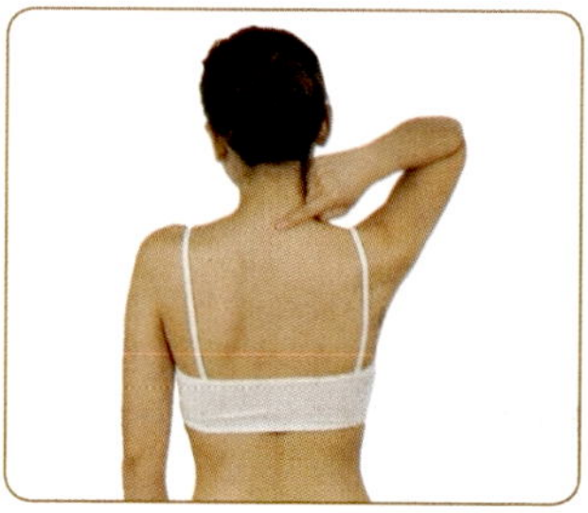

●大椎 背部，第七颈椎棘突下凹陷中。

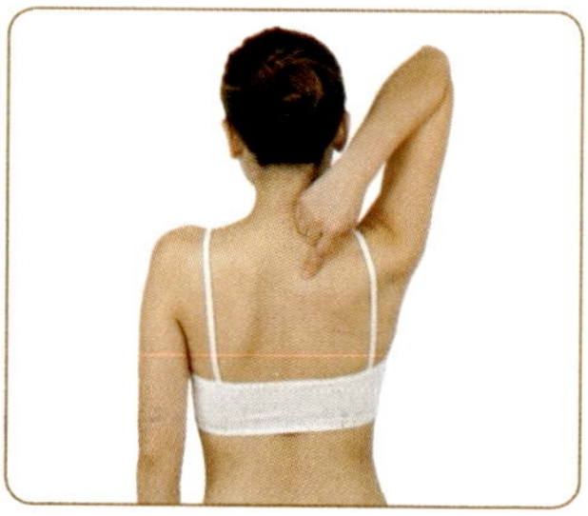

●肺俞 背部，第三胸椎棘突下，旁开1.5寸。

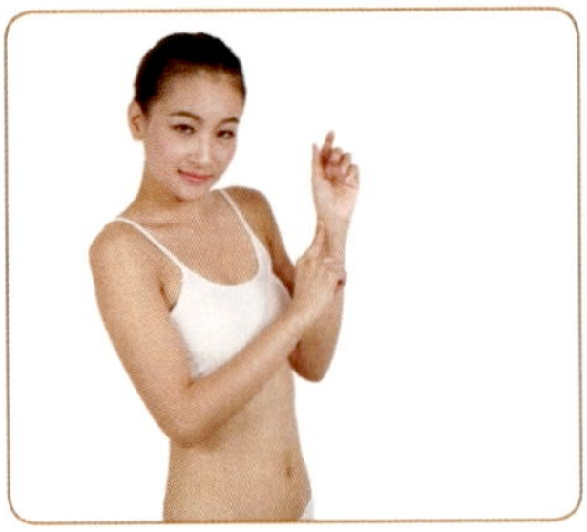

●太渊 腕掌侧横纹桡侧，桡动脉搏动处。

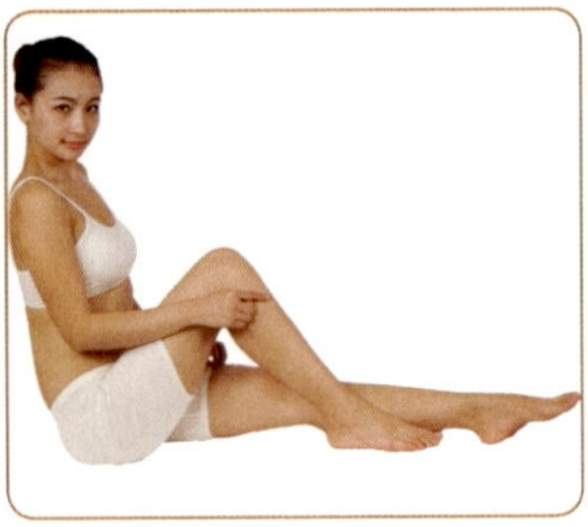

●足三里 犊鼻下3寸，距胫骨前嵴一横指，胫骨前肌上。

【操作方法】

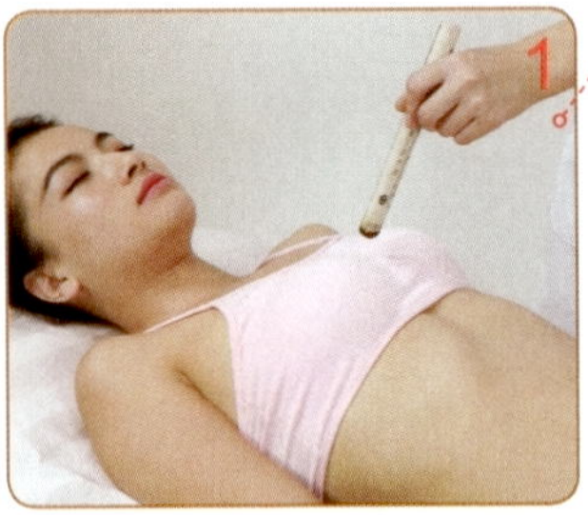

将艾条一端点燃，找到膻中穴，用艾条悬灸法灸治10分钟。

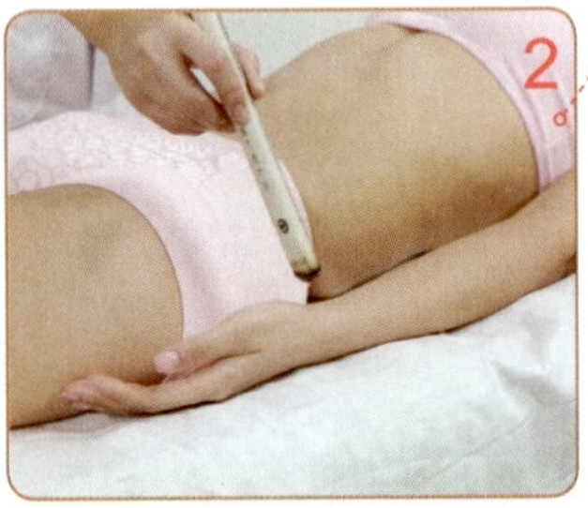

找到一侧太渊穴，用艾条温和灸法灸治10分钟。对侧以同样的方法操作。

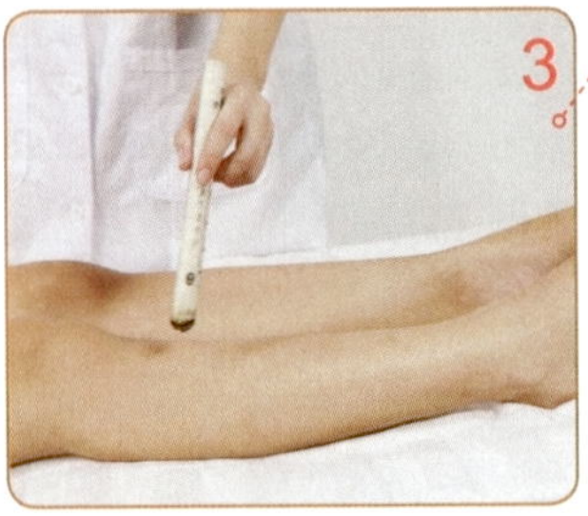

找到一侧足三里穴，用艾条温和灸法灸治10分钟。

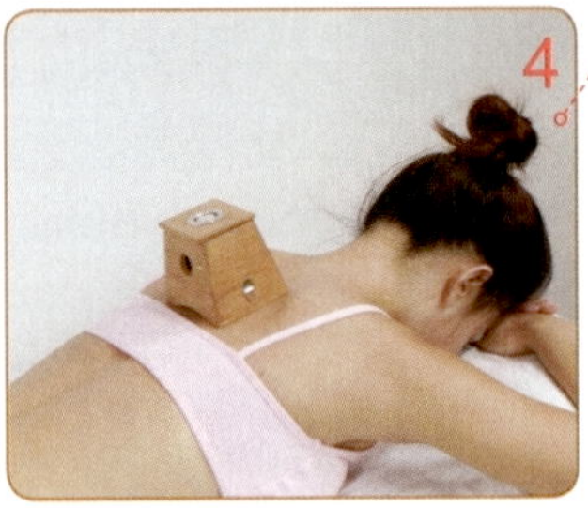

将燃着的艾灸盒放于大椎穴和肺俞穴上灸治10～15分钟。

拔罐疗法

准备工具 | 火罐、气罐、止血钳、毛巾、打火机、拔罐器

【穴位定位】

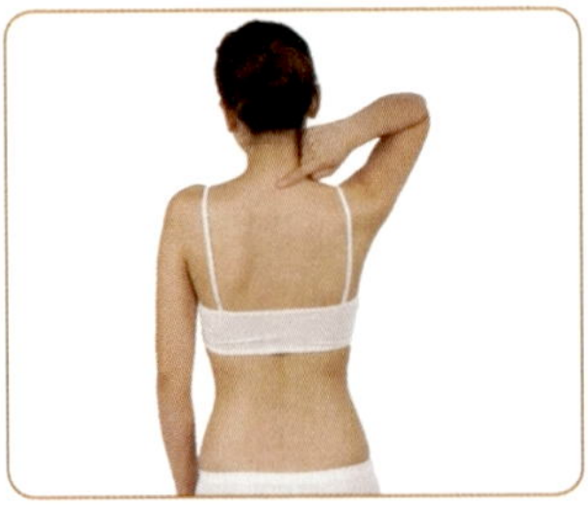

●大椎 位于第七颈椎棘突下凹陷处。

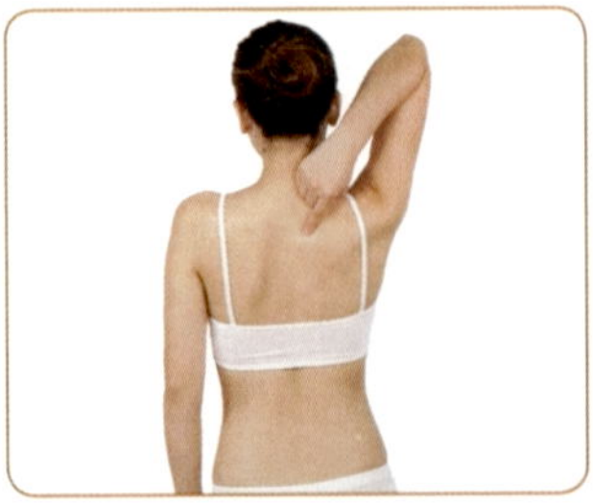

●肺俞 位于第三胸椎棘突下，旁开1.5寸。

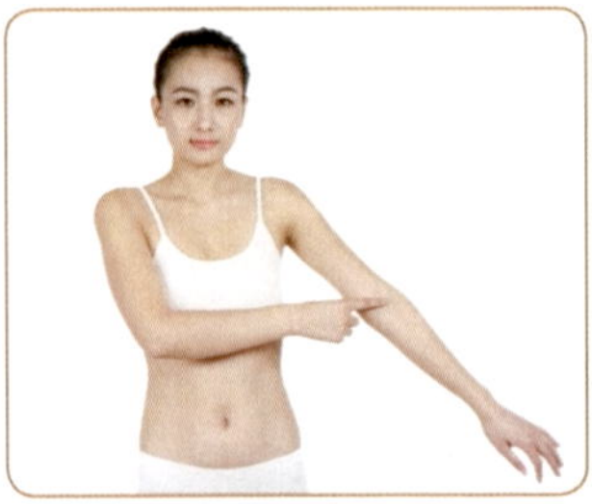

●尺泽 位于肘横纹中，肱二头肌腱桡侧凹陷处。

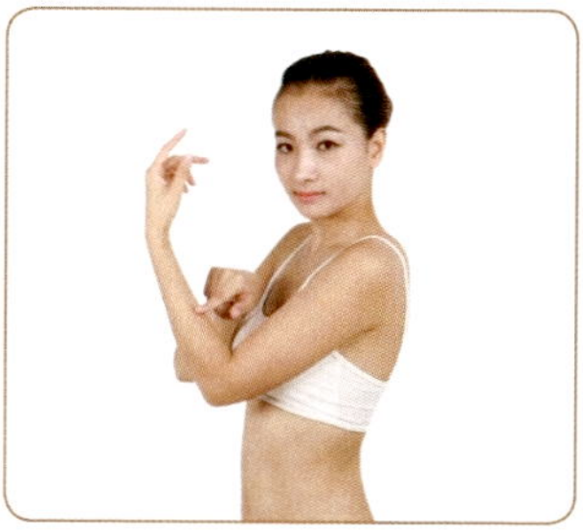

●孔最 位于前臂掌面桡侧，尺泽穴与太渊穴连线上，腕横纹上7寸处。

小贴士

可外出慢跑、散步或做一些力所能及的体育运动，以增强肺功能。最好每天能坚持锻炼30分钟，可促进肺泡的通气和换气功能。

【操作方法】

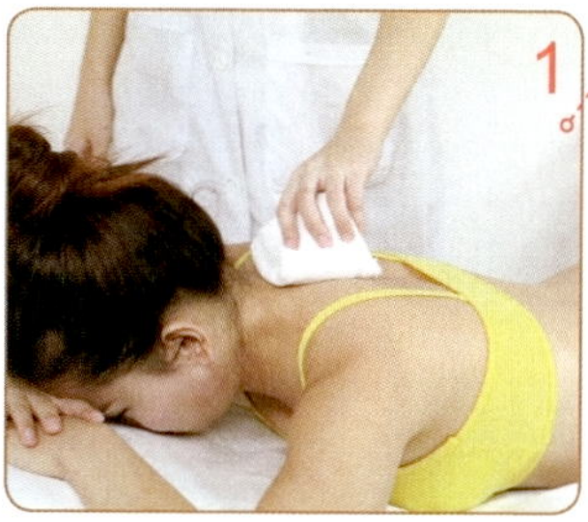

1 患者取俯卧位，找到大椎穴、肺俞穴，用热毛巾擦拭清洁该穴区。

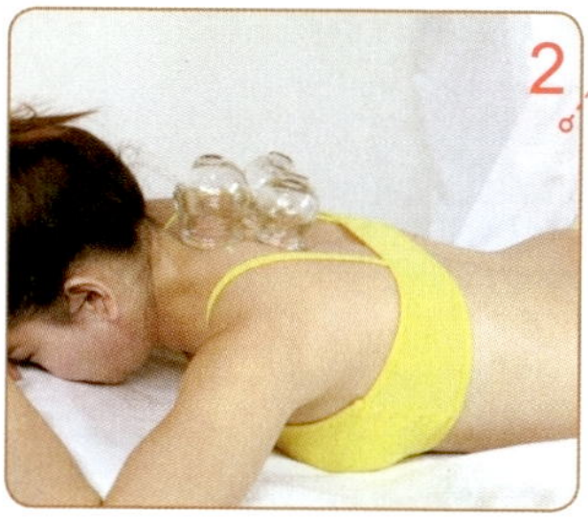

2 迅速将火罐拔扣在大椎穴、肺俞穴上，留罐15分钟。

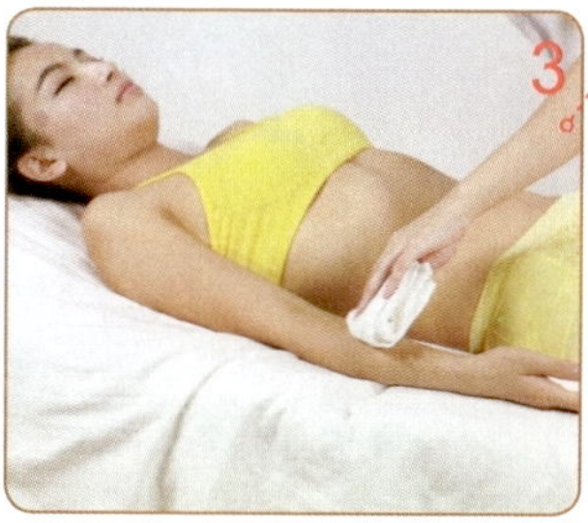

3 患者取仰卧位，找到尺泽穴、孔最穴，用热毛巾擦拭清洁穴位。

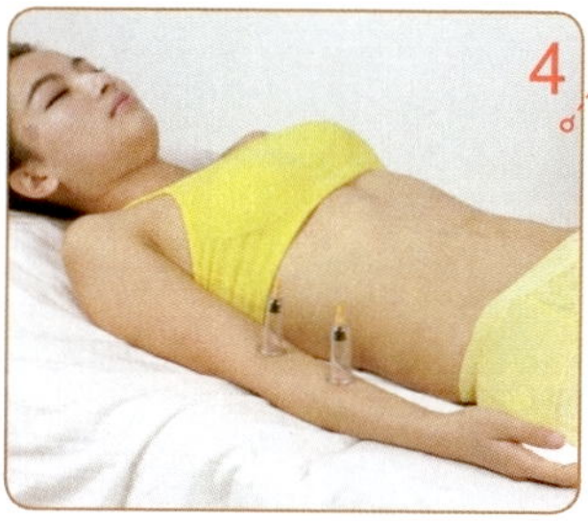

4 用拔罐器将气罐拔扣在尺泽穴、孔最穴上，留罐15分钟。

刮痧疗法

准备工具 | 刮痧板、经络油

【穴位定位】

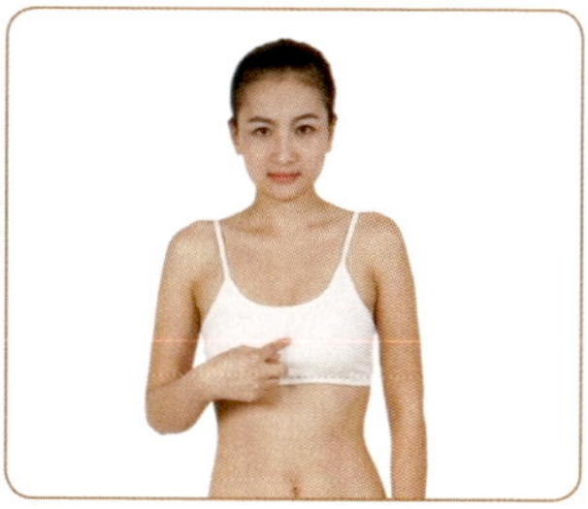

●膻中 在胸部正中线上，两乳头中间，平第四肋间隙。

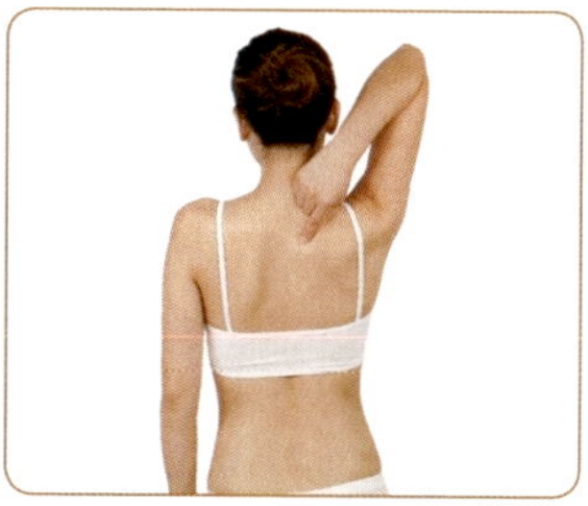

●肺俞 背部，第三胸椎棘突下，旁开1.5寸。

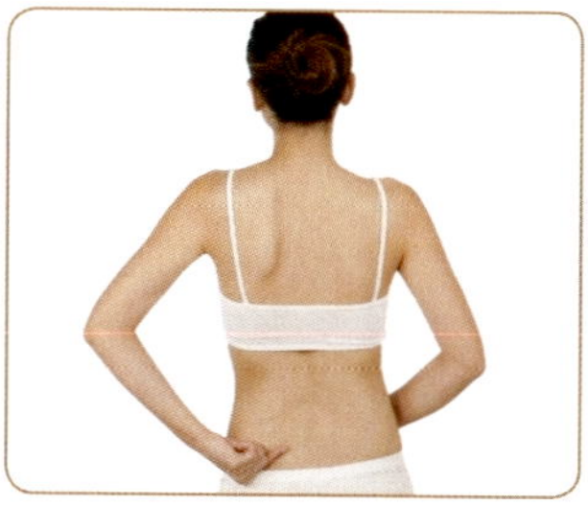

●大肠俞 腰部，第四腰椎棘突下，旁开1.5寸。

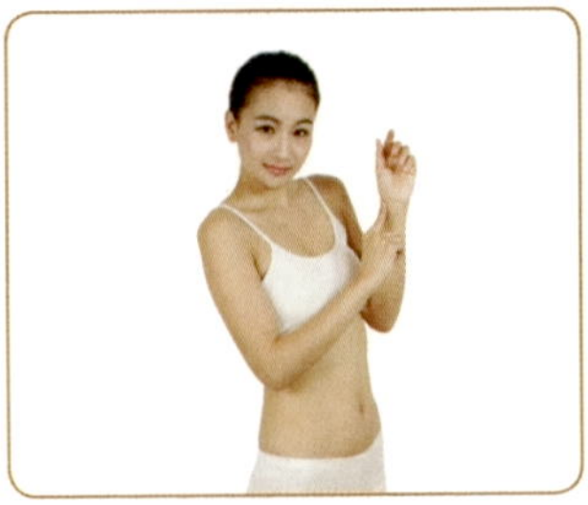

●**太渊** 腕掌侧横纹桡侧，桡动脉搏动处。

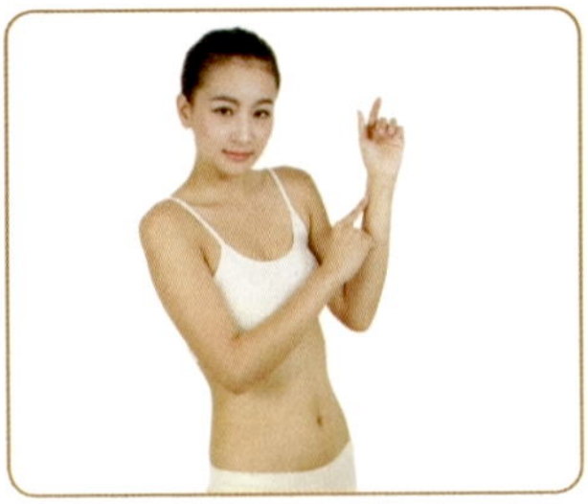

●**列缺** 前臂部，桡骨茎突上方，腕横纹上1.5寸处。

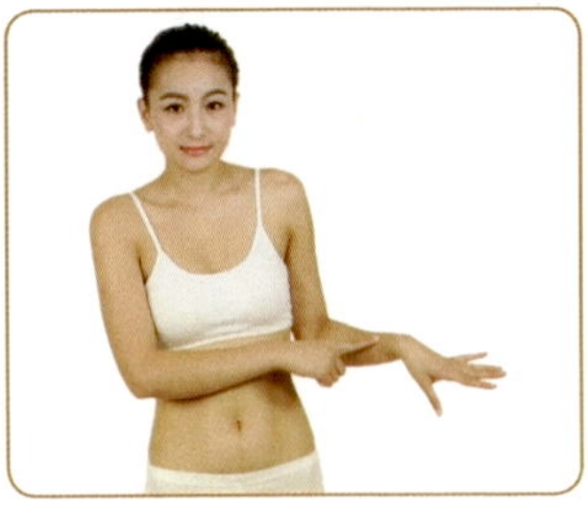

●**偏历** 前臂背面桡侧，阳溪与曲池连线上，腕横纹上3寸。

【操作方法】

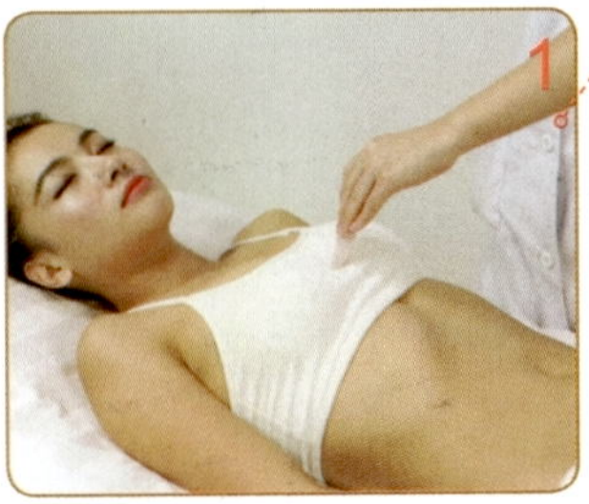

1 用单角刮法从上到下刮拭膻中穴，力度适中，可不出痧。

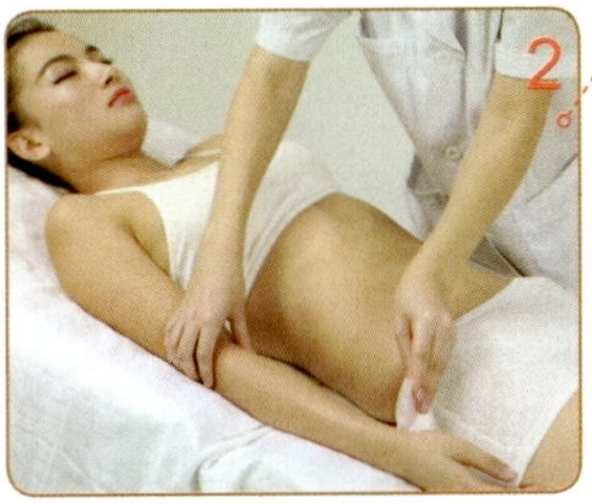

2 用角刮法从太渊穴经列缺穴刮至偏历穴30次，力度略重，以出痧为度。

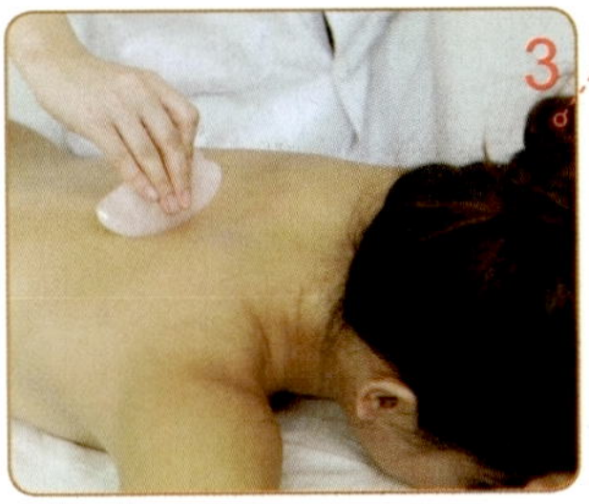

3 用面刮法自上而下刮拭肺俞穴30次，力度略重，以出痧为度。

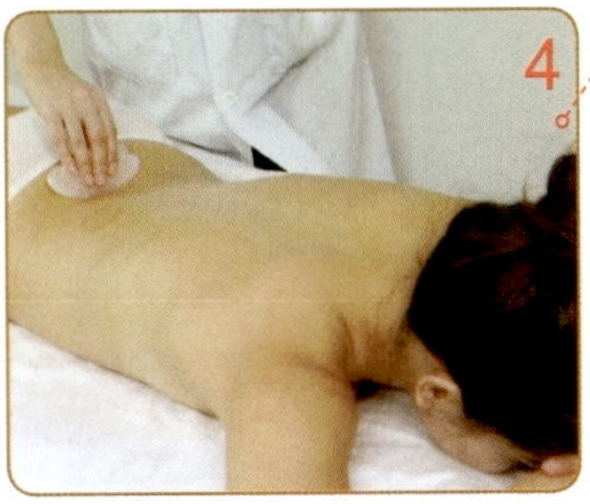

4 用面刮法自上往下刮拭大肠俞穴30次，力度略重，以出痧为度。

对症食疗方

秋梨膏

【材料】雪梨、大枣、莲藕、生姜、冰糖、蜂蜜各适量

【制作】①将雪梨、大枣去核洗净，莲藕、生姜去皮洗净、切块，一同放入锅中，捣烂取汁。②将锅置于火上，文火加热熬成膏状，加适量冰糖煮至溶化，再放入适量蜂蜜即可。

【功效】此品具有清肺降火、止咳化痰、润燥生津的功效，常用于治疗虚劳咳嗽、口干津亏、虚烦口渴等症状。

百合雪梨汤

【材料】百合25克，大雪梨1个，冰糖20克

【制作】①将百合洗净后放入碗内，用水浸泡一夜。②次日将百合连同水一起倒入砂锅内，再加半碗水，煮至软烂。③将雪梨去皮洗净切块，放入百合中，加适量冰糖，再煮30分钟即成。

【功效】此品具有滋阴润肺、宁心止嗽的功效，适合肺虚久咳者食用。

消除疲劳

精神抖擞，不再厌倦

由于现代社会生活节奏快，造成身体疲劳的原因也较为复杂。人经常疲劳主要是因为身体营养不均衡，免疫力低下所致。研究表明：刺激人体某些穴位可以通调气血，焕发身体活力，促进机体的修复功能，起到消除疲劳的作用。

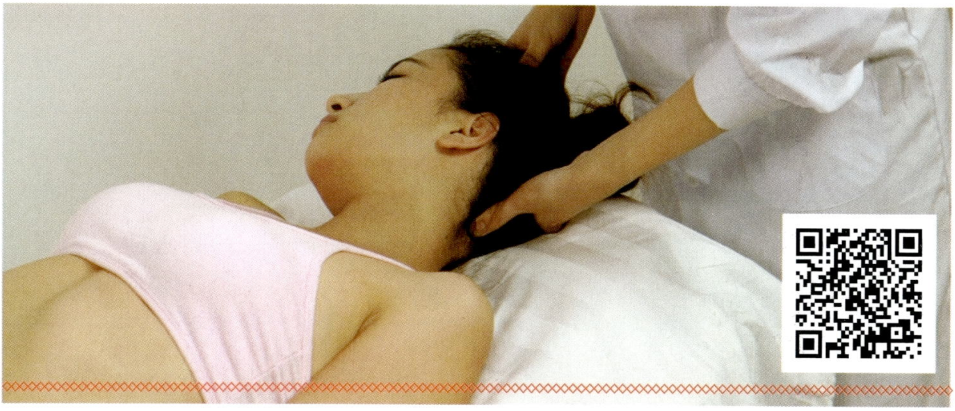

按摩方法

【穴位定位】

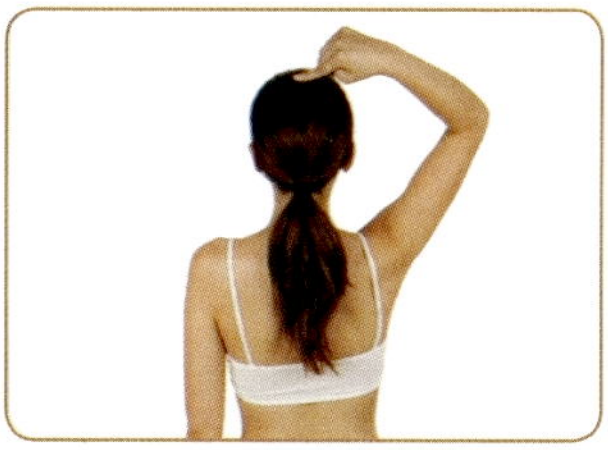

●**百会** 位于头顶正中线与两耳尖连线的交点处。

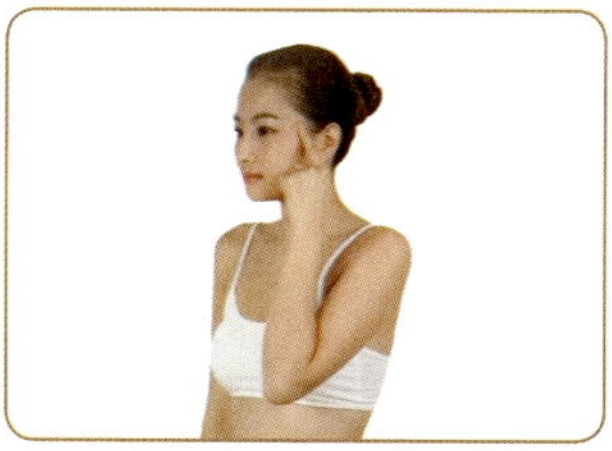

●**太阳** 位于外眼角与眉梢之间向后约一横指处。

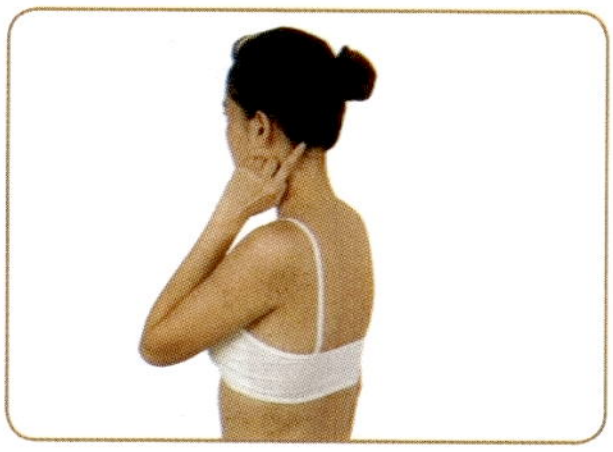

●**风池** 位于项部，枕骨之下的凹陷处。

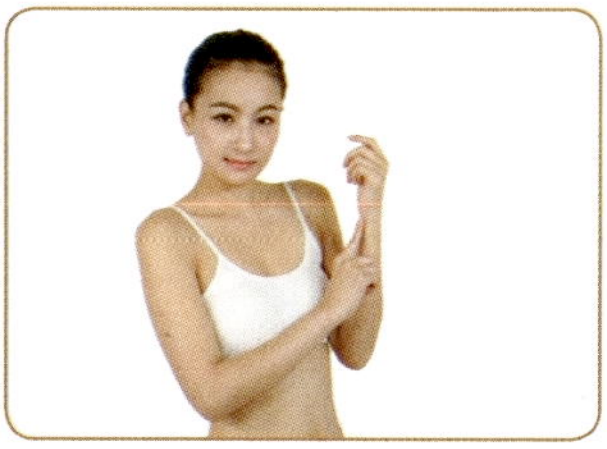

●**神门** 位于腕部，尺侧腕屈肌腱的桡侧凹陷处。

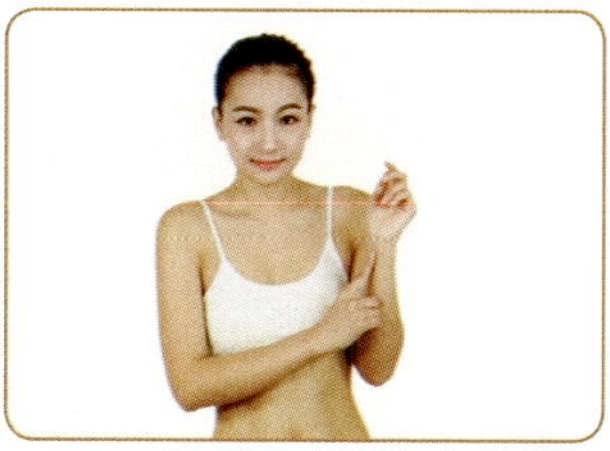

●**内关** 位于前臂正中，腕横纹上2寸。

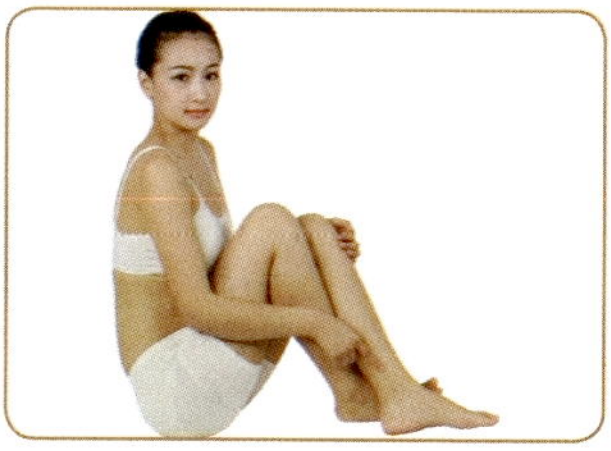

●**三阴交** 位于内踝尖上3寸，胫骨内侧面后缘。

【操作方法】

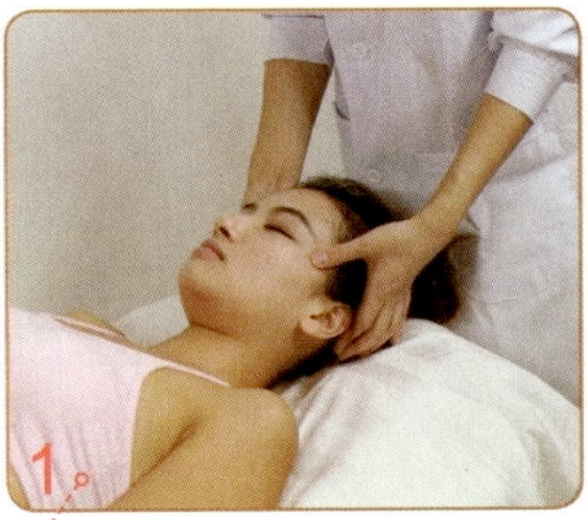

用拇指指腹同时按揉两侧太阳穴，力度适中，按揉1～3分钟。

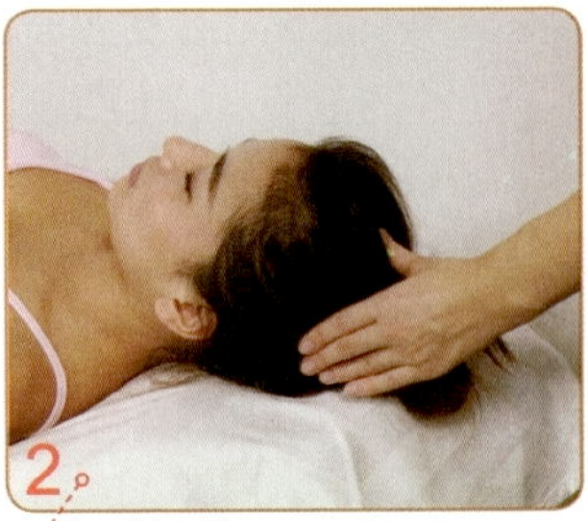

用拇指指腹来回按揉百会穴，以有酸胀感为宜，按揉1～3分钟。

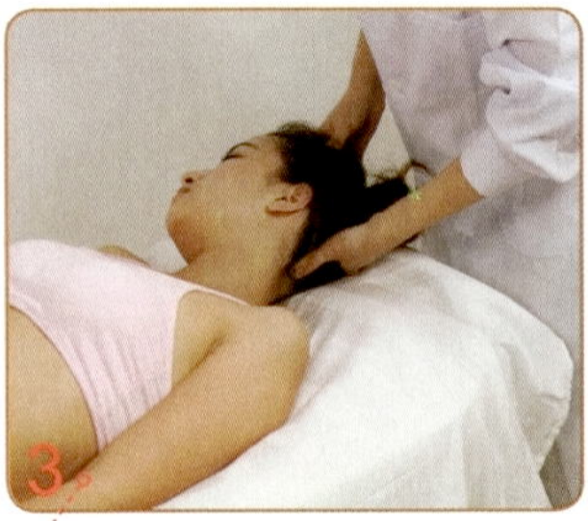

用拇指指尖垂直掐按风池穴，以有酸麻胀痛感为宜，按揉1～3分钟。

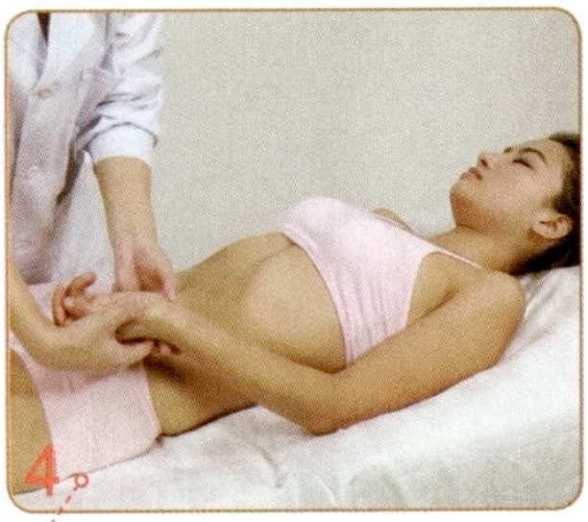

用拇指推按神门穴至内关穴，有酸胀痛感即可，力度可适当加重。

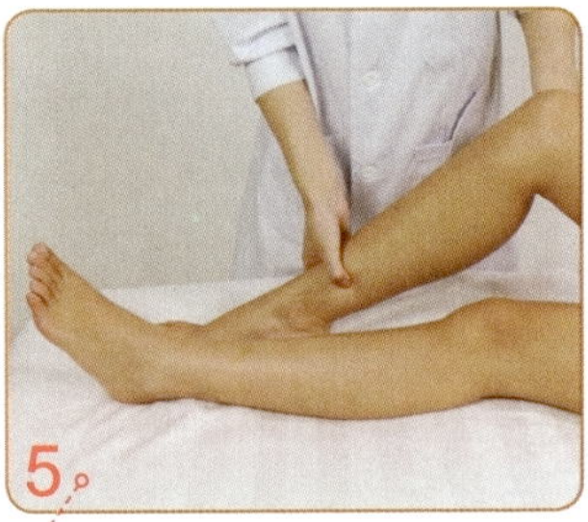

用拇指指尖垂直掐按三阴交穴，力度稍重，有酸胀感即可，各按揉1～3分钟。

艾灸疗法

准备工具 | 艾灸盒、艾条、打火机

【穴位定位】

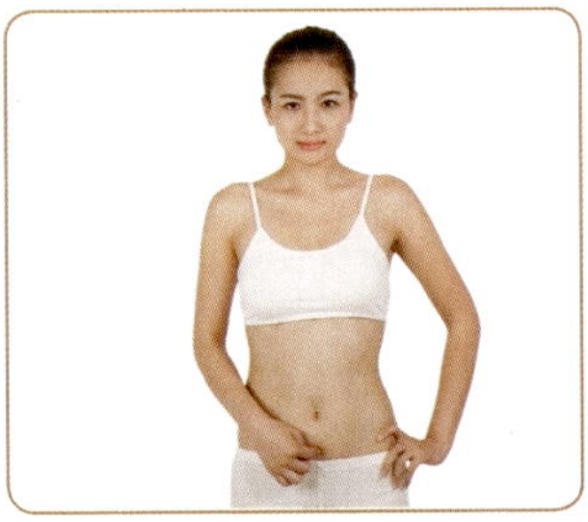

●**关元** 下腹部，前正中线上，脐下3寸。

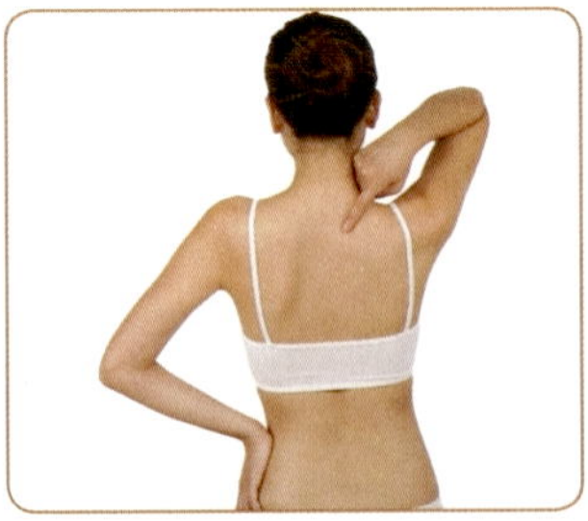

●**风门** 背部，第二胸椎棘突下，旁开1.5寸。

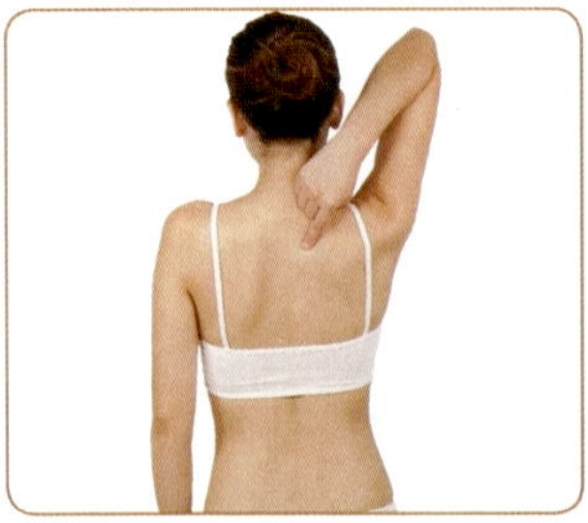

●**肺俞** 背部，第三胸椎棘突下，旁开1.5寸。

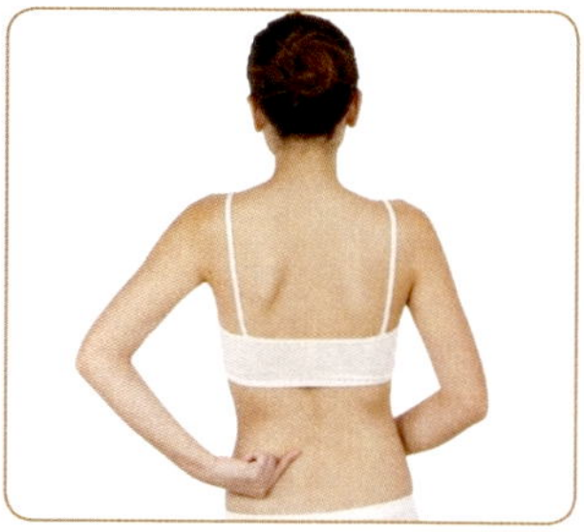

●**肾俞** 腰部，第二腰椎棘突旁开1.5寸处。

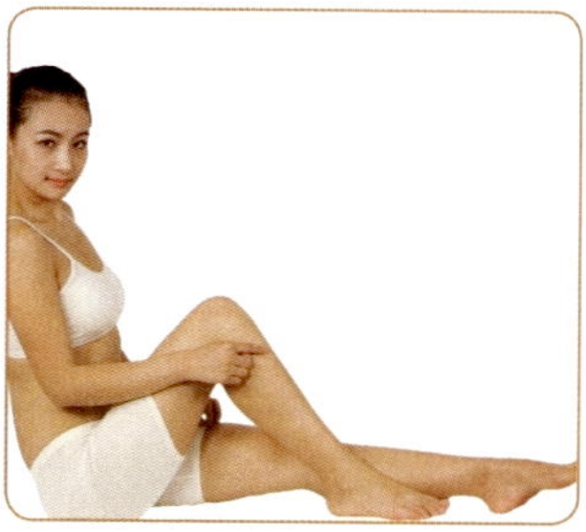

●**足三里** 犊鼻下3寸，距胫骨前嵴一横指，胫骨前肌上。

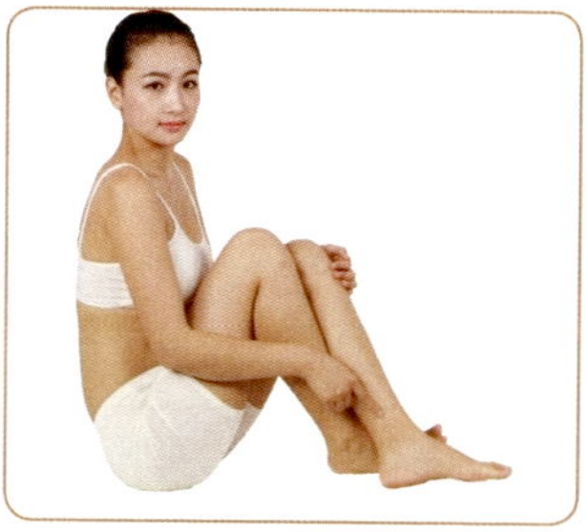

●**三阴交** 内踝尖上3寸，胫骨内侧面后缘。

【操作方法】

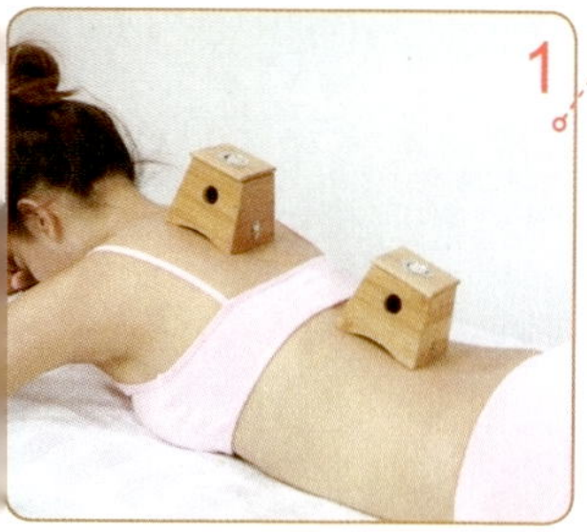

1 将艾灸盒放于风门穴、肺俞穴和肾俞穴上，一同灸治10～15分钟。

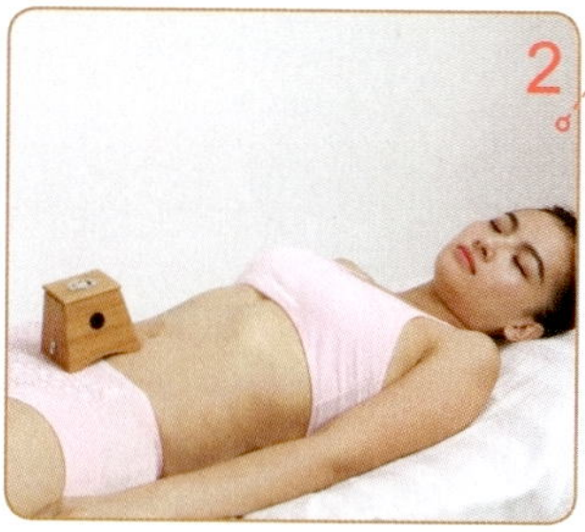

2 找到关元穴，将一燃着的艾灸盒放于穴位上灸治10～15分钟。

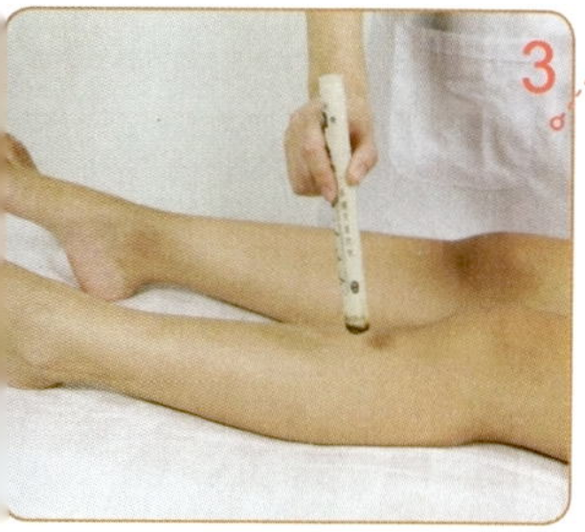

3 将艾条一端点燃，找到一侧足三里穴，用艾条温和灸法灸治10分钟。

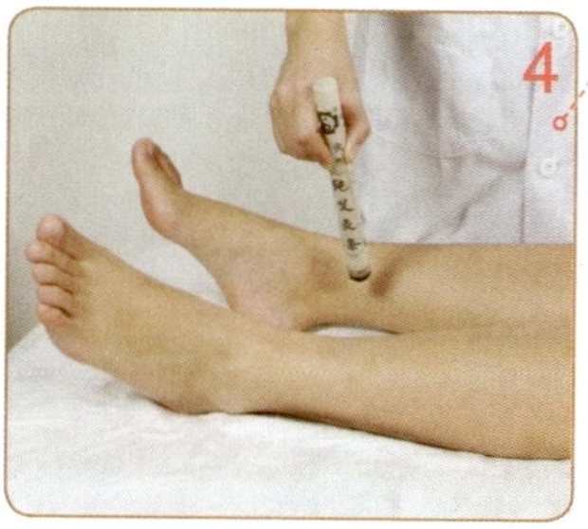

4 取一侧三阴交穴，用艾条温和灸法灸治10分钟。

刮痧疗法

准备工具 | 刮痧板、经络油

【穴位定位】

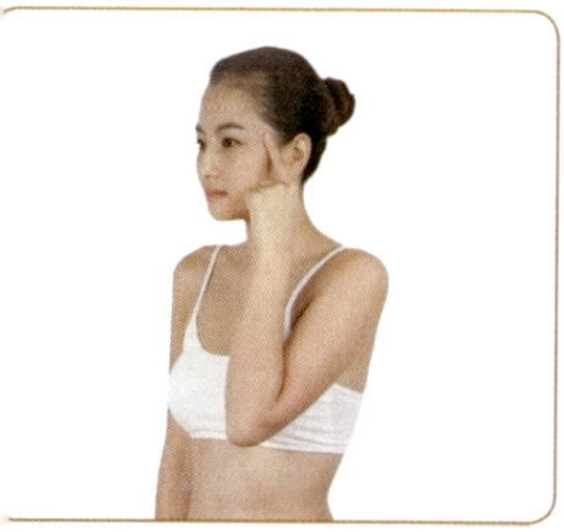

●**太阳** 耳廓前面，前额两侧，外眼角与眉梢之间向后约一横指处。

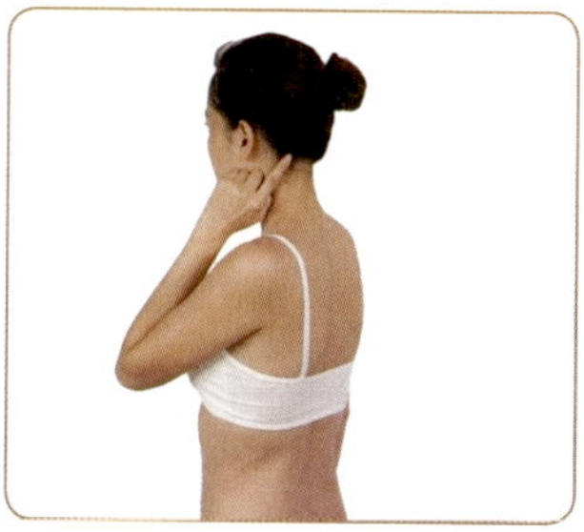

●**风池** 项部，枕骨之下，胸锁乳突肌与斜方肌上端之间的凹陷处。

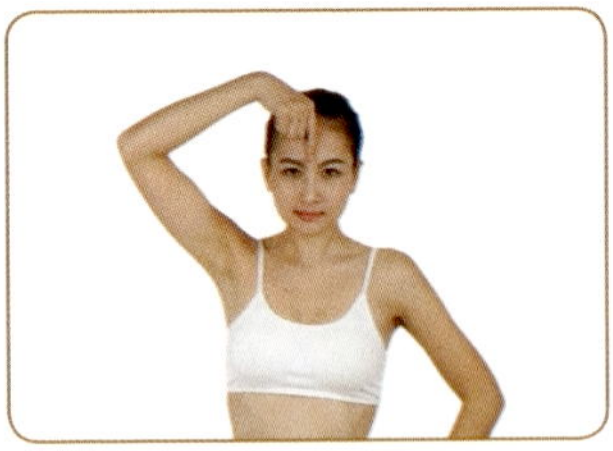

●**印堂** 面部，两眉头连线中点。

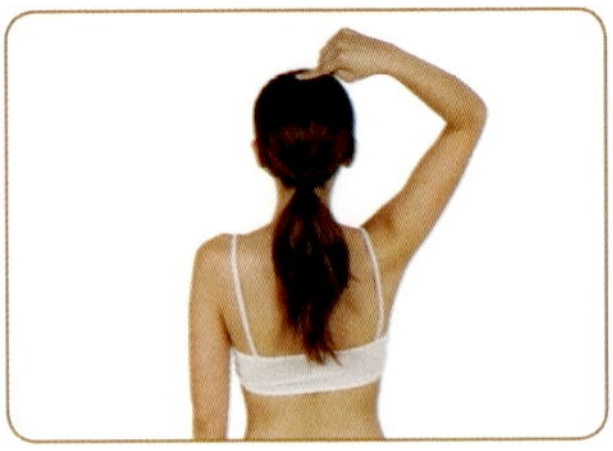

●**百会** 头顶正中线与两耳尖连线的交点处。

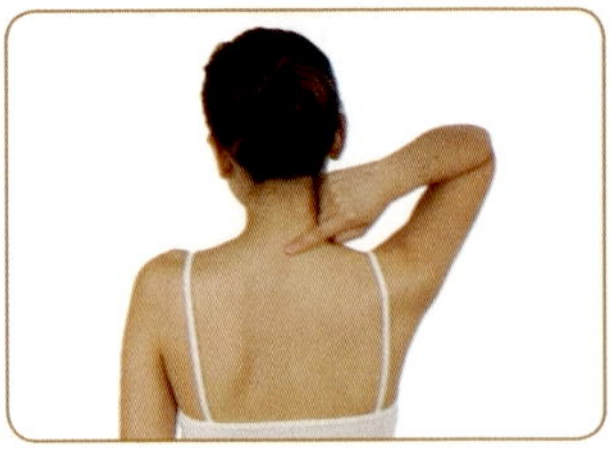

●**大椎** 第七颈椎棘突下凹陷中。

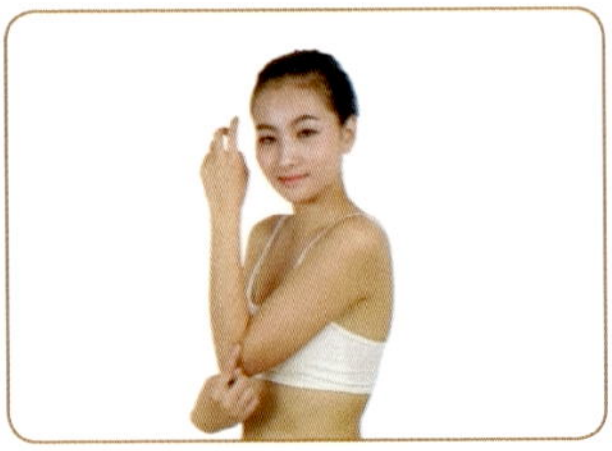

●**曲池** 肘横纹外侧，尺泽与肱骨外上髁连线中点。

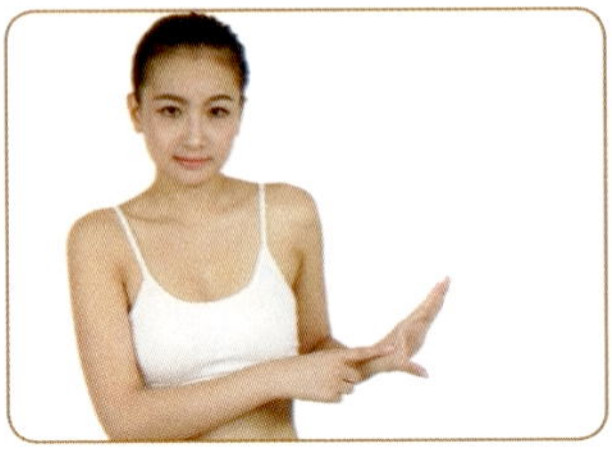

●**合谷** 手背虎口处，于第一掌骨与第二掌骨间陷中。

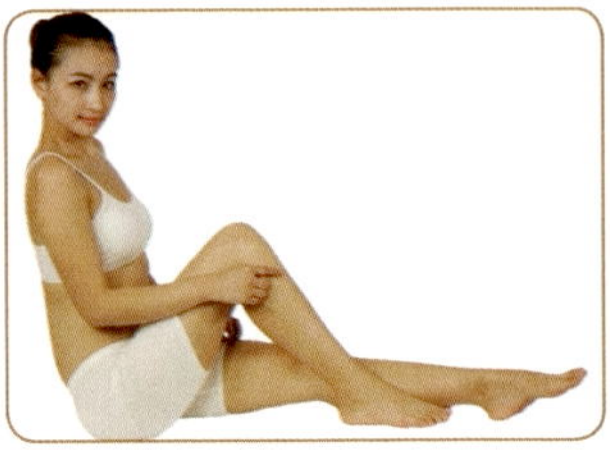

●**足三里** 位于外膝眼下3寸，距胫骨前嵴一横指。

【操作方法】

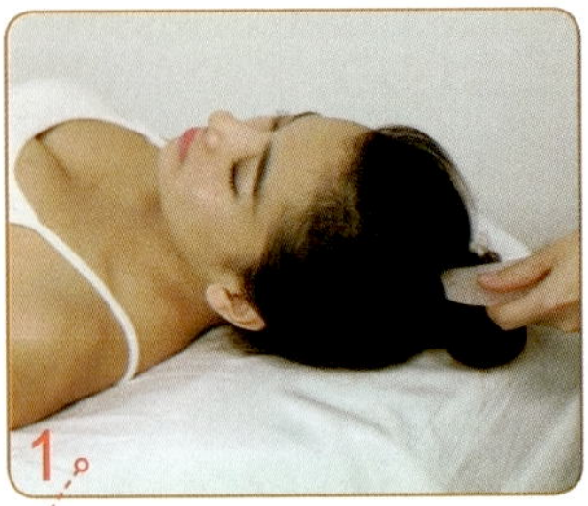

1. 用点刮法刮拭百会穴30次，刮至皮肤潮红发热为止。

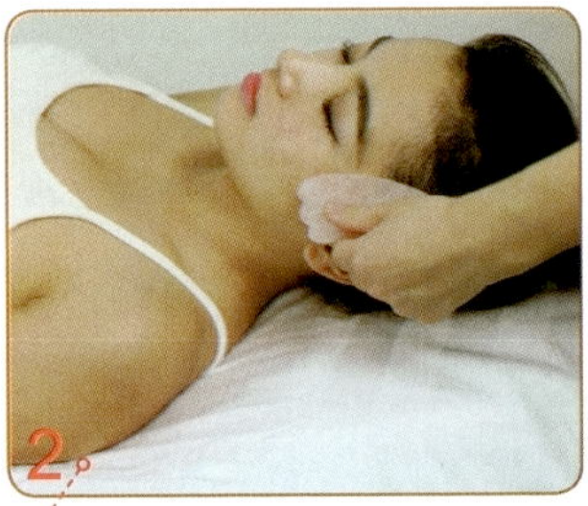

2. 用平刮法刮拭印堂至太阳穴30次，力度适中，可逐渐加重，可不出痧。

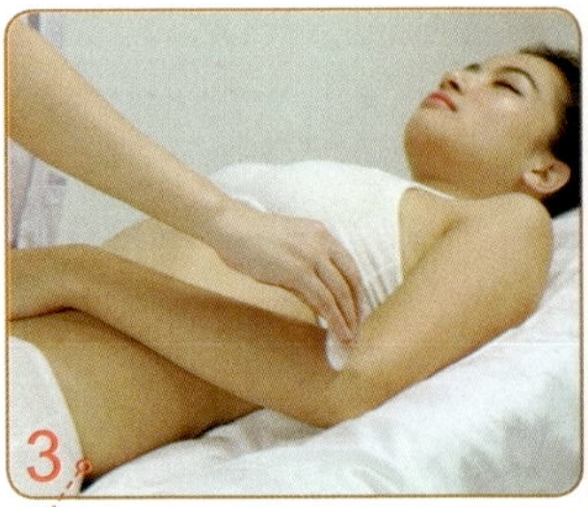

3. 用面刮法刮拭曲池穴30次，力度略重，以出现红色点痧为度。

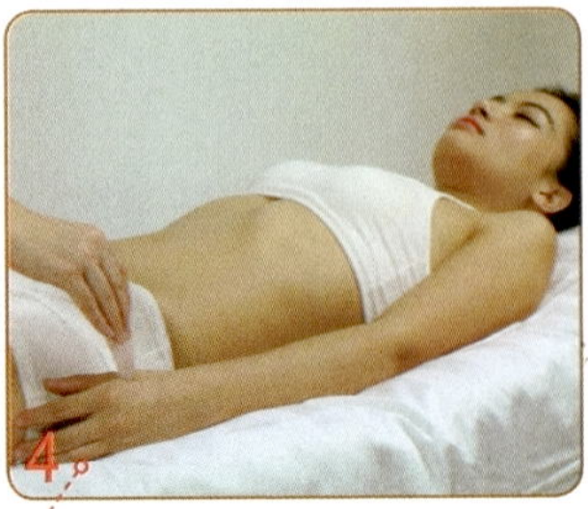

4. 用角刮法刮拭合谷穴30次，力度适中，以出现红色点痧为度。

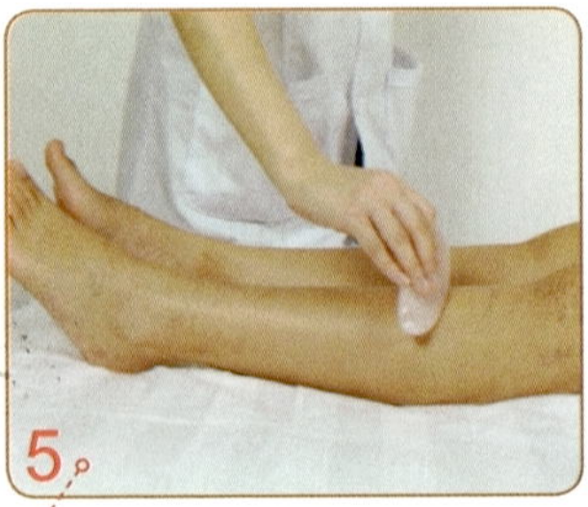

5. 用面刮法从上到下刮拭足三里穴30次，力度稍重。

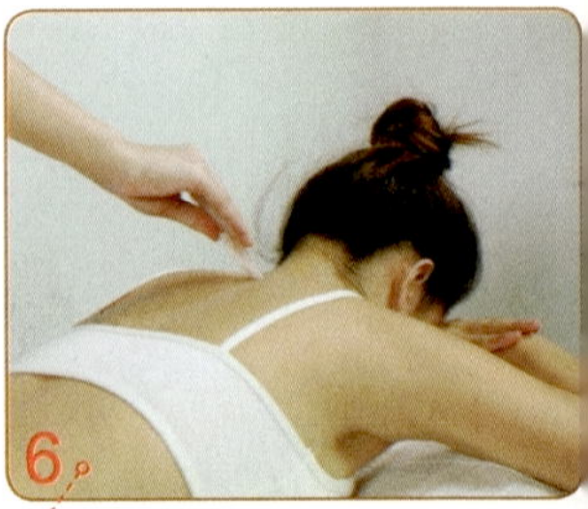

6. 用角刮法由上到下从风池穴刮至大椎穴30次，力度稍重，以出痧为度。

第三章

要私密，更要健康

——妇科病中医理疗法

月经不调、痛经、带下病、更年期综合征等这些妇科疾病总是让女性处于尴尬与烦恼中。由于这些妇科病大多数跟生殖器官密切相关，所以大部分患者将其当作个人隐私，觉得难以启齿，不愿意到医院就诊。而按摩、艾灸、拔罐、刮痧是很适合家庭使用的中医疗法，可以很好地解决患者不愿去医院就诊的难题。

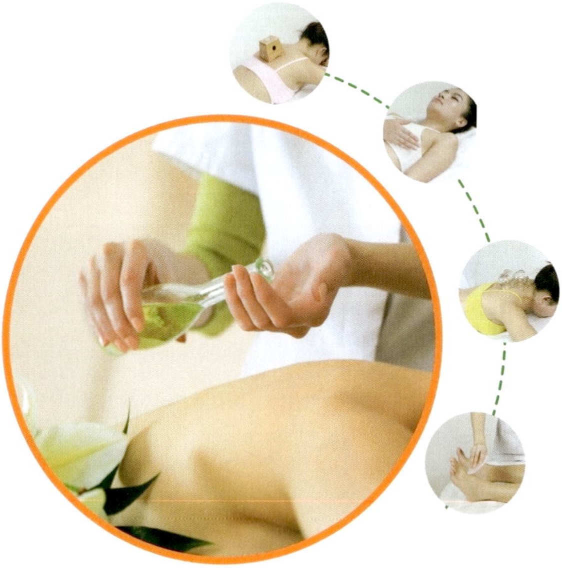

月经不调

益气补血调生理

月经是机体受垂体前叶及卵巢内分泌激素的调节而呈现的有规律的周期性子宫内膜脱落现象。月经不调是指月经的周期、经色、经量、经质发生了改变。如果垂体前叶或卵巢功能异常，就会发生月经不调。

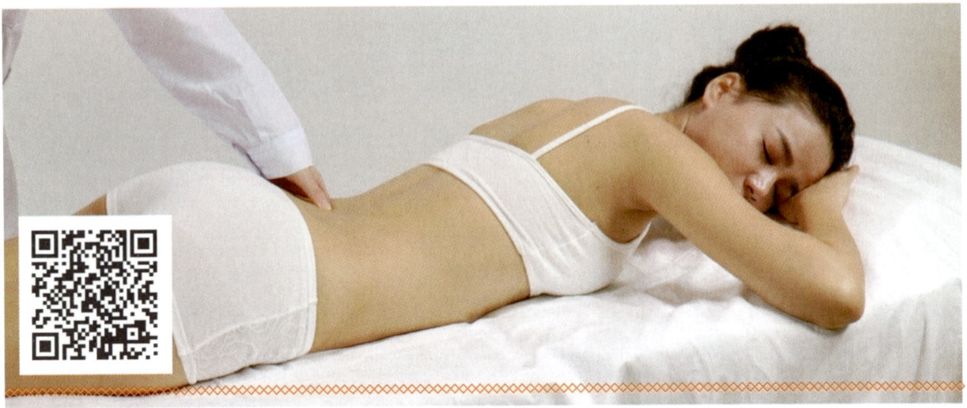

按摩方法

【穴位定位】

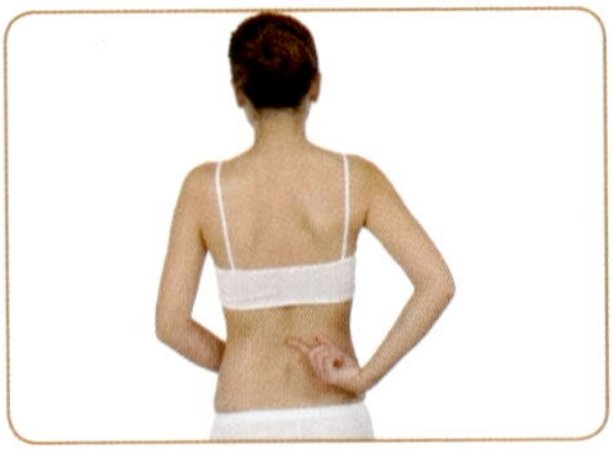

●命门 腰部后正中线上，第二腰椎棘突下凹陷中。

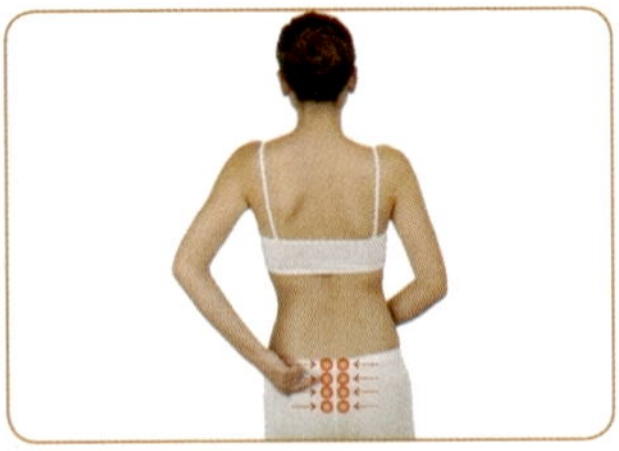

●八髎 位于骶椎。在第一、二、三、四骶后孔中。

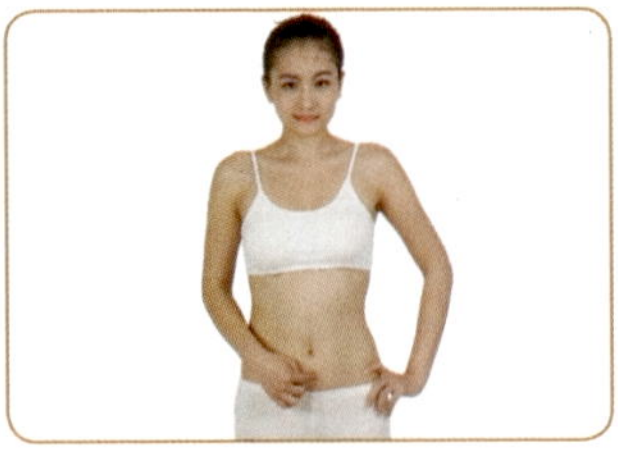

●气海 在下腹部，前正中线上，脐下1.5寸。

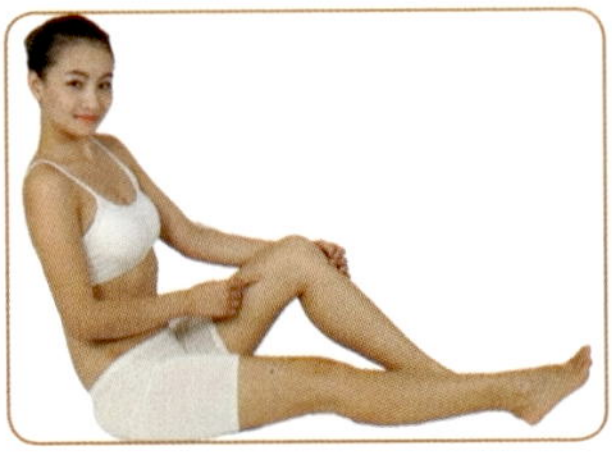

●阴包 在大腿内侧，股骨内上髁上4寸。

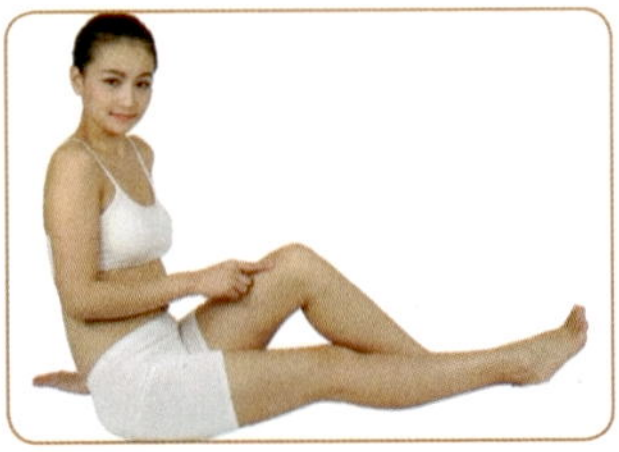

●血海 屈膝，在大腿内侧，髌底内侧端上2寸。

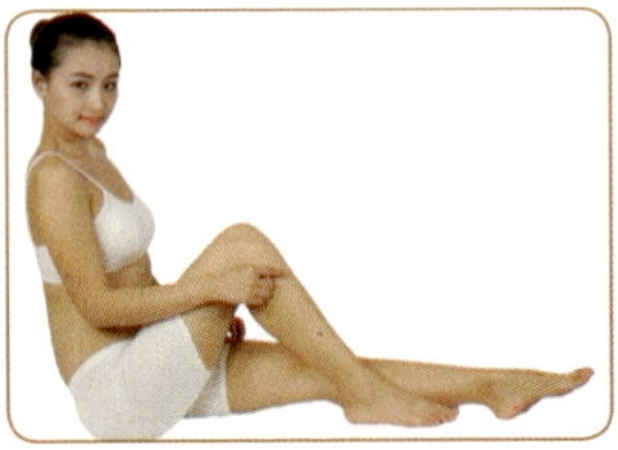

●足三里 在小腿前外侧，犊鼻下3寸。

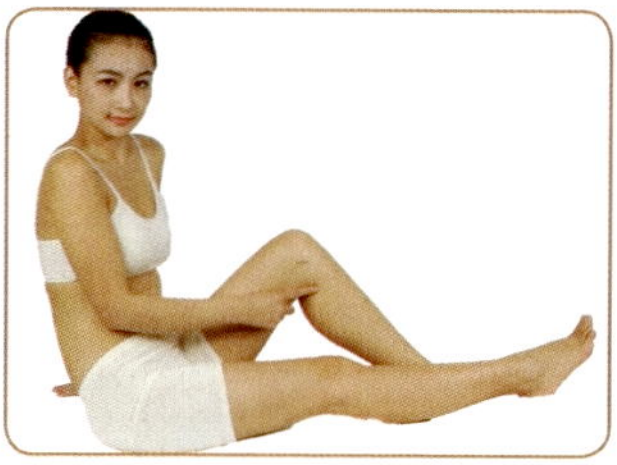

●阴陵泉

在小腿内侧，胫骨内侧髁后下方凹陷处。

小贴士

女性在经期应注意保暖，忌寒、凉、生、冷的刺激，防止寒邪侵袭。

【操作方法】

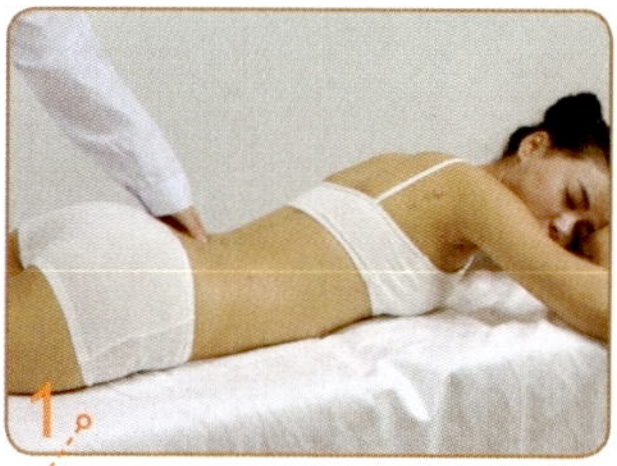

1. 取俯卧位，以双掌相叠揉按命门穴、八髎穴各5分钟。

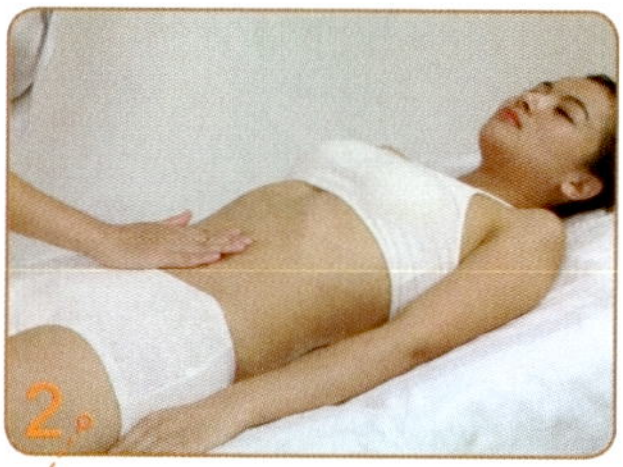

2. 取仰卧位，以气海穴为圆心，单掌以顺时针方向环形摩腹10分钟。

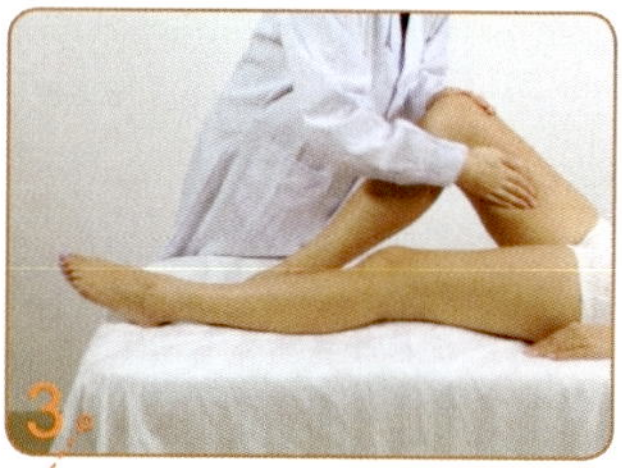

3. 用手掌来回摩擦大腿内侧，以每秒2～4次的频率，摩擦2分钟。

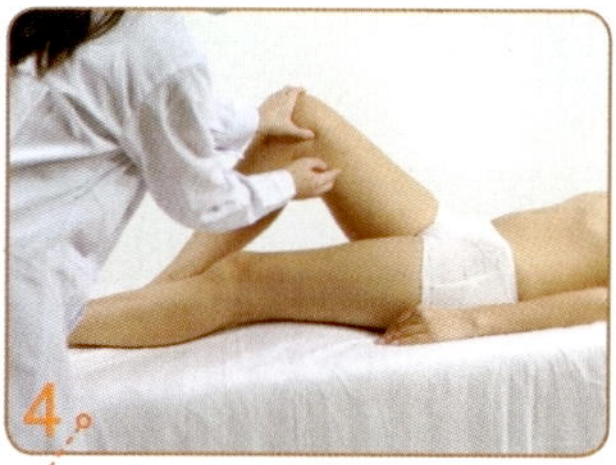

4. 用拇指与食指、中指相对成钳形，依次揉捏阴包穴、血海穴，各5分钟。

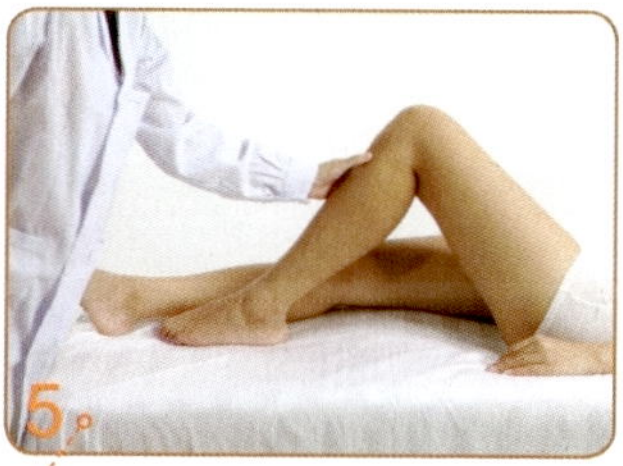

5. 用拇指揉按足三里穴，1～3分钟，以潮红发热为度。

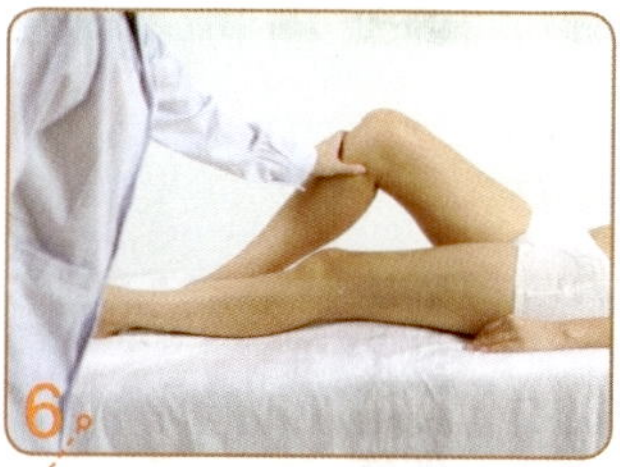

6. 用拇指指腹揉按阴陵泉穴，1～3分钟，以潮红发热为度。

艾灸疗法

准备工具 | 艾灸盒、艾条、打火机

【穴位定位】

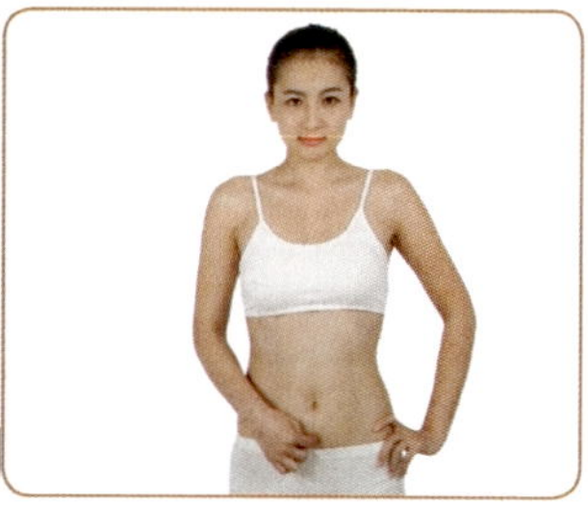

●关元

在下腹部，前正中线上，脐下3寸。

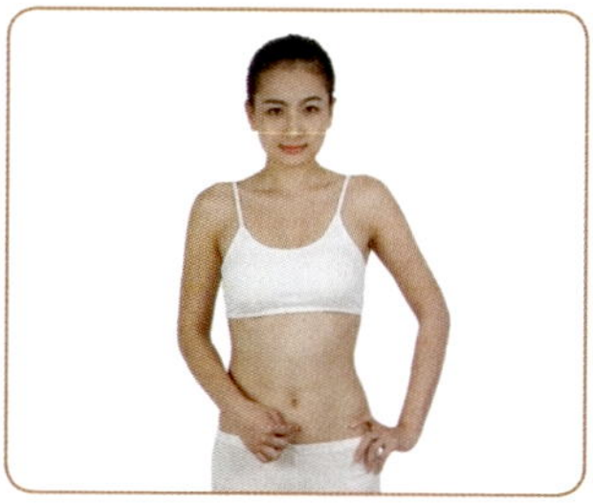

●气海

在下腹部，前正中线上，脐下1.5寸。

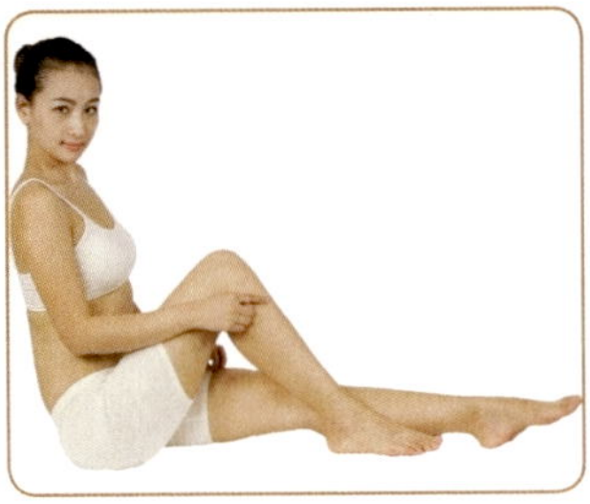

●**足三里**

在小腿前外侧，犊鼻下3寸，距胫骨前缘一横指。

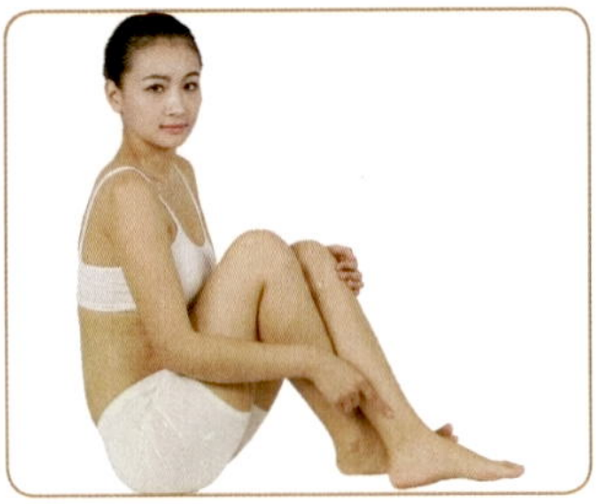

●**三阴交**

在小腿内侧，足内踝尖上3寸，胫骨内侧缘后方。

【操作方法】

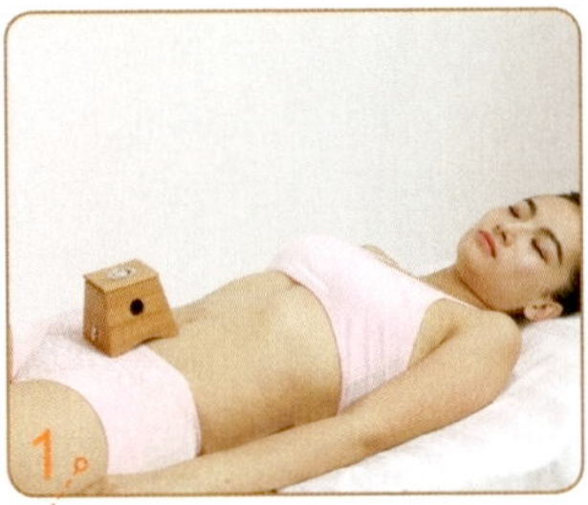

1 将一燃着的艾灸盒固定在气海穴和关元穴上施灸，一起灸治10分钟。

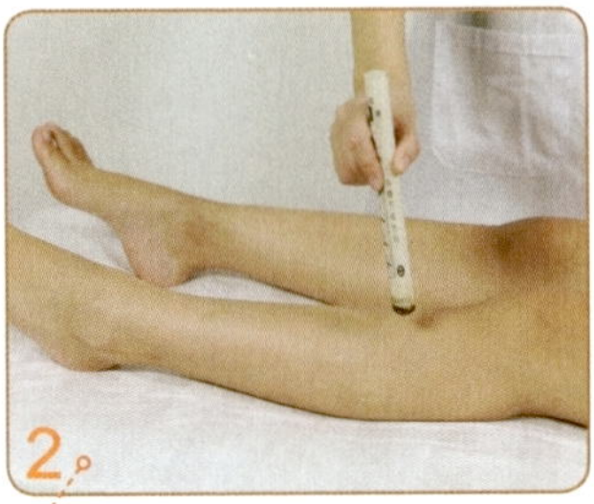

2 将艾条一端点燃，找到一侧足三里穴，用艾条温和灸法灸治5～10分钟。

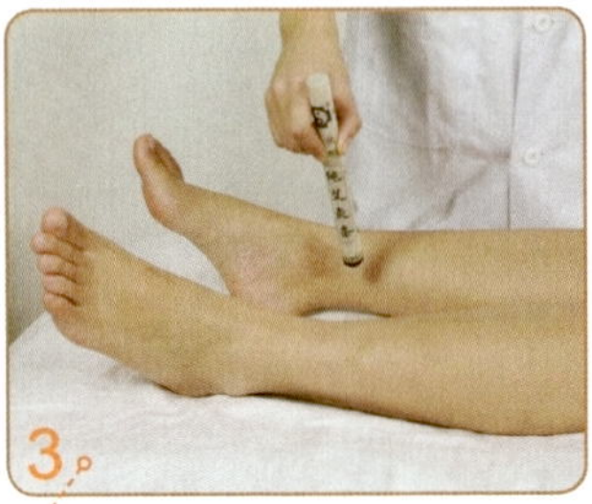

3 找到三阴交穴，用艾条温和灸法灸治5～10分钟。

拔罐疗法

准备工具 | 火罐、气罐、止血钳、棉球、毛巾、打火机、拔罐器

【穴位定位】

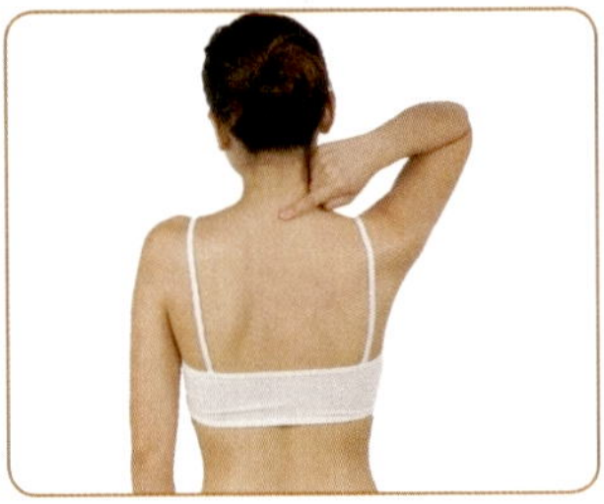

●**大椎**

在后正中线上，第七颈椎棘突下凹陷中。

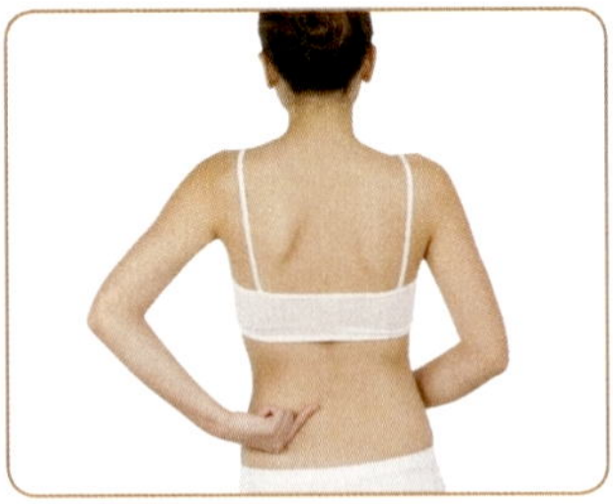

●**肾俞**

在腰部，第二腰椎棘突下，旁开1.5寸。

【操作方法】

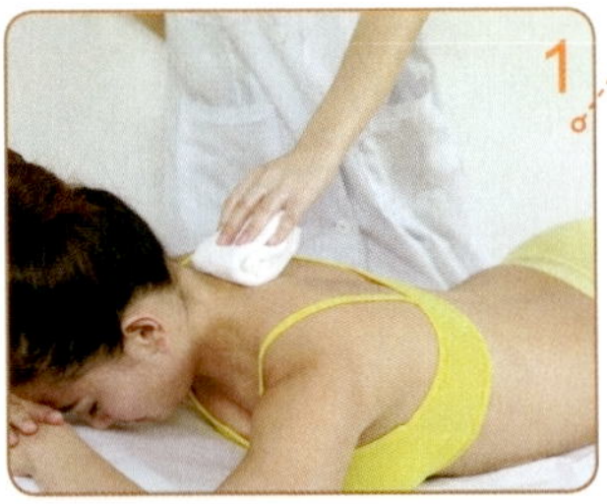

1 患者取俯卧位，找到大椎穴、肾俞穴，用热毛巾擦拭清洁以上穴位。

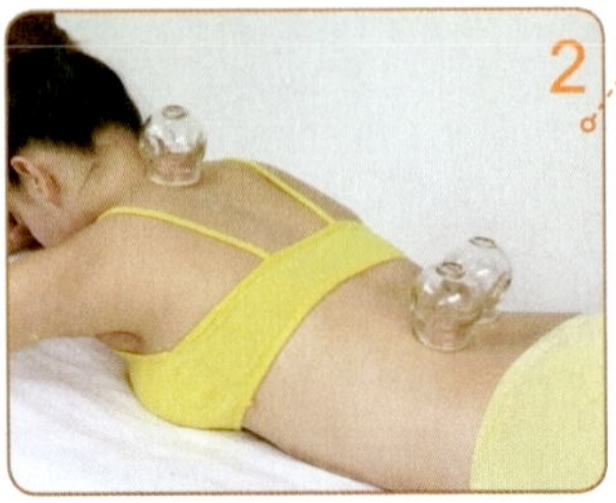

2 迅速将火罐拔扣在大椎穴、肾俞穴上，留罐15分钟。

刮痧疗法

准备工具 | 刮痧板、经络油

【穴位定位】

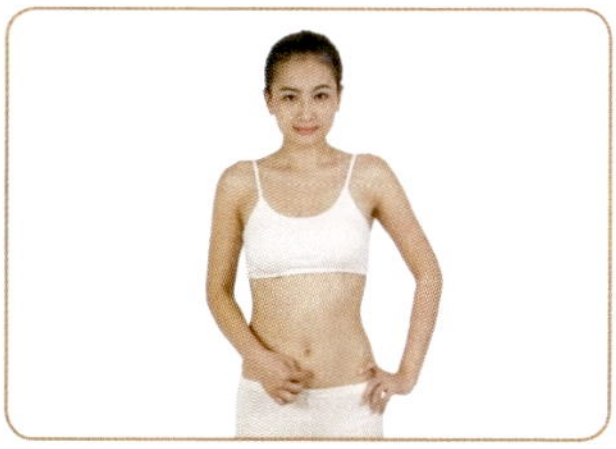

●**气海** 在下腹部，前正中线上，脐下1.5寸。

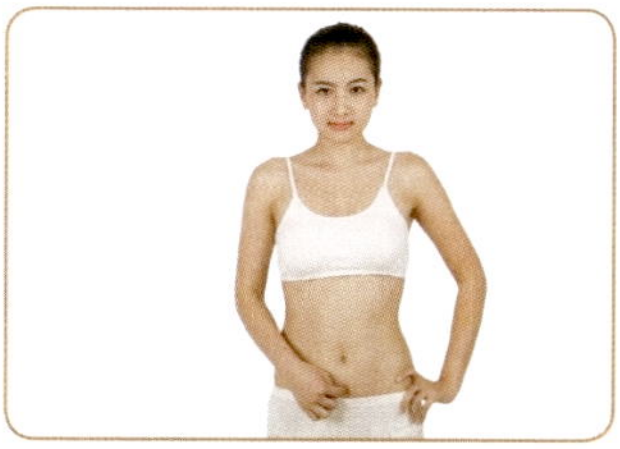

●**关元** 在下腹部，前正中线上，脐下3寸。

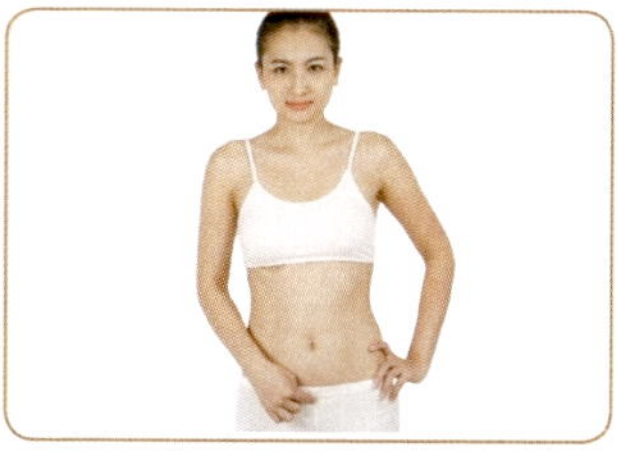

●**中极** 在下腹部，前正中线上，脐下4寸。

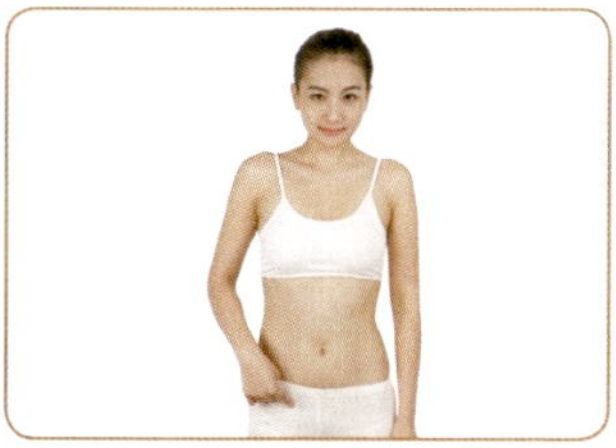

●**子宫** 在下腹部，脐下4寸，中极旁开3寸。

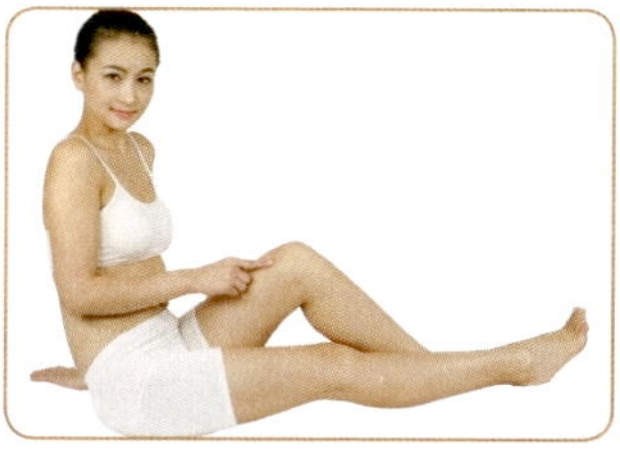

●**血海** 屈膝，在大腿内侧，髌底内侧端上2寸。

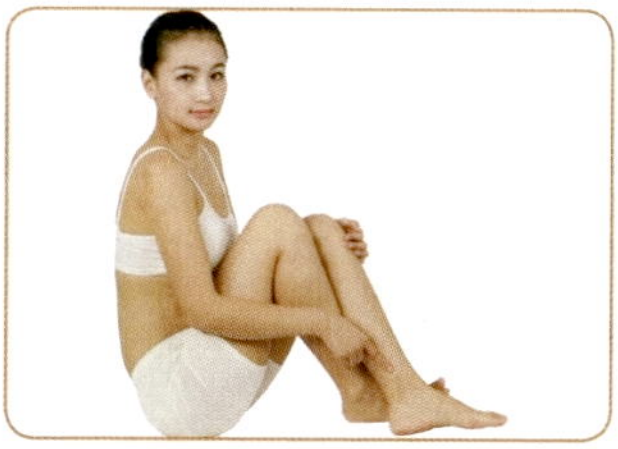

●**三阴交** 在小腿内侧，足内踝尖上3寸。

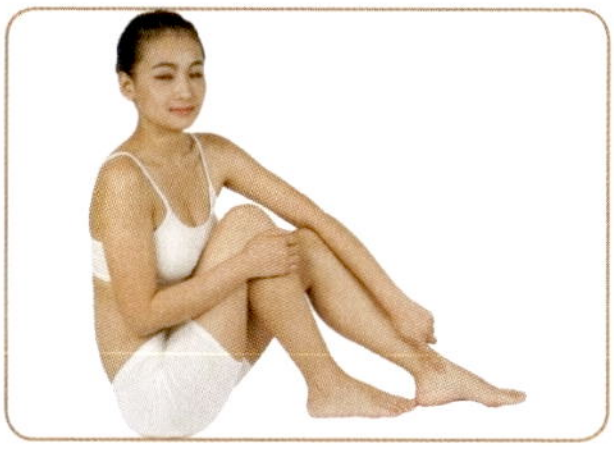

●**照海** 在足内侧，内踝尖下方凹陷处。

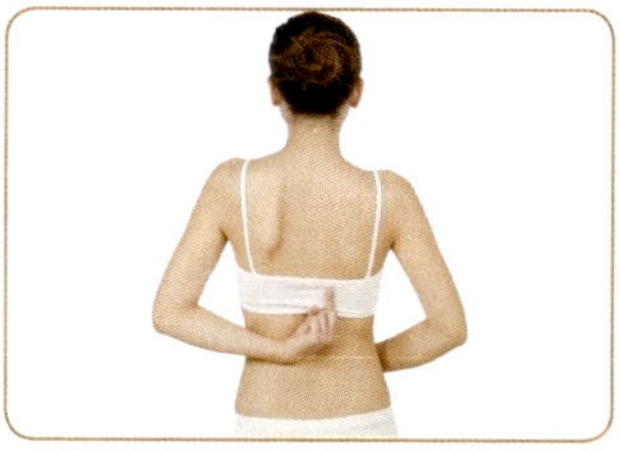

●**肝俞** 在背部，第九胸椎棘突下，旁开1.5寸。

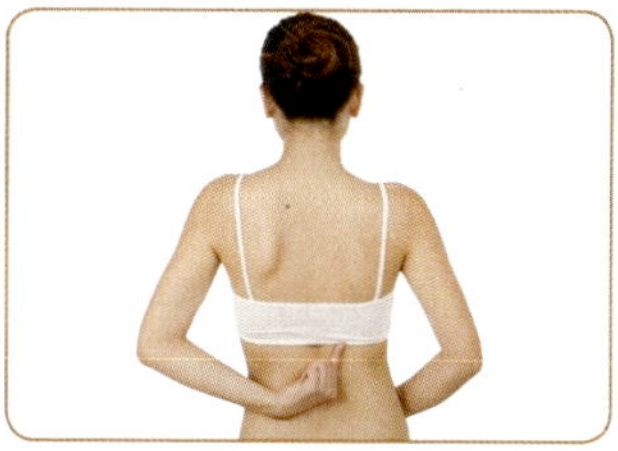

●**脾俞** 在背部，第十一胸椎棘突下，旁开1.5寸。

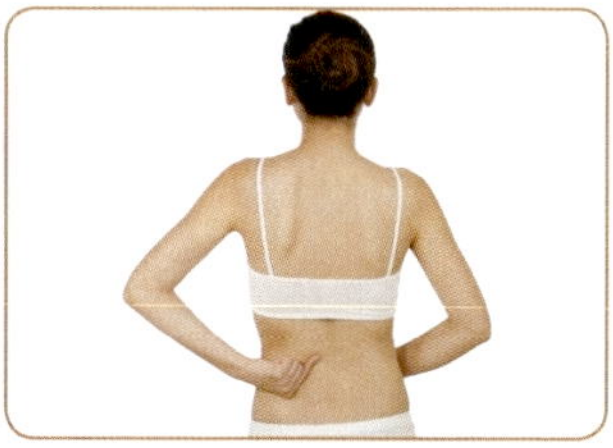

●**三焦俞** 在腰部，第一腰椎棘突下，旁开1.5寸。

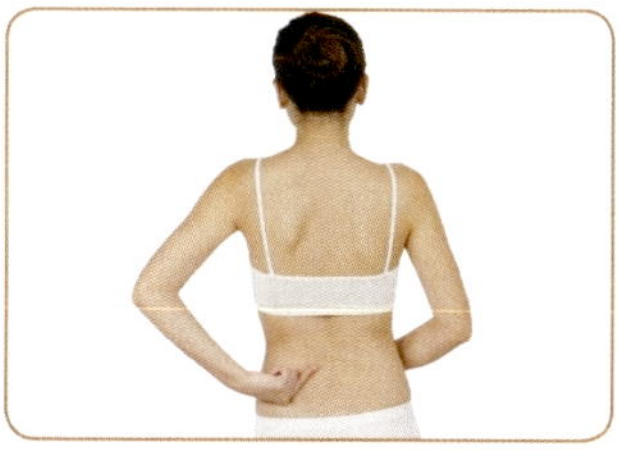

●**肾俞** 在腰部，第二腰椎棘突下，旁开1.5寸。

【操作方法】

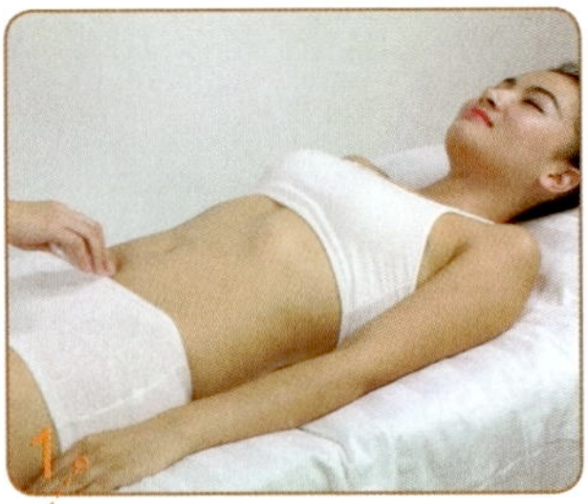

1 用面刮法从气海穴刮至关元穴、中极穴、子宫穴20~30次。

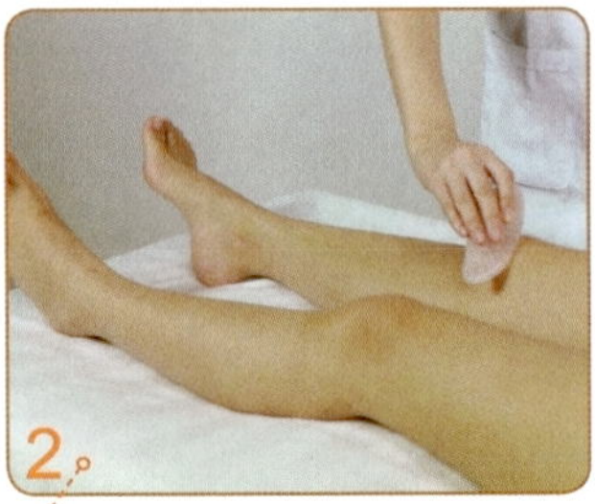

2 用面刮法从血海穴经三阴交穴刮至照海穴，要从上往下刮拭，20~30次。

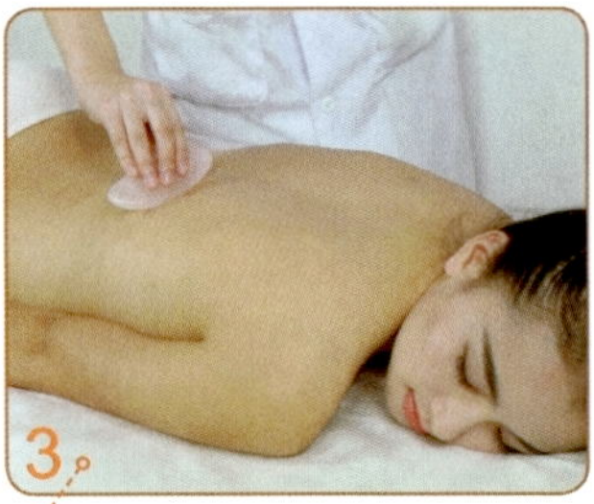

3 用面刮法从肝俞穴开始经脾俞穴、三焦俞穴刮至肾俞穴，20~30次。

对症食疗方

当归调经茶

【材料】红茶2克，当归10~15克

【制作】①将当归洗净后，与红茶放入杯中，加入沸水冲泡。②盖上杯盖，闷约5分钟即可代茶饮用，每日1剂。

【功效】当归能够补血活血、调经止痛，对治疗月经不调有很好的疗效。

益母草红糖调经茶

【材料】益母草60克，红糖50克

【制作】将益母草洗净，放入锅中，加入200毫升水；将锅置于火上，武火煮沸后，改文火煮10分钟，加入红糖即可饮用。

【功效】益母草能活血祛瘀；红糖能补血、温经。二者合饮对月经量少、小腹胀痛有良好的疗效。

墨鱼香菇冬笋粥

【材料】干墨鱼1只，水发香菇、冬笋各50克，猪瘦肉、粳米各100克，胡椒粉1克，料酒10毫升，食盐、味精各适量。

【制作】①干墨鱼去骨，用温水浸泡发涨，洗净，切丝。②猪瘦肉、香菇、冬笋洗净切丝，备用。③粳米洗净下锅，加入备好的材料、料酒，再加水熬至熟烂。④调入食盐、味精及胡椒粉即可。

【功效】本品有补益精气、通调月经、收敛止血的功效。适用于月经不调、闭经、白带增多、面色无华等症的患者。

三七粉粥

【材料】三七粉3克，大枣5枚，粳米100克，红糖适量

【制作】①粳米洗净；大枣去核、洗净备用。②将三七粉、大枣、粳米一同放入锅中，加水适量煮粥。③待粥将成时，加入红糖搅拌溶化即可。

【功效】三七可止血、散瘀、消肿、定痛；大枣能补气养血；粳米能提高人体免疫功能。本品可以补血止血、清热化瘀，适用于月经不调、崩漏等女性疾病患者。

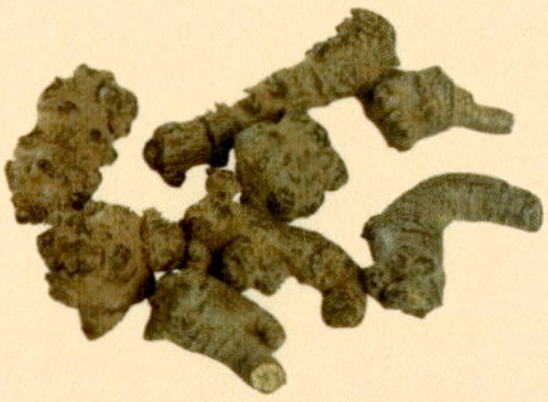

痛经

调经止痛解难题

痛经是指妇女在月经前后或经期，出现下腹部或腰骶部剧烈疼痛，严重时伴有恶心、呕吐、腹泻，甚至昏厥。中医认为本病多因情志郁结，或经期受寒饮冷，以致经血滞于胞宫，或体质素弱，胞脉失养所致。

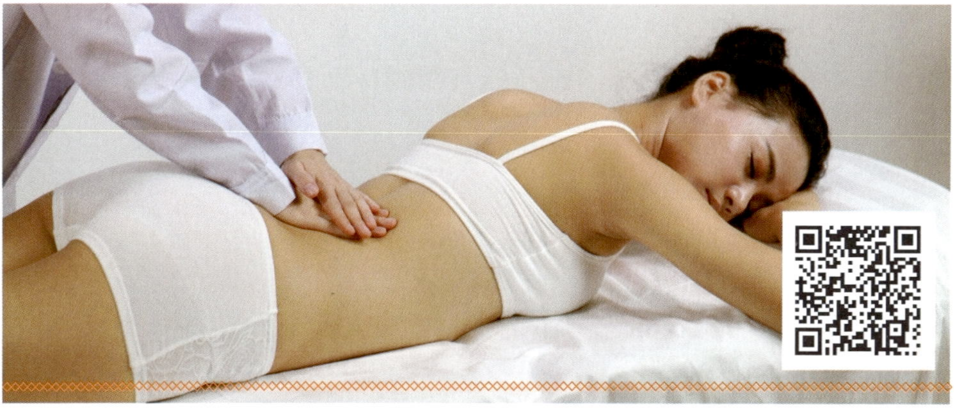

按摩方法

【穴位定位】

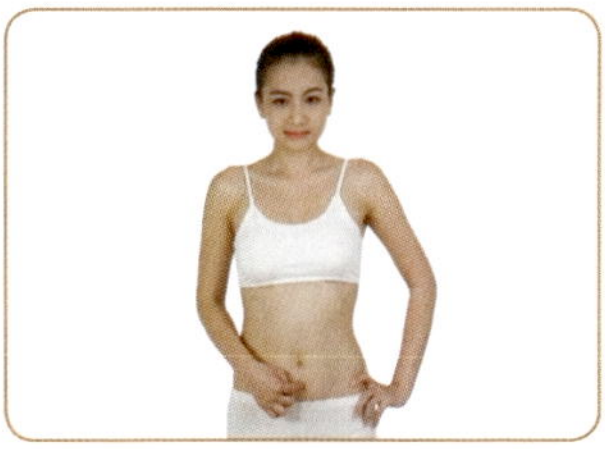

●气海 在下腹部，前正中线上，脐下1.5寸。

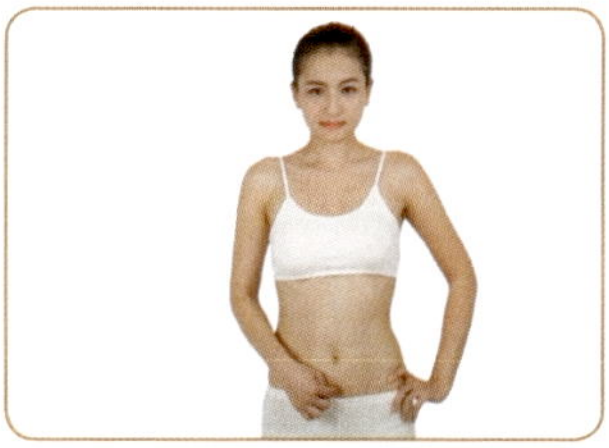

●关元 在下腹部，前正中线上，脐下3寸。

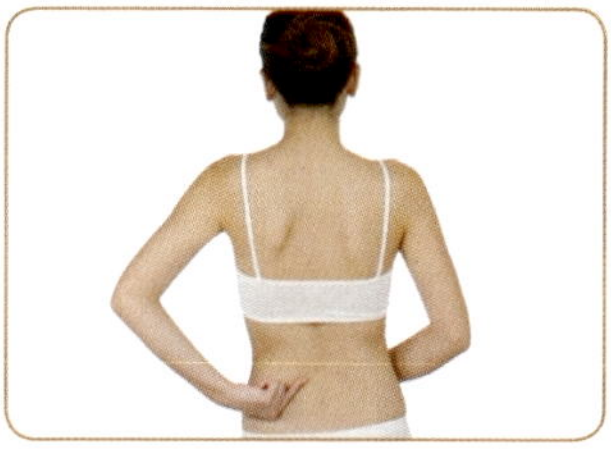

●肾俞 在腰部，第二腰椎棘突下，旁开1.5寸。

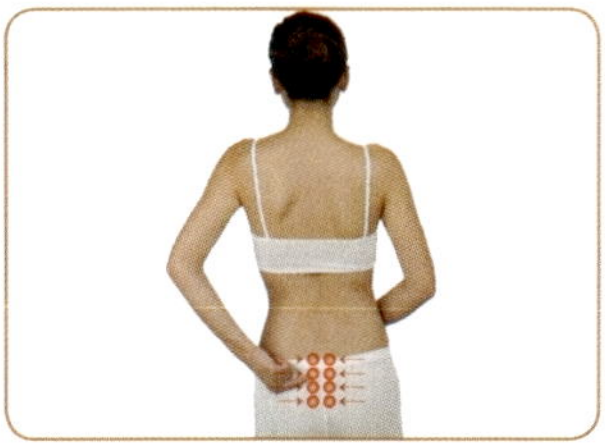

●八髎 位于骶椎。分别在第一、二、三、四骶后孔中。

小贴士

保持身体暖和将加速血液循环，并松弛肌肉，尤其是痉挛及充血的骨盆部位。多喝热的花草茶或热柠檬汁。也可在腹部放置热敷垫或热水袋，一次数分钟。

【操作方法】

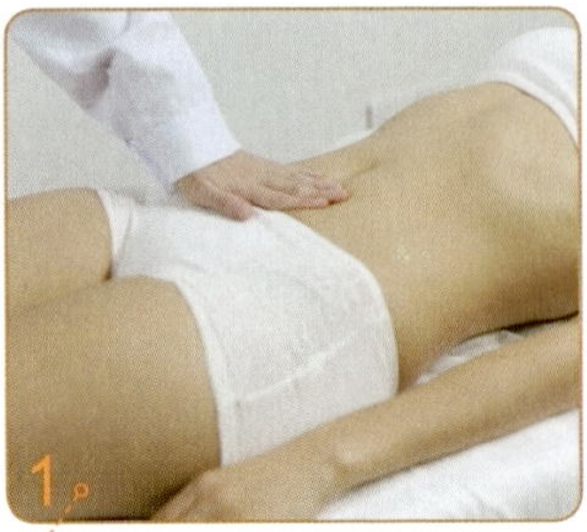

取仰卧位，按顺时针方向在小腹部轻揉5分钟。

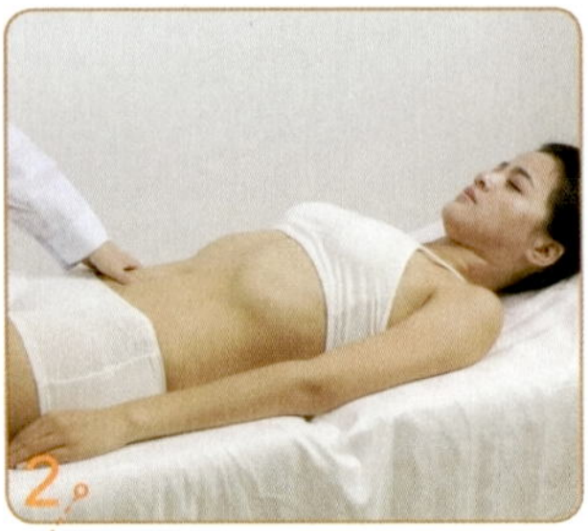

用手指指腹紧贴在气海和关元穴上，以顺时针的方向揉动2分钟。

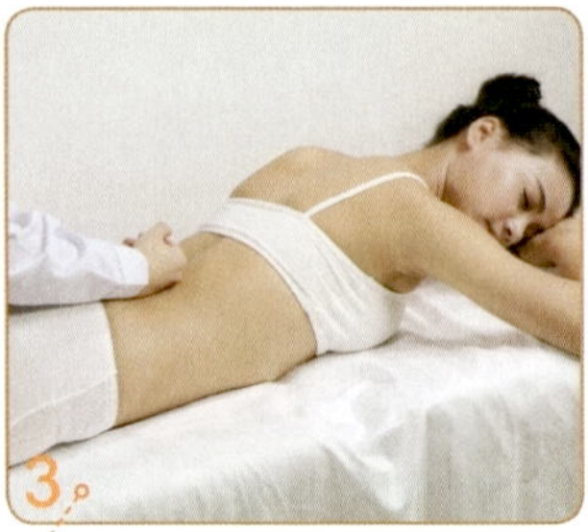

用手掌背部，紧贴于腰骶部，进行前臂旋转，操作5分钟。

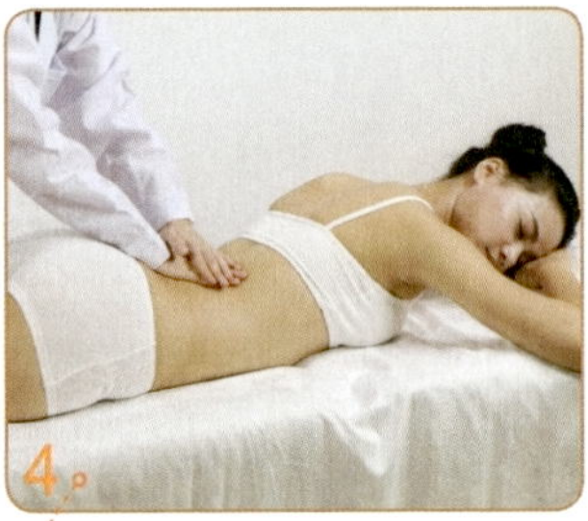

用手掌在八髎穴、肾俞穴上用力向下按压2分钟。

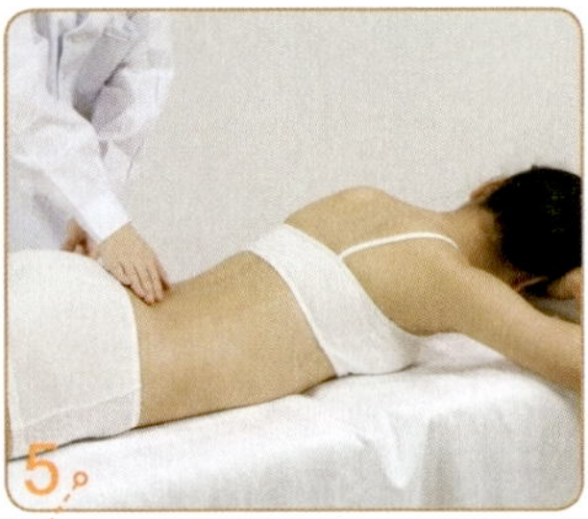

用手掌在骶部八髎穴来回摩擦，以透热为度，摩擦2分钟。

艾灸疗法

准备工具 | 艾灸盒、艾条、打火机

【穴位定位】

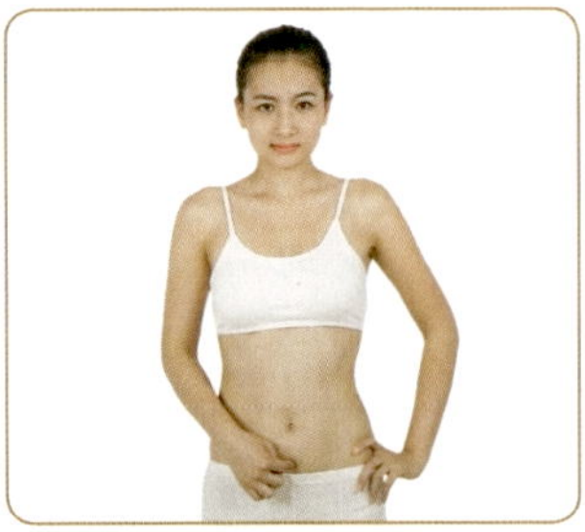

●关元 在下腹部，前正中线上，脐下3寸。

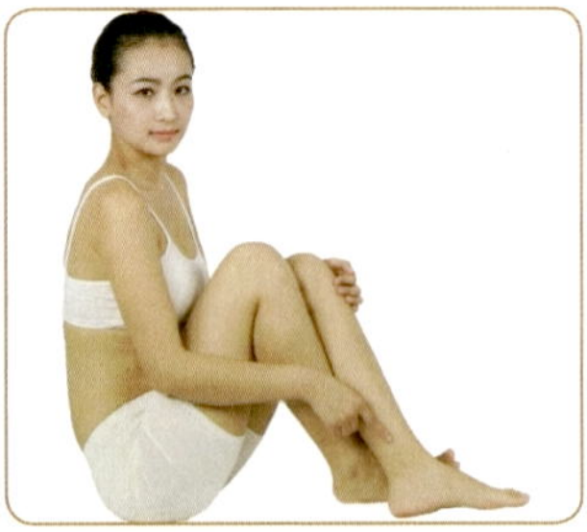

●三阴交 在小腿内侧，足内踝尖上3寸，胫骨内侧缘后方。

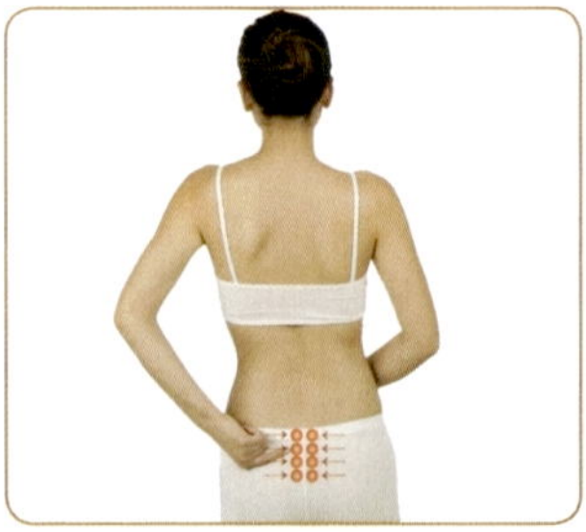

●八髎 位于骶椎。分别在第一、二、三、四骶后孔中。

【操作方法】

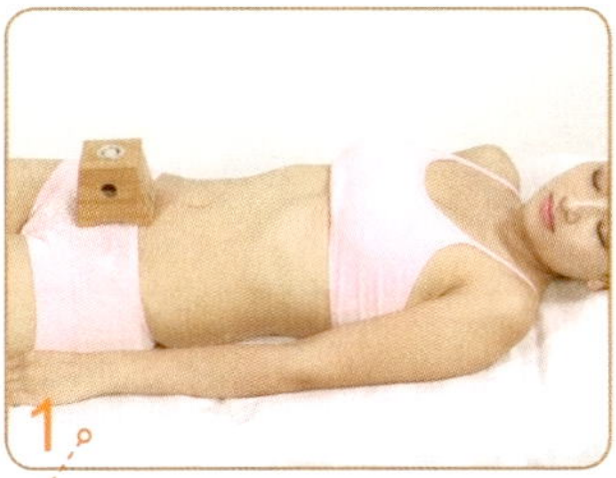

1 用艾灸盒灸治关元穴，灸治10分钟。

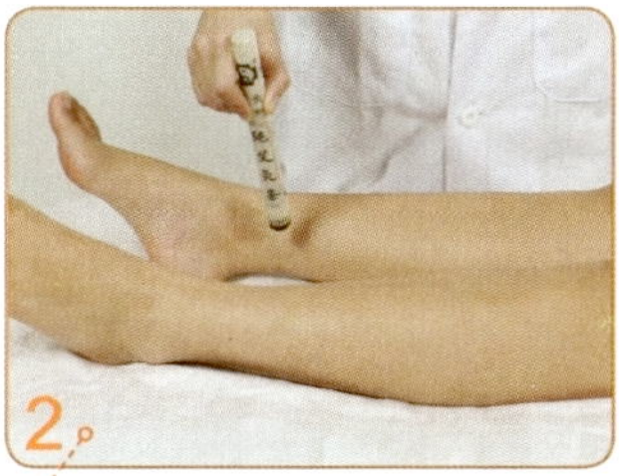

2 找到三阴交穴，用艾条温和灸法灸治5～10分钟。

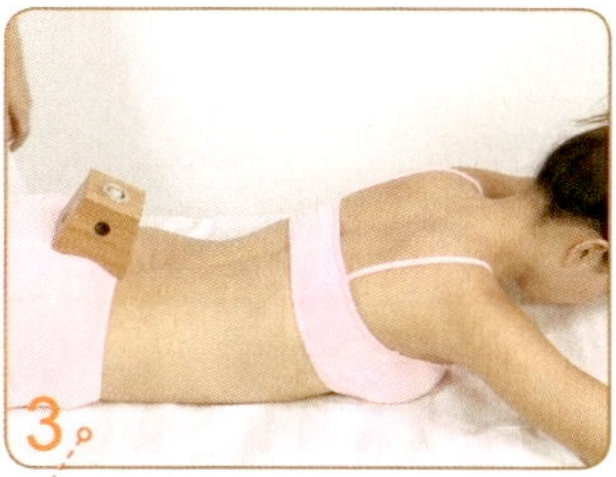

3 找到八髎穴，将一燃着的艾灸盒固定在八髎穴上施灸15分钟。

拔罐疗法

准备工具 | 火罐、气罐、止血钳、棉球、毛巾、打火机、拔罐器

【穴位定位】

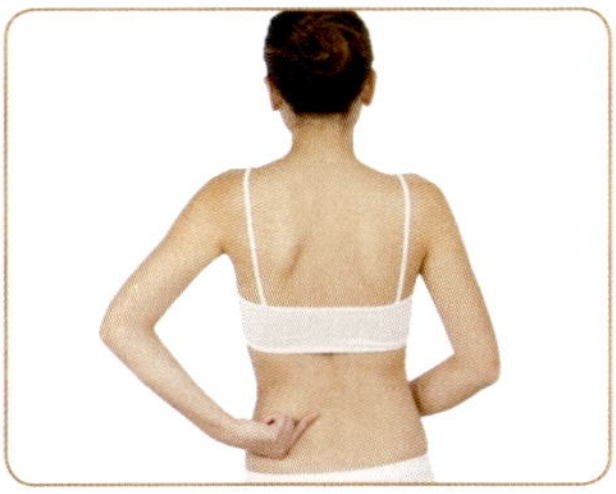

●**肾俞** 在腰部，第二腰椎棘突下，旁开1.5寸。

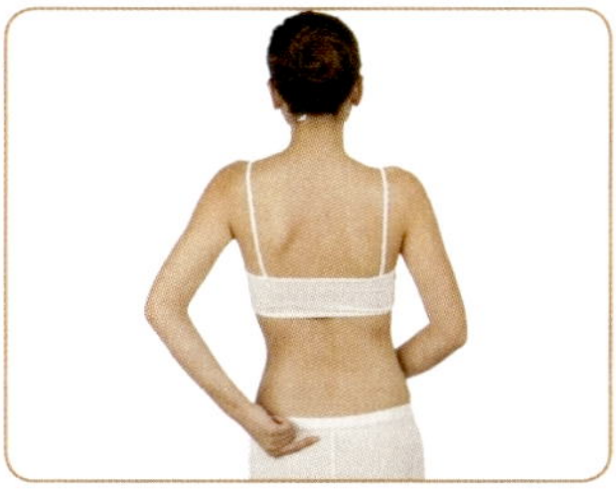

●**次髎** 在骶部，髂后上棘内下方，适对第二骶后孔处。

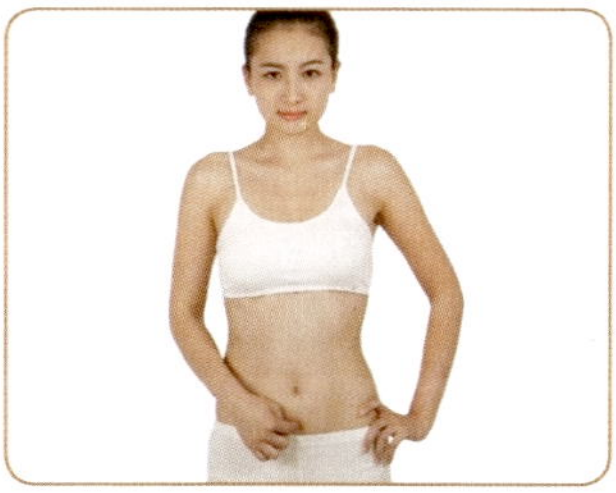

●**关元** 在下腹部，前正中线上，脐下3寸。

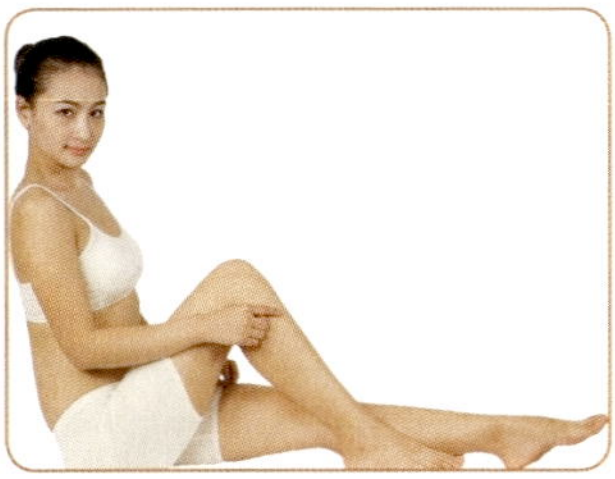

●**足三里** 在小腿前外侧，犊鼻下3寸，距胫骨前缘一横指。

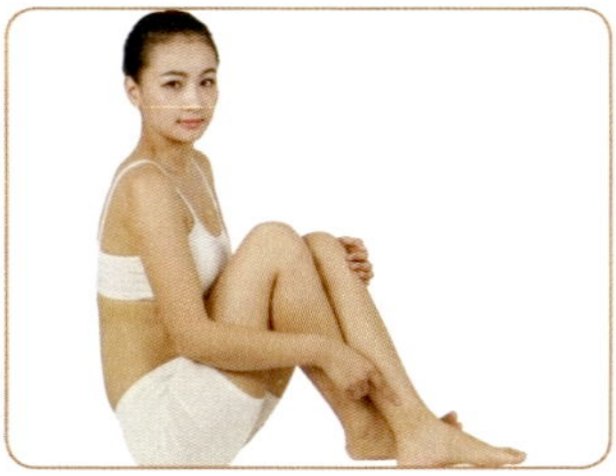

●**三阴交** 在小腿内侧，足内踝尖上3寸，胫骨内侧缘后方。

【操作方法】

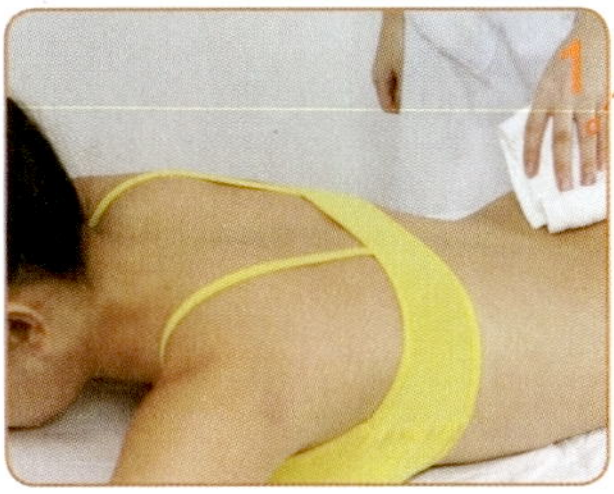

1 患者取俯卧位，找到肾俞、次髎穴，用热毛巾依次擦拭清洁该穴区。

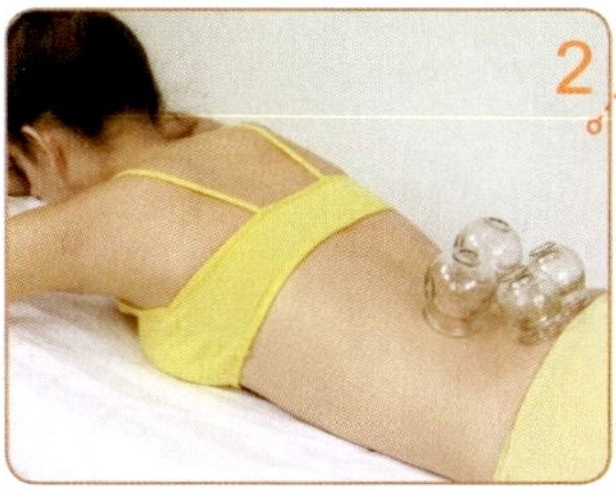

2 将火罐迅速拔扣在肾俞、次髎穴上，每罐留10分钟后取下。

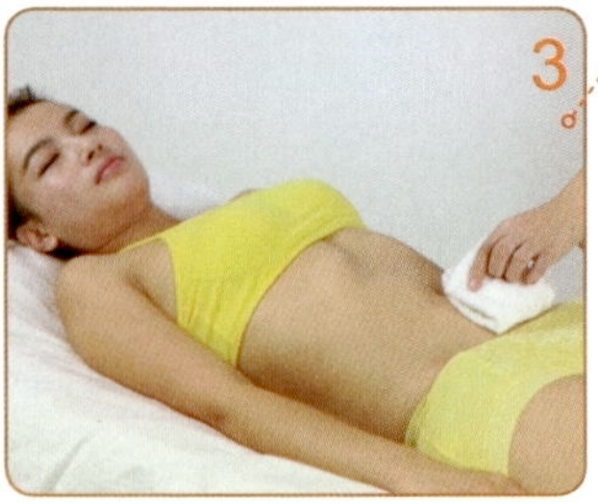

3 患者取仰卧位，找到关元穴，用热毛巾擦拭清洁关元穴。

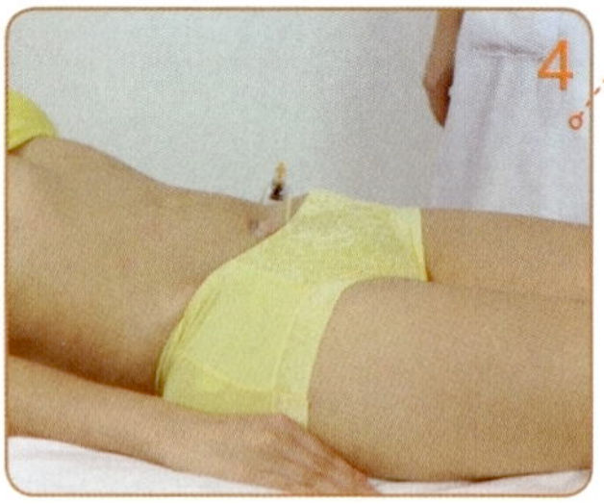

4 用拔罐器将气罐拔扣在关元穴上，留罐10分钟。

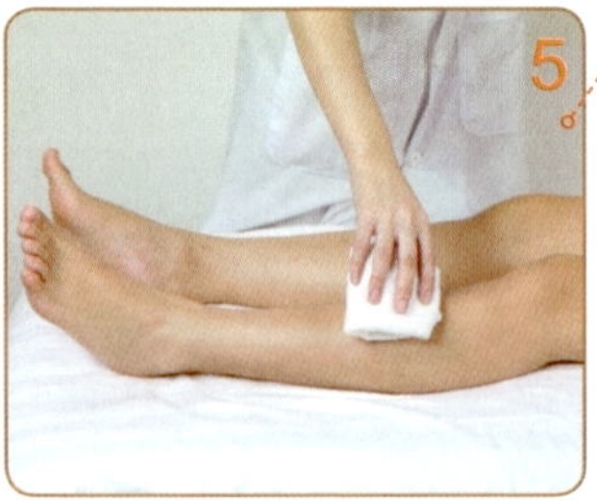

5 找到一侧足三里穴、三阴交穴，用热毛巾擦拭清洁该穴区。

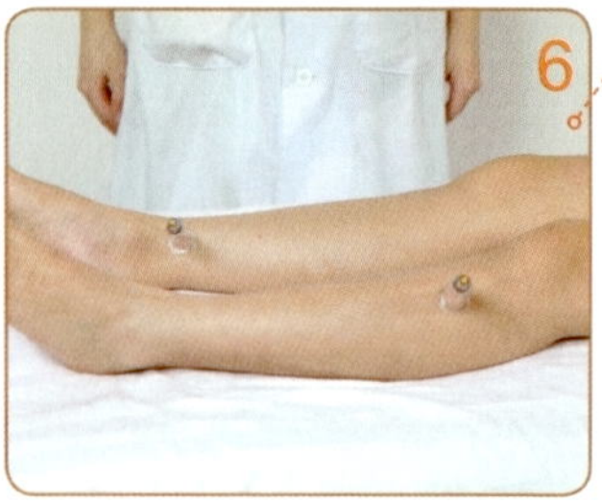

6 用拔罐器将气罐拔扣在足三里、三阴交穴上，留罐10分钟。

刮痧疗法

准备工具 | 刮痧板、经络油

【穴位定位】

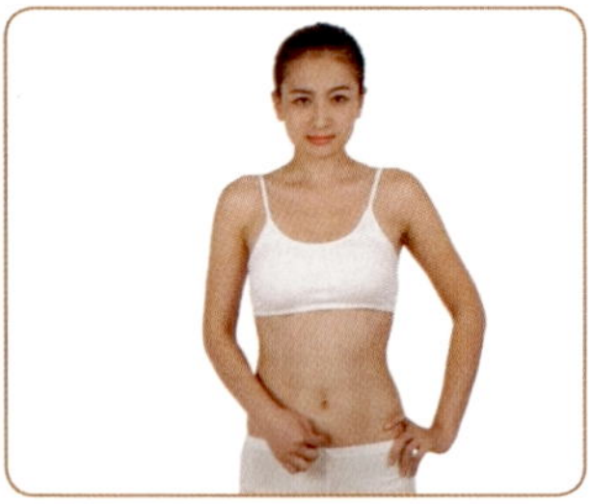

●**关元** 在下腹部，前正中线上，脐下3寸。

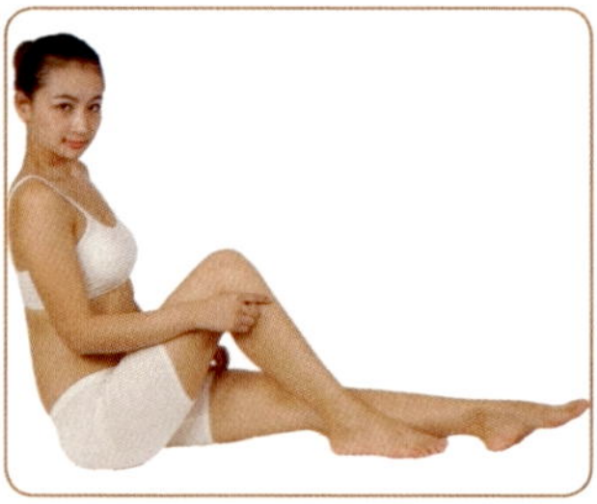

●**足三里** 在小腿前外侧，犊鼻下3寸，距胫骨前缘一横指。

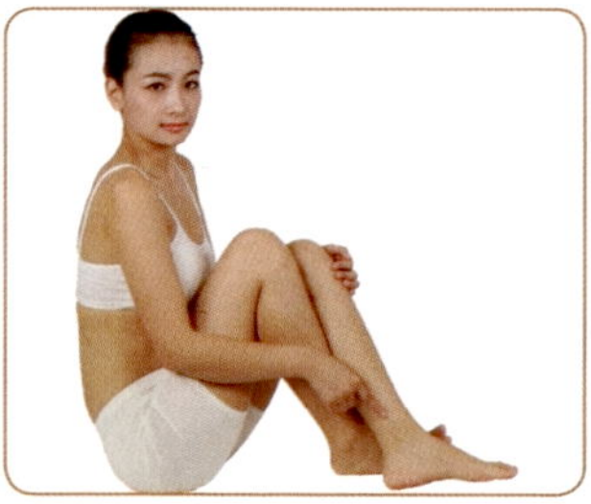

●**三阴交** 在小腿内侧，足内踝尖上3寸，胫骨内侧缘后方。

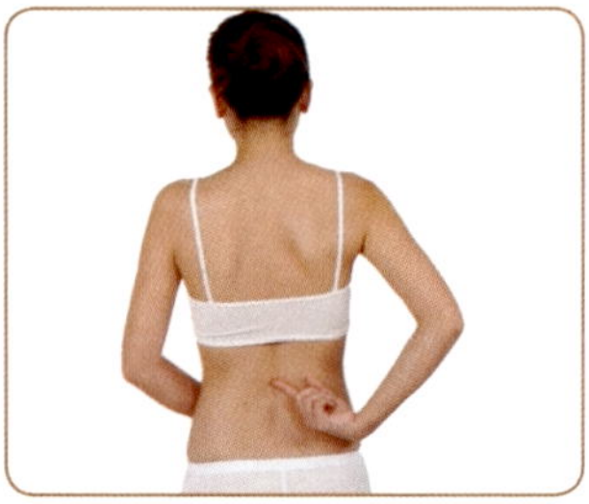

●**命门** 在腰部，后正中线上，第二腰椎棘突下凹陷中。

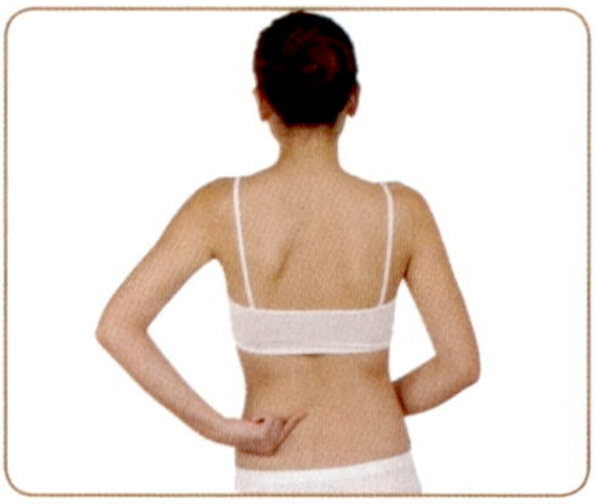

●**肾俞** 在腰部，第二腰椎棘突下，旁开1.5寸。

【操作方法】

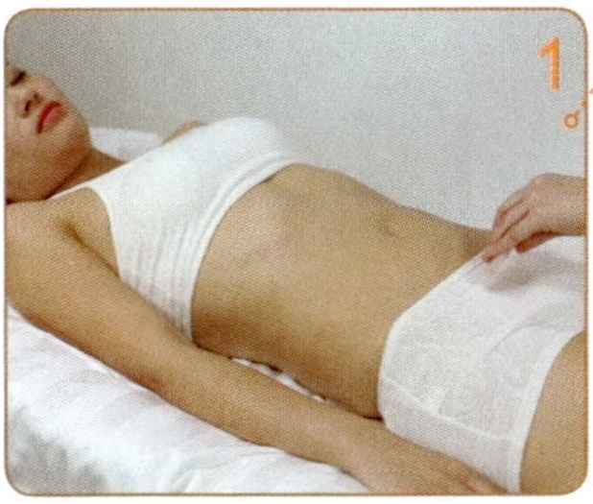

1 用角刮法自上而下刮拭关元穴30次，以出痧为度。

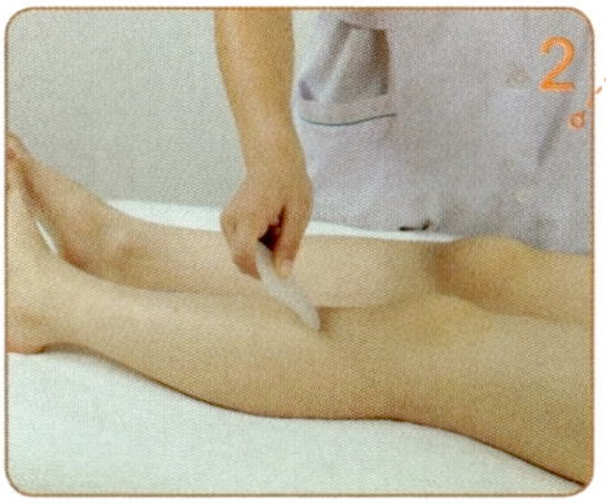

2 用角刮法刮拭足三里穴30次，以皮肤潮红出痧为度。

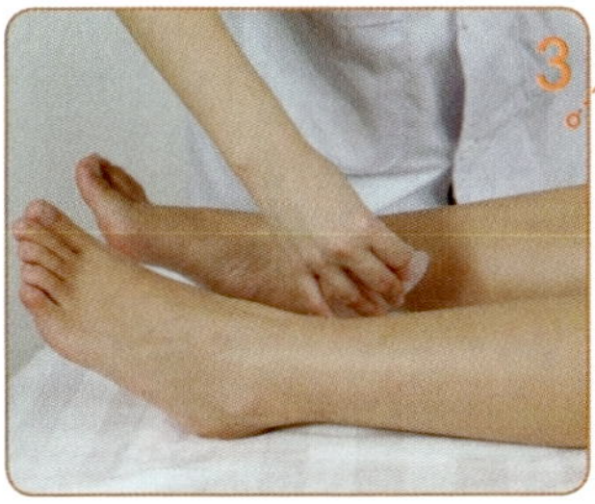

3 用角刮法刮拭三阴交穴30次，以皮肤潮红出痧为度。

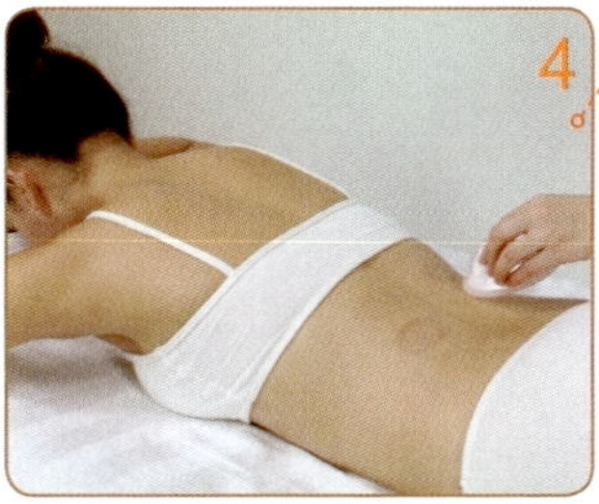

4 用角刮法刮拭背部命门穴至肾俞穴。由命门分别向两侧刮拭30次，以出痧为度。

对症食疗方

川芎乌龙活血止痛茶

【材料】乌龙茶6克，川芎3克

【制作】①将乌龙茶、川芎放入杯中，冲入350毫升的沸水。②盖上杯盖，闷泡2～3分钟后，过滤茶渣即可饮用。

【功效】川芎可行气开郁止痛，能上行头目，下调经水。上述合用可以活血止痛，有效治疗痛经。

二花调经茶

【材料】玫瑰花、月季花各9克，红茶3克

【制作】①将玫瑰花、月季花、红茶放入保温杯中，冲入适量沸水。②盖上盖子，闷置15分钟后饮用，一日内饮尽。在经期前3～5天开始饮用疗效最佳。

【功效】玫瑰能理气解郁、活血散瘀、调经止痛；月季可以活血调经、消肿解毒。此品对痛经有很好的作用。

山楂桂枝红糖汤

【材料】山楂肉15克，桂枝5克，红糖适量

【制作】①将山楂肉、桂枝装入瓦煲内，加水2碗。②用文火煎剩至1碗时，加入红糖，调匀，煮沸即可。

【功效】此品具有温经通脉，化瘀止痛的功效，适用于妇女寒性痛经症患者及面色无华者。

红花酒

【材料】红花200克，低度酒1000毫升，红糖适量

【制作】①红花洗净，晾干表面水分，与红糖同装入洁净的纱布袋内，封好袋口。②将沙布点袋放入酒坛中，加盖密封，浸泡7日即可饮用。每日1～2次，每次饮服20～30毫升。

【功效】此品具有养血养肤、活血通经的功效，适用于妇女血虚、血瘀、痛经等症的患者。

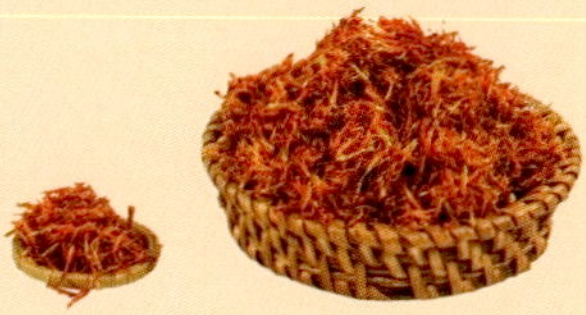

急性乳腺炎

消炎止痛施招法

急性乳腺炎的临床表现主要有乳房胀痛、畏寒、发热，局部红、肿、热、痛，可触及硬块。此病多发生于哺乳期妇女，特别是初产妇，大多有乳头损伤、皲裂或积乳病史。

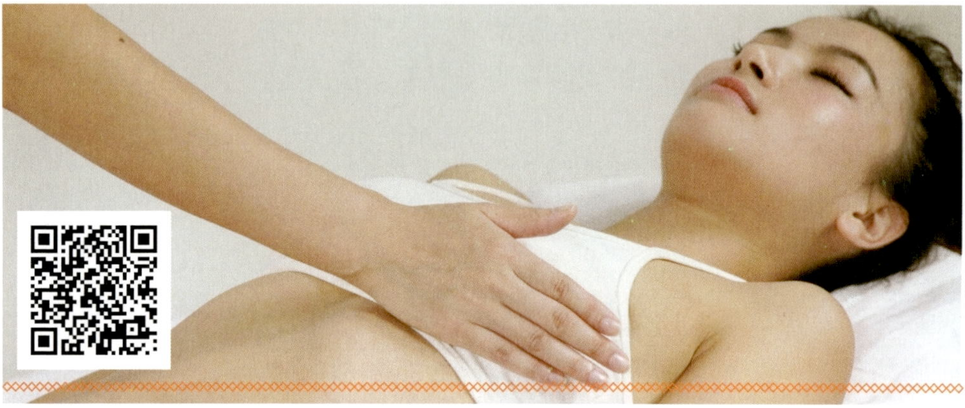

按摩方法

【穴位定位】

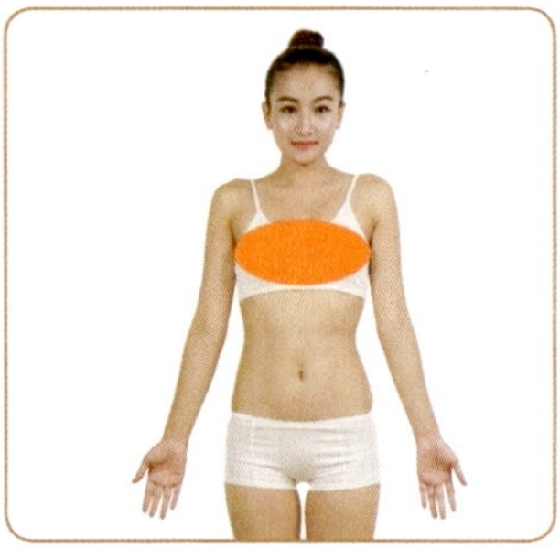

●阿是穴

位于病变的附近，也可在与其距离较远的部位，没有固定的位置和名称。

小贴士

哺乳期要保持乳头清洁，常用温水清洗乳头。定时哺乳，每次应尽可能将乳汁排空，如乳汁过多，婴儿不能吸尽，应借助吸乳器将乳汁排空。

【操作方法】

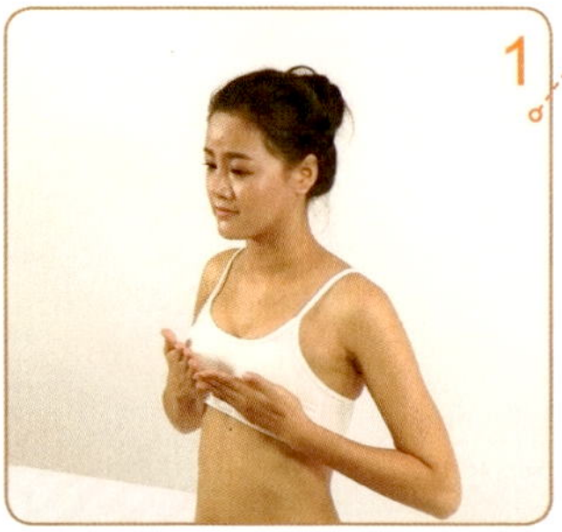

1 患者取坐位，以双手小鱼际部着力于患部，从乳房肿结处，沿乳根向乳头方向推按100次。

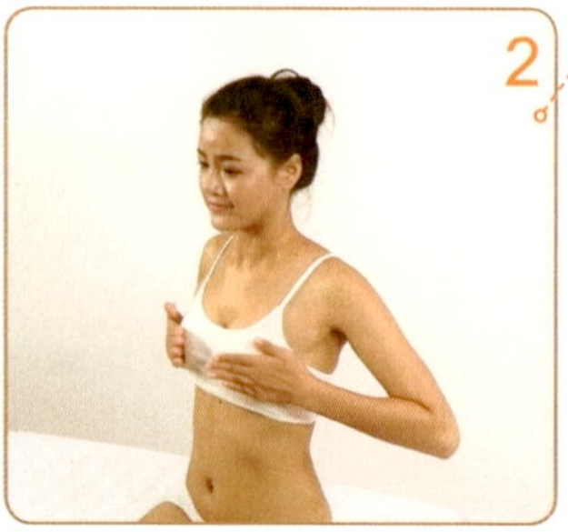

2 将掌根着力于乳房患处持续用劲发力，使按摩部位随之而发生震颤，反复3～5遍。

艾灸疗法

准备工具 | 艾条、打火机

【穴位定位】

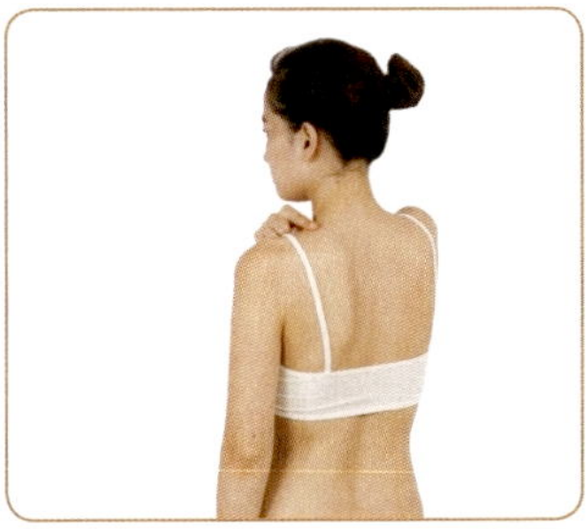

●肩井

在肩上，前直乳中，大椎与肩峰端连线的中点上。

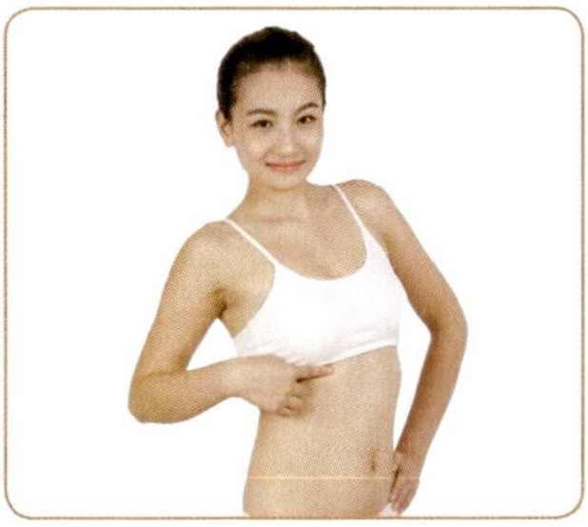

●乳根

在胸部，乳头直下，乳房根部，第五肋间隙，距前正中线4寸。

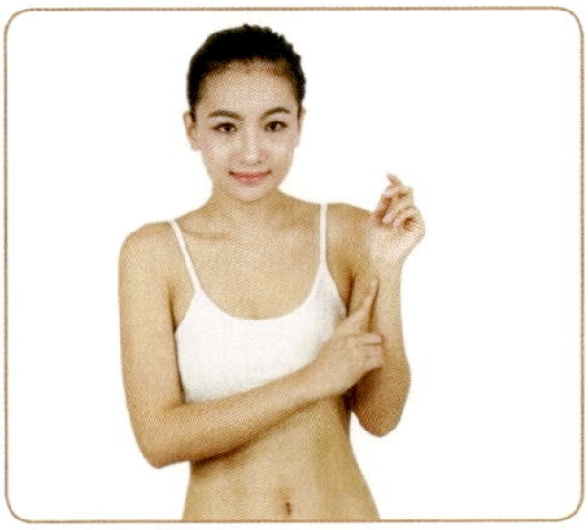

●内关

臂掌侧，腕横纹上2寸，掌长肌腱与桡侧腕屈肌腱之间。

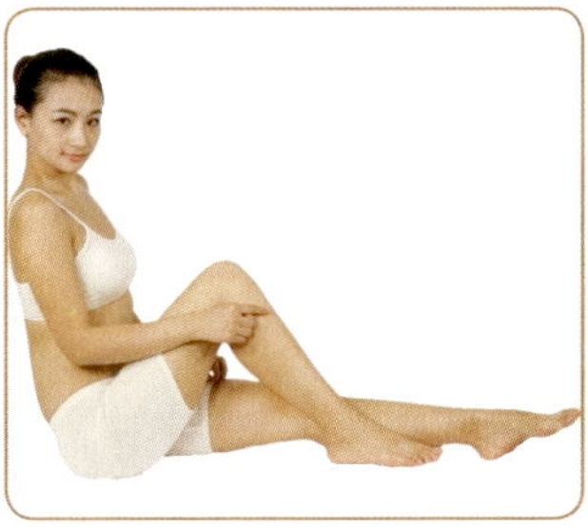

●足三里

在小腿前外侧，犊鼻下3寸，距胫骨前缘一横指。

【操作方法】

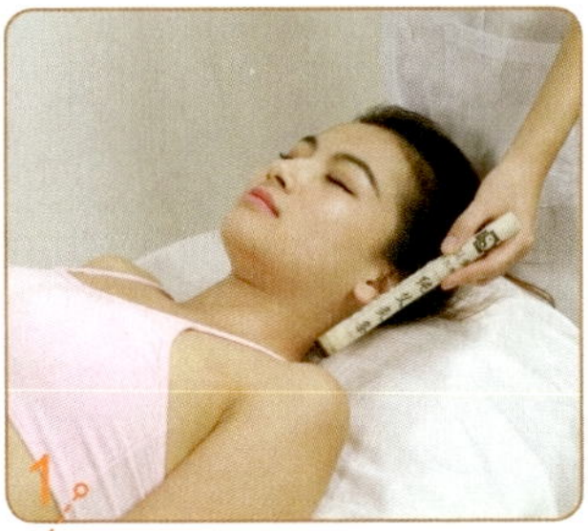

1. 找到肩膀两侧的肩井穴，用艾条温和灸法分别灸治10分钟。

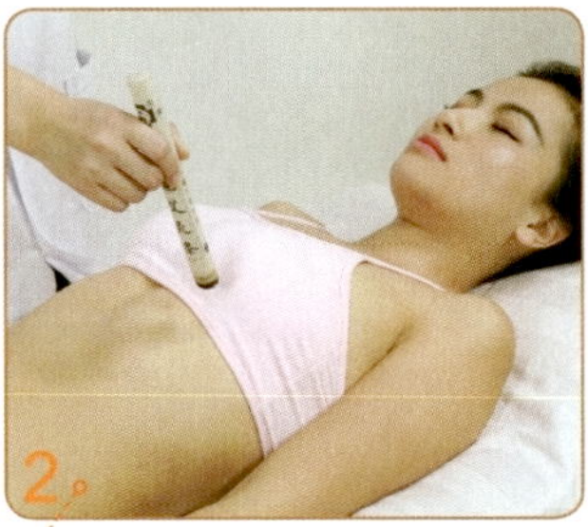

2. 找到一侧乳根穴，用艾条回旋灸法灸治10～15分钟。

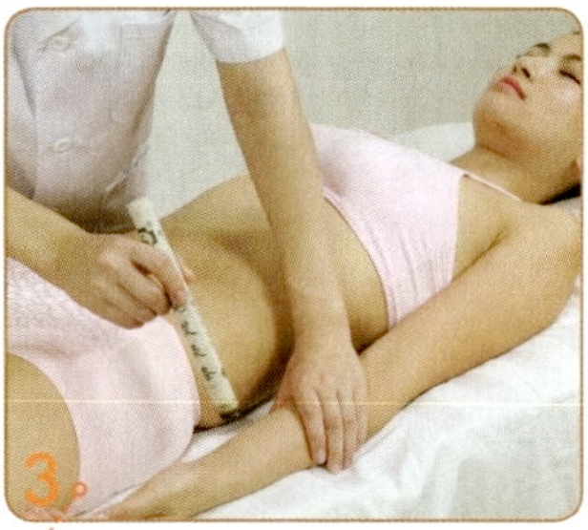

3. 找到一侧内关穴，用艾条温和灸法灸治10分钟。

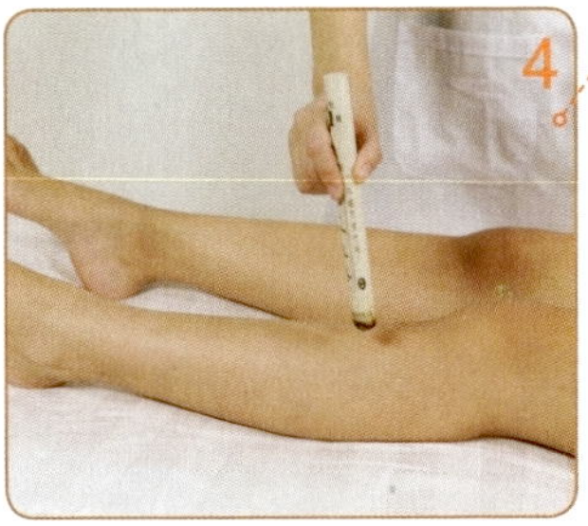

4. 找到一侧足三里穴，用艾条温和灸法灸治10分钟。

小贴士

若出现发热，体温达39℃时不宜吸乳。不宜让婴儿含乳头睡觉，哺乳后用胸罩将乳房托起。饮食宜清淡、易消化，少吃荤食，忌辛辣食物。

刮痧疗法

准备工具 | 刮痧板、经络油

【穴位定位】

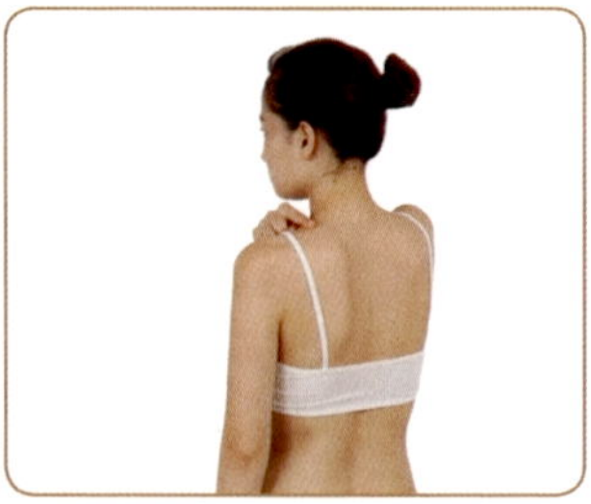

●**肩井** 在肩上，前直乳中，大椎与肩峰端连线的中点上。

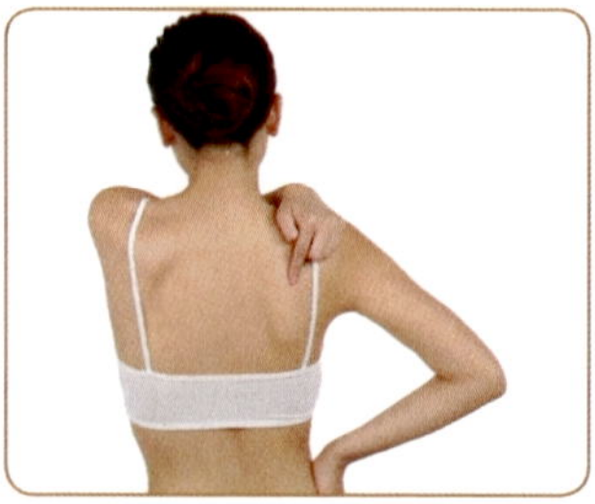

●**天宗** 在肩胛部，冈下窝中央凹陷处，与第四胸椎相平。

【操作方法】

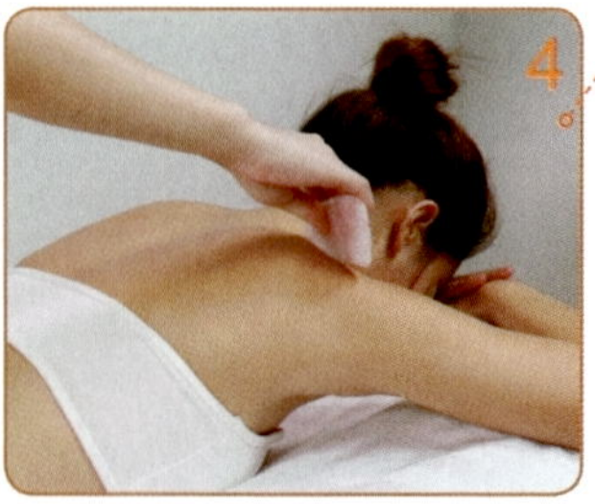

4 用面刮法刮拭肩井穴至天宗穴，刮试1～3分钟，自上而下刮拭，以出痧为度。

小贴士

不要让乳房被蚊虫叮咬或黏附灰尘污垢。乳房部位如发生痱子、湿疹、疖肿等，不要搔抓，要及时治疗。

对症食疗方

大黄公英护乳消炎茶

【材料】生大黄、蒲公英各6克，荆芥穗10克

【制作】①将生大黄、蒲公英、荆芥穗混合研磨为粗末。②将研磨好的粗末置保温瓶中，冲入沸水300毫升，闷泡15分钟后，代茶饮用。

【功效】蒲公英可清热解毒，有抗炎、抗病毒的作用；生大黄可清湿热、泻火凉血、祛瘀；荆芥穗能解表散风。常饮此茶能清热解毒、抗菌消炎，有效降低患急性乳腺炎的风险。

苦瓜牛蛙汤

【材料】紫花地丁、蒲公英各15克，苦瓜200克，牛蛙175克，清汤、精盐、姜片各适量

【制作】①将苦瓜去籽洗净切厚片，用盐水稍泡；紫花地丁、蒲公英洗净，备用；牛蛙洗净斩块，汆水备用。②将锅置于火上，倒入适量清汤，调入适量精盐、姜片烧开。③待清汤煮沸后，下入牛蛙、苦瓜、紫花地丁、蒲公英煲至熟即可。

【功效】此汤具有凉血消肿、利尿散结的功效，可辅助治疗急性乳腺炎、淋巴腺炎等症。

乳腺增生

消肿止痛有绝招

乳腺增生是女性最常见的乳房疾病，其发病率居乳腺疾病的首位。乳腺增生是正常乳腺小叶生理性增生与复旧不全，乳腺正常结构出现紊乱，属于病理性增生。它是既非炎症又非肿瘤的一类病，临床表现为乳房疼痛、乳房肿块及乳房溢液等。

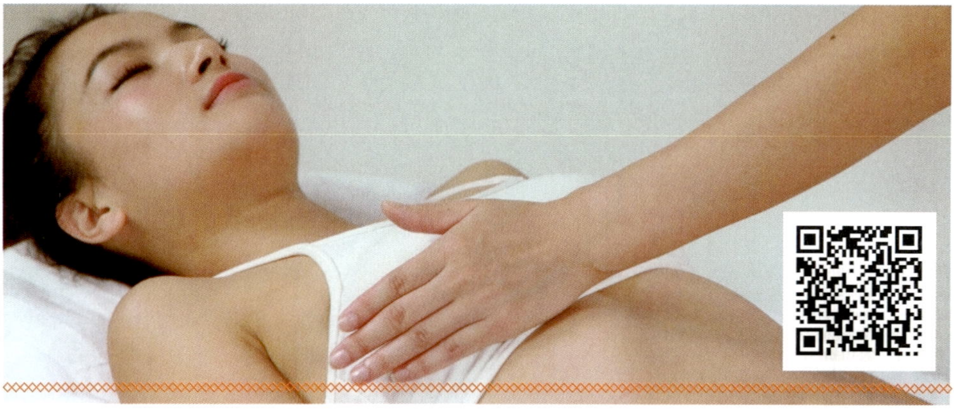

按摩方法

【穴位定位】

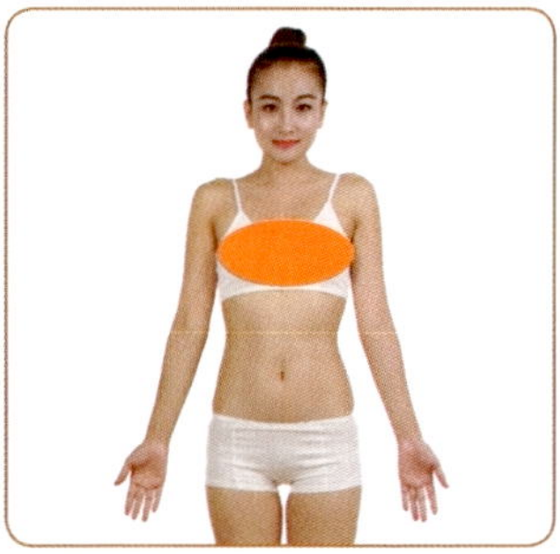

●阿是穴

位于病变的附近，也可在与其距离较远的部位，没有固定的位置和名称。

小贴士

乳腺增生患者忌食咖啡、可可、巧克力、白酒等食品。这类食物中含有大量的黄嘌呤，会引发乳腺增生，因此，女士们应少吃这类食品。

【操作方法】

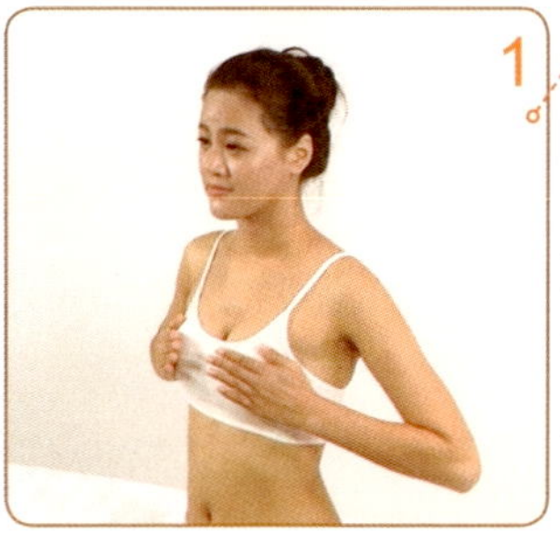

1 以大鱼际着力于阿是穴，以顺时针的方向轻揉2分钟，由轻到重再至轻。

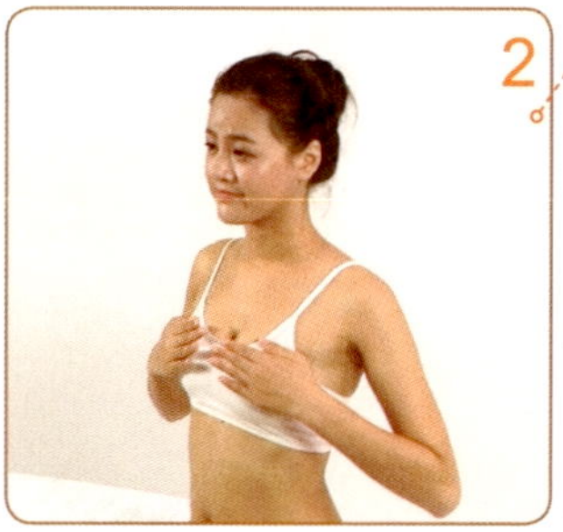

2 用手掌按压在阿是穴上，先以顺时针的方向摩动2分钟，再以逆时针方向回旋摩动2分钟。

艾灸疗法

准备工具 | 艾条、打火机

【穴位定位】

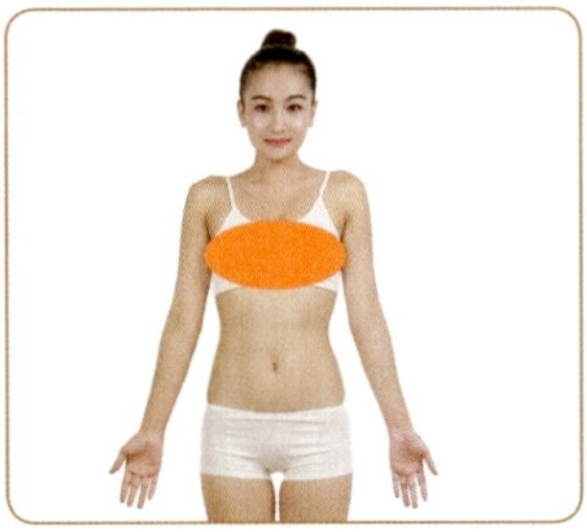

●阿是穴 位于病变的附近，也可在与其距离较远的部位。

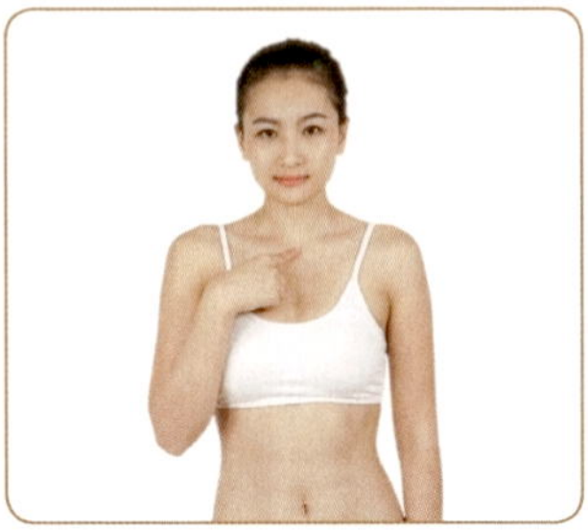

●天突 在颈部，前正中线上，胸骨上窝中央。

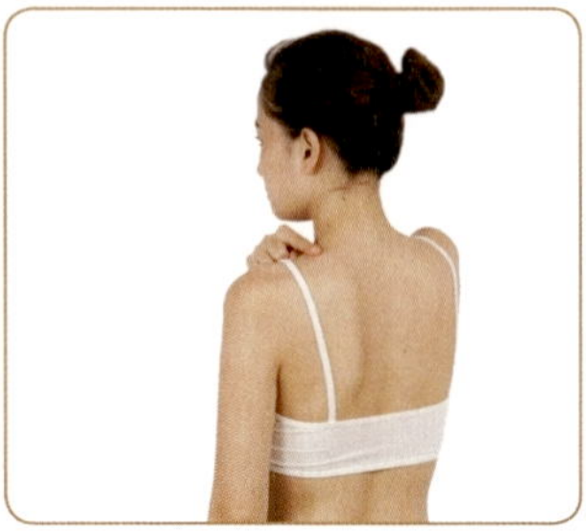

●肩井 在肩上，前直乳中，大椎与肩峰端连线的中点上。

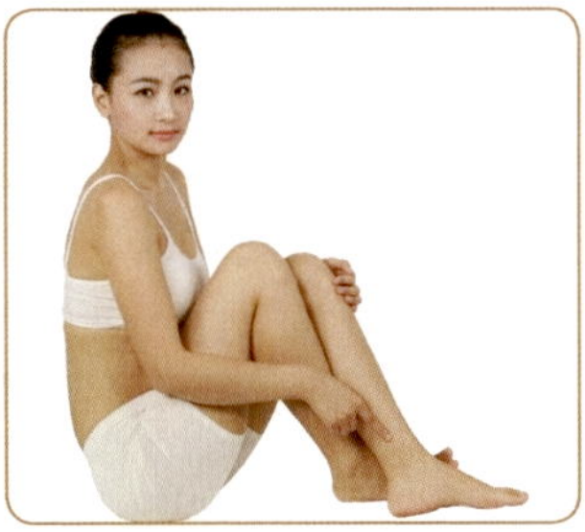

●三阴交 在小腿内侧，足内踝尖上3寸，胫骨内侧缘后方。

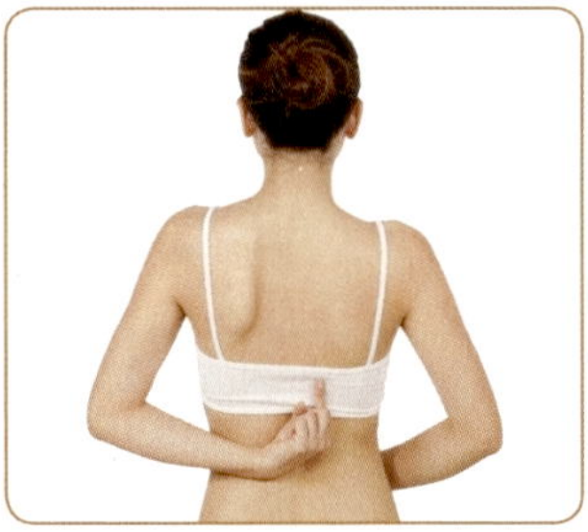

●肝俞 在背部，第九胸椎棘突下，旁开1.5寸。

【操作方法】

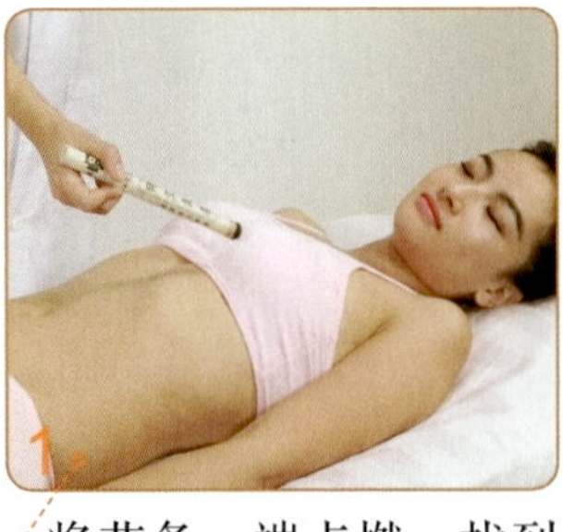

将艾条一端点燃，找到阿是穴，即疼痛点，用艾条温和灸法灸治10分钟。

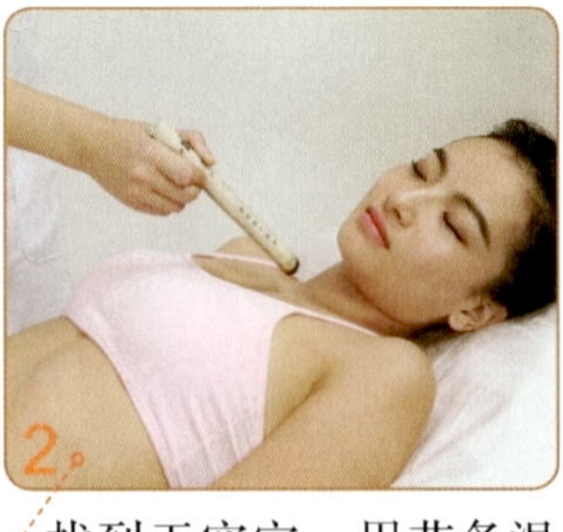

找到天突穴，用艾条温和灸法灸治10分钟。

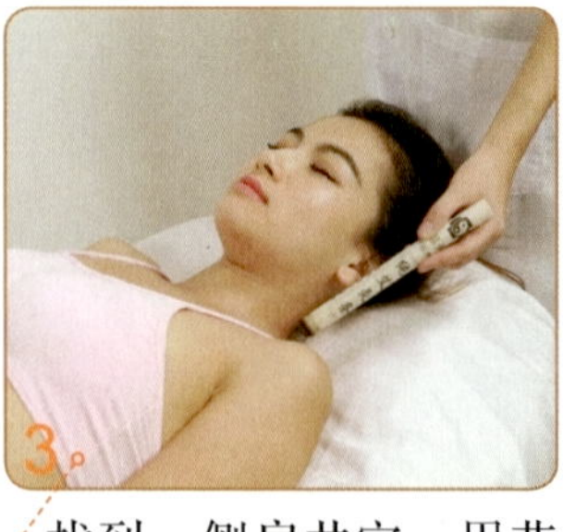

找到一侧肩井穴，用艾条温和灸法灸治10分钟。

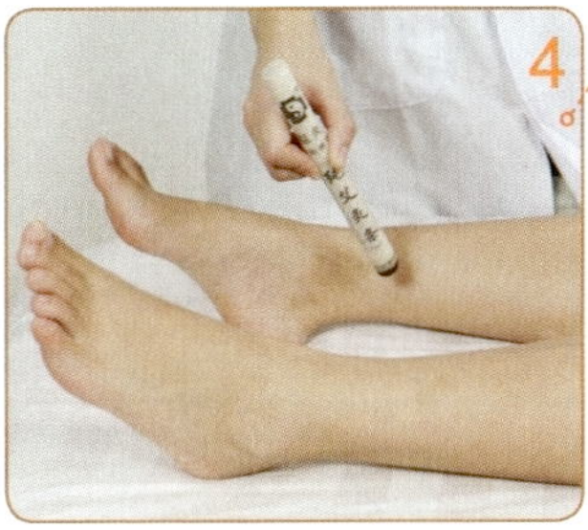

4 找到一侧三阴交穴，用艾条温和灸法灸治10分钟。

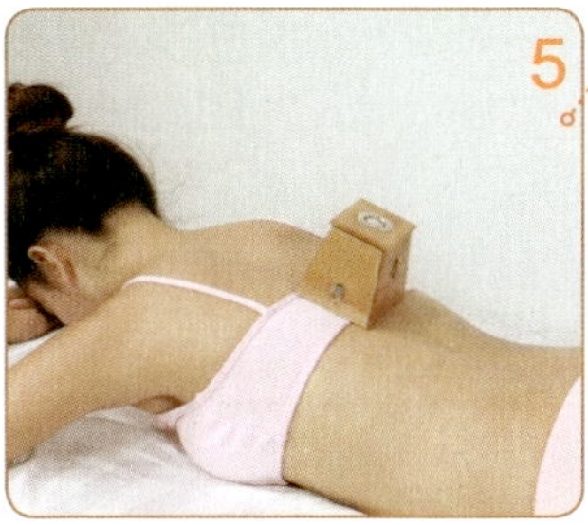

5 用艾灸盒灸治肝俞穴10～15分钟。灸治结束后点揉双侧肝俞穴1～2分钟。

拔罐疗法

准备工具 | 气罐、拔罐器、热毛巾

【穴位定位】

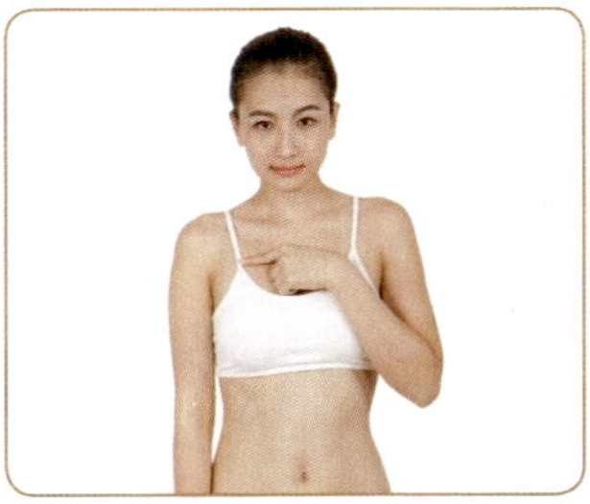

●屋翳
在胸部，第二肋间隙，距前正中线4寸。

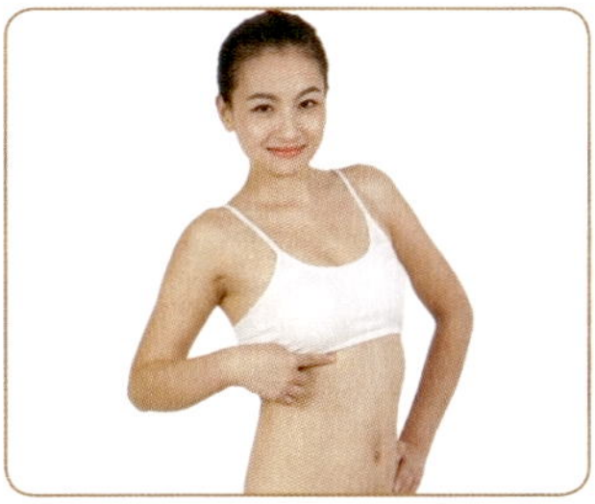

●乳根
在胸部，乳头直下，乳房根部，第五肋间隙，距前正中线4寸。

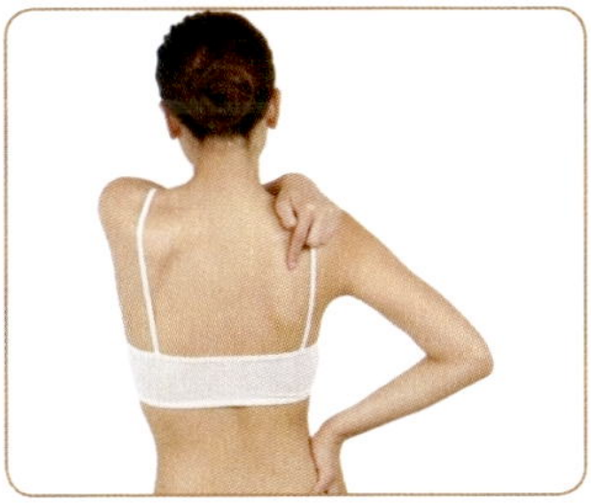

●天宗
在肩胛部，冈下窝中央凹陷处，与第四胸椎相平。

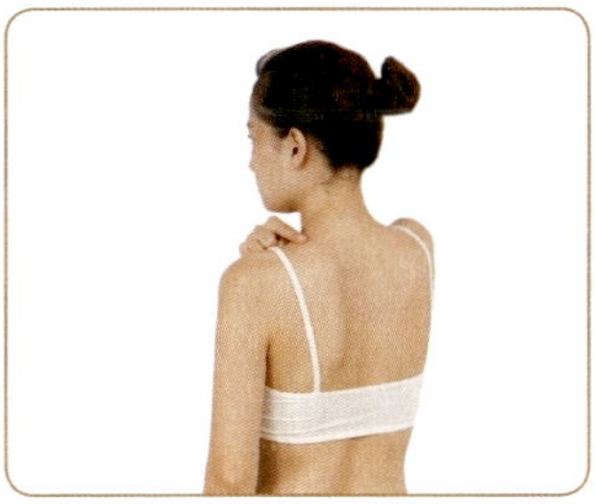

●肩井
在肩上，前直乳中，大椎与肩峰端连线的中点上。

【操作方法】

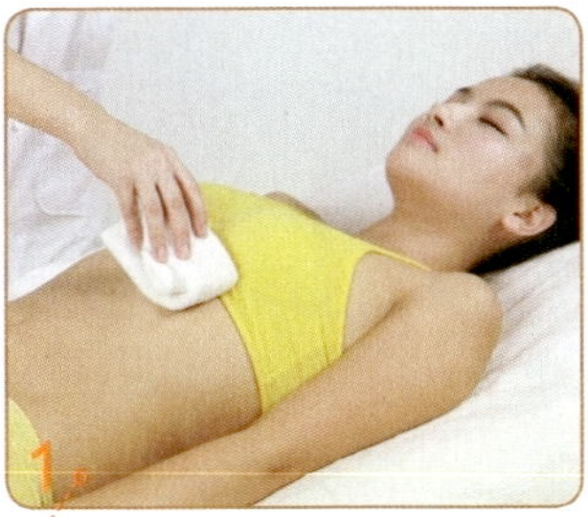

1 找到同侧屋翳、乳根穴，用热毛巾擦拭清洁以上穴区。

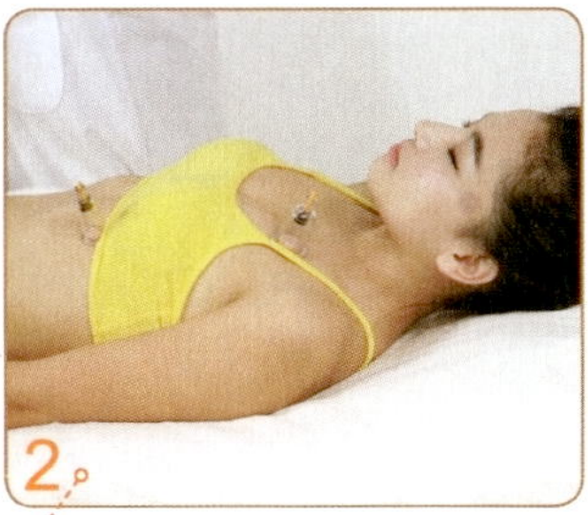

2 用拔罐器把气罐吸拔于以上穴位，留罐10分钟。

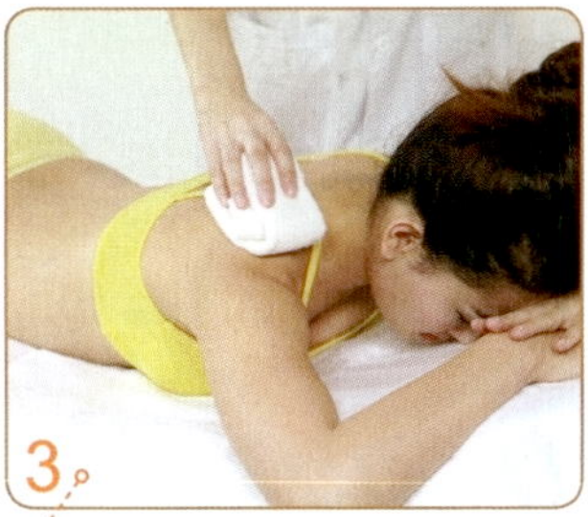

3 再找到同侧天宗、肩井穴，用热毛巾擦拭清洁该穴区。

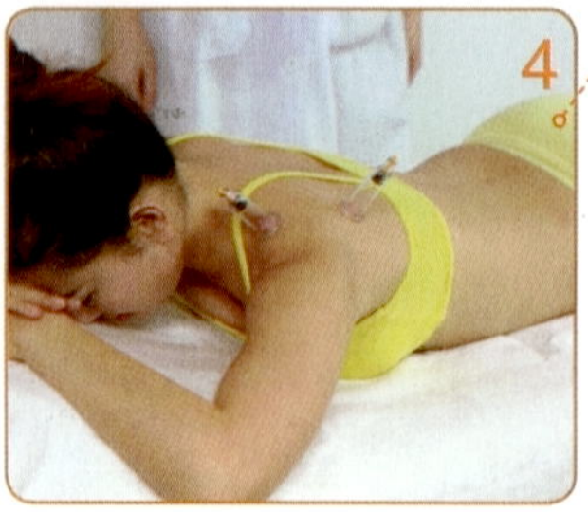

4 用拔罐器将气罐拔扣在天宗、肩井穴上，留罐10分钟。

小贴士

饮酒也被认为是乳腺疾病的大敌。有研究发现，女性每天饮白酒，患乳腺肿瘤的机会大大增加。

刮痧疗法

准备工具 | 刮痧板、经络油

【穴位定位】

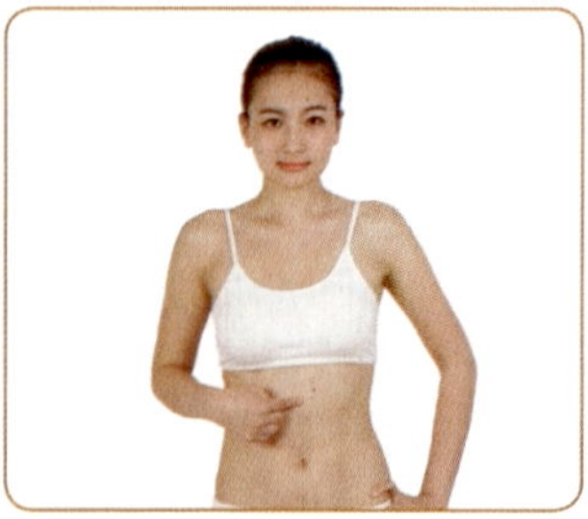

●中脘
在上腹部，前正中线上，脐上4寸。

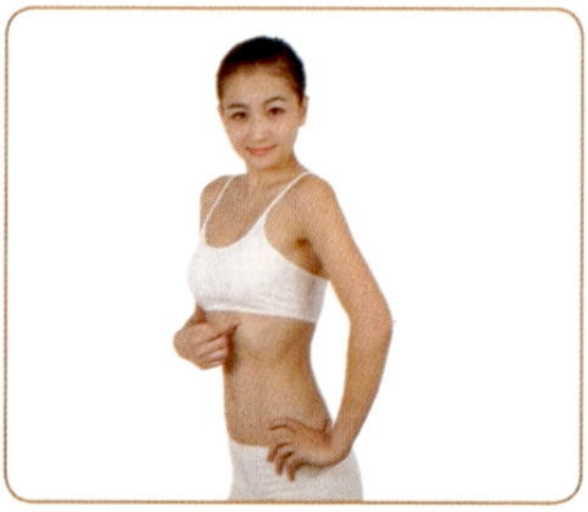

●期门
在胸部，乳头直下，第六肋间隙，前正中线旁开4寸。

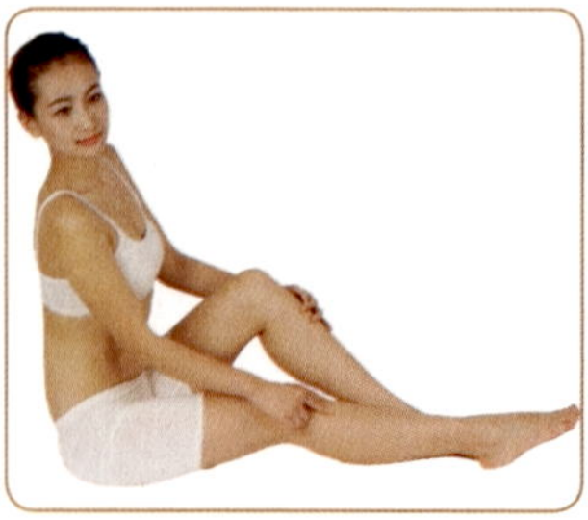

●阳陵泉
在小腿外侧，腓骨头前下方凹陷处。

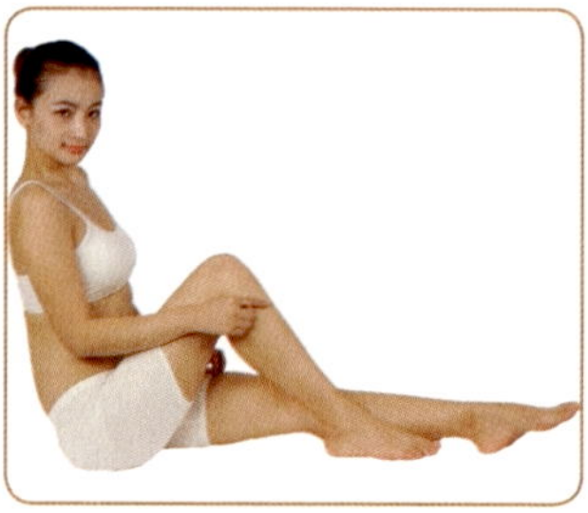

●足三里
在小腿前外侧，犊鼻下3寸，距胫骨前缘一横指。

【操作方法】

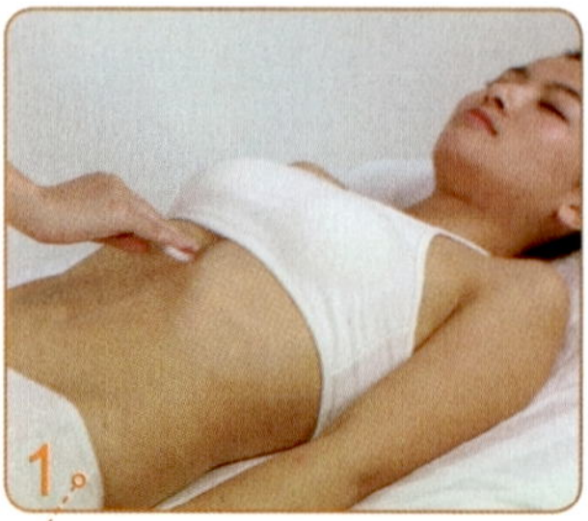

1 用角刮法自上而下轻刮中脘穴30次，以酸胀出痧为度。

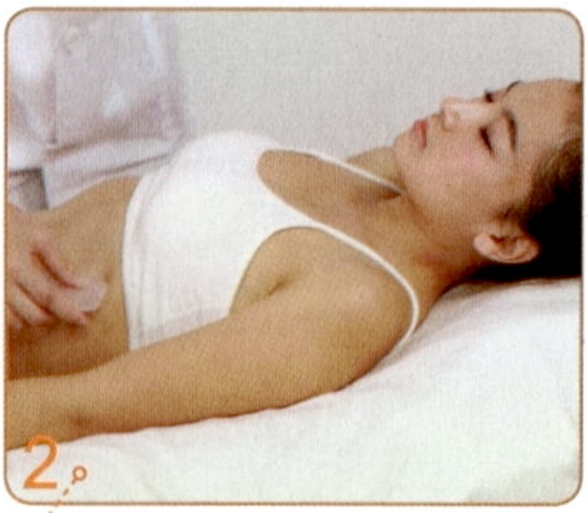

2 用角刮法从内往外刮拭期门穴30次，力度适中，以潮红出痧为度。

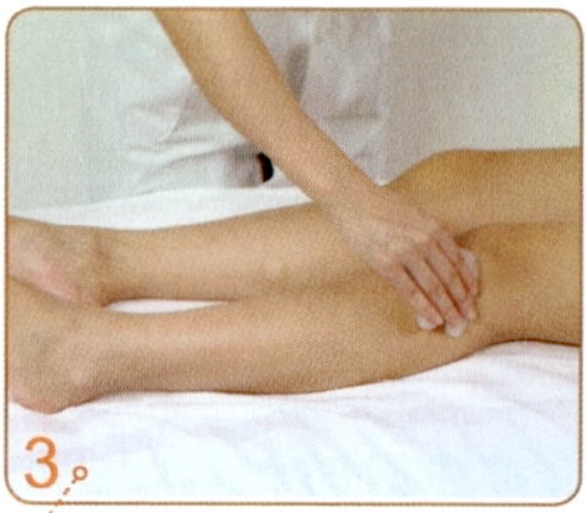

3 用面刮法自上而下从阳陵泉穴刮至足三里穴，刮拭1~3分钟，以出痧为度。

慢性盆腔炎

行气活血除炎症

慢性盆腔炎指的是女性内生殖器官、周围结缔组织及盆腔腹膜发生慢性炎症，反复发作，经久不愈。常因为急性炎症治疗不彻底或因患者体质差，病情迁延所致。临床表现主要有下腹坠痛或腰骶部酸痛，伴有低热、白带多、月经量多、不孕等。

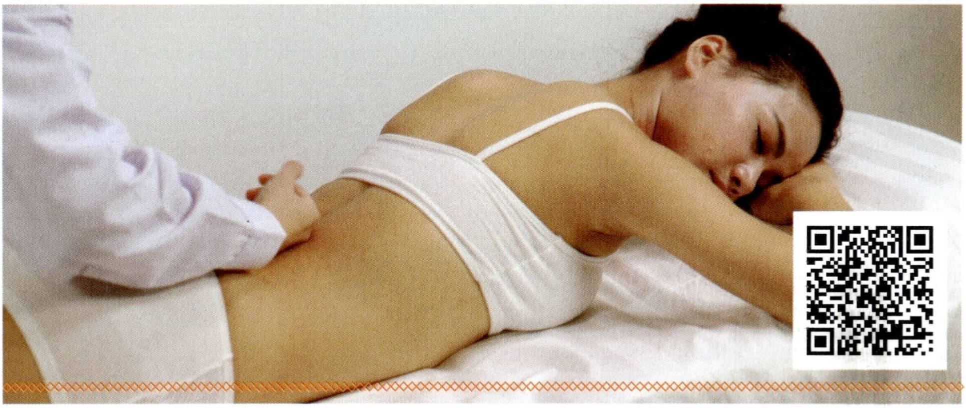

按摩方法

【穴位定位】

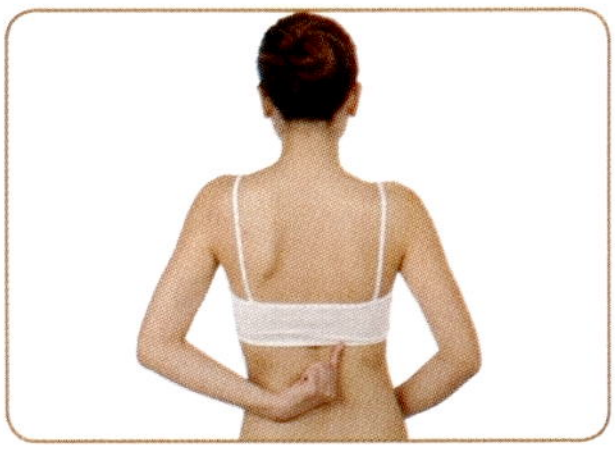

●**脾俞** 在背部，第十一胸椎棘突下，旁开1.5寸。

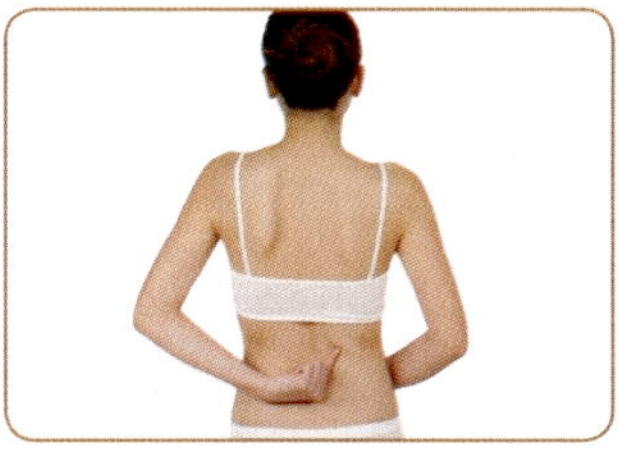

●**胃俞** 在背部，第十二肋椎棘突下，旁开1.5寸。

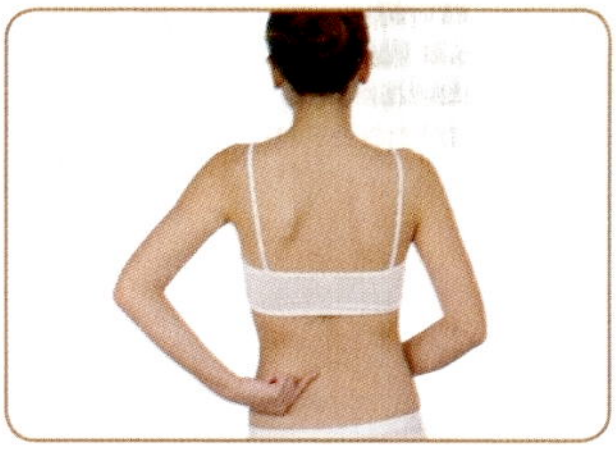

●**肾俞** 在腰部，第二腰椎棘突下，旁开1.5寸。

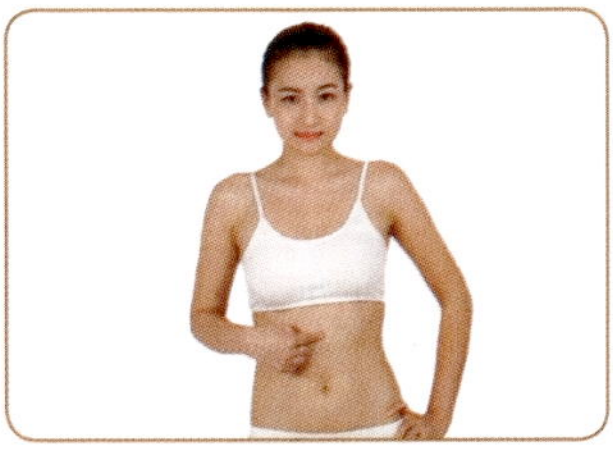

●**中脘** 在上腹部，前正中线上，脐上4寸。

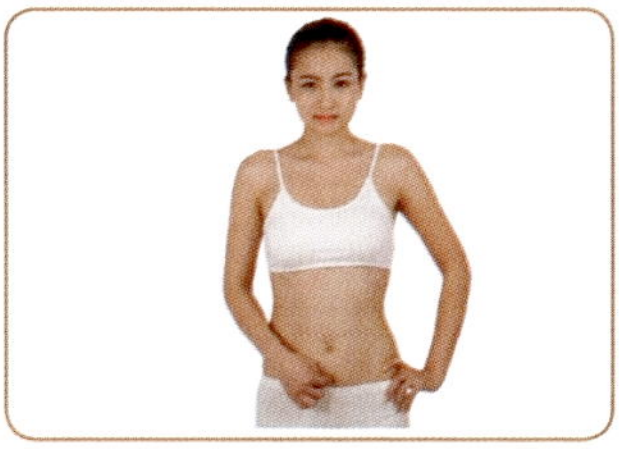

●**关元** 在下腹部，前正中线上，脐下3寸。

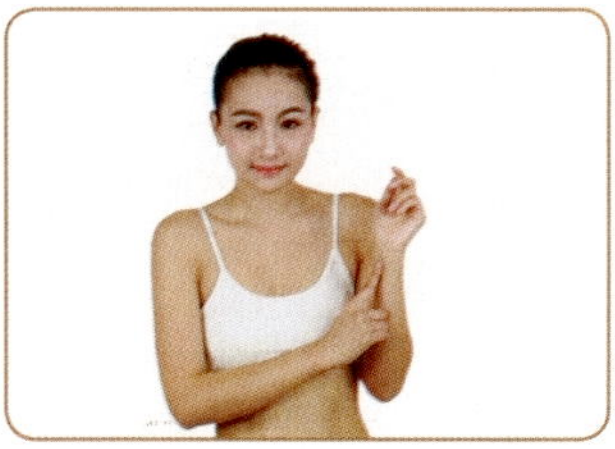

●**内关** 臂掌侧，腕横纹上2寸。

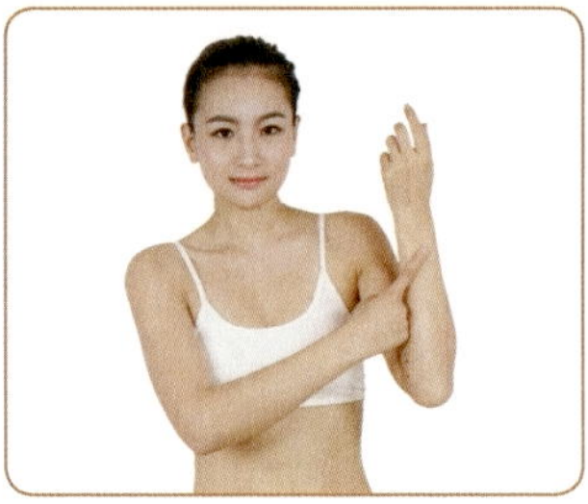

●**外关** 在前臂背侧，腕背横纹上2寸，尺骨与桡骨之间。

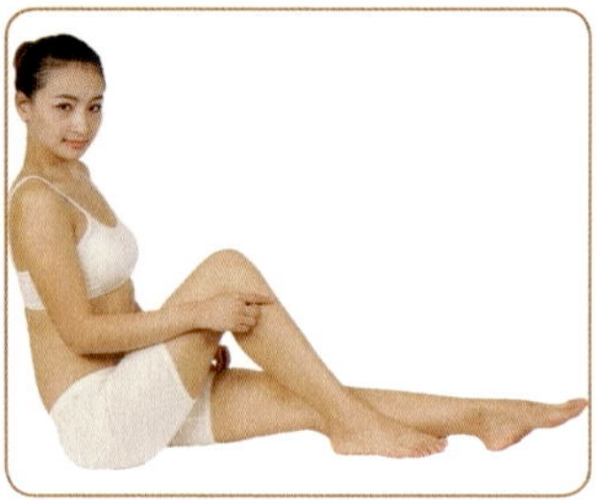

●**足三里** 在小腿前外侧，犊鼻下3寸，距胫骨前缘一横指。

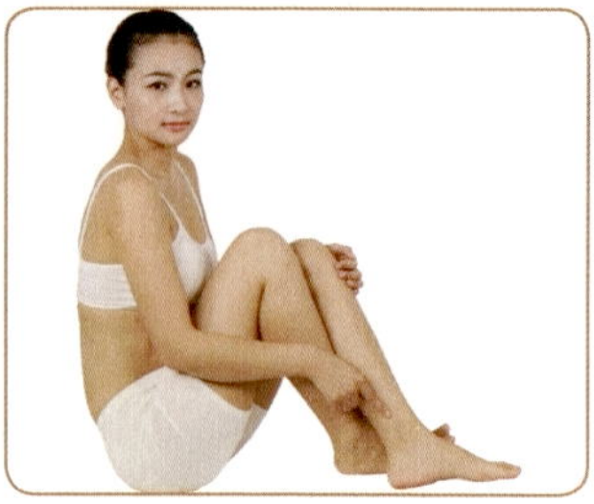

●**三阴交** 在小腿内侧，足内踝尖上3寸，胫骨内侧缘后方。

【操作方法】

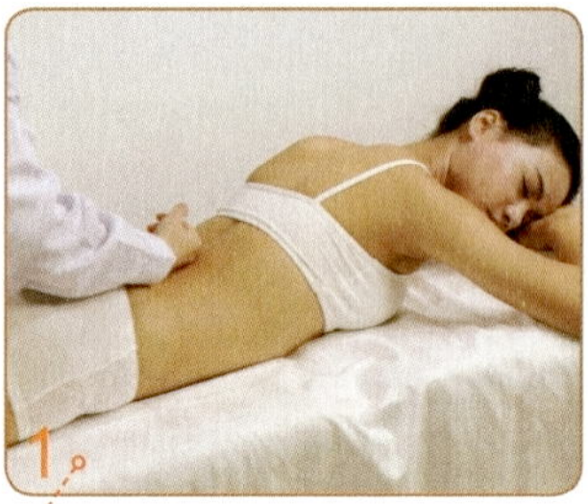

1 右手握拳，将拳背放在脾俞、胃俞穴上，揉按1分钟。

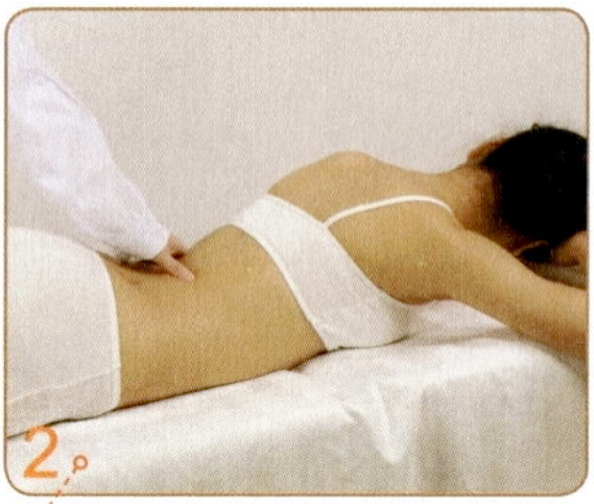

2 拇指指腹按在患者肾俞穴上，其余四指附在腰部，揉按1分钟。

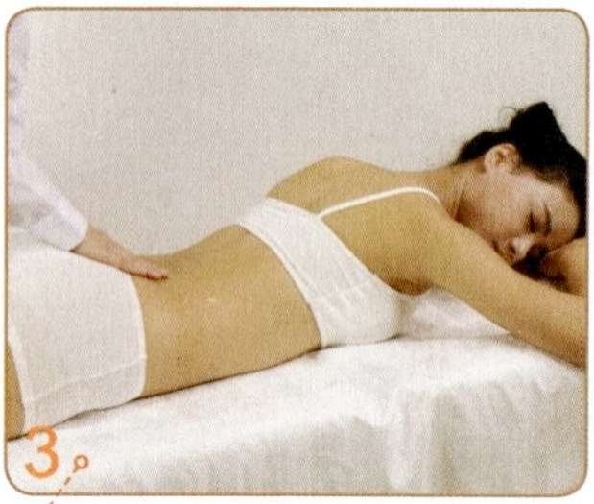

3 将手掌放在腰部两侧，自上而下用力搓擦腰骶部0.5～1分钟。

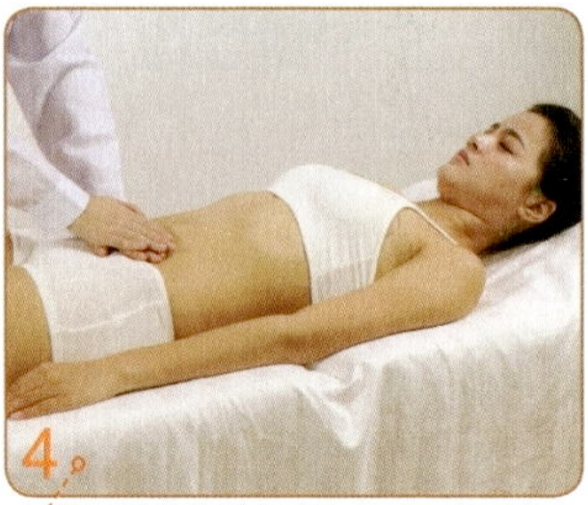

4 两掌相叠放在腹部上适当用力做顺时针、逆时针环形摩擦1分钟。

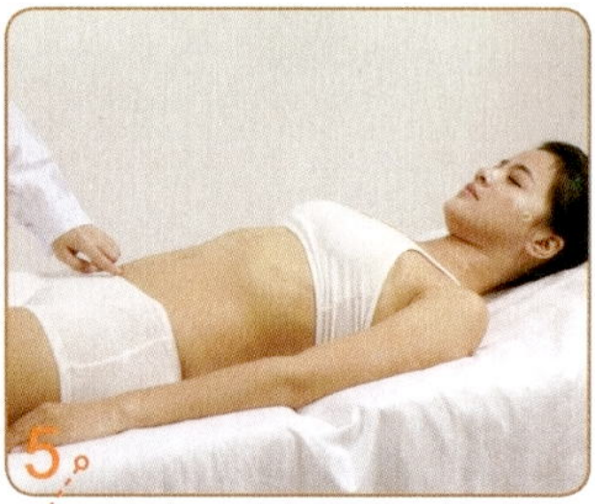

5 将食指放在中脘穴上，揉按1分钟，以同样的方法按摩关元穴。

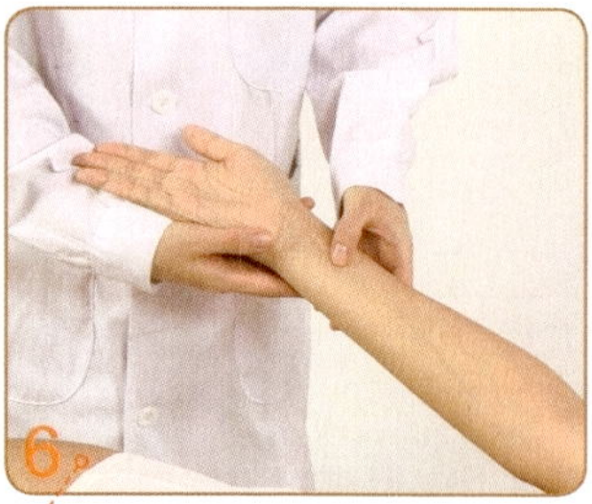

6 将拇指和食指放在一侧的外关穴和内关穴上，两指对合用力按压1分钟。

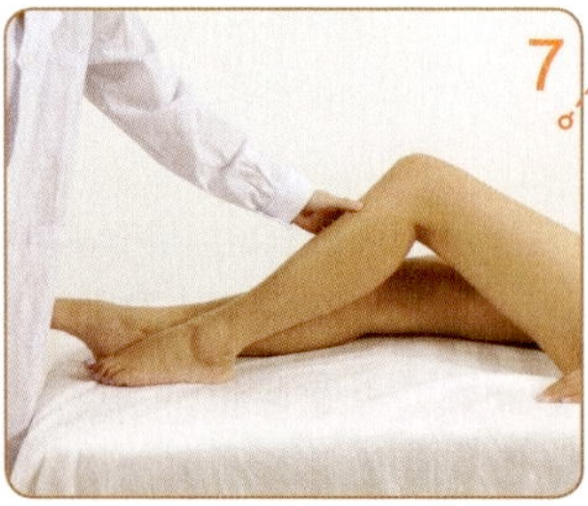

7 用拇指指腹按压在足三里穴上，适当用力按揉1分钟，双下肢交替进行。

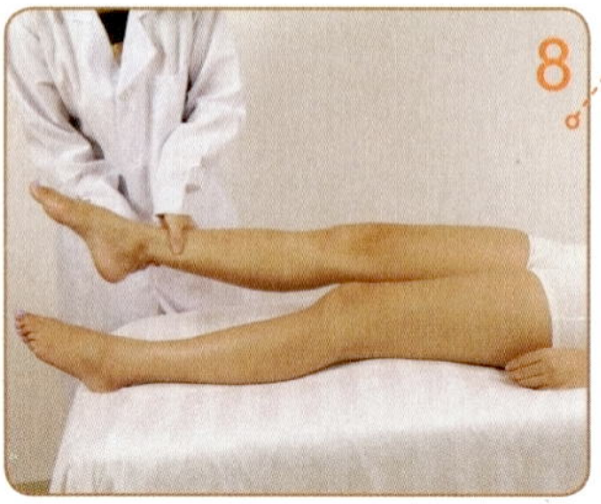

8 将患者下肢抬高，用拇指指腹放在三阴交穴上，适当用力揉按1分钟。

艾灸疗法

准备工具 | 艾灸盒、艾条、打火机

【穴位定位】

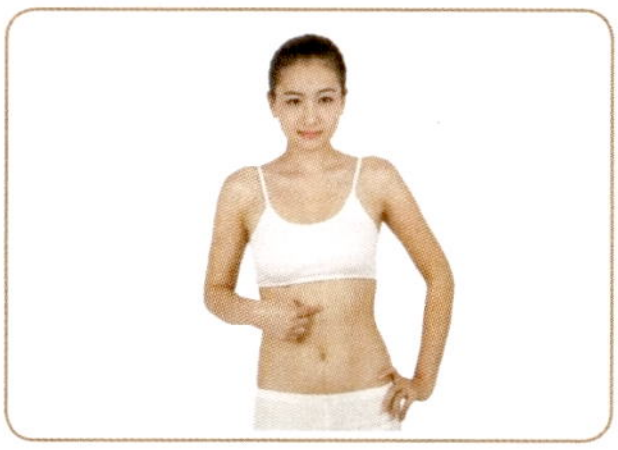

●中脘 在上腹部，前正中线上，脐上4寸。

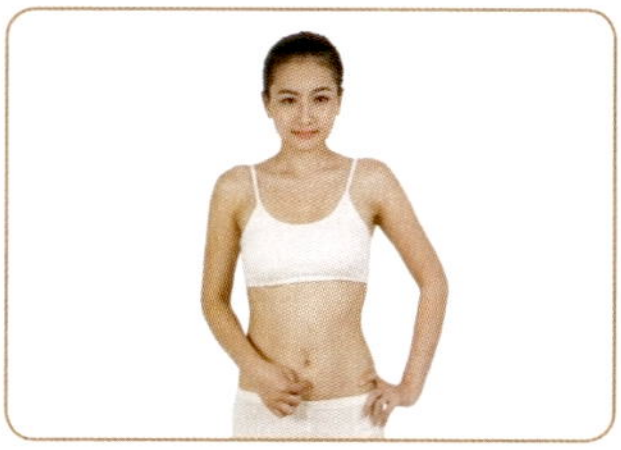

●气海 在下腹部，前正中线上，脐下1.5寸。

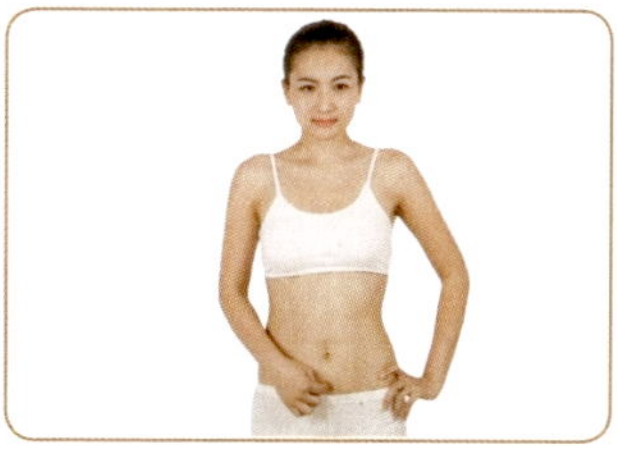

●关元 在下腹部，前正中线上，脐下3寸。

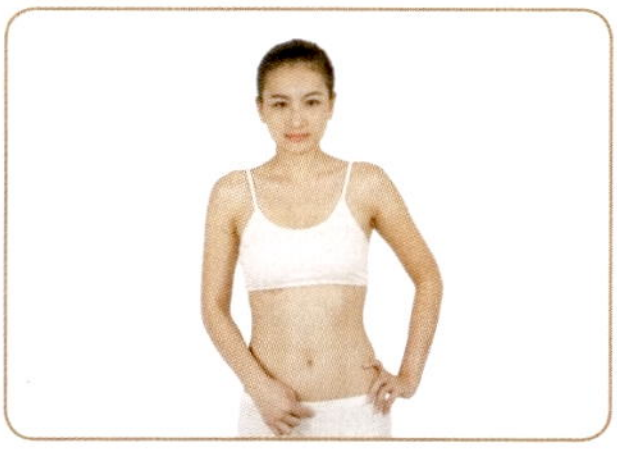

●中极 在下腹部，前正中线上，脐下4寸。

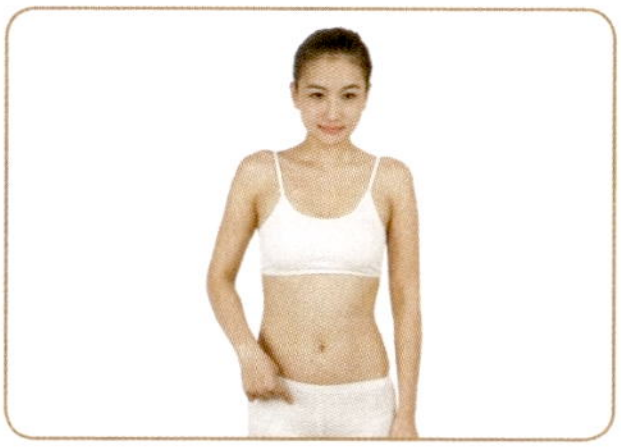

●子宫 在下腹部，脐下4寸，中极旁开3寸。

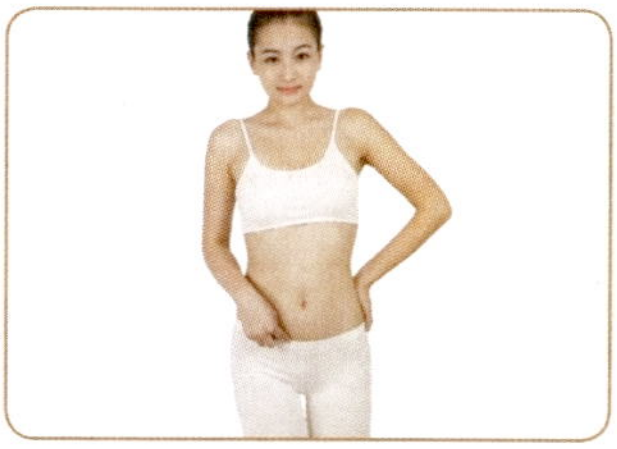

●归来 在下腹部，脐下4寸，距前正中线2寸。

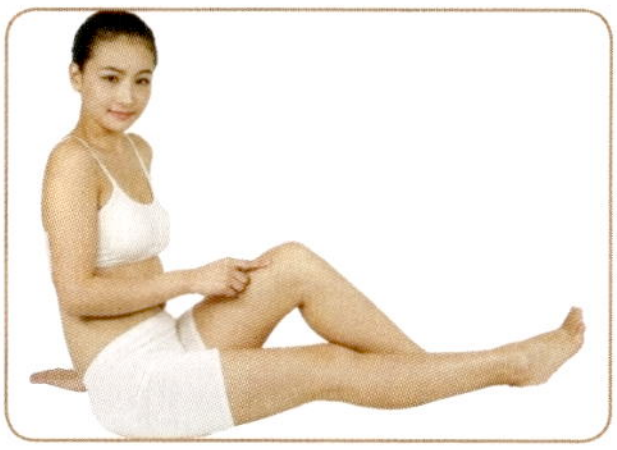

●血海 屈膝，在大腿内侧，髌底内侧端上2寸。

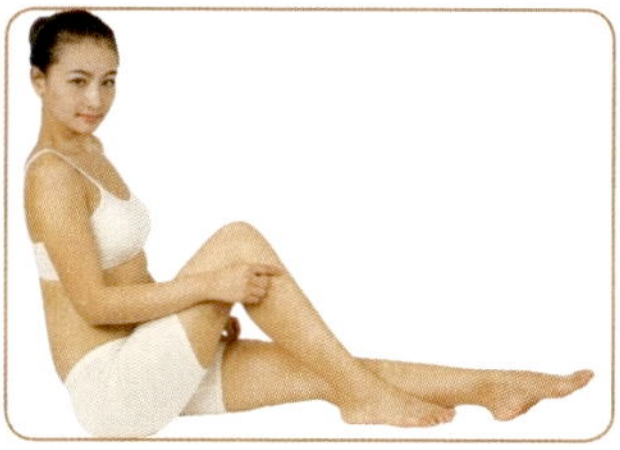

●足三里 在小腿前外侧，犊鼻下3寸。

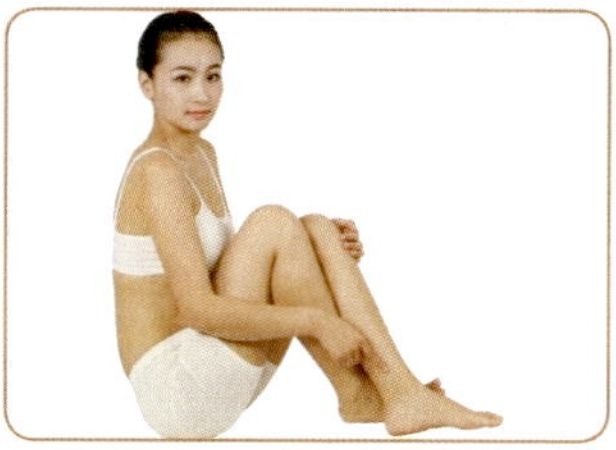

●三阴交 在小腿内侧，足内踝尖上3寸。

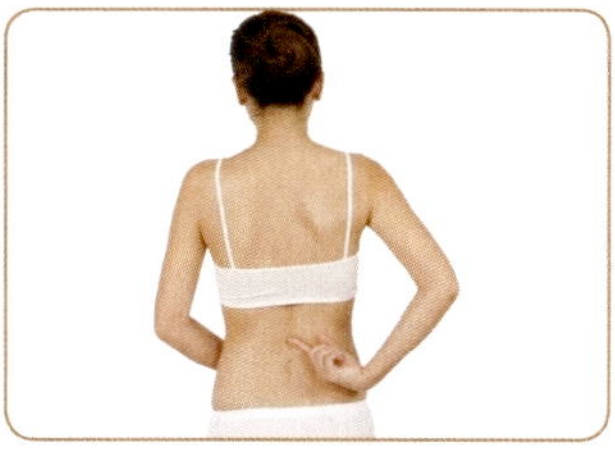

●命门 在腰部后正中线上，第二腰椎棘突下凹陷中。

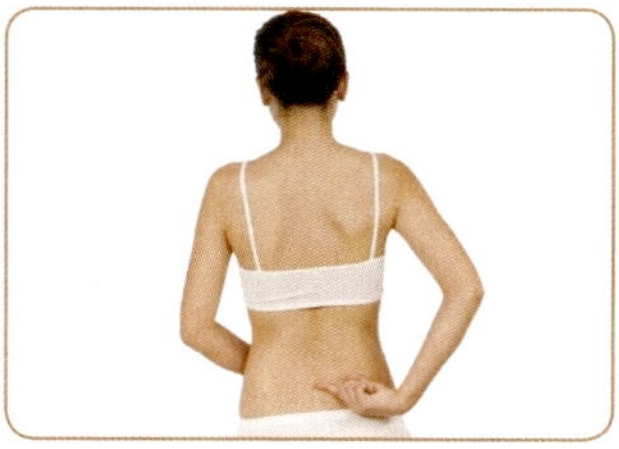

●腰阳关 在腰部后正中线上，第四腰椎棘突下凹陷中。

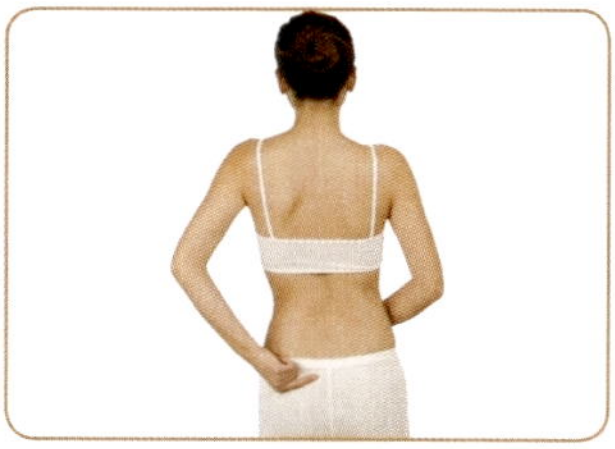

●次髎 在骶部髂后上棘内下方，适对第二骶后孔处。

【操作方法】

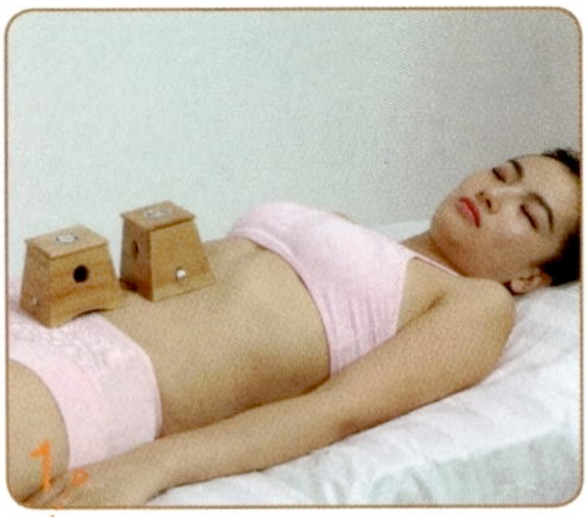

用艾灸盒灸治中脘、气海、关元、中极、子宫和归来穴10～15分钟。

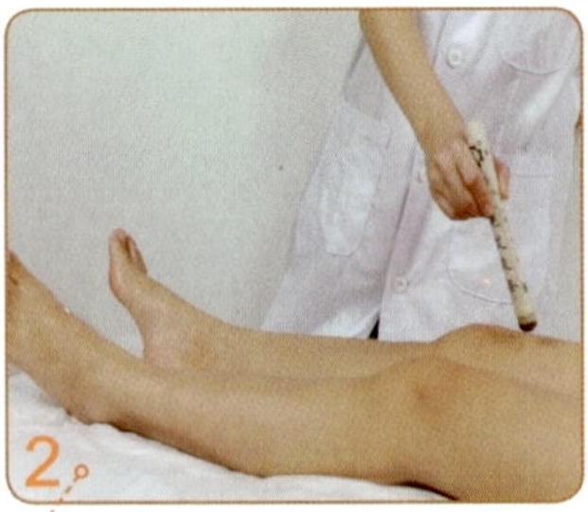

找到一侧血海穴，用艾条温和灸法灸治10分钟。

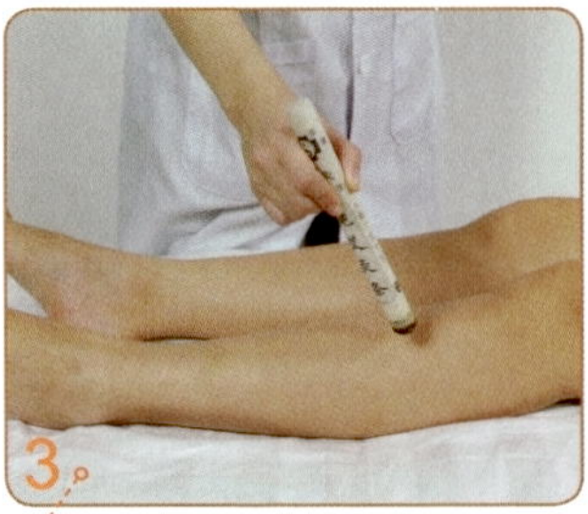

找到一侧足三里穴，用艾条温和灸法灸治10分钟。

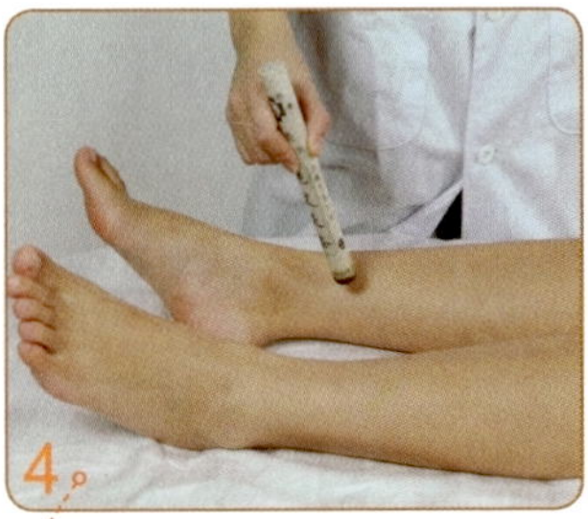

找到一侧三阴交穴，用艾条温和灸法灸治10分钟。

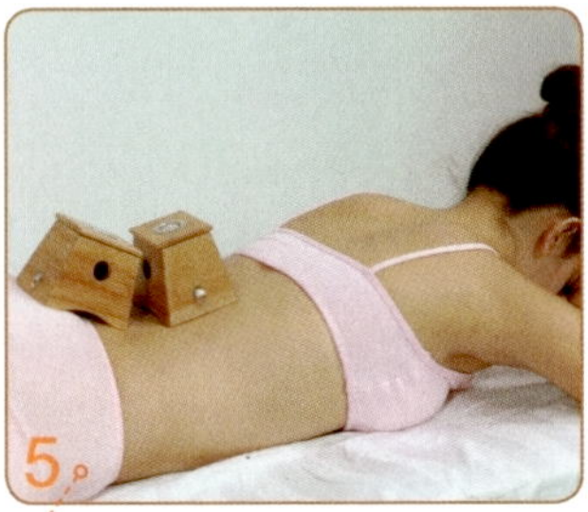

用艾灸盒灸治命门穴、腰阳关穴和次髎穴，一同灸治10～15分钟。

拔罐疗法

准备工具 | 火罐、气罐、止血钳、棉球、毛巾、打火机、拔罐器

【穴位定位】

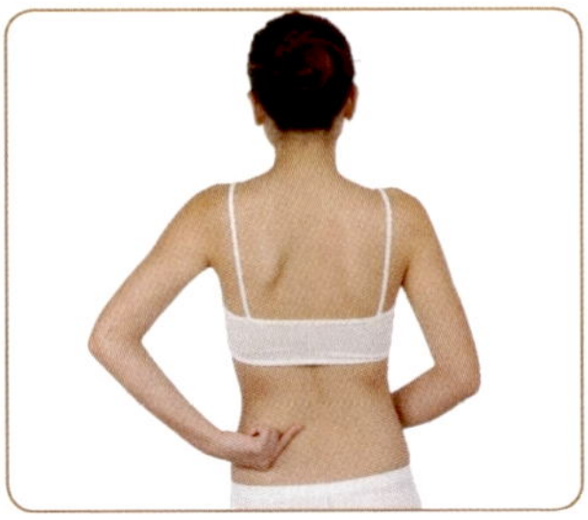

●肾俞 在腰部，第二腰椎棘突下，旁开1.5寸。

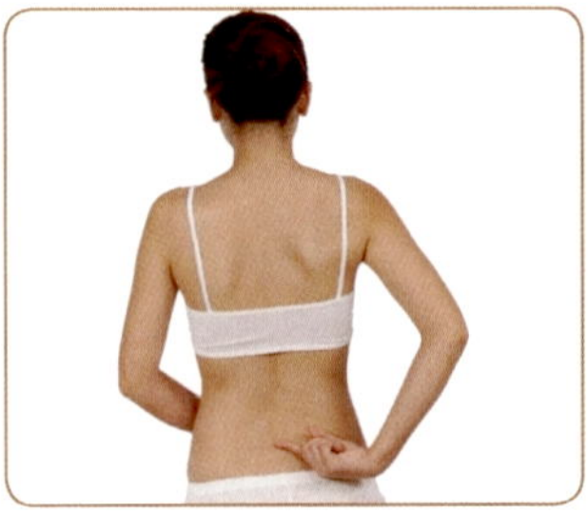

●腰阳关 在腰部，后正中线上，第四腰椎棘突下凹陷中。

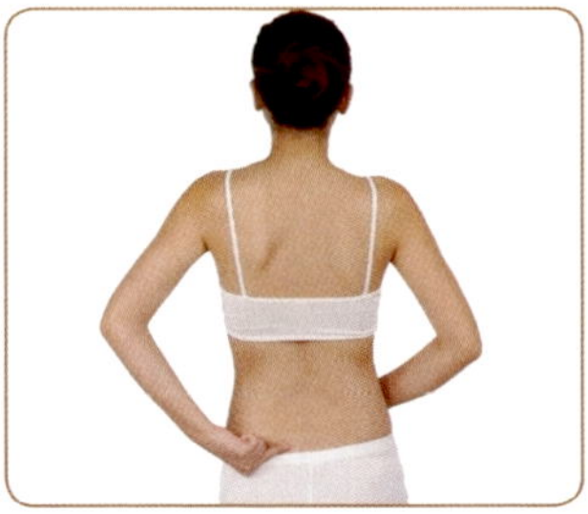

●关元俞 在腰部，第五腰椎棘突下，旁开1.5寸。

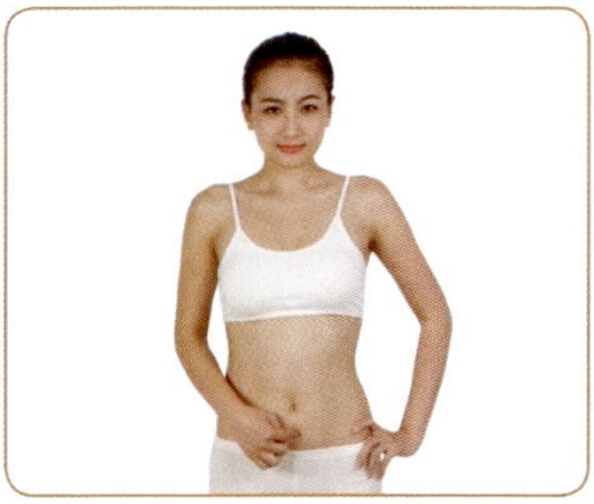

●**气海** 在下腹部，前正中线上，脐下1.5寸。

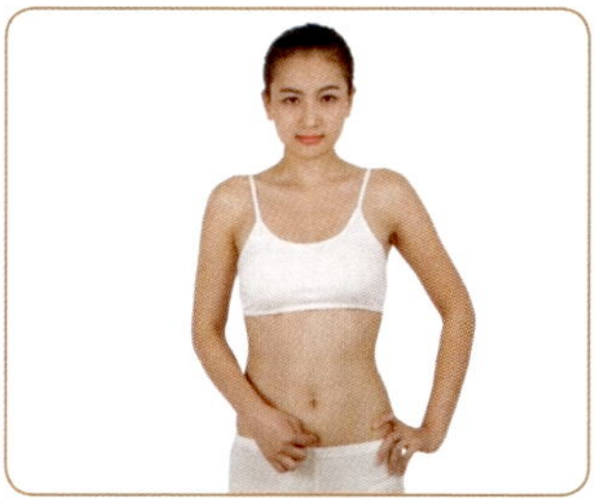

●**关元** 在下腹部，前正中线上，脐下3寸。

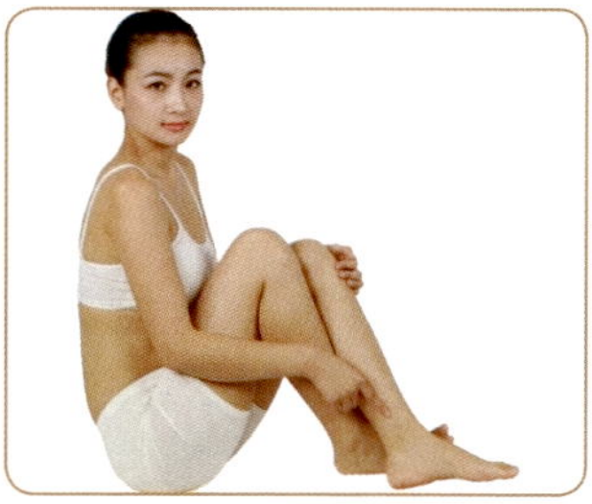

●**三阴交** 在小腿内侧，足内踝尖上3寸，胫骨内侧缘后方。

【操作方法】

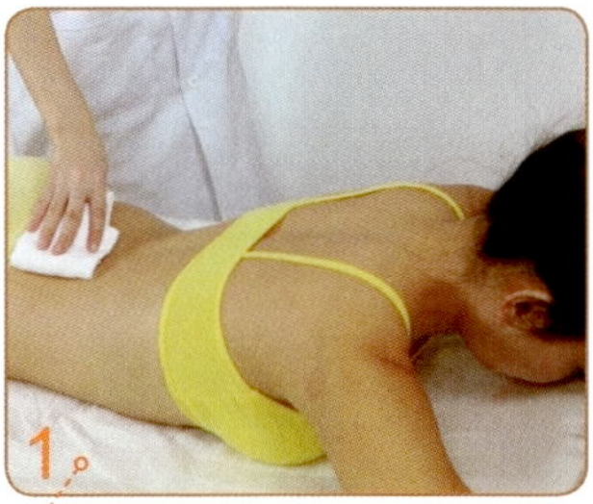

1. 找到肾俞穴、腰阳关穴和关元俞穴，用热毛巾擦拭清洁以上穴区。

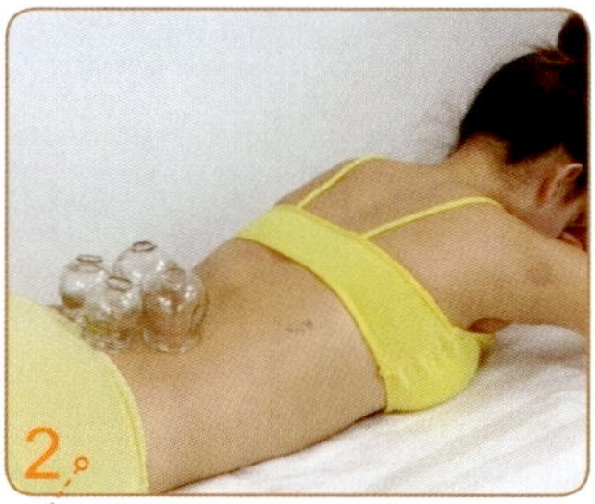

2. 将火罐拔扣在肾俞、腰阳关、关元俞穴上，每罐留10分钟后取下。

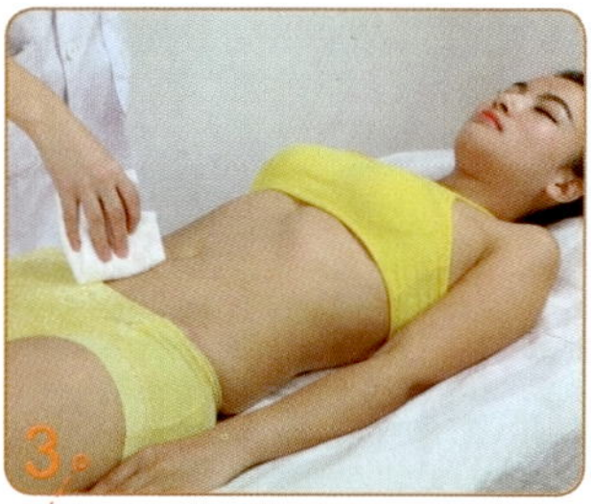

3. 患者取仰卧位，找到气海、关元穴，用热毛巾擦拭清洁该穴区。

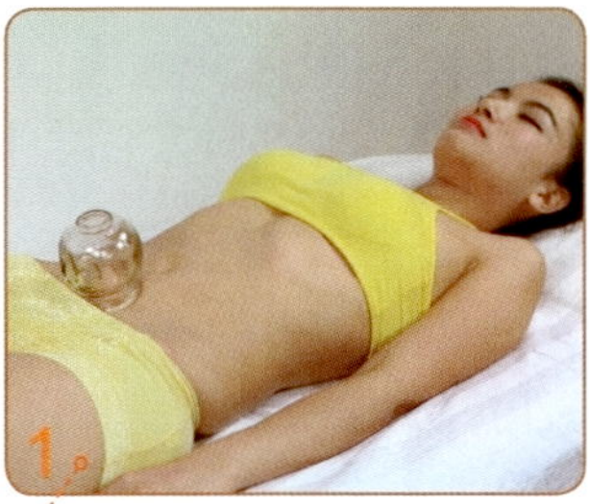

1. 用同样的操作方法将火罐拔扣在气海、关元穴上，留罐10分钟。

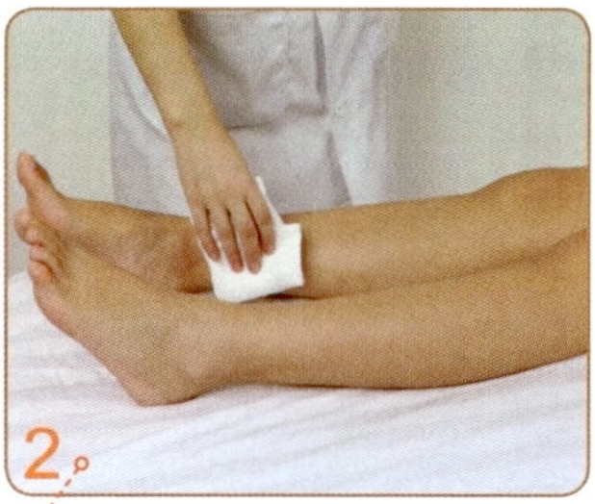

2. 再找到一侧三阴交穴，用热毛巾擦拭清洁三阴交穴。

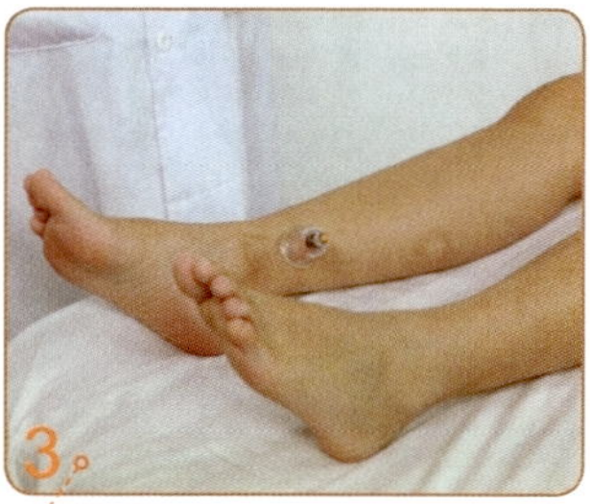

3. 用拔罐器将气罐拔扣在三阴交穴上，留罐10分钟。

小贴士

慢性盆腔炎患者宜食用高蛋白、高维生素的营养饮食，包括瘦肉、猪肝、豆腐、鸡肉、水果、蔬菜等。烟、酒、浓茶等辛辣刺激性食物，则应严格禁止食用。

刮痧疗法

准备工具 | 刮痧板、经络油

【穴位定位】

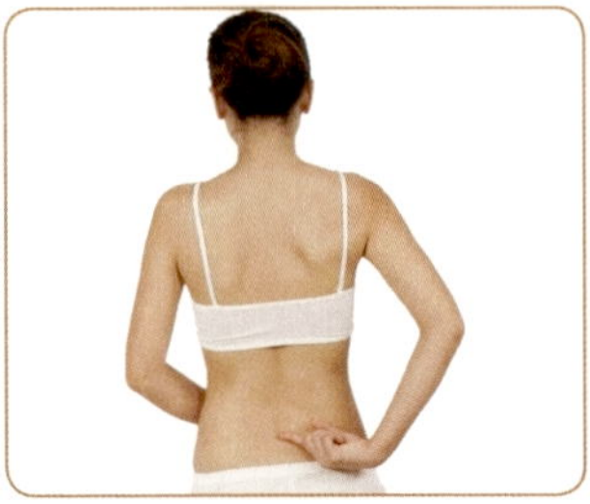

●腰阳关

在腰部，后正中线上，第四腰椎棘突下凹陷中。

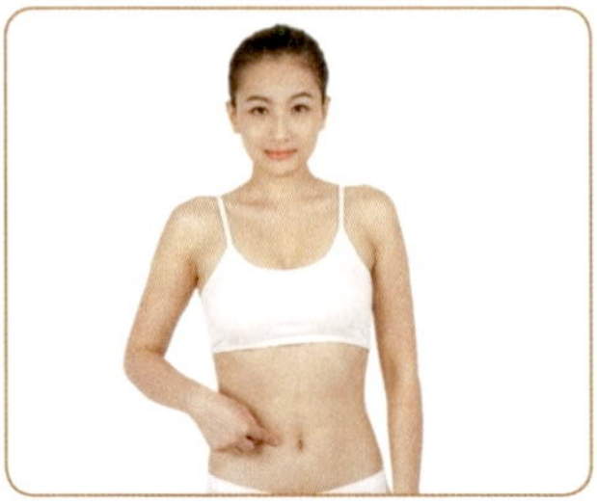

●天枢

在腹中部，距脐2寸。

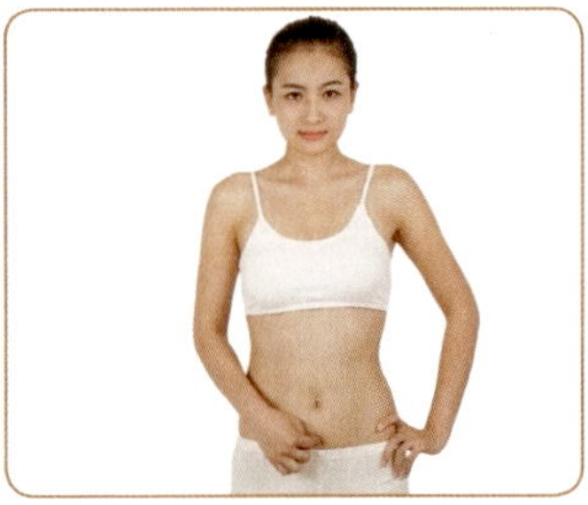

●关元

在下腹部，前正中线上，脐下3寸。

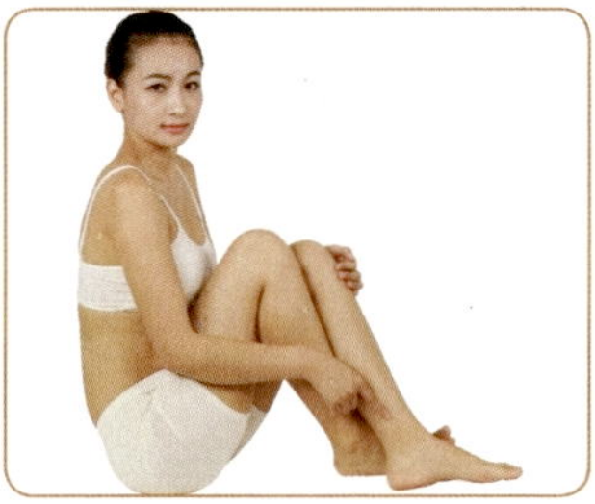

●三阴交

在小腿内侧，足内踝尖上3寸，胫骨内侧缘后方。

【操作方法】

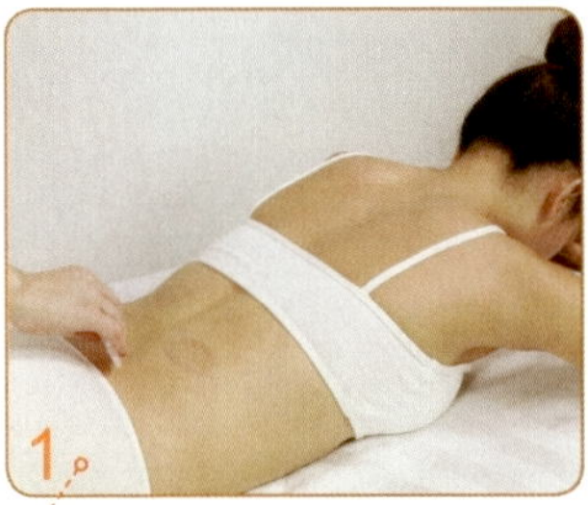

1 用面刮法重刮腰阳关穴30次，至皮肤发红，以出痧为度。

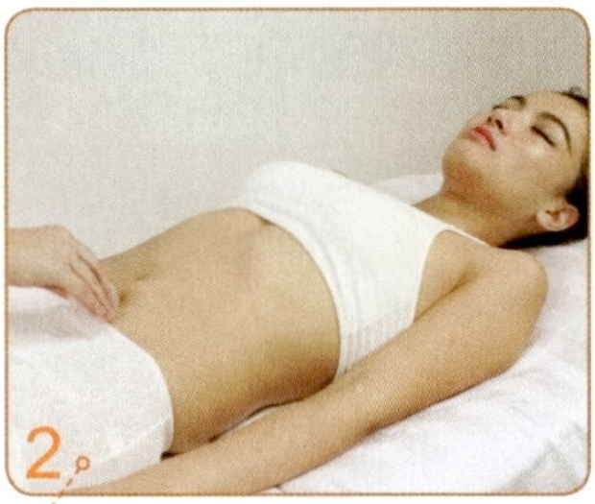

2 用面刮法从天枢穴刮至关元穴30次，至皮肤发红，以出痧为度。

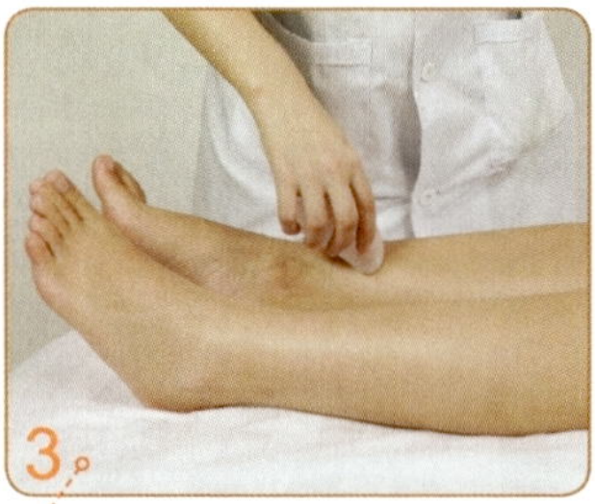

3 用角刮法刮拭三阴交穴，施以旋转回环的连续刮拭动作30次。

对症食疗方

青皮红花茶

【材料】青皮10克，红花10克

【制作】①青皮晾干后切成丝，与红花同入砂锅，加水浸泡30分钟。②将锅置于火上，用武火煮沸，改文火慢煮30分钟。③用洁净纱布过滤，去渣，取汁即成。当茶频频饮用，或早晚2次分服。

【功效】红花可活血化瘀；青皮可行气止痛。此茶对气质血瘀型盆腔炎有较好的疗效。

阴道炎

消除瘙痒治炎症

阴道炎是一种常见的妇科疾病，是阴道黏膜及黏膜下结缔组织的炎症，各个年龄段都可以患病。临床上以白带的性状发生改变以及外阴瘙痒、灼痛为主要临床特点，性交痛也常见，感染累及尿道时，可有尿痛、尿急等症状。

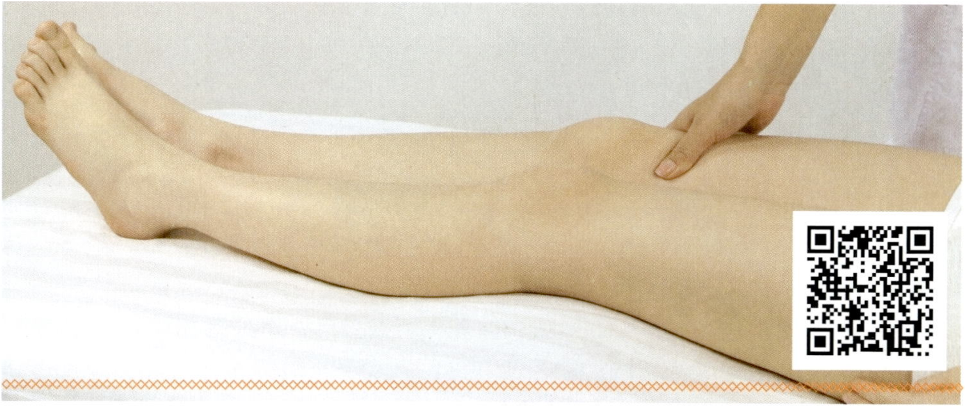

按摩方法

【穴位定位】

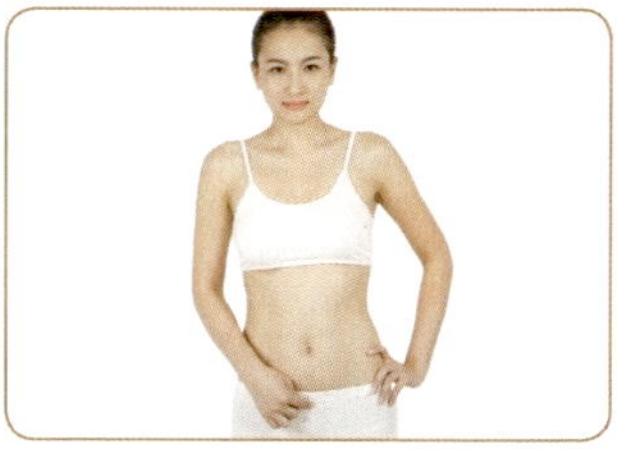

●**中极** 在下腹部，前正中线上，脐下4寸。

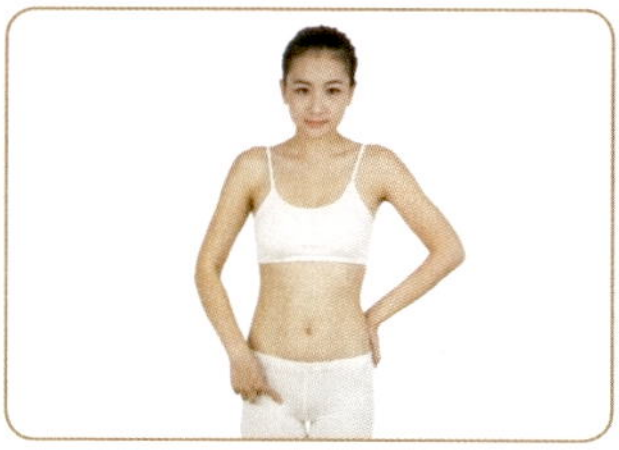

●**冲门** 在腹股沟外侧，距耻骨联合上缘中点3.5寸。

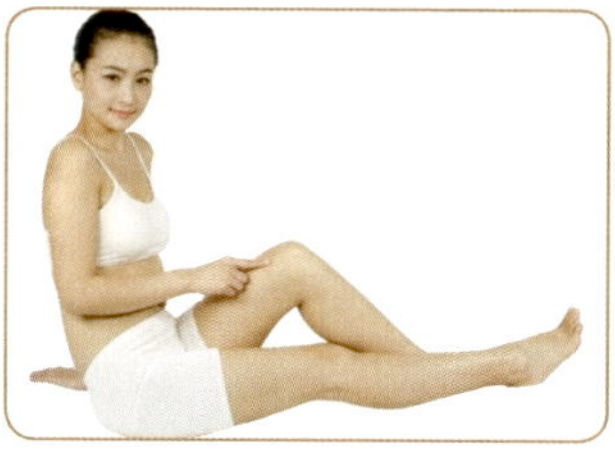

●**血海** 屈膝，在大腿内侧，髌底内侧端上2寸。

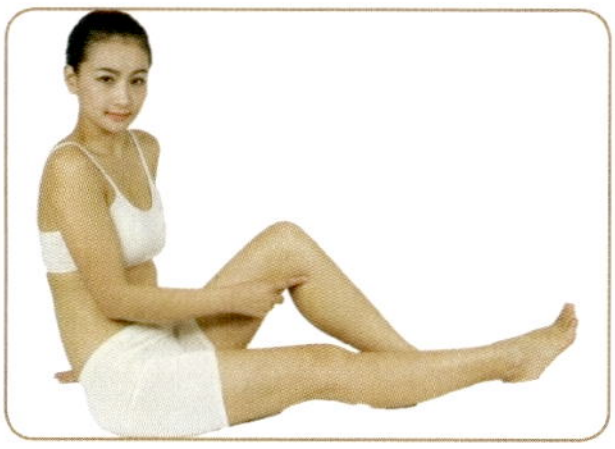

●**阴陵泉** 在小腿内侧，胫骨内侧髁后下方凹陷处。

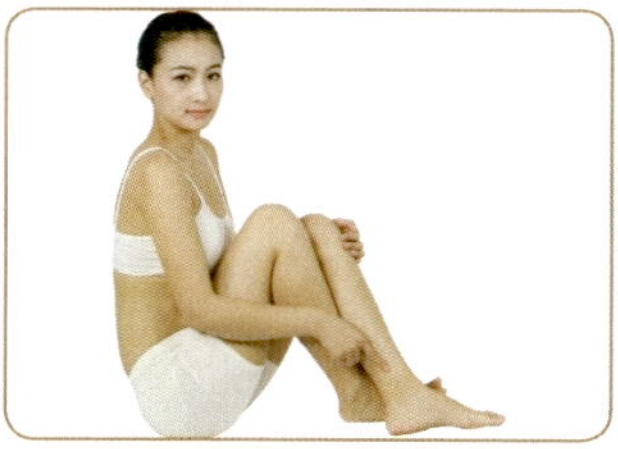

●**三阴交** 在小腿内侧，足内踝尖上3寸。

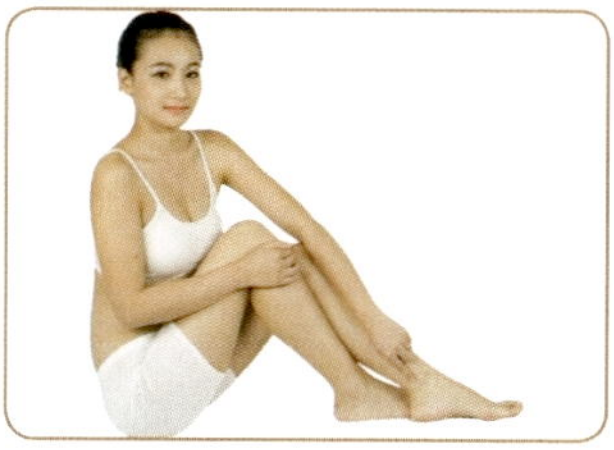

●**太溪** 在足内侧，内踝尖与跟腱之间的凹陷处。

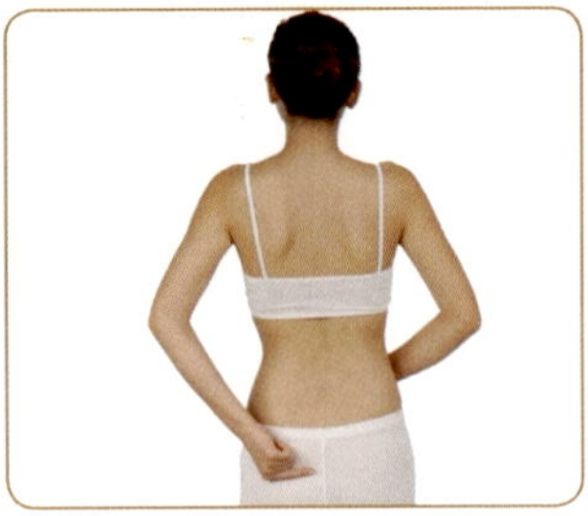

●下髎

在骶部，中髎下内方，适对第四骶后孔处。

小贴士

每天晚上临睡前，都要清洗外阴。洗时不要清洗阴道，这样会洗去大量阴道杆菌，也会降低阴道的酸性，减弱阴道的自净功能，更易患念珠菌性阴道炎。

【操作方法】

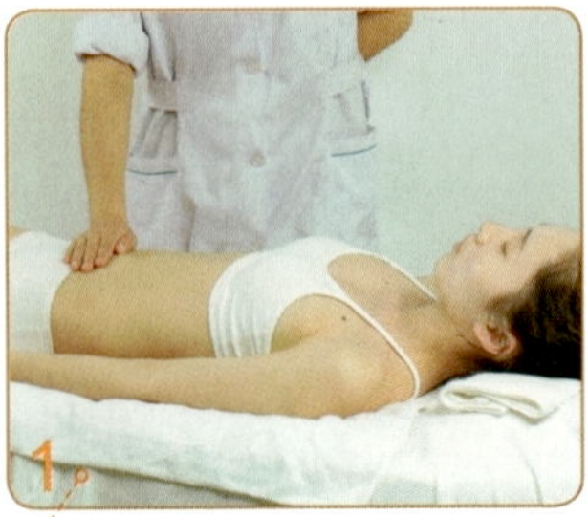

1 用手掌顺时针方向，环形而有节律地抚摩患者小腹约6分钟。

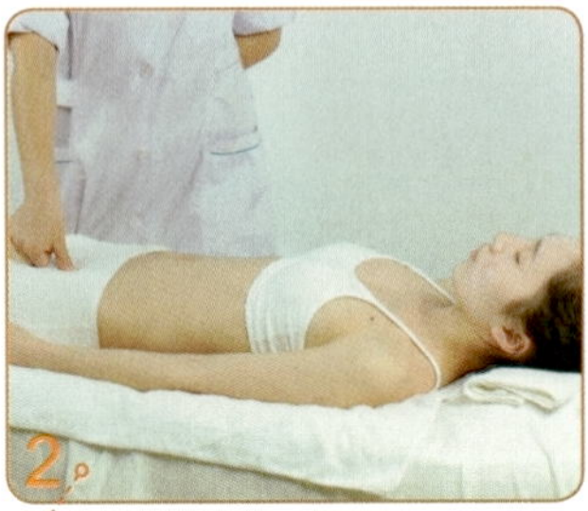

2 用拇指指腹顺时针依次按揉中极穴和冲门穴，每穴各揉按2分钟。

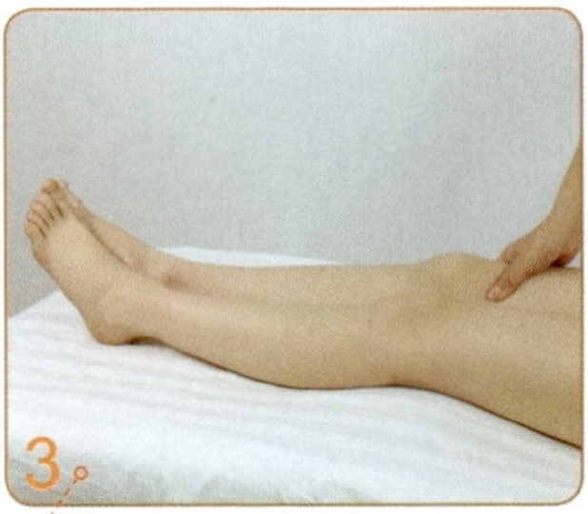

3 用拇指指腹按揉血海、阴陵泉、三阴交穴各1分钟，以酸胀为度。

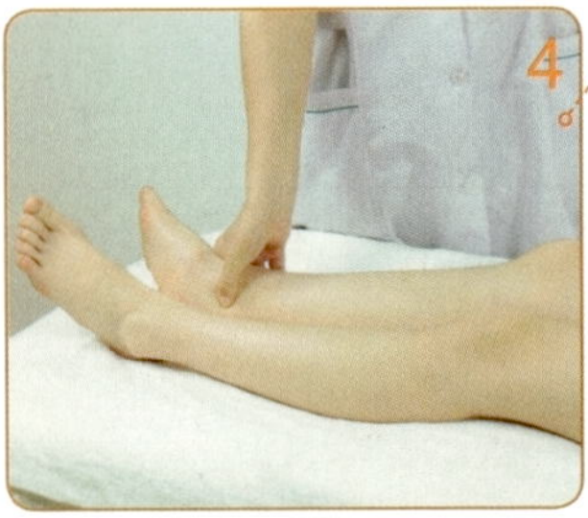

4 用拇指指尖掐按太溪穴1分钟，以酸胀为佳。

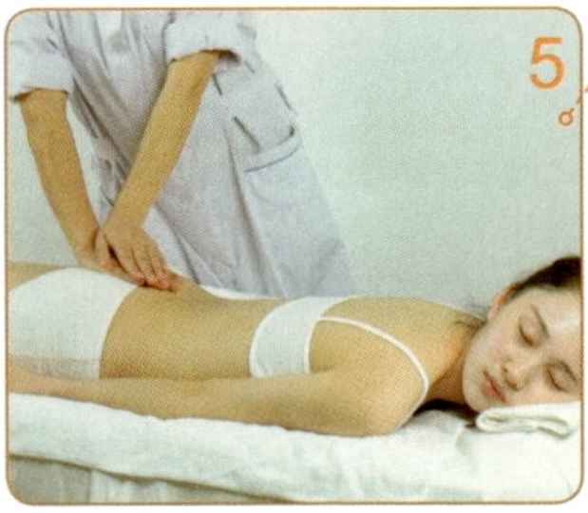

5 用手掌来回摩擦下髎穴，一个来回为1次，以每秒2～4次的频率摩擦2分钟。

艾灸疗法

准备工具 | 艾灸盒、艾条、打火机

【穴位定位】

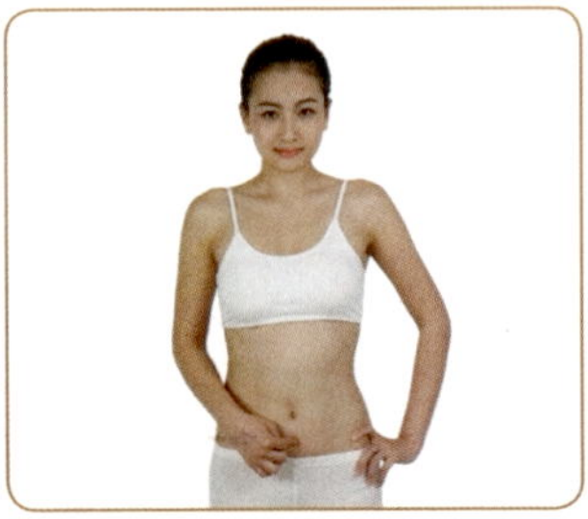

●气海

在下腹部，前正中线上，脐下1.5寸。

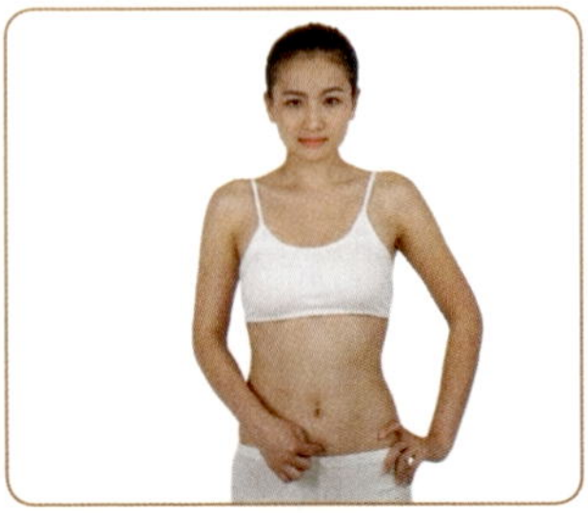

●关元

在下腹部，前正中线上，脐下3寸。

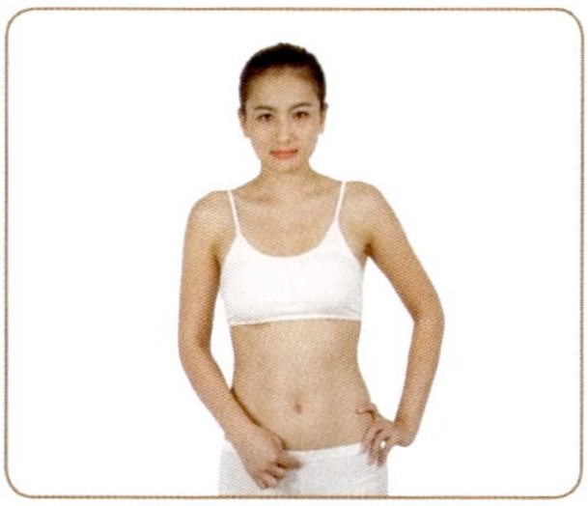

● 中极

在下腹部，前正中线上，脐下4寸。

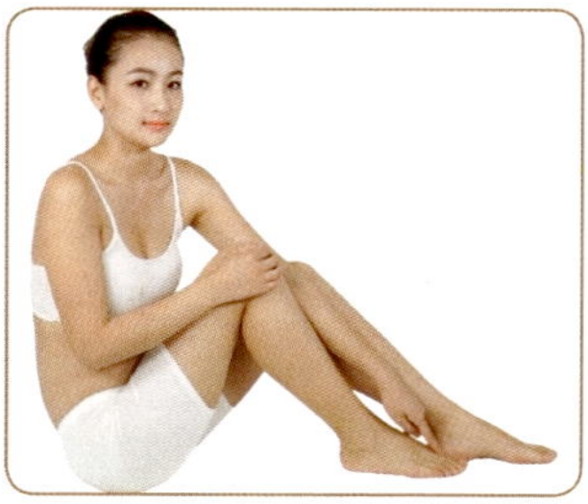

● 行间

在足背侧，第一、二趾间，趾蹼缘的后方赤白肉际处。

【操作方法】

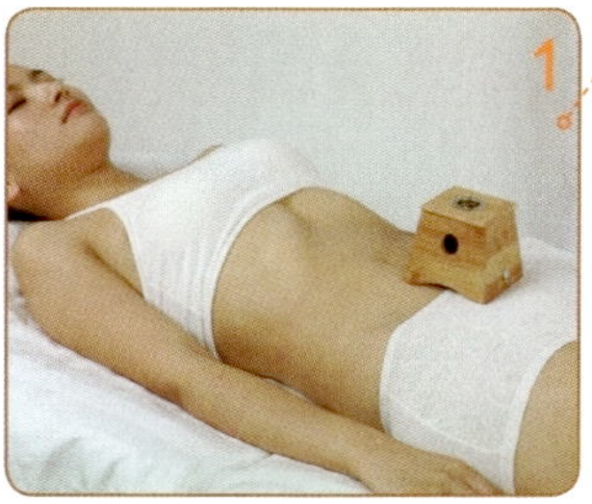

1 用艾灸盒灸治气海穴、关元穴和中极穴10～15分钟，至局部皮肤潮红为止。

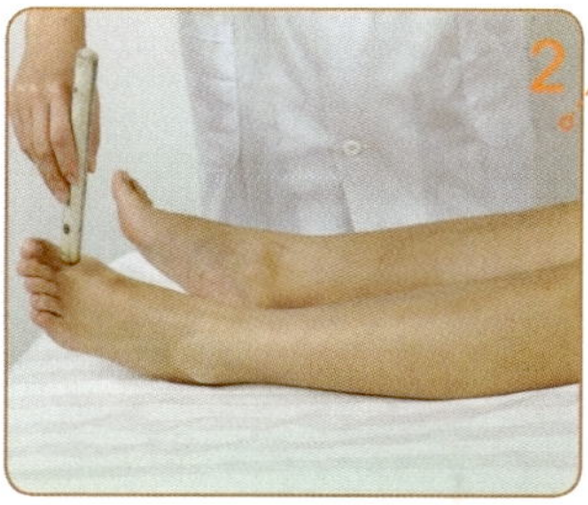

2 将艾条一端点燃，找到一侧行间穴，用艾条回旋灸法灸治10～15分钟。

对症食疗方

马齿苋白果鸡蛋汤

【材料】鸡蛋3个，鲜马齿苋60克，白果仁7个

【制作】①将鸡蛋打碎取鸡蛋清放于碗中备用，鲜马齿苋、白果仁洗净备用。②将鲜马齿苋和白果仁一同捣烂后，用鸡蛋清调匀，用刚煮沸的水冲服，空腹服，每日1剂，连服4～5日为一个疗程。

【功效】马齿苋具有消炎、止痢、解毒的作用；白果仁可止带浊、缩小便；鸡蛋清可清热解毒。此品能调经止带，主治细菌性阴道炎。

山药鱼鳔瘦肉汤

【材料】山药30克，猪瘦肉250克，鱼鳔15克，调味品适量

【制作】①将山药、猪瘦肉洗净，切块；鱼鳔用水浸发，洗净，切丝备用。②把所有备用食材放入锅里，加水适量，武火煮沸后，改文火煲2小时，调味食用。

【功效】山药可用于白带过多；鱼鳔可止血散瘀。此品能涩精止带，主治老年性阴道炎。

蒲公英薏米瘦肉汤

【材料】猪瘦肉250克，蒲公英30克，生薏米30克，食盐适量

【制作】①将蒲公英、生薏米、猪瘦肉洗净备用。②将以上食材一齐放入锅内，加水适量，置于火上。③用武火煮沸后，改文火煲1～2小时，放入适量食盐调味即可。

【功效】此食疗方有清热解毒、祛湿止带的功效，适用于阴道炎、输卵管炎等属湿热患者。

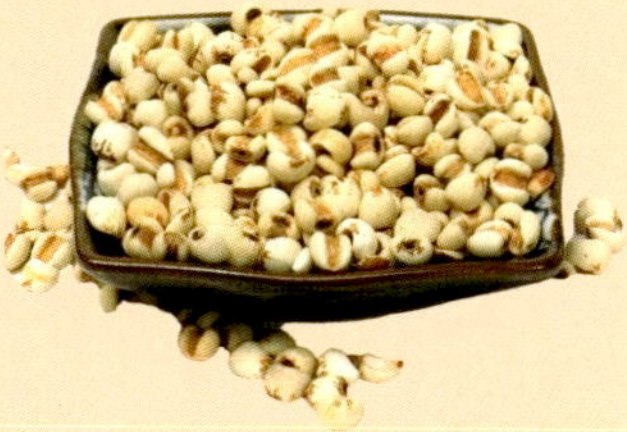

外阴炎

止痒止痛见奇效

外阴炎更多是与阴道炎、泌尿系统疾病、肛门直肠疾病或全身性疾病并发，也可独立存在，是由于病原体侵犯或受到各种不良刺激引起的外阴发炎。临床表现为外阴皮肤瘙痒、疼痛、烧灼感，甚至肿胀、红疹、糜烂、溃疡。

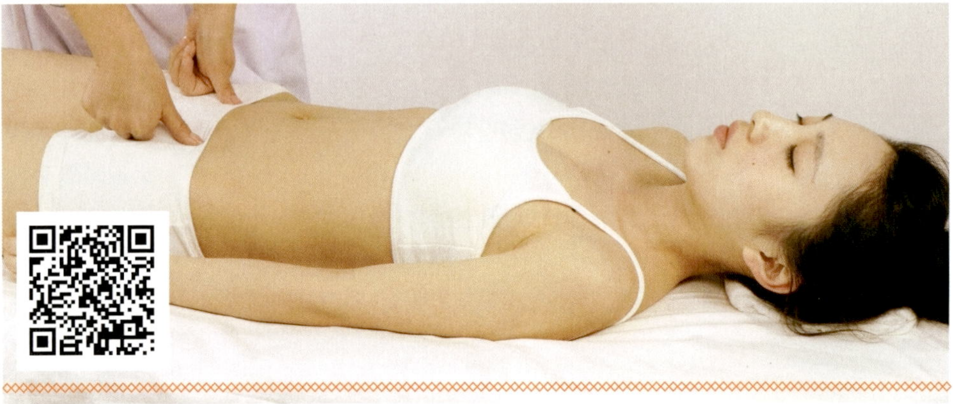

按摩方法

【穴位定位】

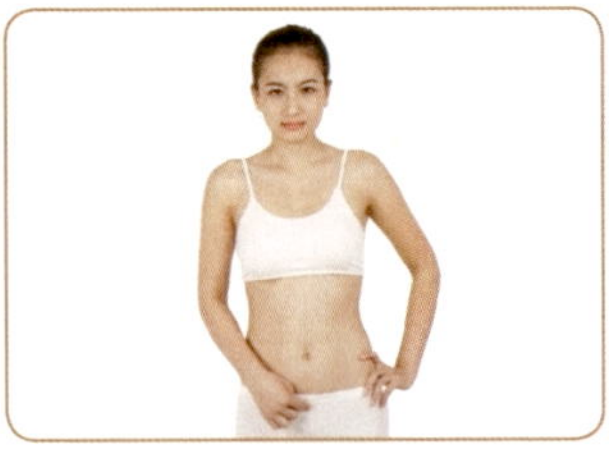

●**中极** 在下腹部，前正中线上，脐下4寸。

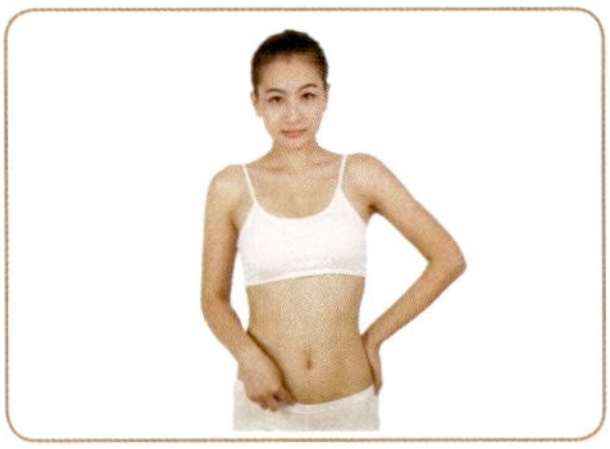

●**水道** 在下腹部脐下3寸，距前正中线2寸。

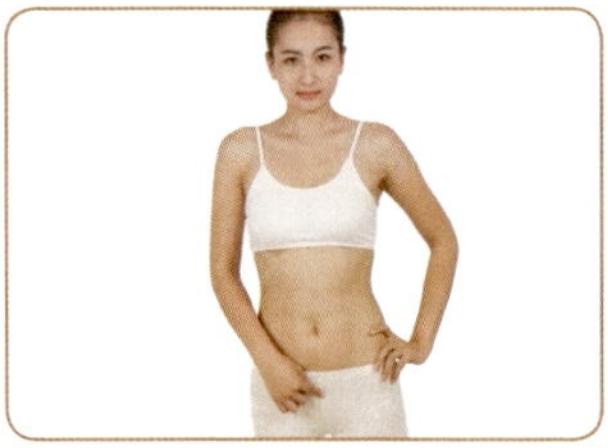

●**曲骨** 在下腹部，耻骨联合上缘的中点处。

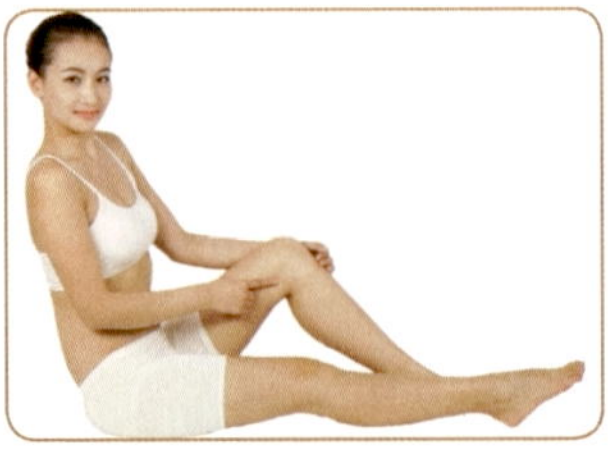

●**曲泉** 在膝内侧，膝关节内侧面横纹内侧端。

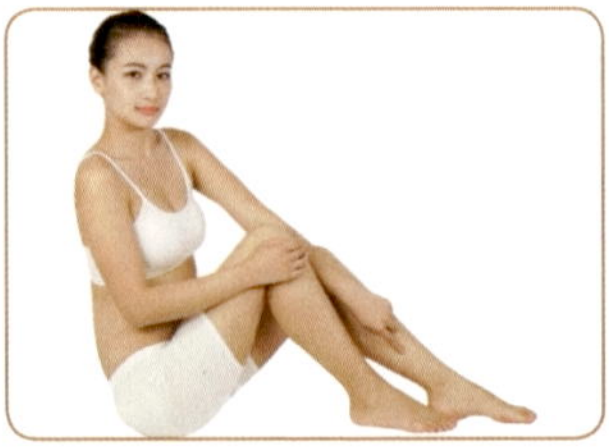

●**蠡沟** 在小腿内侧，足内踝尖上5寸。

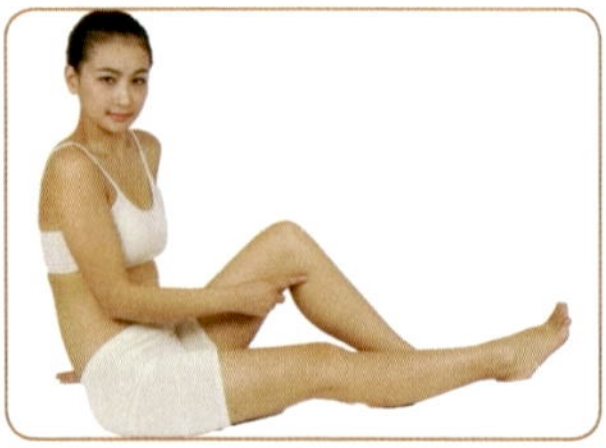

●**阴陵泉** 在小腿内侧，胫骨内侧髁后下方凹陷处。

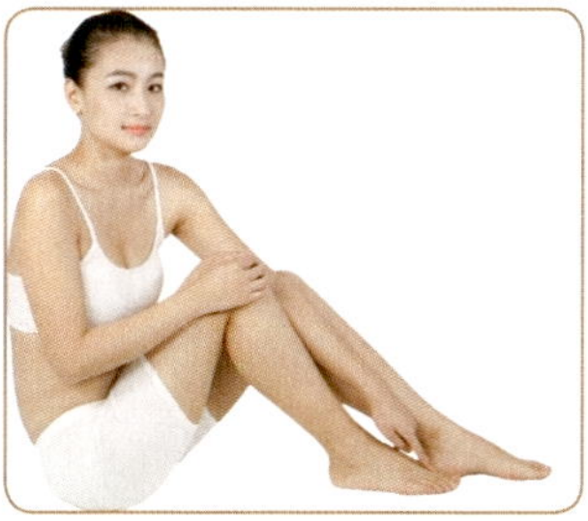

●**行间** 在足背侧，第一、二趾间，趾蹼缘的后方赤白肉际处。

小贴士

外阴瘙痒者应勤剪指甲、勤洗手，不要搔抓皮肤，以防破溃感染从而继发细菌性感染。

【操作方法】

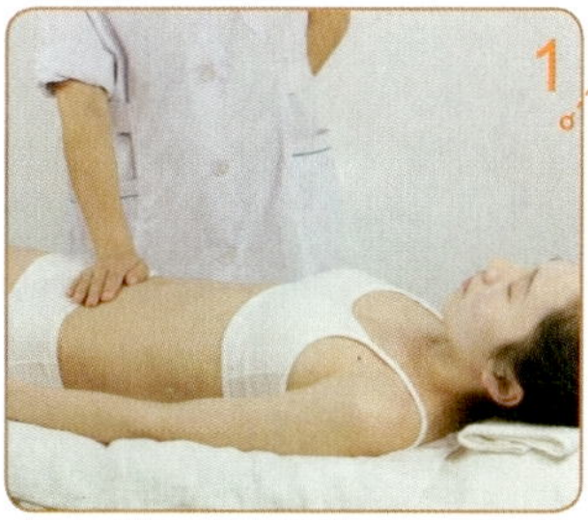

1 用手掌顺时针方向，环形而有节律地抚摩小腹约6分钟。

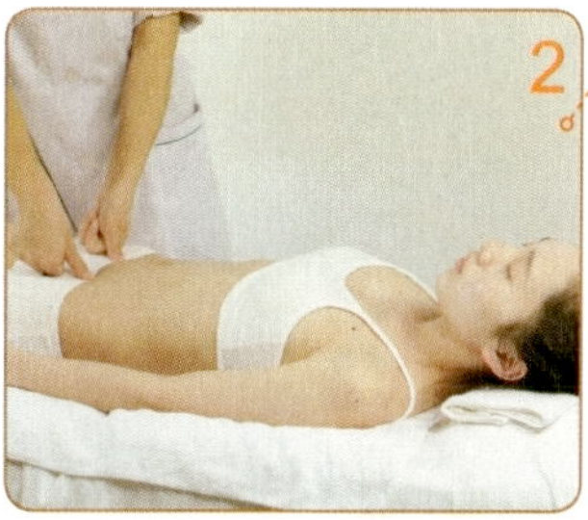

2 用拇指指腹依次点按中极穴、水道穴和曲骨穴，以顺、逆时针各揉按2分钟。

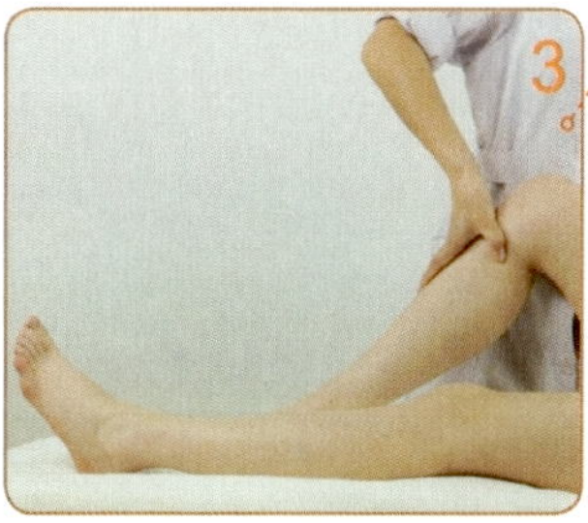

3 用拇指指腹依次按揉曲泉穴、蠡沟穴和阴陵泉穴各1分钟，以酸胀为度。

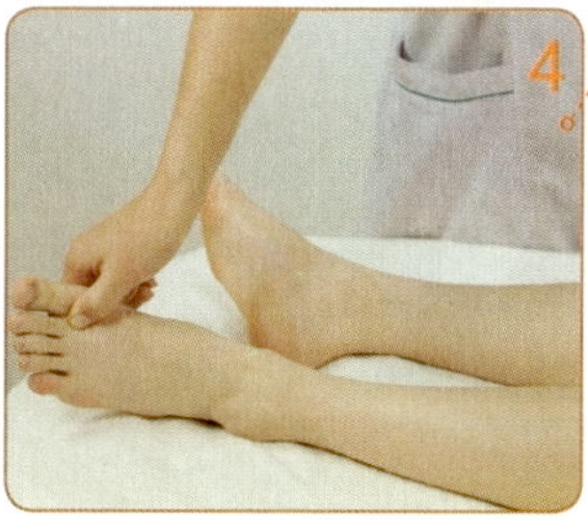

4 用拇指指腹按揉行间穴1分钟，以酸胀为佳。

艾灸疗法

准备工具 | 艾灸盒、艾条、打火机

【穴位定位】

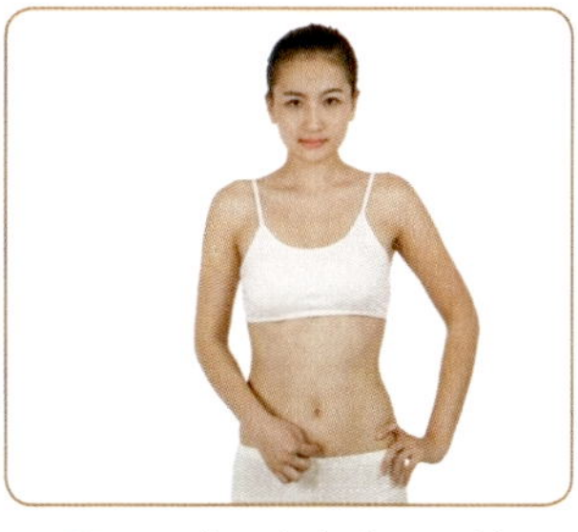

●**关元** 在下腹部，前正中线上，脐下3寸。

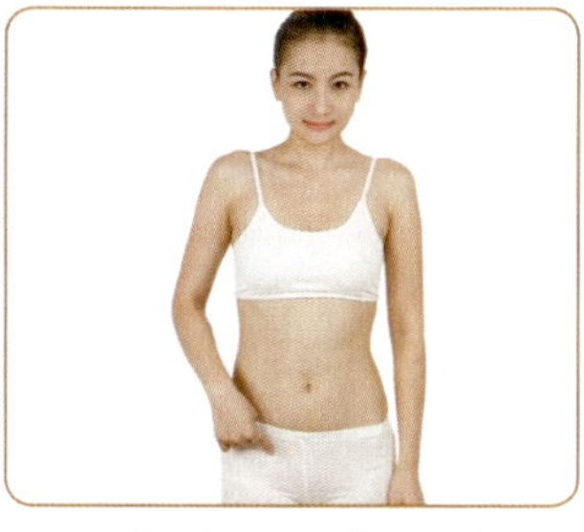

●**子宫** 在下腹部，脐下4寸，中极旁开3寸。

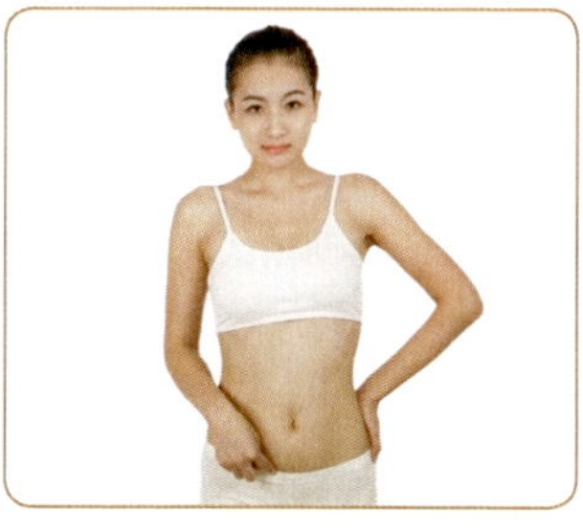

●**水道** 在下腹部，脐下3寸，距前正中线2寸。

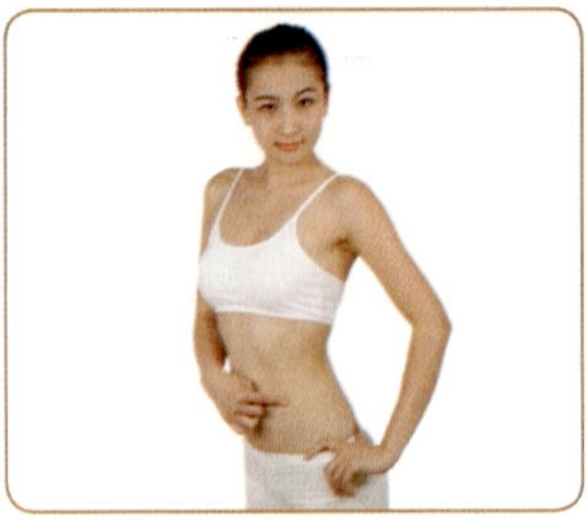

● **带脉**
在侧腹部，第十一肋骨游离端下方垂线与脐水平线的交点上。

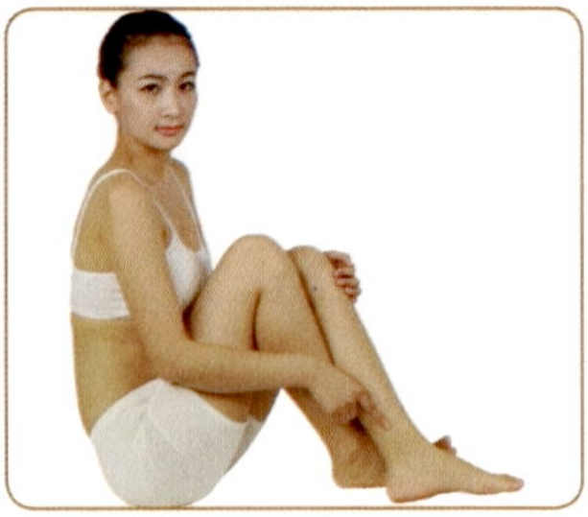

● **三阴交**
在小腿内侧，足内踝尖上3寸，胫骨内侧缘后方。

【操作方法】

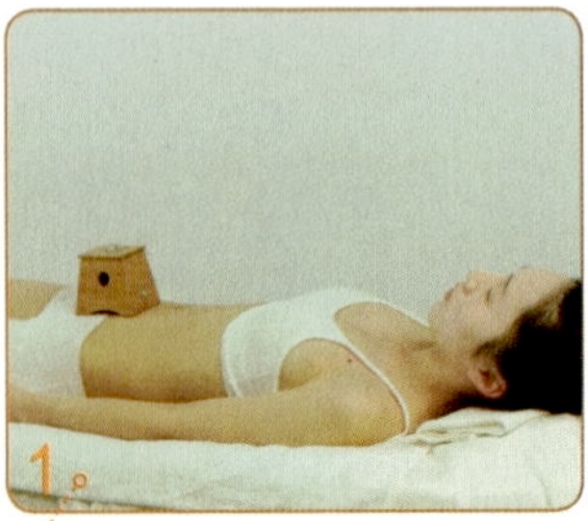

1. 将艾灸盒放于关元穴、子宫穴和水道穴上灸治10～15分钟。

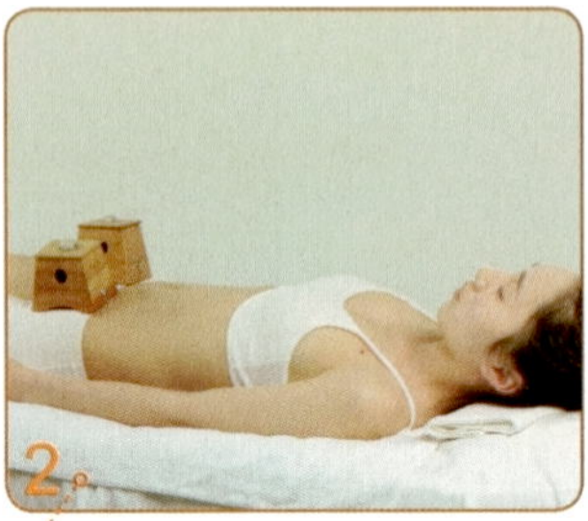

2. 将艾条一端点燃，找到一侧带脉穴，用艾条温和灸法灸治10～15分钟。

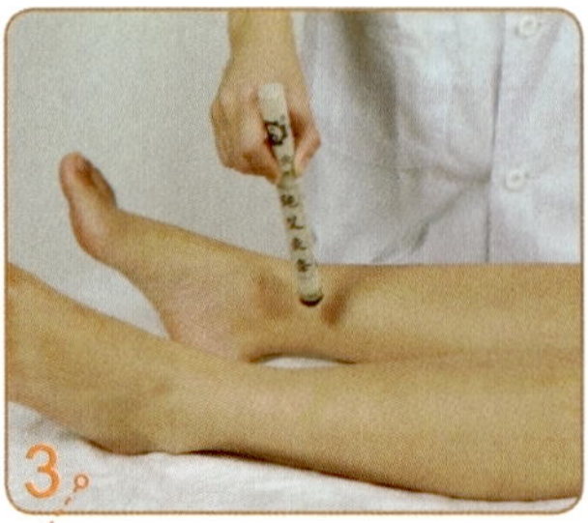

3. 找到一侧三阴交穴，用艾条温和灸法灸治10～15分钟。

刮痧疗法

准备工具 | 刮痧板、经络油

【穴位定位】

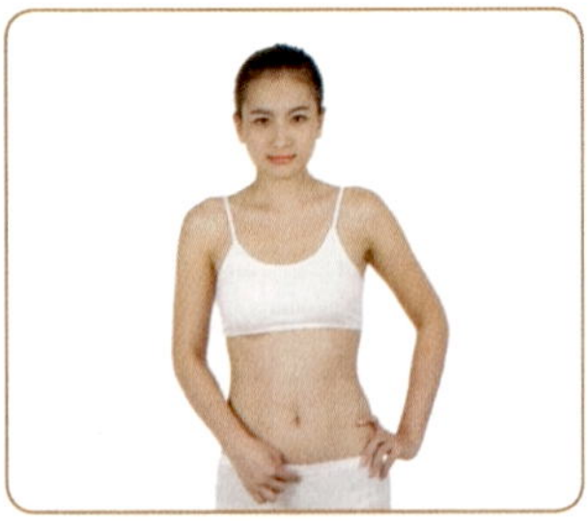

● **中极**
位于下腹部，前正中线上，脐下4寸。

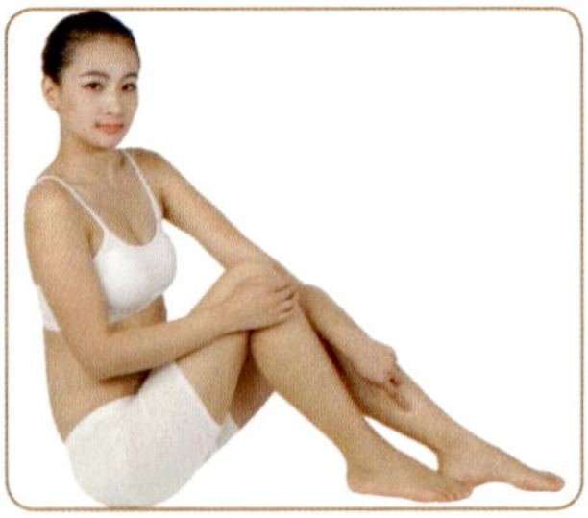

● **蠡沟**
位于小腿内侧，足内踝尖上5寸，胫骨内侧面的中央。

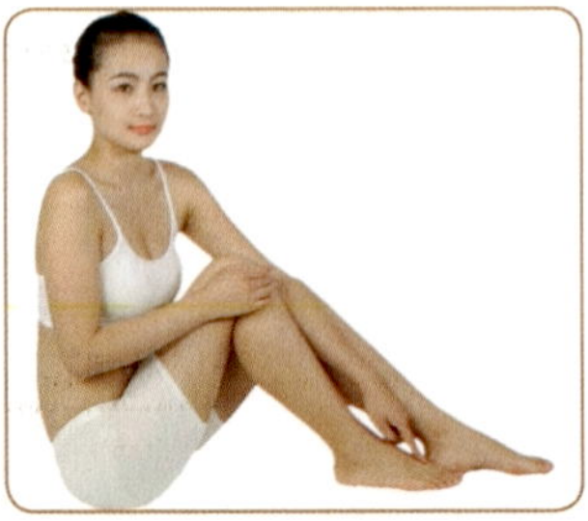

● **太冲**
位于足背侧，第一、二跖骨基底前方凹陷处。

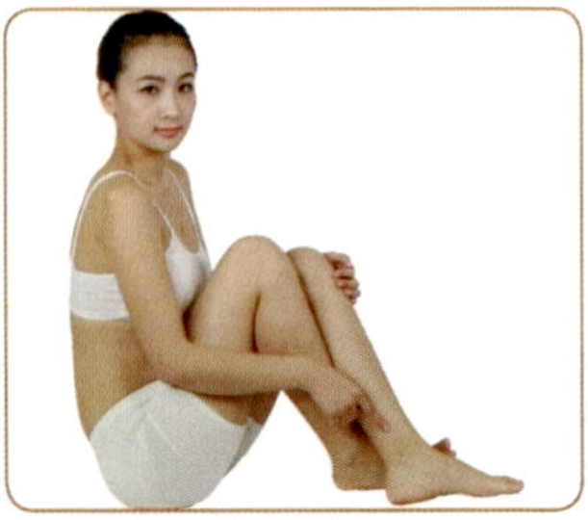

● **三阴交**
在小腿内侧，足内踝尖上3寸，胫骨内侧缘后方。

【操作方法】

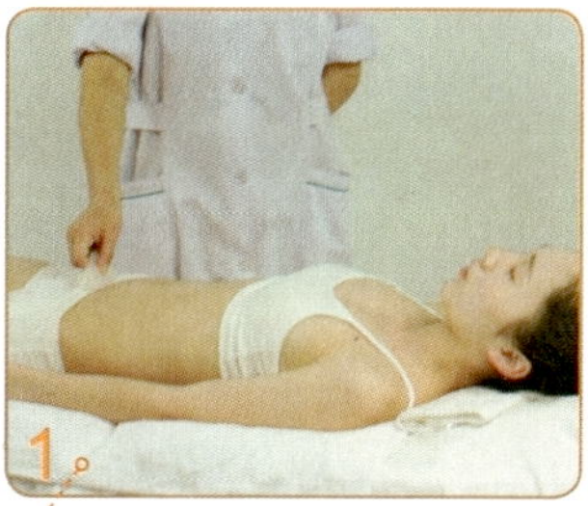
1.用刮痧板边缘刮拭中极穴30次，力度适中，以出痧为度。

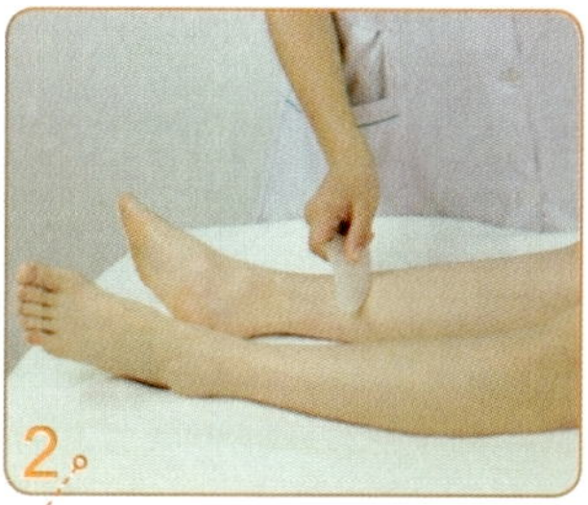
2.用面刮法刮拭蠡沟穴至太冲穴30次，力度适中，以潮红出痧为度。

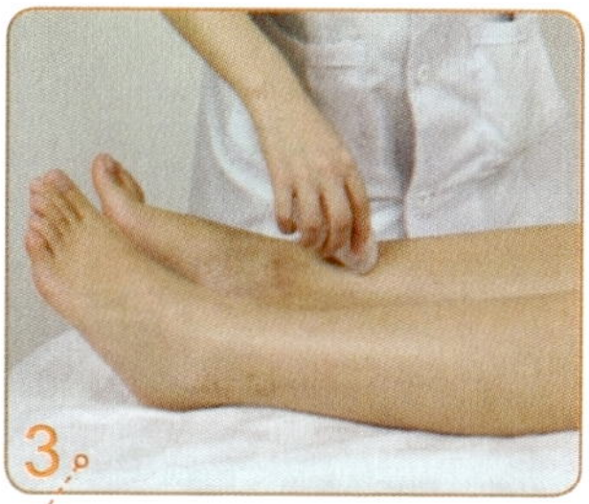
3.用角刮法刮拭患者三阴交穴30次，力度微重，以出痧为度。

对症食疗方

花生赤豆枣蒜汤

【材料】带衣花生米90克，赤小豆、大枣各60克，大蒜30克，食盐适量

【制作】①将赤小豆、花生米洗净，用水浸泡回软。②大枣洗净，剔去枣核。③大蒜去皮洗净。④在锅中加入适量水，放入赤小豆、花生米、大蒜，武火煮沸后，放入大枣，再改用文火慢熬至汤成，以食盐调味即可。

【功效】赤小豆有良好的利尿作用，能解毒；花生米性平、味甘，具有醒脾和胃、润肺化痰、滋养调气的功效；大枣具有补血养血的功效。三者配伍可益气养血、除湿解毒，对于外阴炎有一定的疗效。

鱼腥豆带汤

【材料】绿豆30克，海带20克，鱼腥草15克，食盐适量

【制作】①将绿豆、海带洗净，浸泡2个小时，备用。②将鱼腥草洗净，备用。③将以上食材同放入锅中，加水适量，用武火煮沸后，转文火煮至绿豆微烂即可。④去鱼腥草，加入适量食盐即可。饮汤，食豆和海带。每日1次，连服7日。

【功效】绿豆具有清热解毒的作用；海带能轻坚散结，消痰利水；鱼腥草具有抗菌杀菌的作用，可提高免疫力。三者配伍可益气养血、清热解毒，对外阴炎有不错的疗效。

虫草炖乌鸡

【材料】冬虫夏草10克，乌骨鸡300克，料酒、葱、姜、盐、味精、五香粉各适量

【制作】①冬虫夏草水发后洗净，乌鸡处理干净切块，备用。②将冬虫夏草、乌骨鸡肉块与料酒、葱、姜一起入锅，加入适量清水，武火煮沸，改文火煮至乌骨鸡肉块酥烂。③加入盐、味精、五香粉调味即可。每日1剂，分2次佐餐食用，可连用数剂。

【功效】此品具有温肾补虚、止带等功效，适用于肾虚型外阴炎患者。

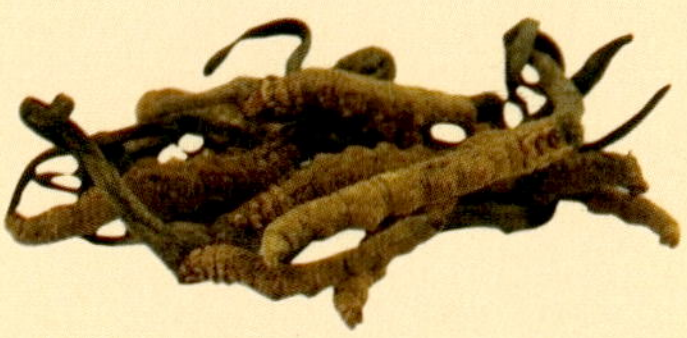

带下病

消除异味效果好

带下病指阴道分泌多量或少量的分泌物，有臭味或异味，色泽异常，常与生殖系统局部炎症、肿瘤或身体虚弱等因素有关。中医学认为本病多因湿热下注或气血亏虚，致带脉失约、冲任失调而成。

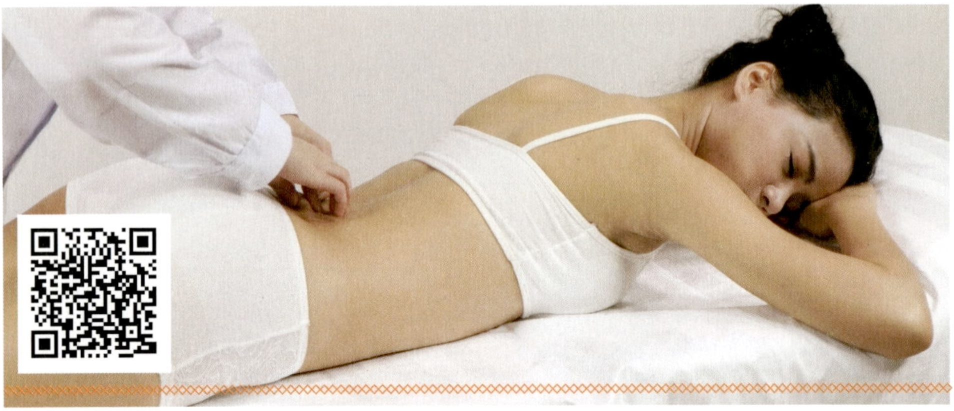

按摩方法

【穴位定位】

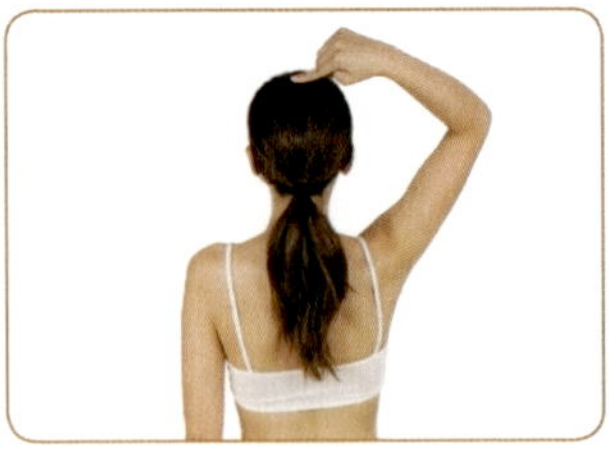

●**百会** 在头部，前发际正中直上5寸。

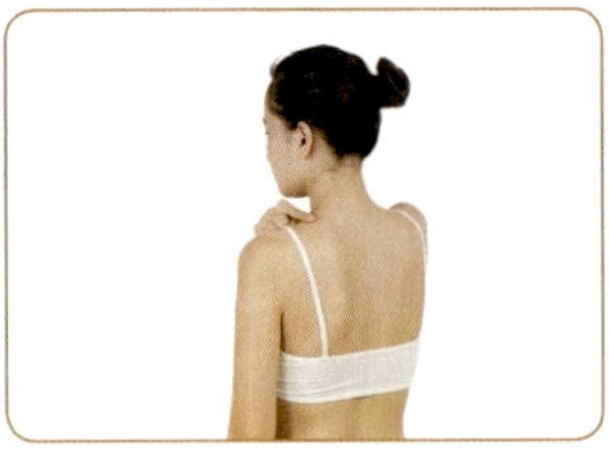

●**肩井** 在肩上，大椎与肩峰端连线的中点上。

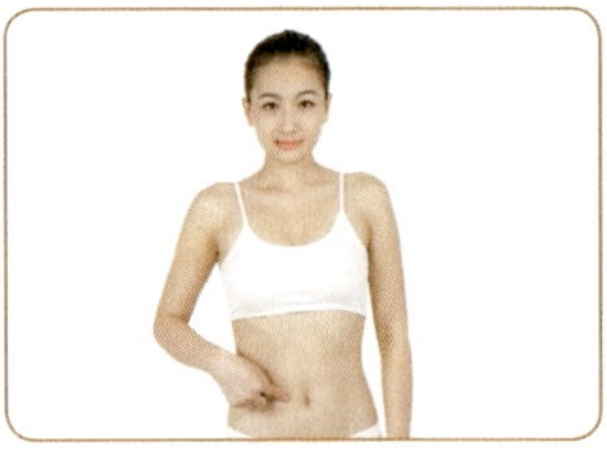

●**天枢** 在腹中部，距脐2寸。

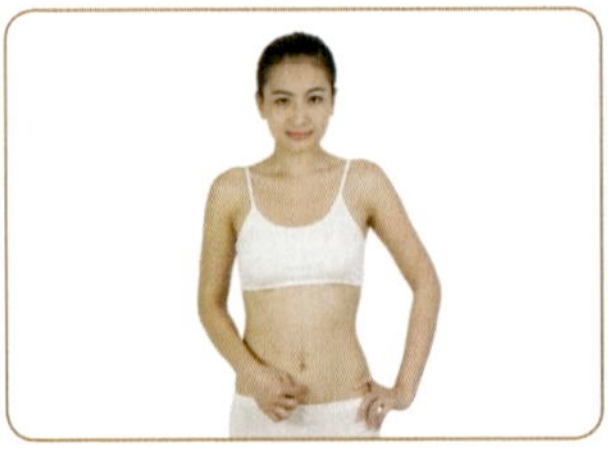

●**气海** 在下腹部，前正中线上，脐下1.5寸。

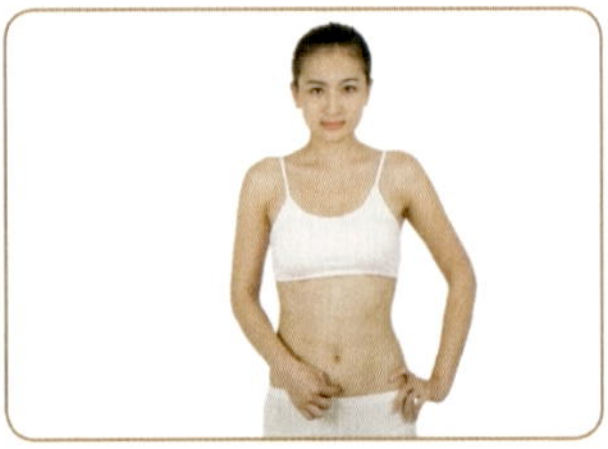

●**关元** 在下腹部，前正中线上，脐下3寸。

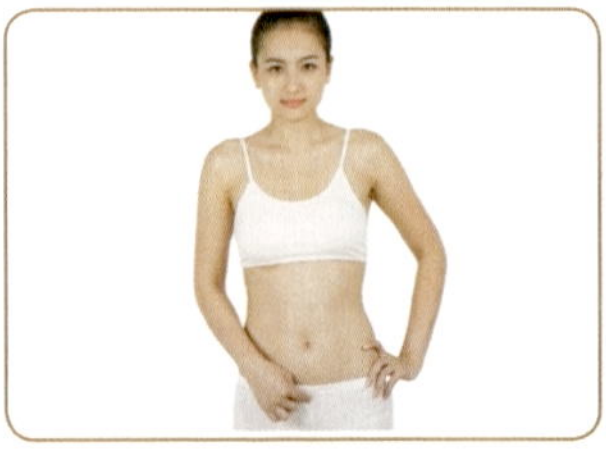

●**中极** 在下腹部，前正中线上，脐下4寸。

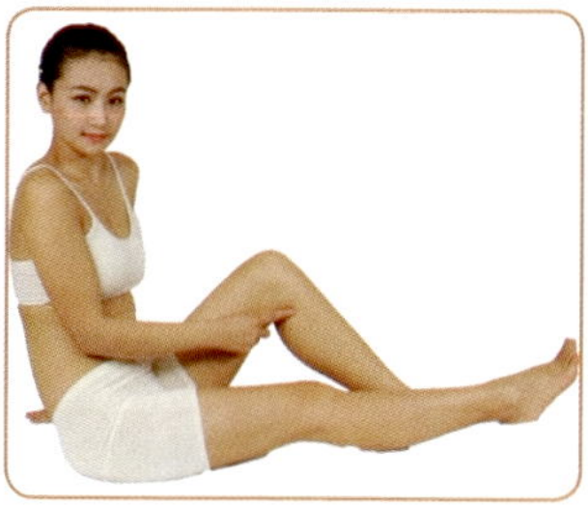

●**阴陵泉** 在小腿内侧，胫骨内侧髁后下方凹陷处。

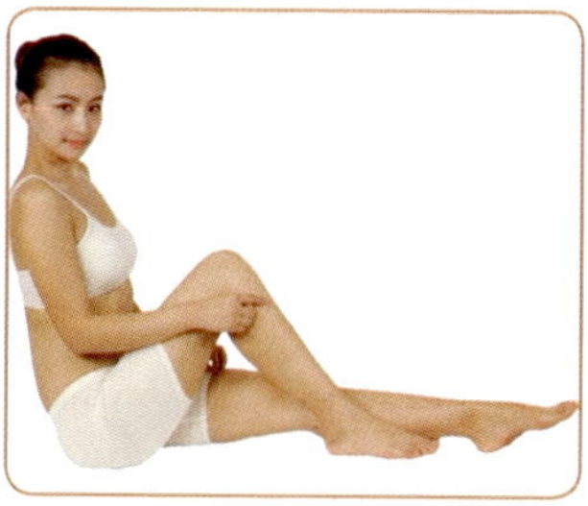

●**足三里** 在小腿前外侧，犊鼻下3寸，距胫骨前缘一横指。

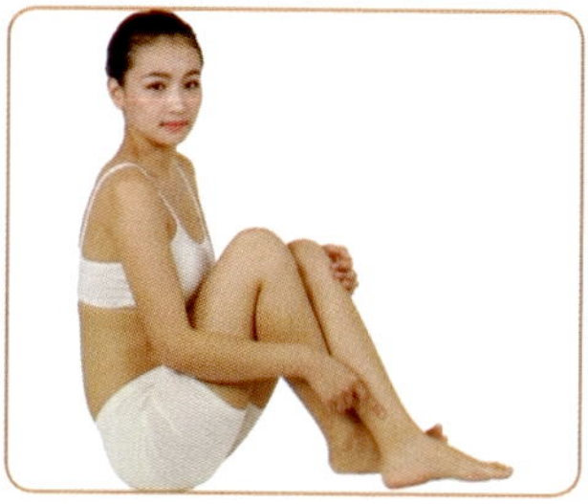

●**三阴交** 在小腿内侧，足内踝尖上3寸，胫骨内侧缘后方。

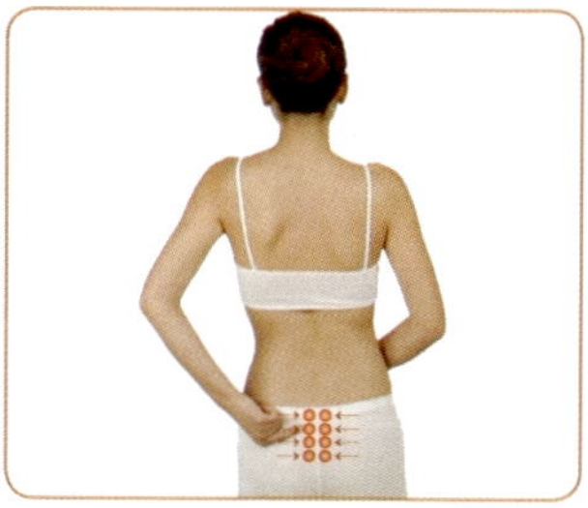

●**八髎** 位于骶椎。分别在第一、二、三、四骶后孔中。

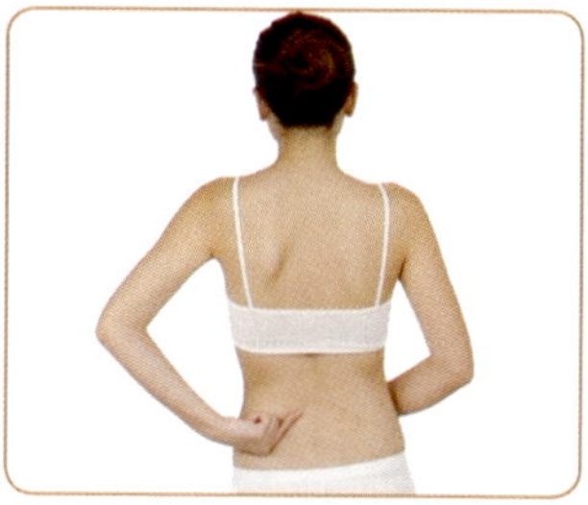

●**肾俞** 在腰部，第二腰椎棘突下，旁开1.5寸。

【操作方法】

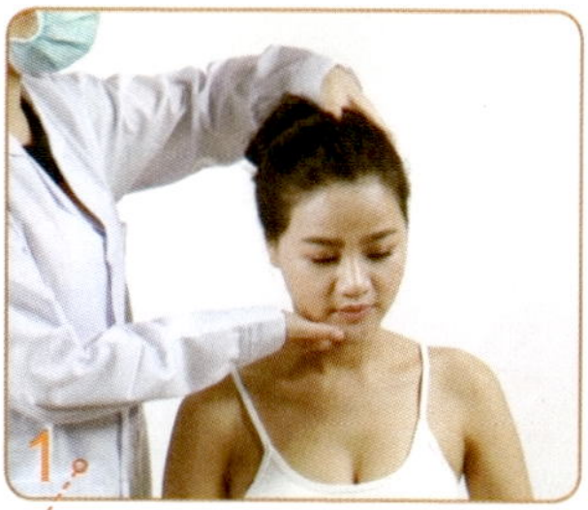

1 取坐位，用拇指指腹轻揉百会，以顺时针的方向按揉半分钟。

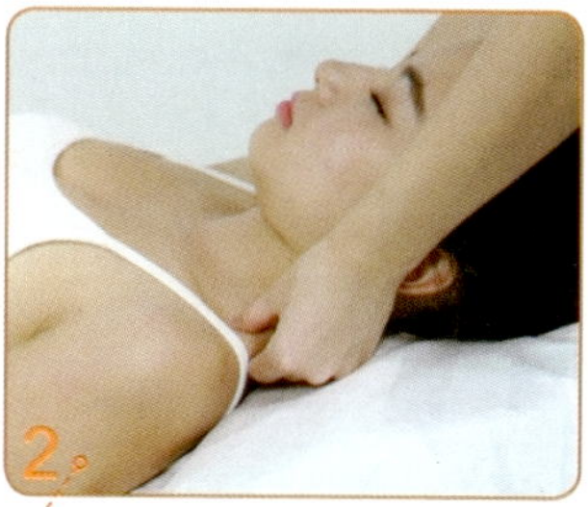

2 用拇指和食指、中指相对，拿捏肩井穴，频率为100次/分。

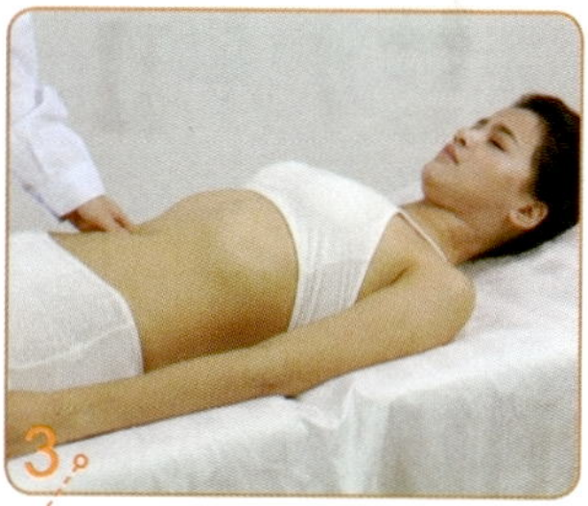

3 取仰卧位，用拇指揉按天枢穴1分钟，先左后右，以潮红为度。

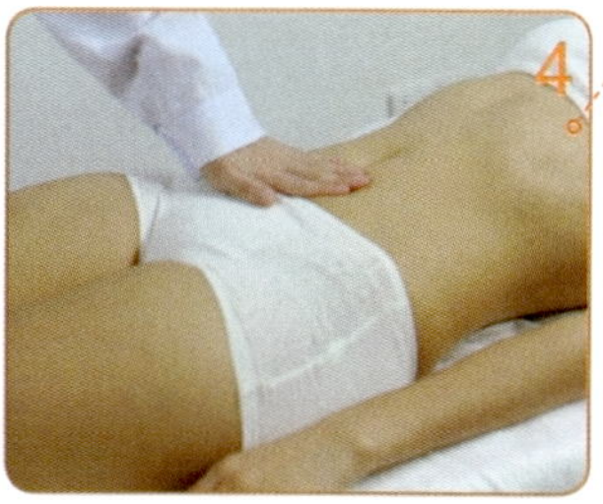

4 用手掌顺时针方向，环形而有节律地抚摩小腹约6分钟。

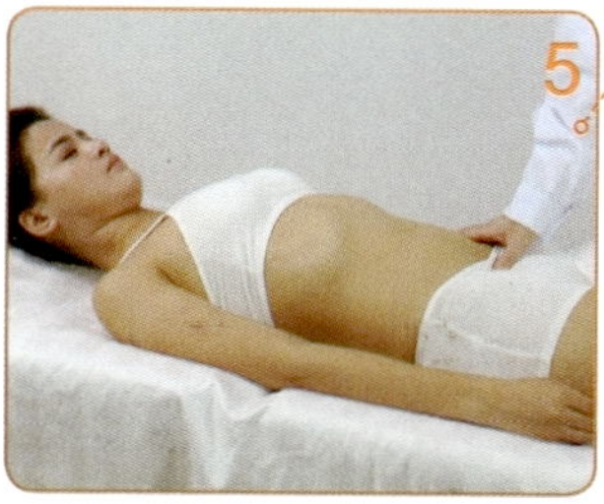

5 用拇指指腹点按气海、关元、中极穴，以顺、逆时针各揉按2分钟。

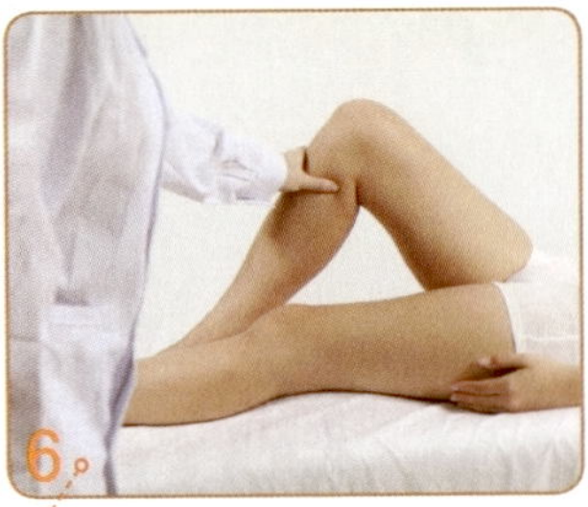

6 用拇指指腹按揉阴陵泉、三阴交穴各1分钟，以酸胀为度。

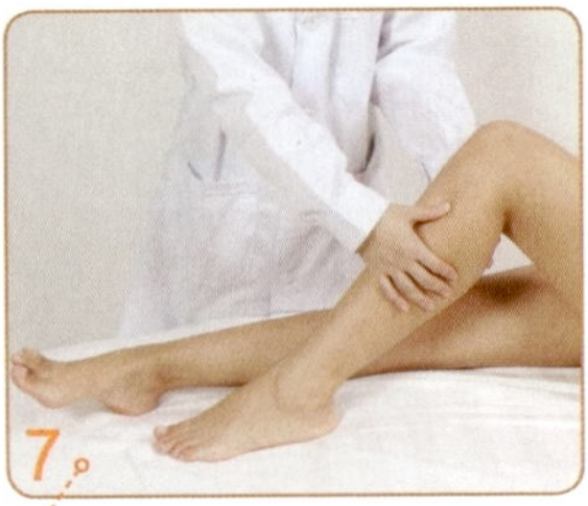

7 用拇指指腹按揉足三里穴1分钟，以酸胀为佳。

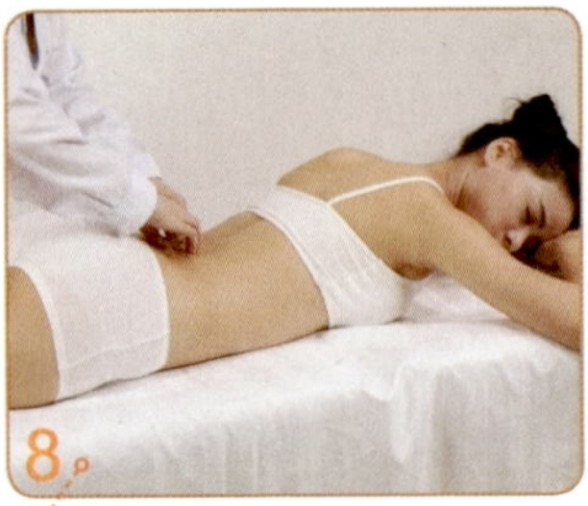

8 两手沿着脊柱的两旁边提捏，边向前推进，重复5遍。

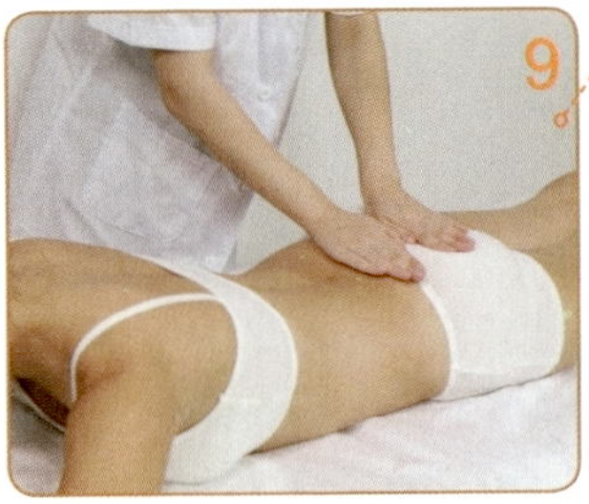

9 用手掌来回摩擦八髎穴，一个来回为1次，以每秒2～4次的频率摩擦2分钟。

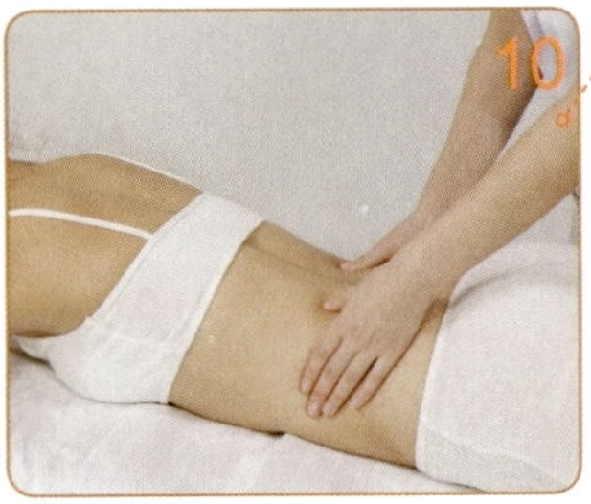

10 用双手拇指指腹按揉肾俞穴，力度适中，按揉1～2分钟。

艾灸疗法

准备工具 | 艾灸盒、艾条、打火机

【穴位定位】

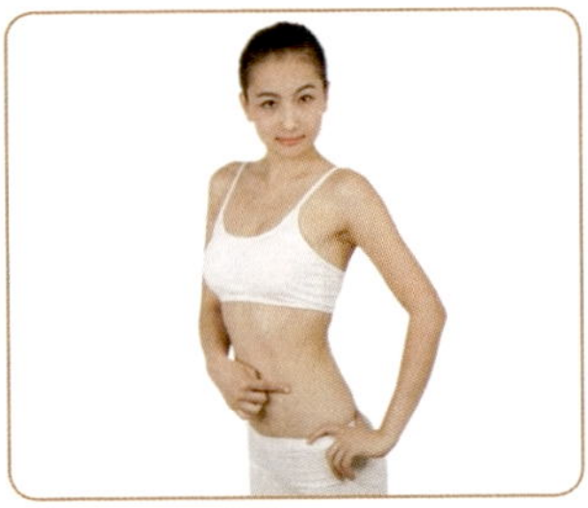

●**带脉** 第十一肋端直下，与脐相平处。

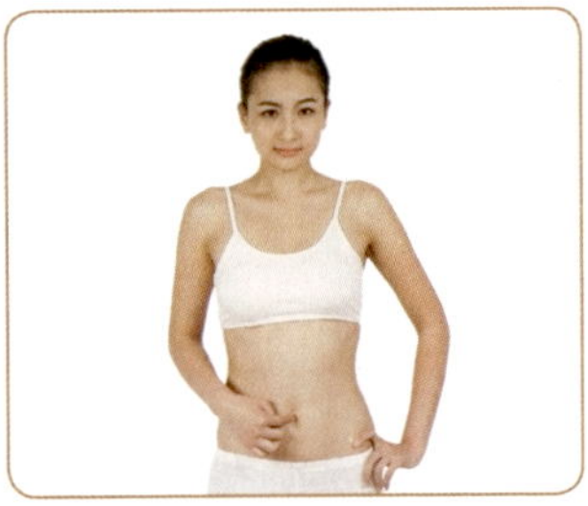

●**神阙** 腹中部，脐中央。

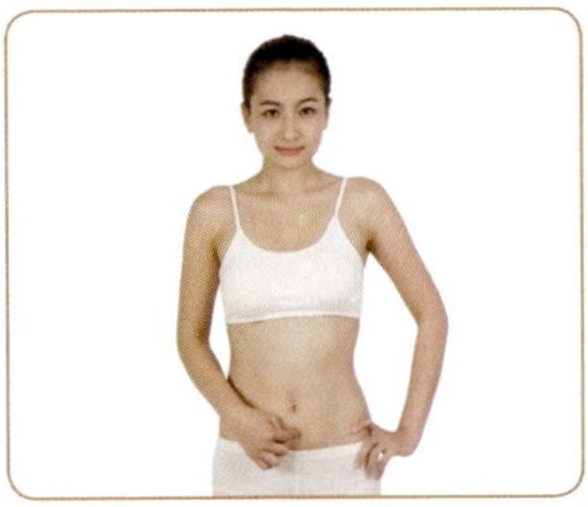

●**气海** 下腹部，前正中线上，脐下1.5寸。

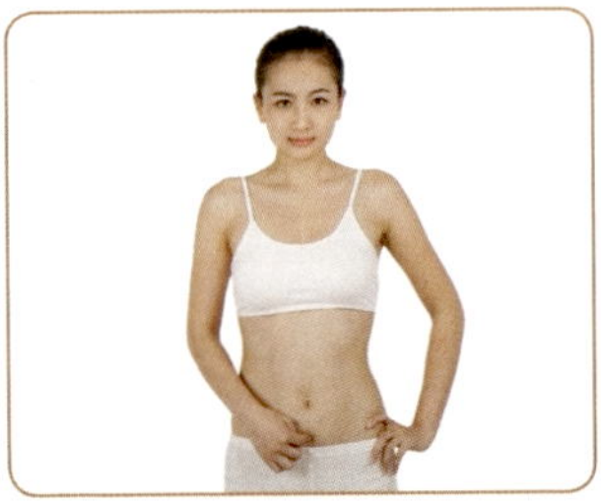

●**关元**
在下腹部，前正中线上，脐下3寸。

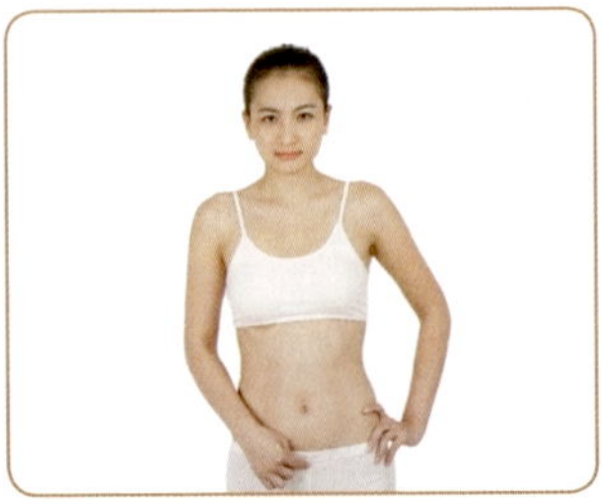

●**中极**
在下腹部，前正中线上，脐下4寸。

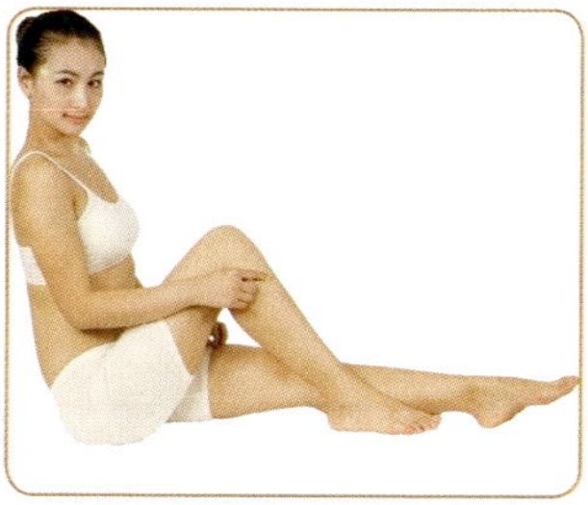

●**足三里** 在犊鼻穴下3寸，距胫骨外侧约一横指处。

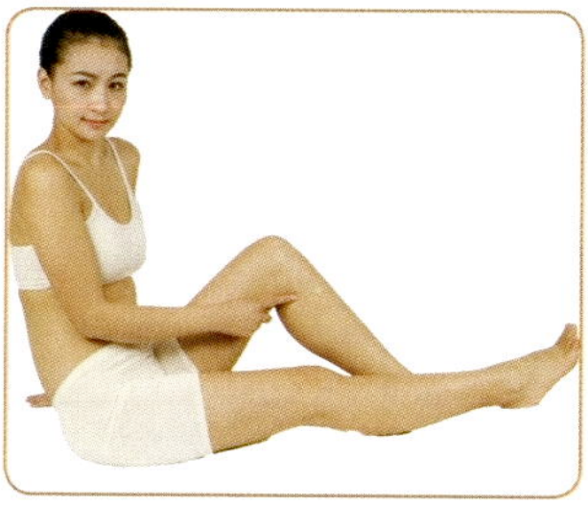

●**阴陵泉** 在小腿内侧，胫骨内侧髁后下方凹陷处。

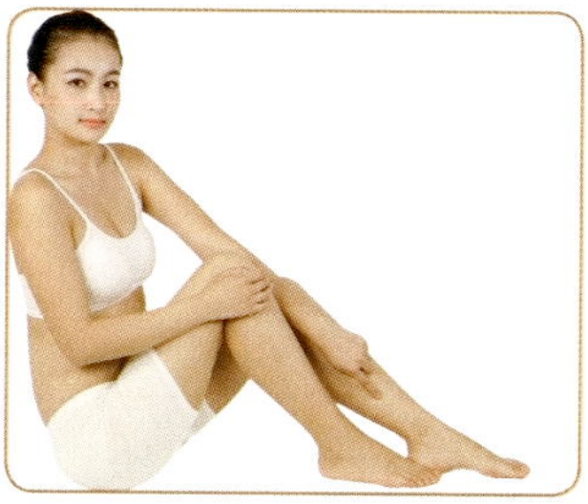

●**蠡沟** 在小腿内侧，足内踝尖上5寸，胫骨内侧面的中央。

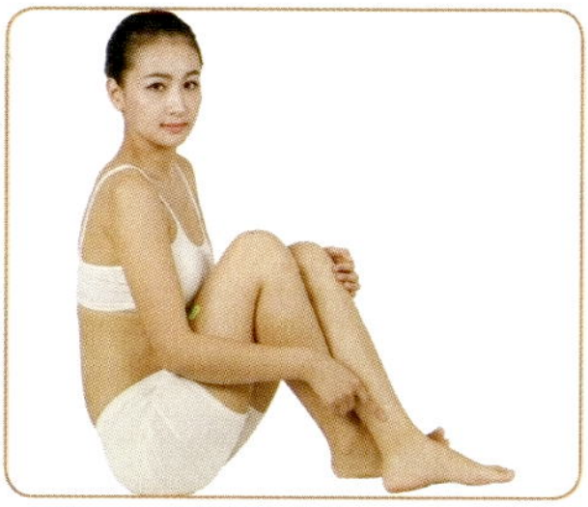

●**三阴交** 在小腿内侧，足内踝尖上3寸，胫骨内侧缘后方。

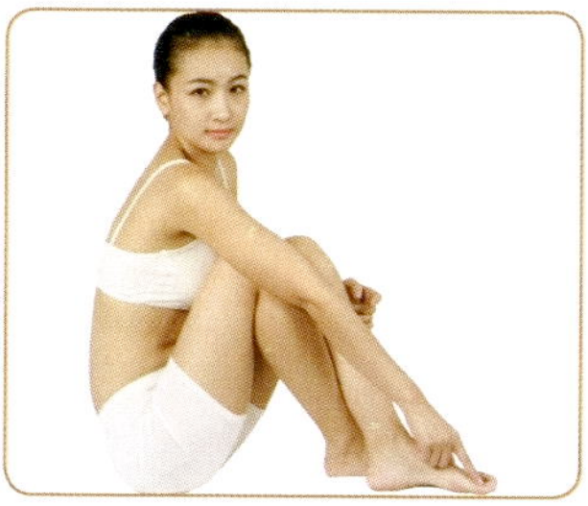

●**隐白** 在足大趾内侧，趾甲角旁开0.1寸。

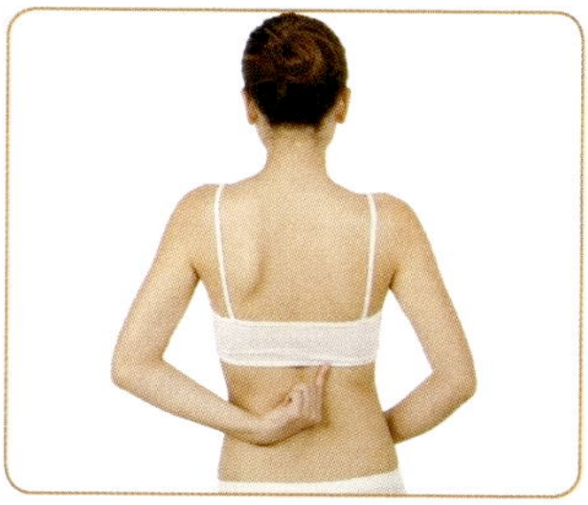

●**脾俞** 在背部，第十一胸椎棘突下，旁开1.5寸。

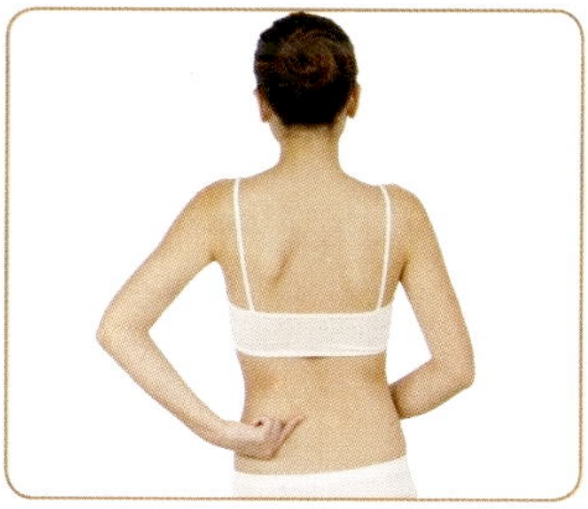

●**肾俞** 在腰部，第二腰椎棘突下，旁开1.5寸。

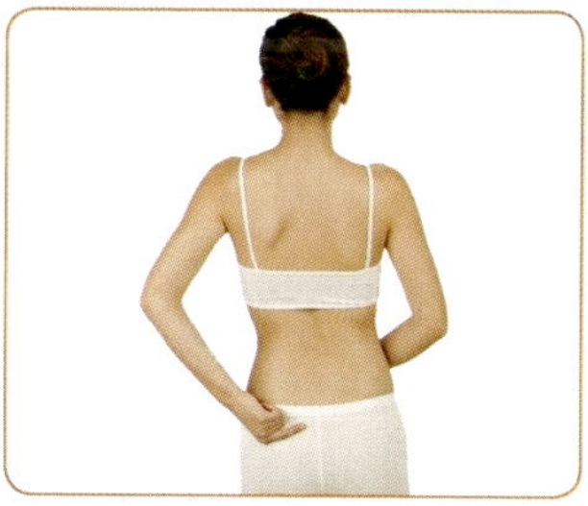

●**次髎** 在骶部，髂后上棘内下方，适对第二骶后孔处。

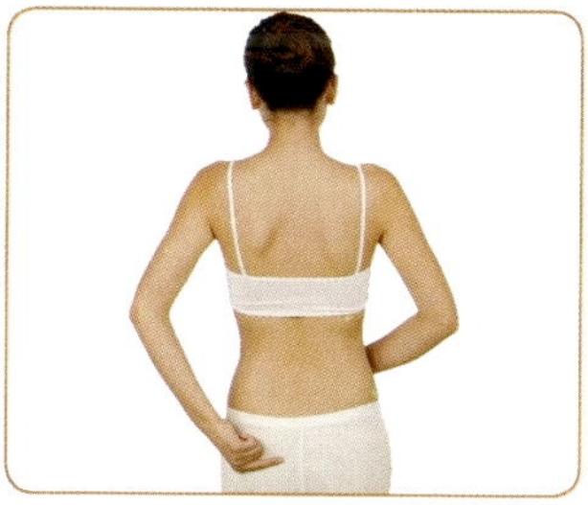

●**白环俞** 在骶部，骶正中嵴旁1.5寸，平第四骶后孔。

【操作方法】

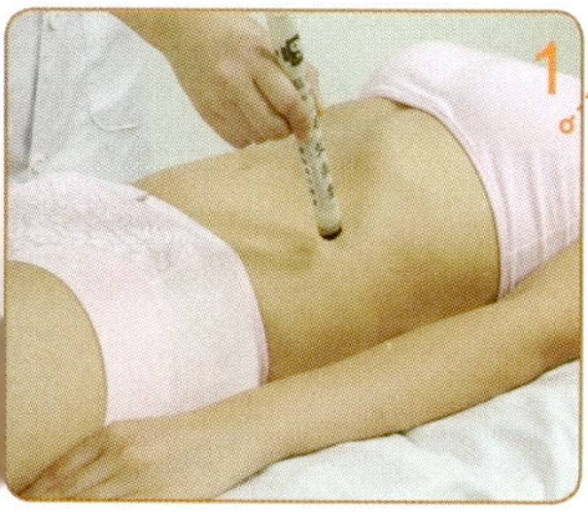

用打火机将艾条一端点燃，找到一侧带脉，用艾条温和灸法灸治10分钟。

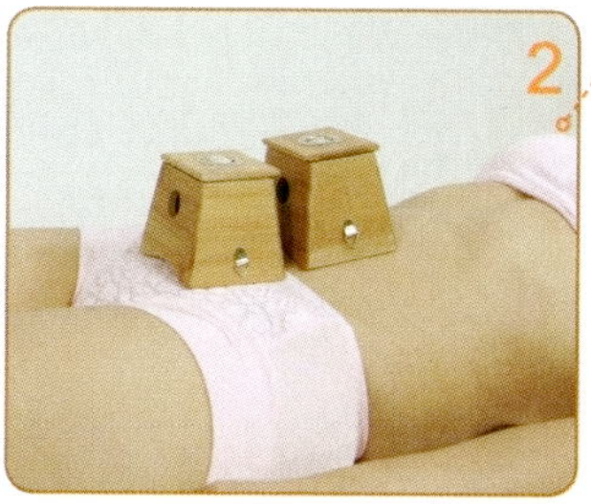

用艾灸盒灸治神阙穴、气海穴、关元穴和中极穴，一同灸治10～15分钟。

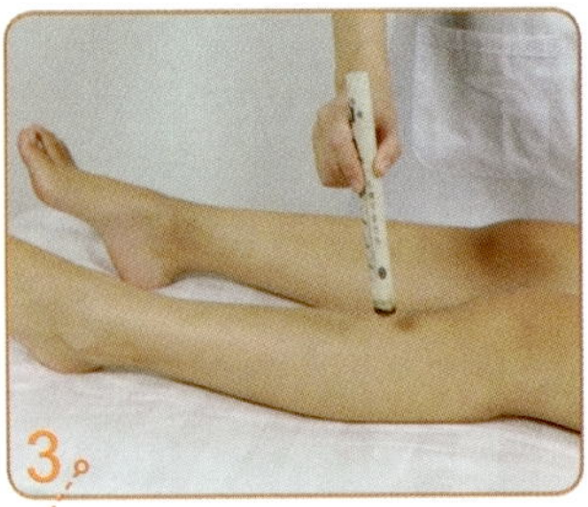

3 将艾条一端点燃，找到一侧足三里穴，用艾条温和灸法灸治10～15分钟。

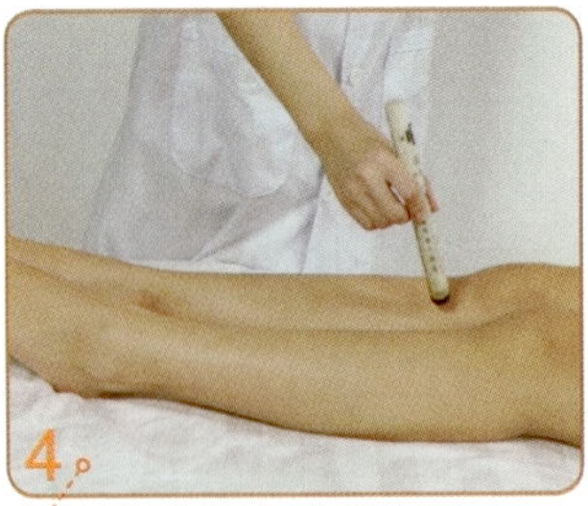

4 找到一侧阴陵泉穴，用艾条温和灸法灸治10～15分钟。

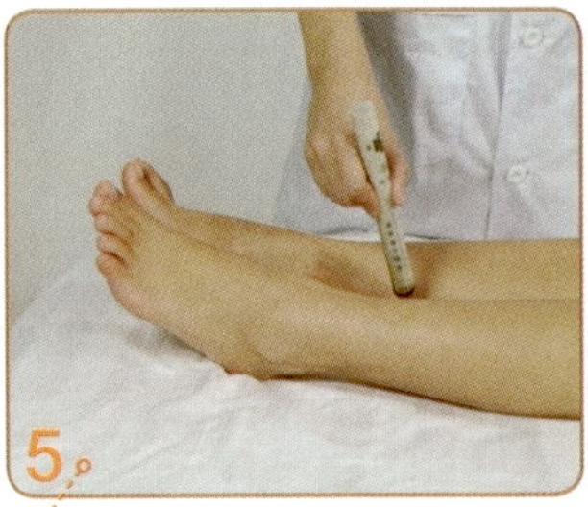

5 找到一侧蠡沟穴，用艾条温和灸法灸治10～15分钟。

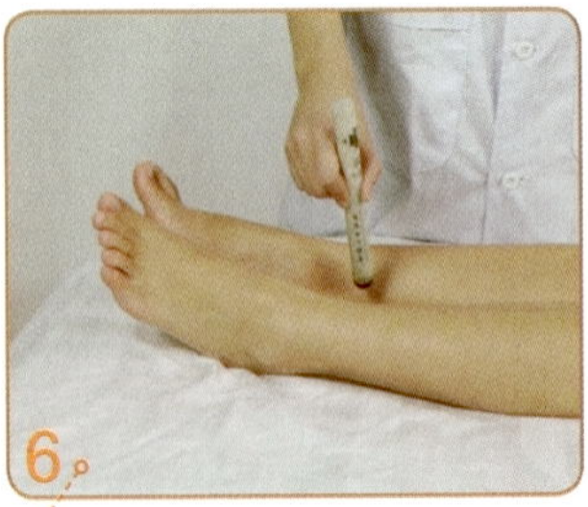

6 找到一侧三阴交穴，用艾条温和灸法灸治10～15分钟。

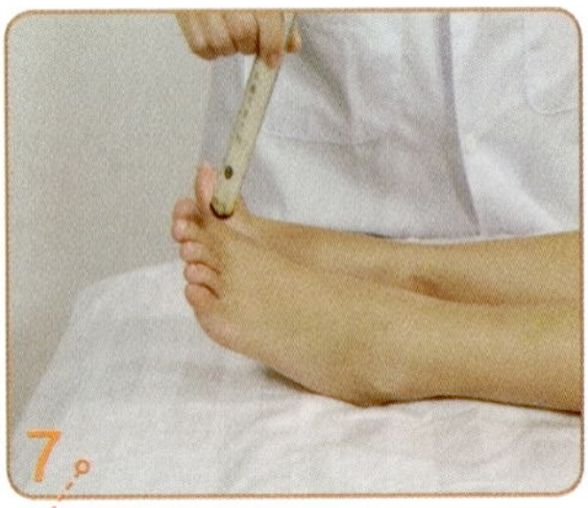

7 找到一侧隐白穴，用艾条温和灸法灸治10～15分钟。

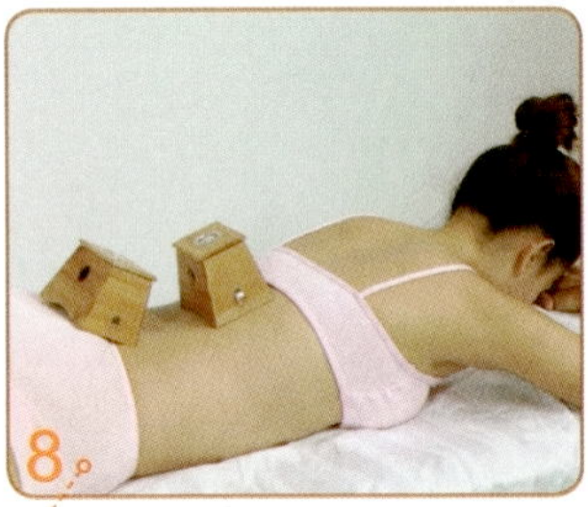

8 用艾灸盒灸治脾俞穴、肾俞穴、次髎穴、白环俞穴，10～15分钟。

拔罐疗法

准备工具 | 火罐、气罐、止血钳、棉球、毛巾、打火机、拔罐器

【穴位定位】

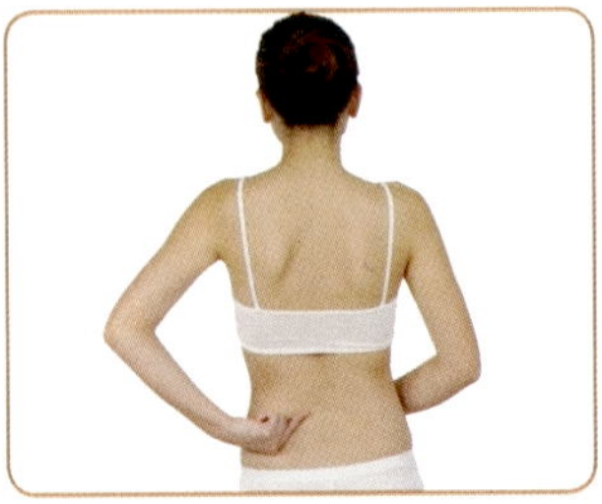

●肾俞
在腰部，第二腰椎棘突下，旁开1.5寸。

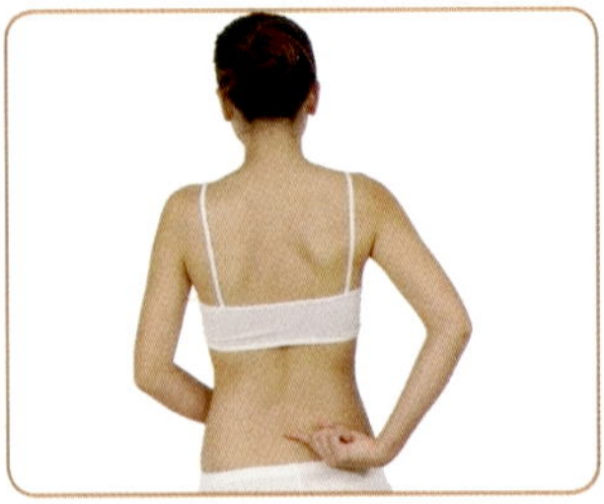

●腰阳关
在腰部，后正中线上，第四腰椎棘突下凹陷中。

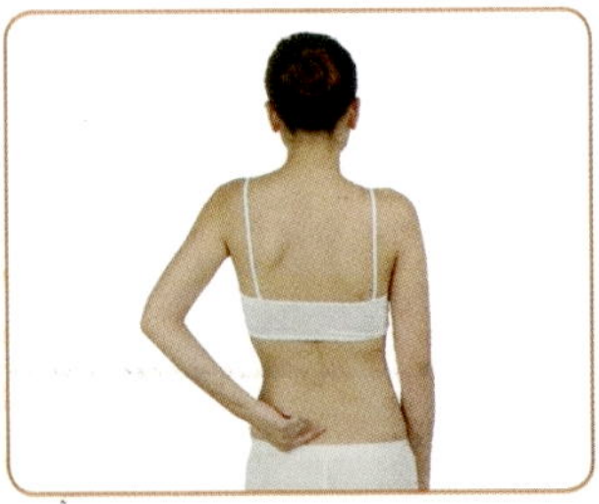

●十七椎
在腰部，后正中线上，第五腰椎棘突下。

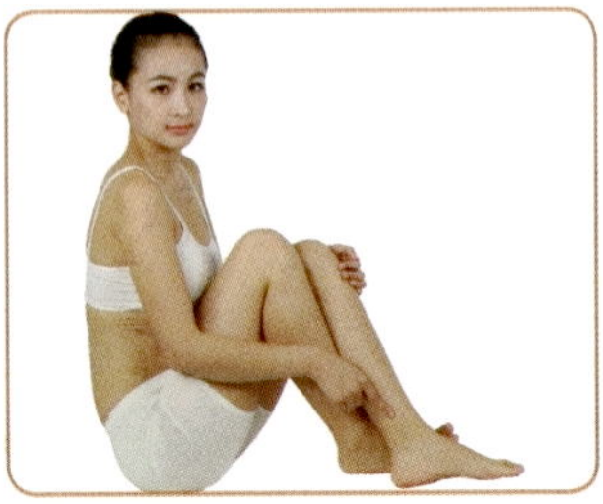

●三阴交
在小腿内侧，足内踝尖上3寸，胫骨内侧缘后方。

【操作方法】

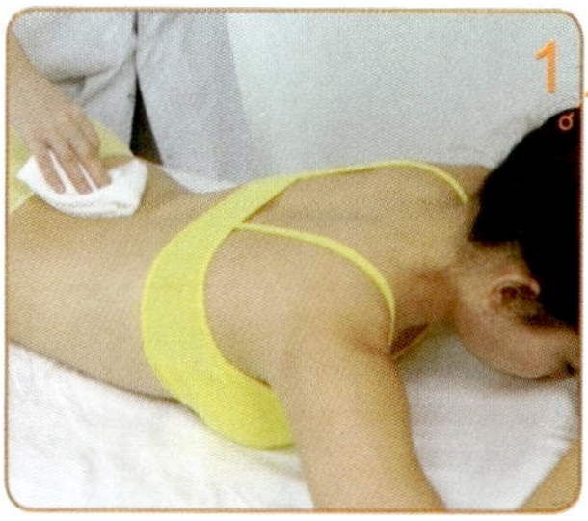

1 找到肾俞穴、腰阳关穴和十七椎穴，用热毛巾擦拭清洁以上穴区。

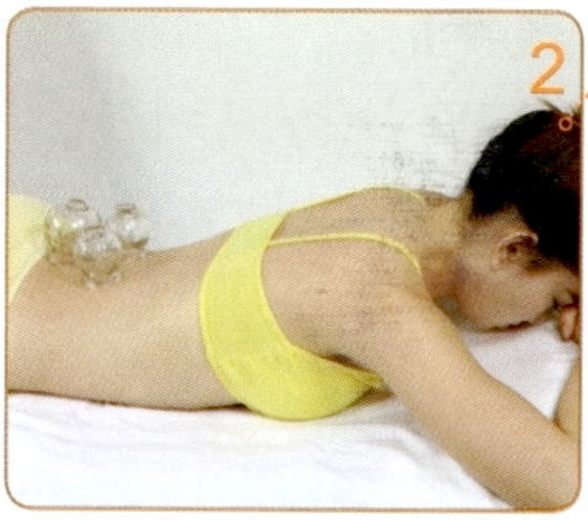

2 将火罐拔扣在肾俞、腰阳关、十七椎穴上，每罐留10分钟后取下。

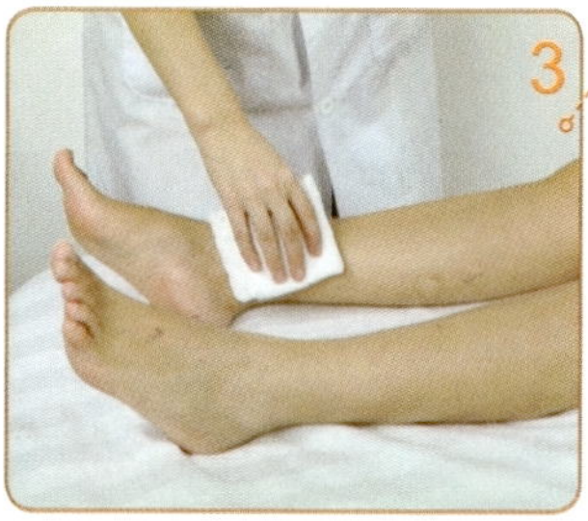

3 找到一侧三阴交穴，用热毛巾擦拭清洁三阴交穴。

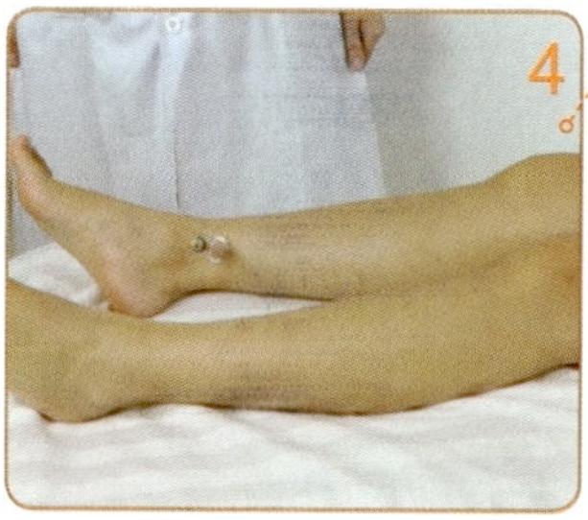

4 用拔罐器将气罐拔扣在三阴交穴上，留罐10分钟。对侧以同样的方法操作。

刮痧疗法

准备工具 | 刮痧板、经络油

【穴位定位】

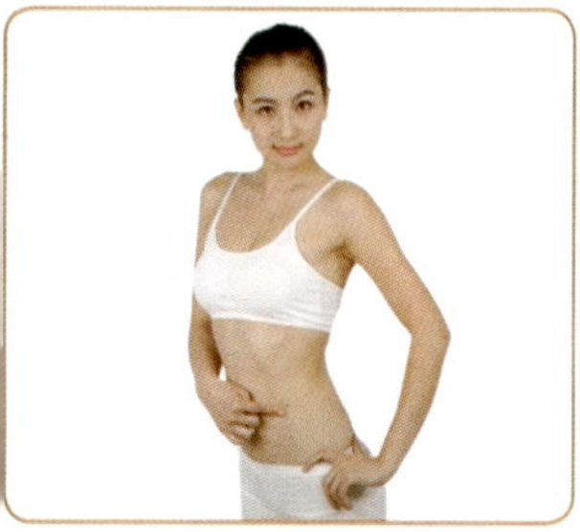

●**带脉** 第十一肋端直下，与脐相平处。

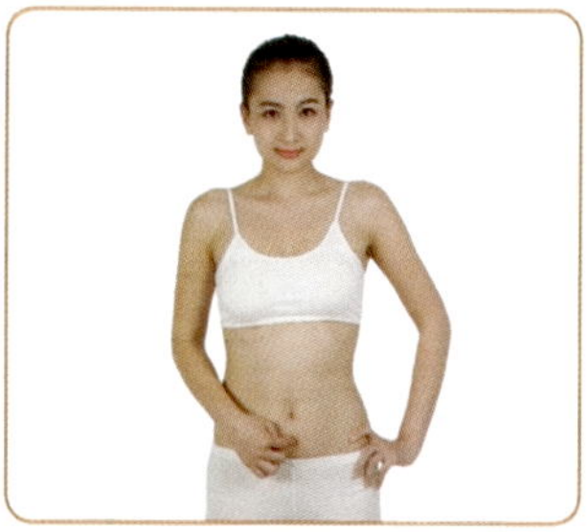

●**气海** 在下腹部，前正中线上，脐下1.5寸。

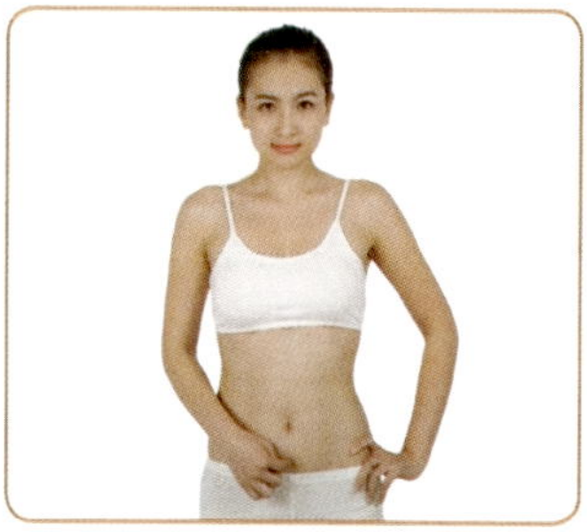

●**关元** 在下腹部，前正中线上，脐下3寸。

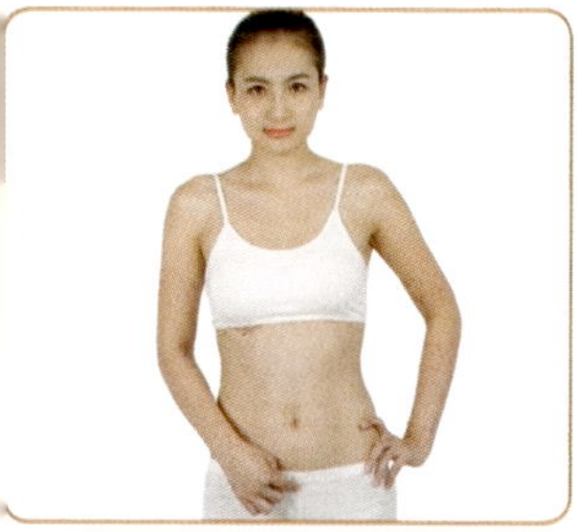

●**中极** 在下腹部，前正中线上，脐下4寸。

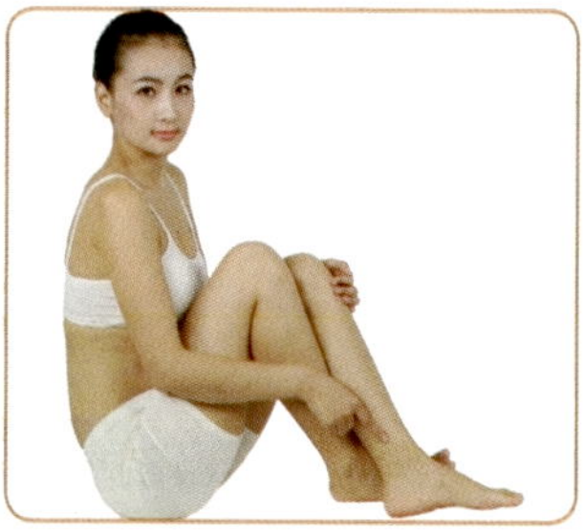

●**三阴交** 在小腿内侧，足内踝尖上3寸，胫骨内侧缘后方。

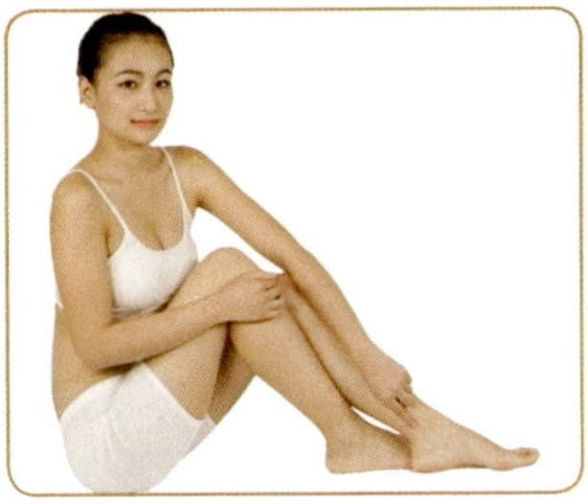

●**太溪** 在足内侧，内踝后方，内踝尖与跟腱之间的凹陷处。

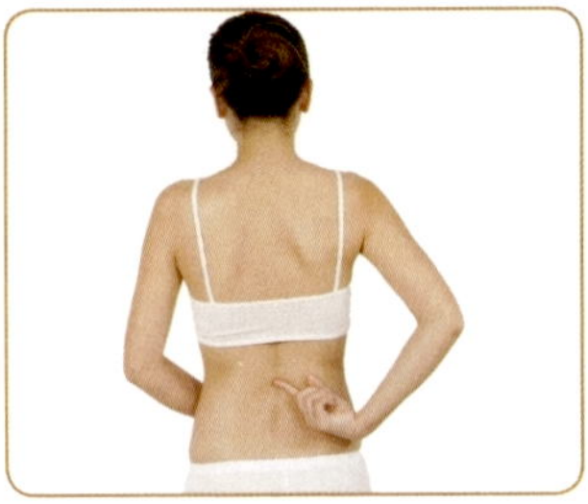

●**命门** 在腰部，后正中线上，第二腰椎棘突下凹陷处。

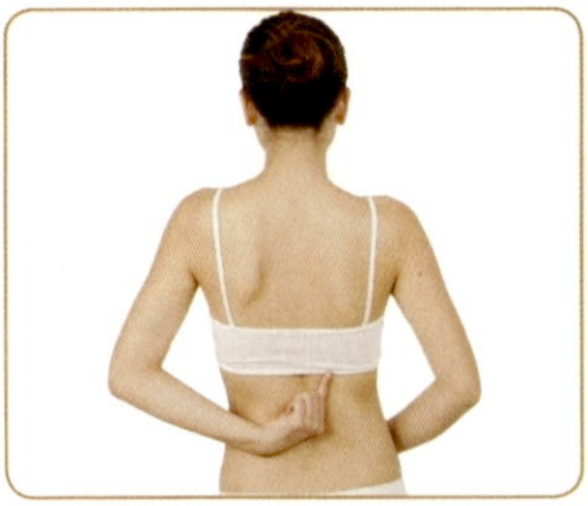

●**脾俞** 在背部，第十一胸椎棘突下，旁开1.5寸。

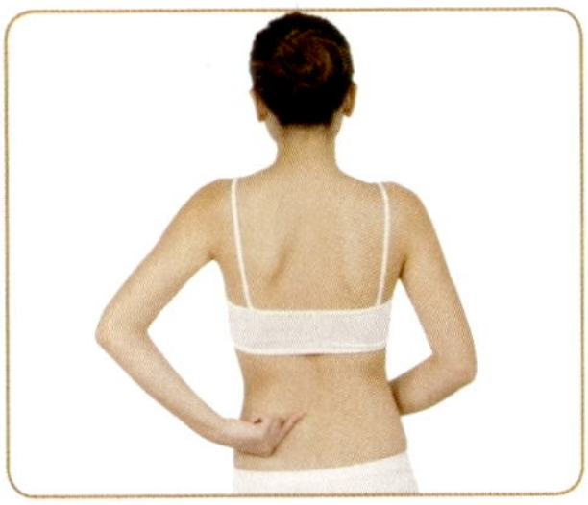

●**肾俞** 在腰部，第二腰椎棘突下，旁开1.5寸。

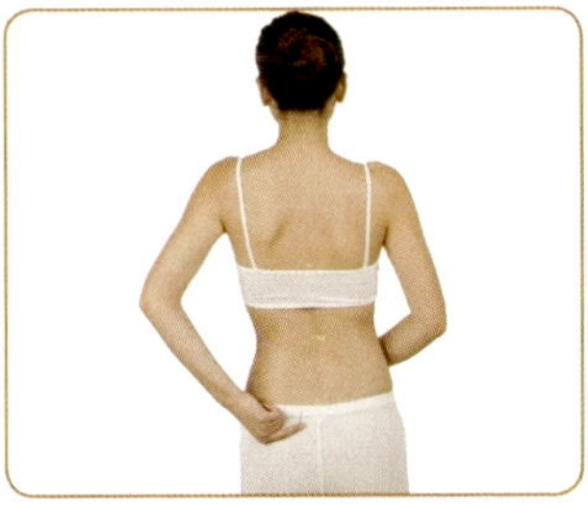

●**次髎** 在骶部，髂后上棘内下方，适对第二骶后孔处。

【操作方法】

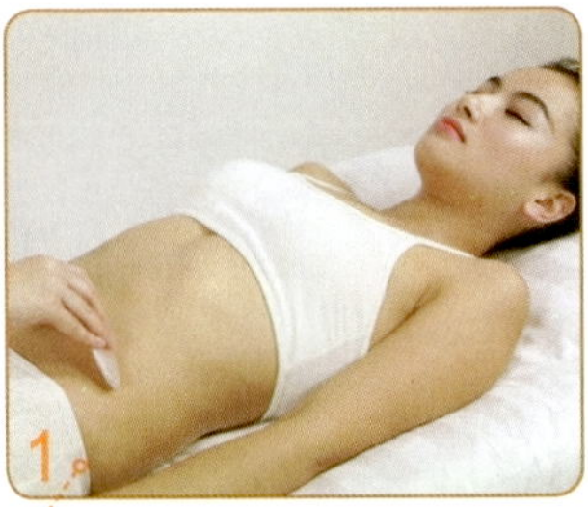

1 用角刮法横刮带脉穴30次，用力平稳，逐渐加重，以潮红出痧为度。

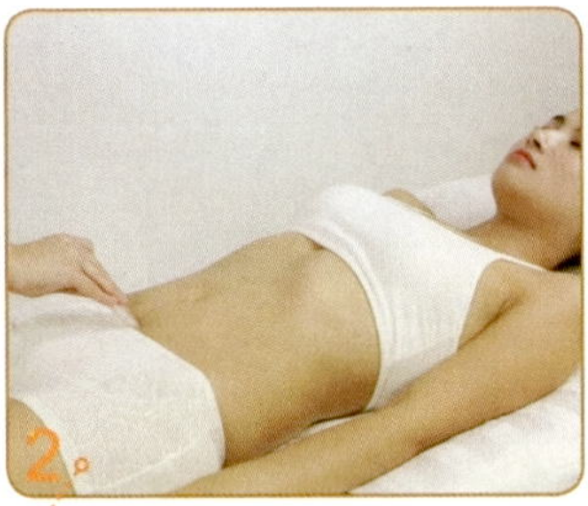

2 用角刮法从气海穴经关元穴刮至中极穴30次，以潮红出痧为度。

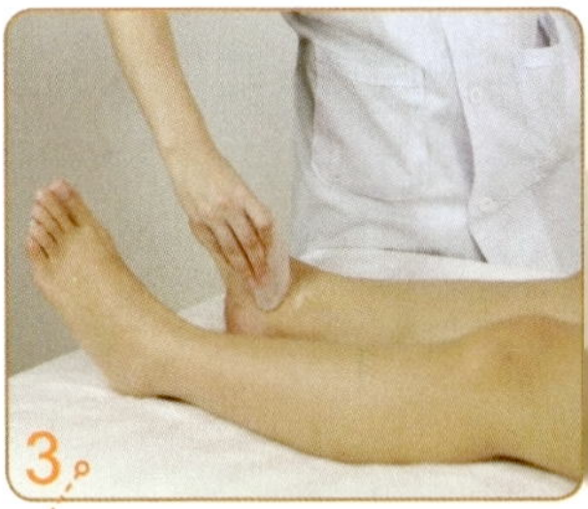

3 用角刮法刮拭三阴交穴至太溪穴30次，从上往下刮拭，以出痧为度。

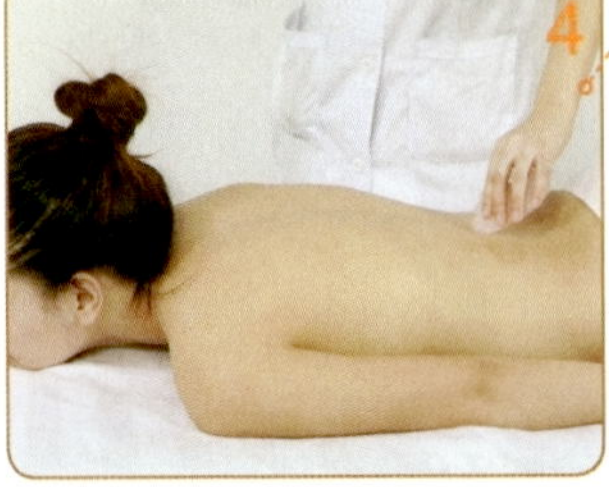

4 用角刮法自上往下刮拭命门穴30次，以潮红出痧为度。

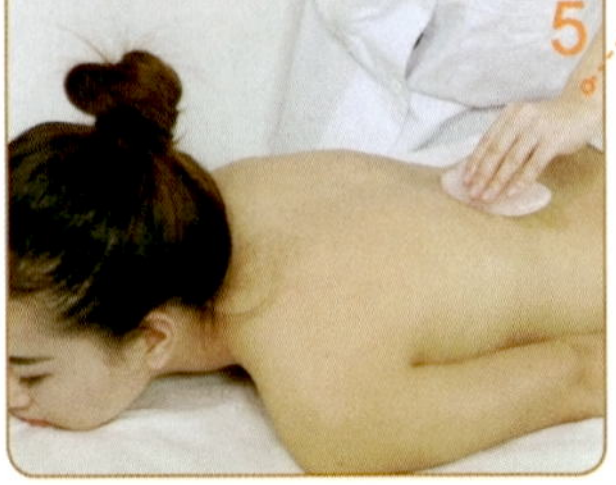

5 用面刮法自上往下刮拭脾俞穴、肾俞穴、次髎穴30次，以出痧为度。

子宫肌瘤

活血化瘀烦恼少

子宫肌瘤是女性生殖器官中最常见的一种良性肿瘤，也是人体中最常见的肿瘤之一。子宫肌瘤多见于育龄、丧偶及性生活不协调的妇女。临床表现为子宫出血、腹部包块及压迫症状、腹痛、白带增多、不孕及流产、贫血等。

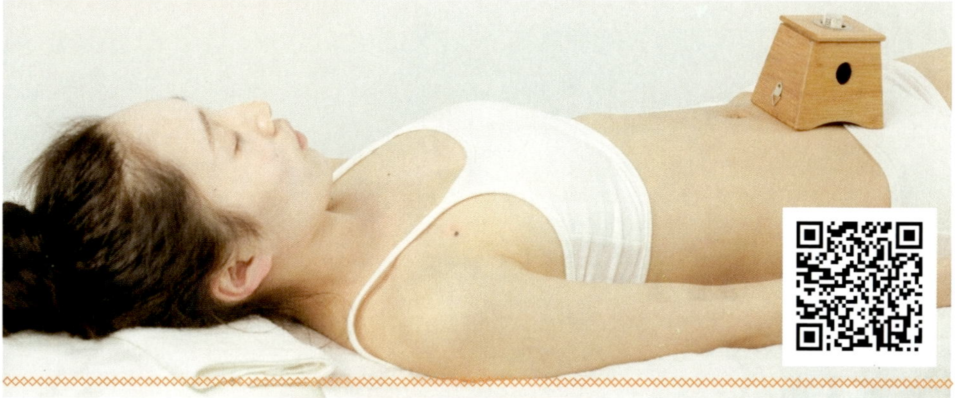

艾灸疗法

准备工具 | 艾灸盒、艾条、打火机

【穴位定位】

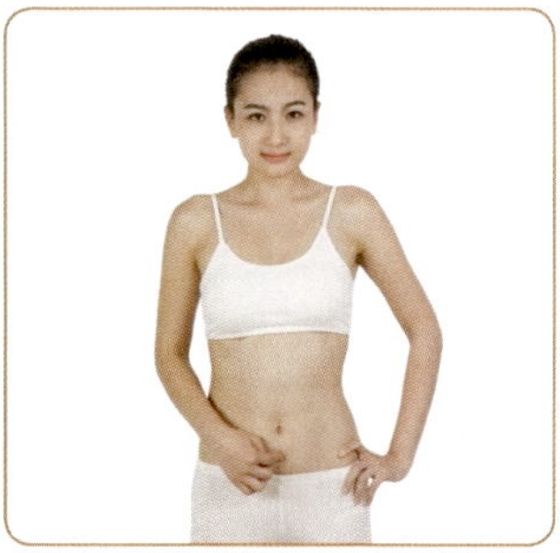

●气海

在下腹部，前正中线上，脐下1.5寸。

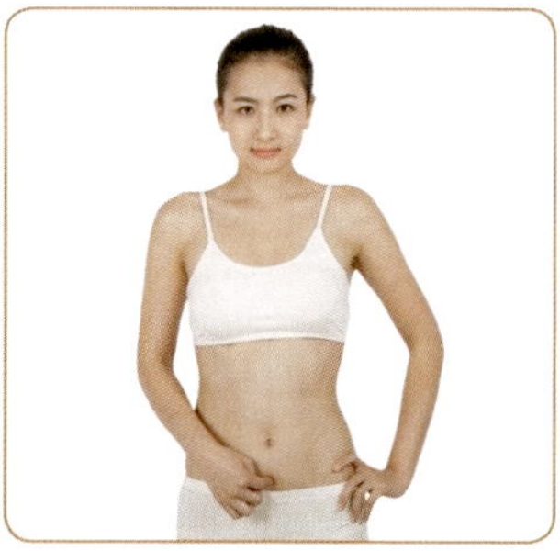

●关元

在下腹部，前正中线上，脐下3寸。

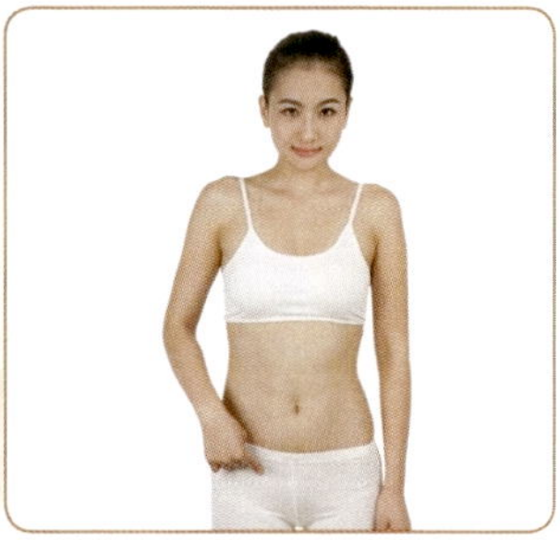

●子宫

在下腹部，脐下4寸，中极旁开3寸。

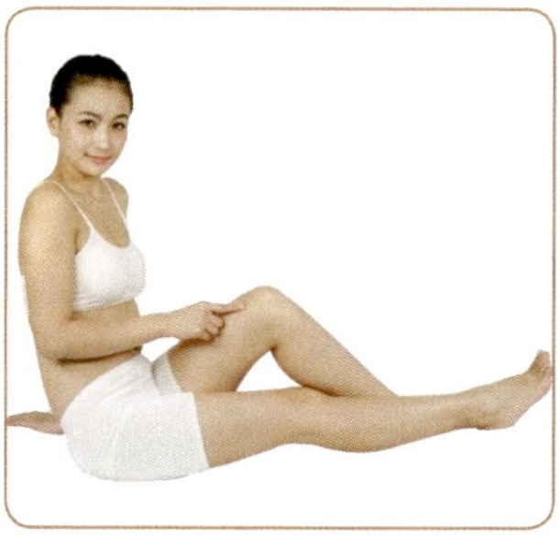

●血海

屈膝，在大腿内侧，髌底内侧端上2寸，股四头肌内侧头的隆起处。

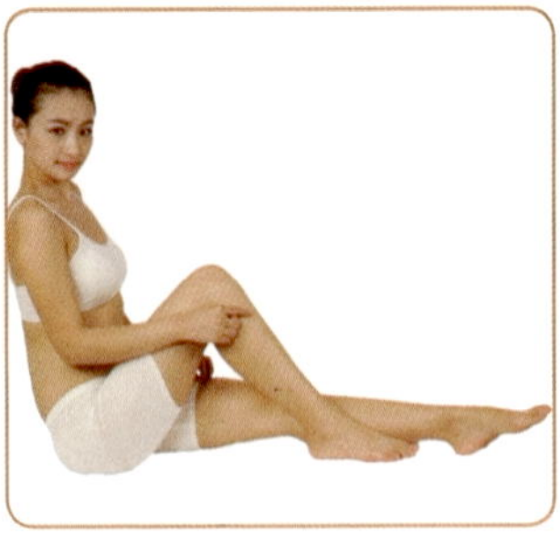

●足三里

在小腿前外侧，犊鼻下3寸，距胫骨前缘一横指。

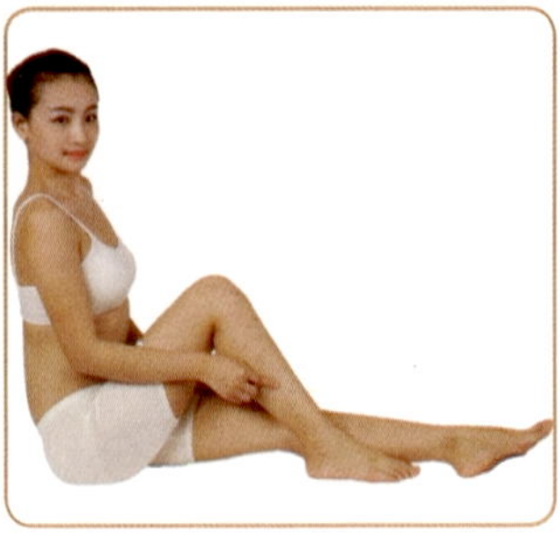

●丰隆

在小腿前外侧，外踝尖上8寸，条口外，距胫骨前缘两横指（中指）。

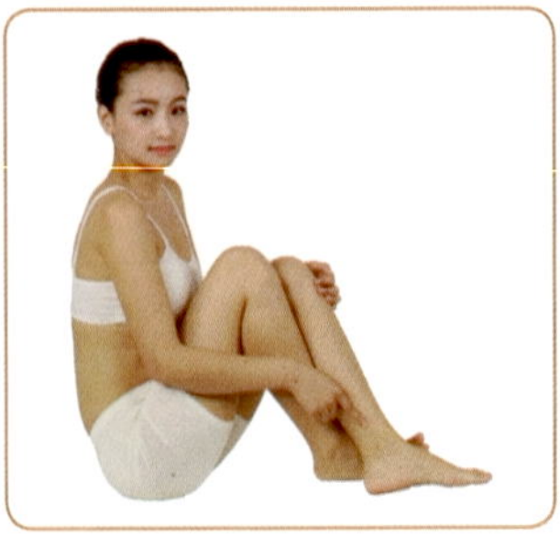

●三阴交

在小腿内侧，足内踝尖上3寸，胫骨内侧缘后方。

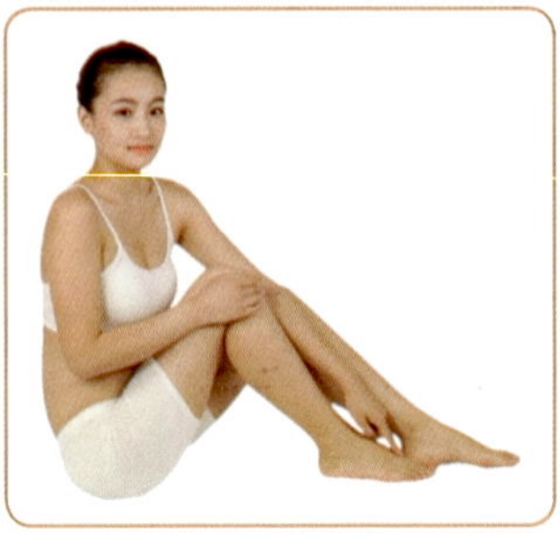

●太冲

在足背侧，第一跖骨间隙的后方凹陷处。

【操作方法】

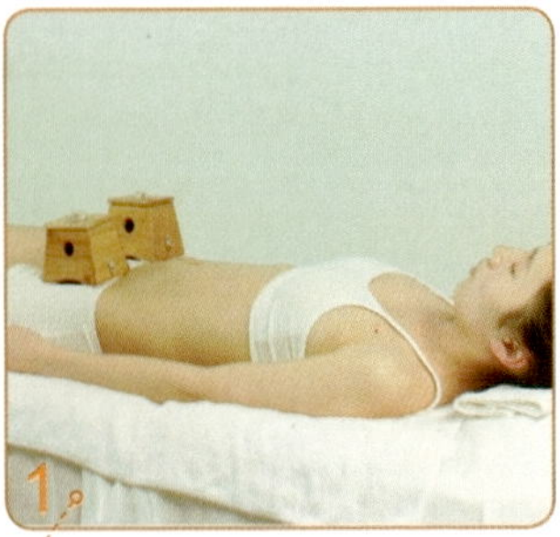

1 将艾灸盒放于气海穴、关元穴和子宫穴上灸治10～15分钟。

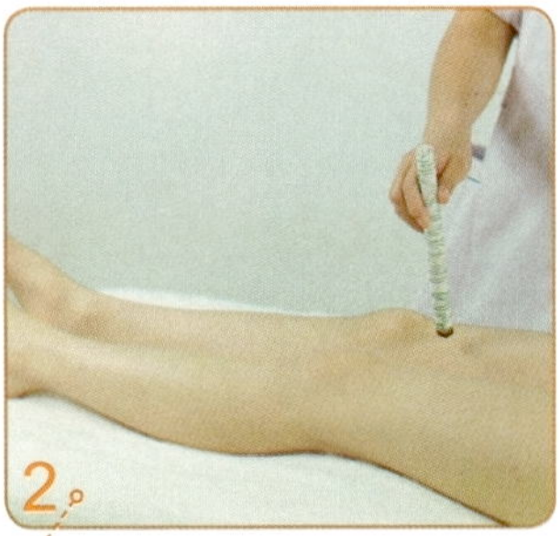

2 将艾条一端点燃，找到一侧血海穴，用艾条温和灸法灸治10分钟。

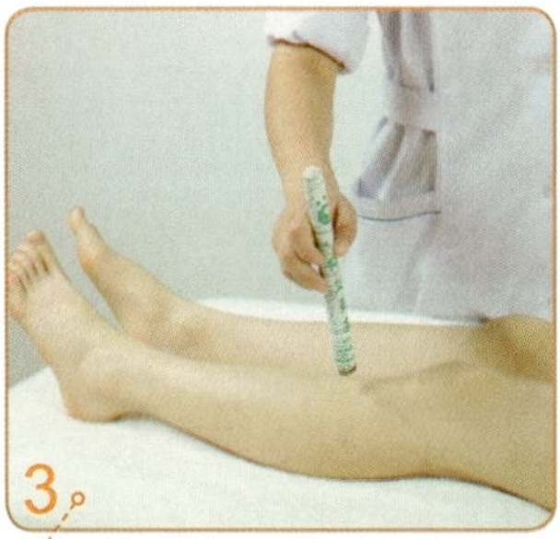

3 找到一侧足三里穴，用艾条温和灸法灸治10分钟。

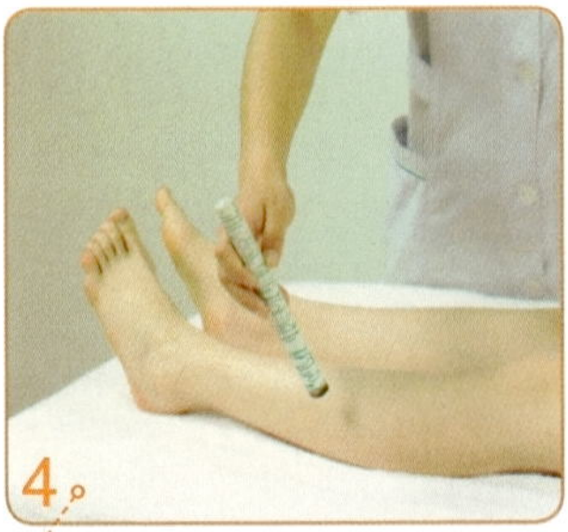

4 找到一侧丰隆穴，用艾条温和灸法灸治10分钟。

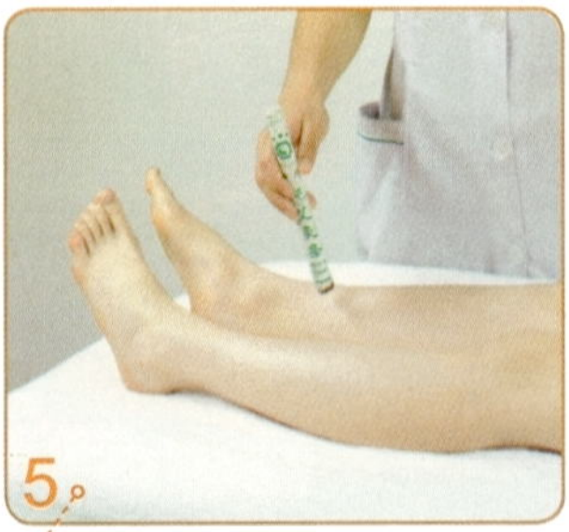

5 找到一侧三阴交穴，用艾条温和灸法灸治10分钟。

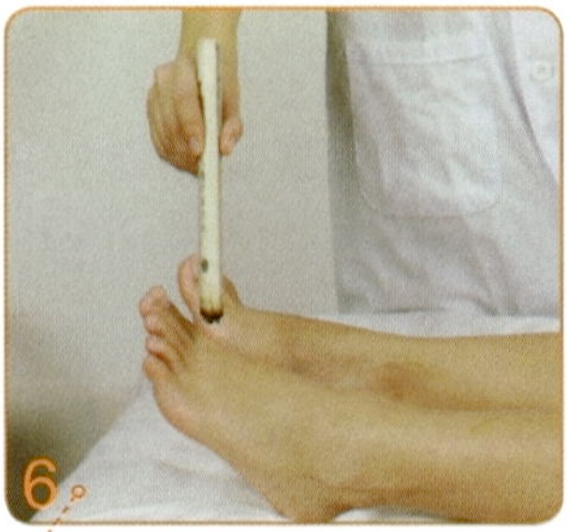

6 找到一侧太冲穴，用艾条温和灸法灸治10分钟。

子宫脱垂

防治此病须趁早

子宫脱垂是指子宫从正常位置沿阴道向下移位。其病因为支托子宫及盆腔脏器之组织损伤或失去支托力，以及骤然或长期增加腹压所致。常见症状为腹部下坠、腰酸，严重者会出现排尿困难，或尿频、尿潴留、尿失禁及白带多等症状。

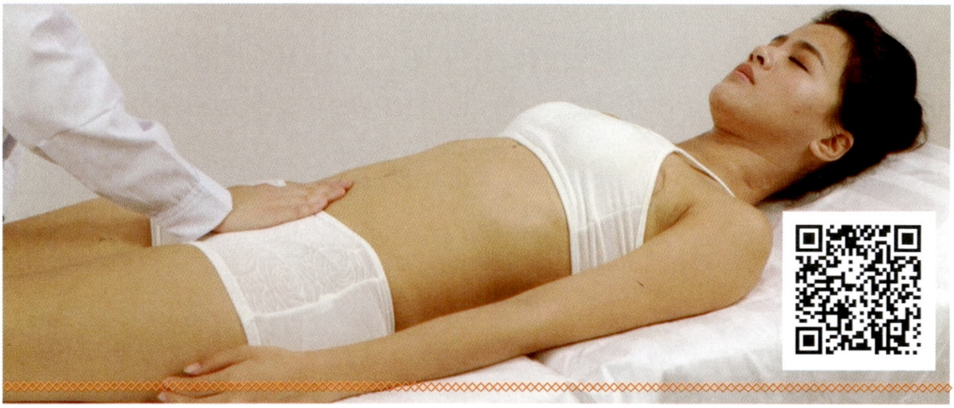

按摩方法

【穴位定位】

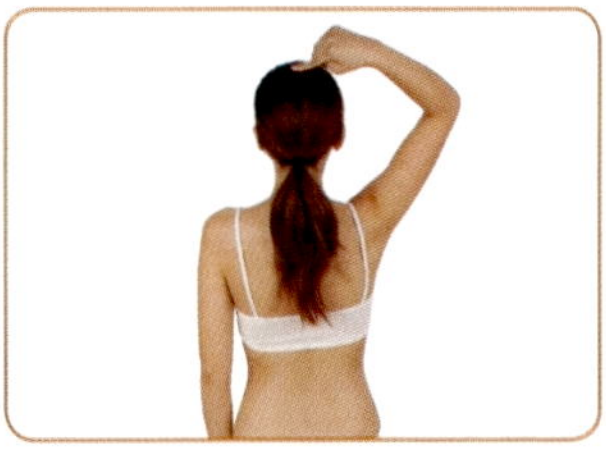

●**百会** 在头部，前发际正中直上5寸。

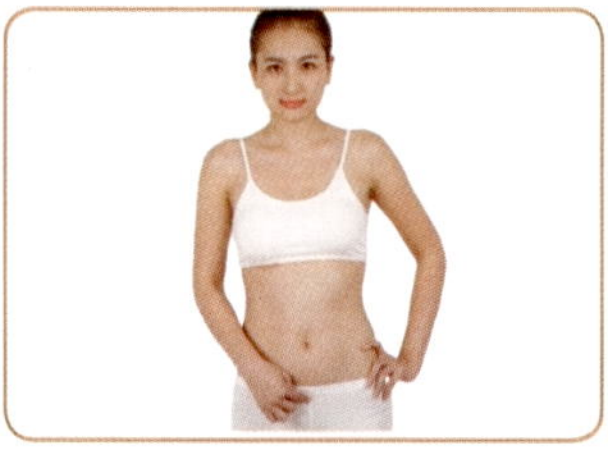

●**中极** 在下腹部，前正中线上，脐下4寸。

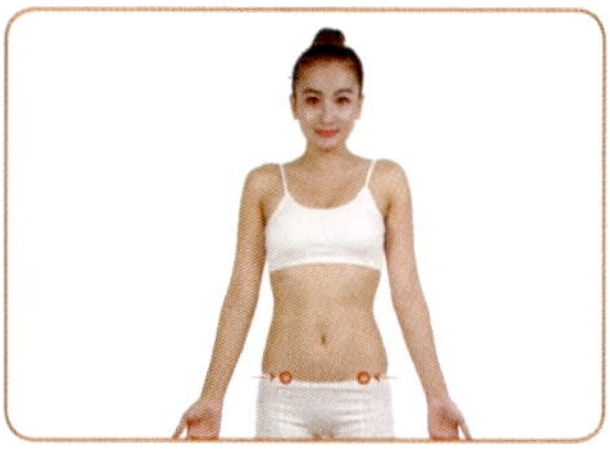

●**提托** 在下腹部，脐下3寸，旁开4寸处。

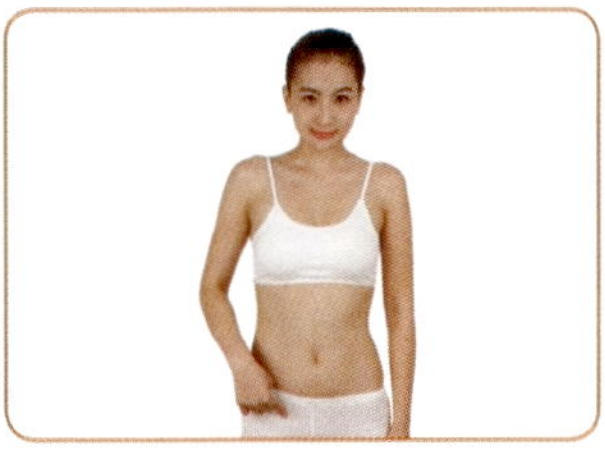

●**子宫** 在下腹部，脐下4寸，中极旁开3寸。

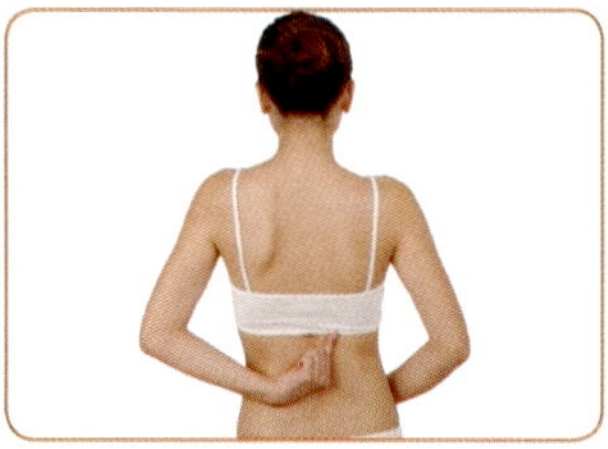

●**脾俞** 在背部，第十一胸椎棘突下，旁开1.5寸。

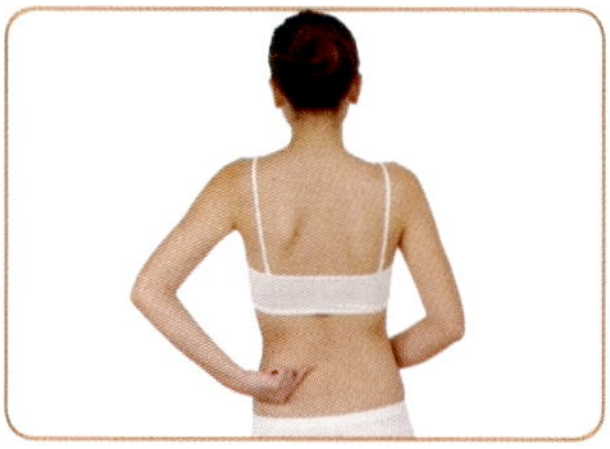

●**肾俞** 在腰部，第二腰椎棘突下，旁开1.5寸。

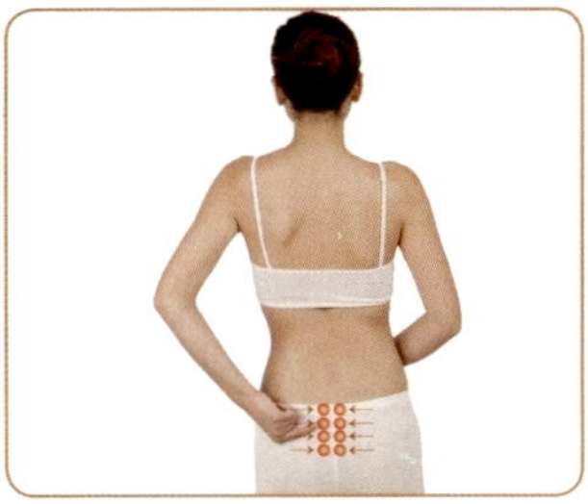

●八髎

位于骶椎。分别在第一、二、三、四骶后孔中。

小贴士

不要长时间站立或下蹲，不可用力提取重物，尽量少做屏气等会增加腹压的动作。

【操作方法】

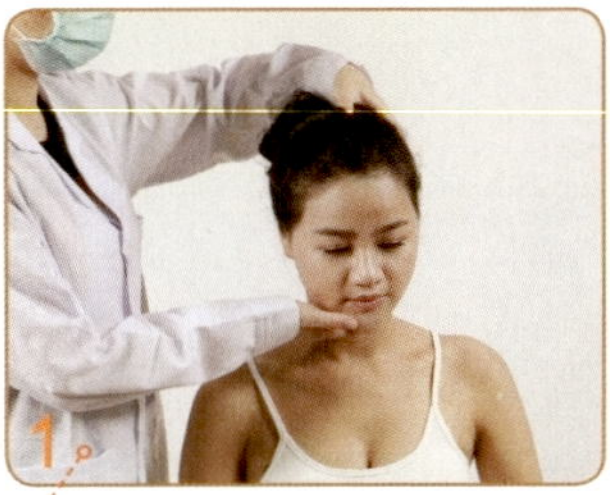

1 用拇指按揉百会穴，先顺时针方向后逆时针方向各揉按70次。

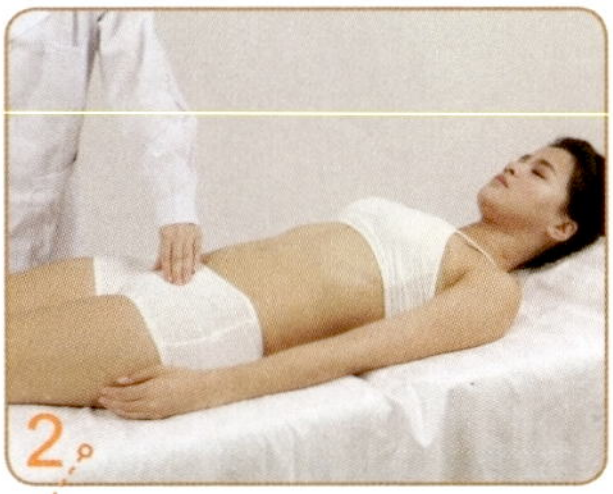

2 用拇指与食、中指相对成钳形用力，揉捏中极穴10遍。

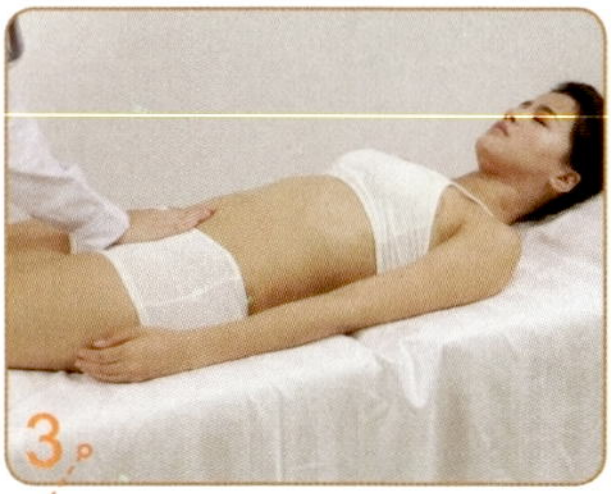

3 掌心着力，以掌根自耻骨向上反复推按10次。

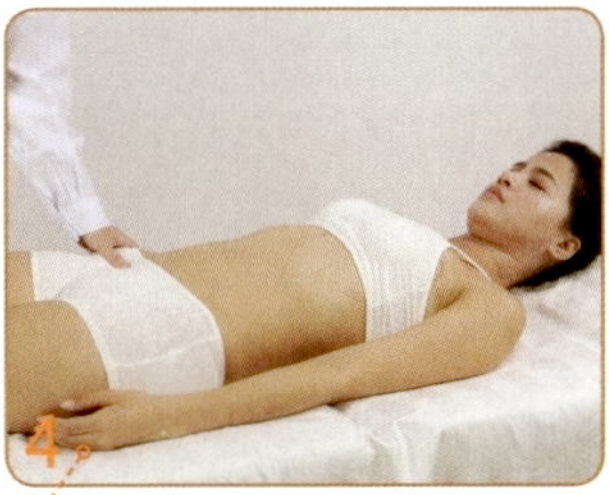

4 用拇指在提托穴、子宫穴上用力向下按压3分钟。

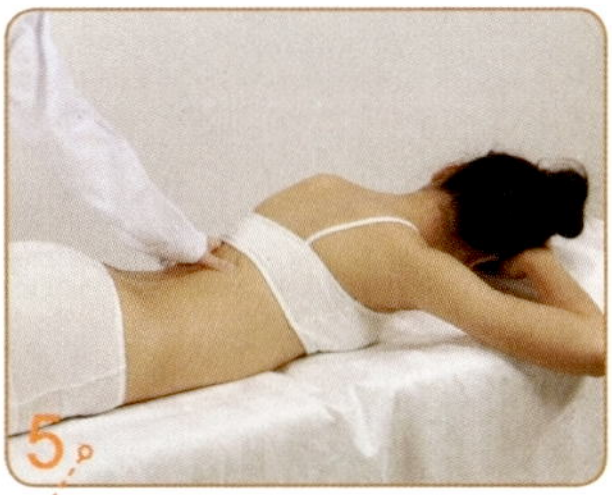

5 俯卧位，用拇指点按在脾俞和肾俞穴上，顺时针揉按1分钟。

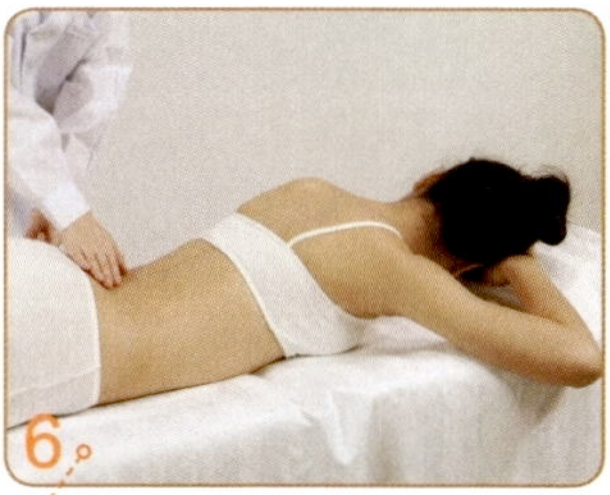

6 用手掌来回横擦八髎穴，以发热为度。

艾灸疗法

准备工具 | 艾灸盒、艾条、打火机

【穴位定位】

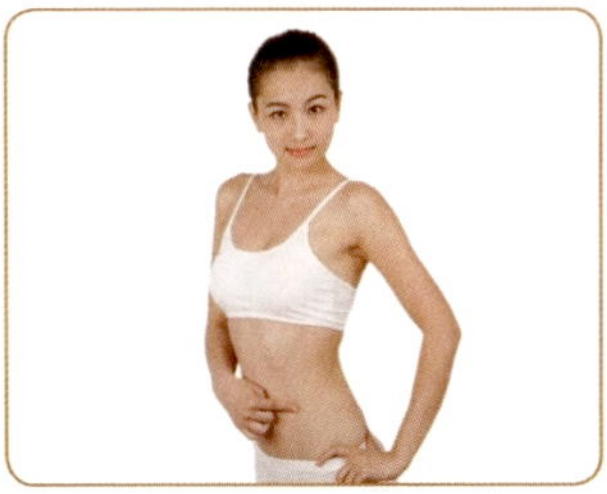

●带脉

第十一肋端直下，与脐相平处。

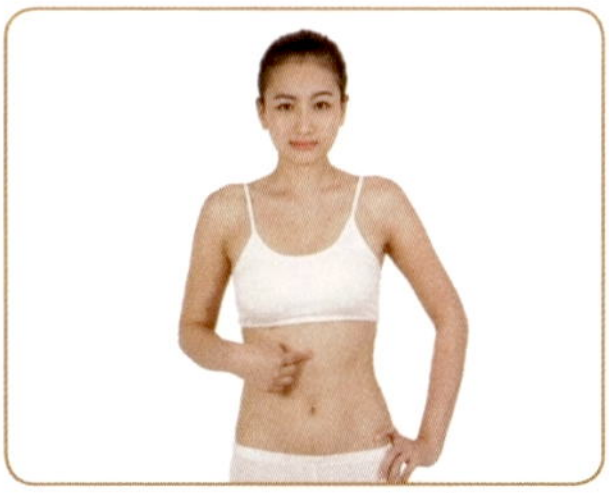

●中脘

在上腹部，前正中线上，脐上4寸。

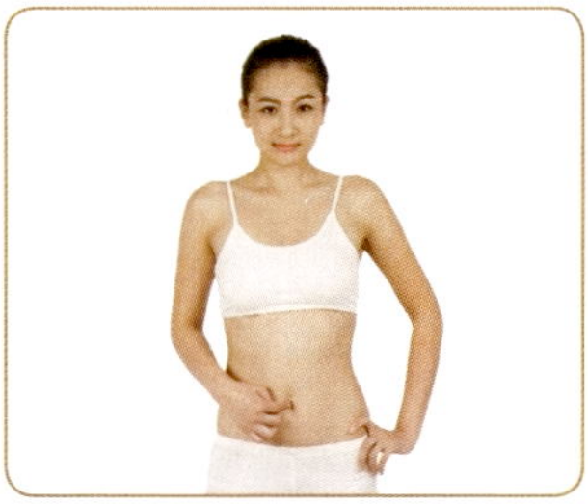

●**神阙** 在腹中部，脐中央。

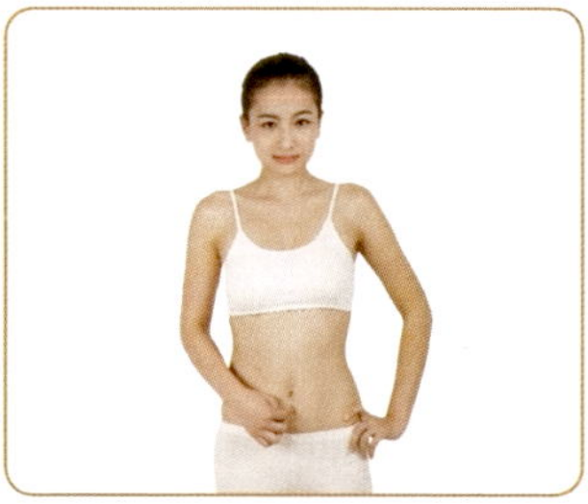

●**阴交** 在下腹部，前正中线上，脐下1寸。

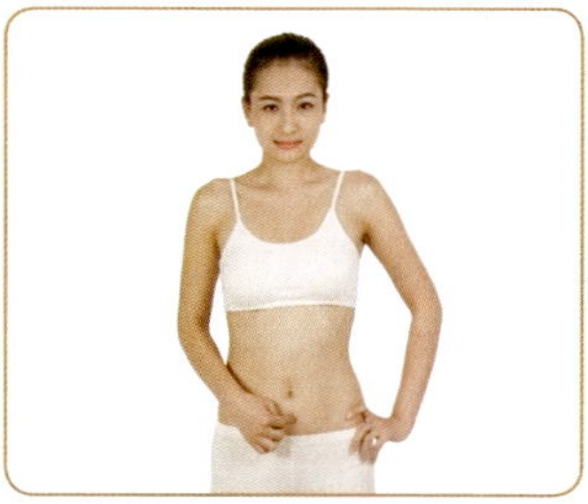

●**气海** 在下腹部，前正中线上，脐下1.5寸。

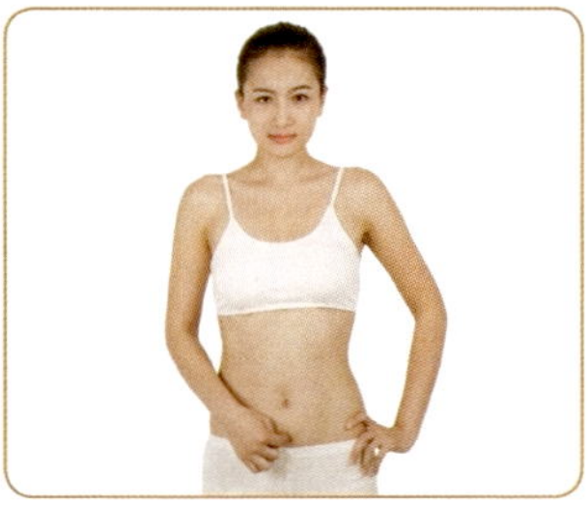

●**关元** 在下腹部，前正中线上，脐下3寸。

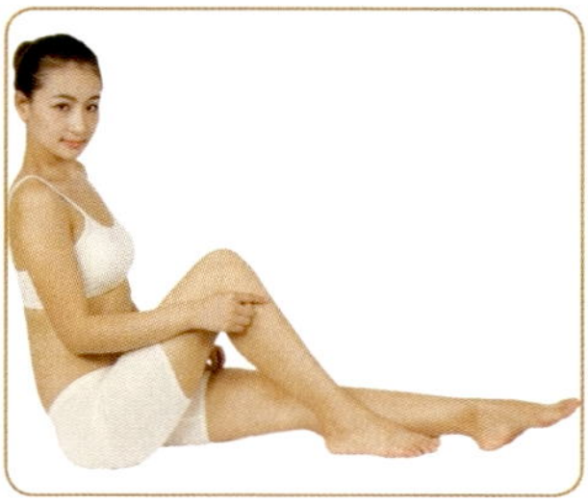

●**足三里** 在小腿前外侧，犊鼻下3寸，距胫骨前缘一横指。

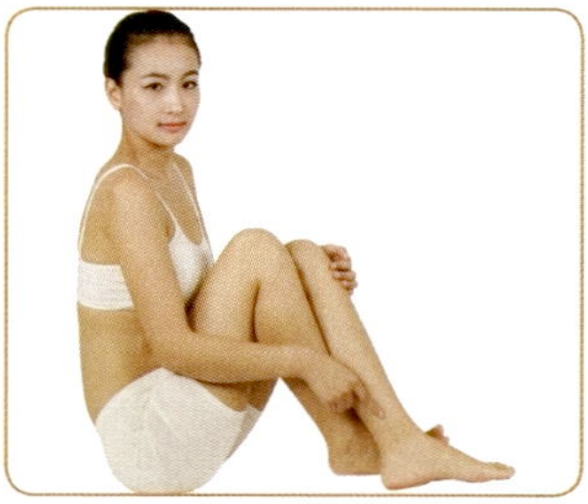

●**三阴交** 在小腿内侧，足内踝尖上3寸，胫骨内侧缘后方。

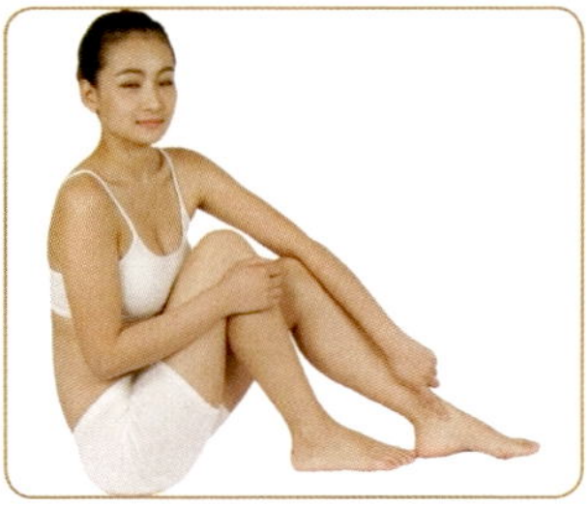

●**照海** 在足内侧，内踝尖下方凹陷处。

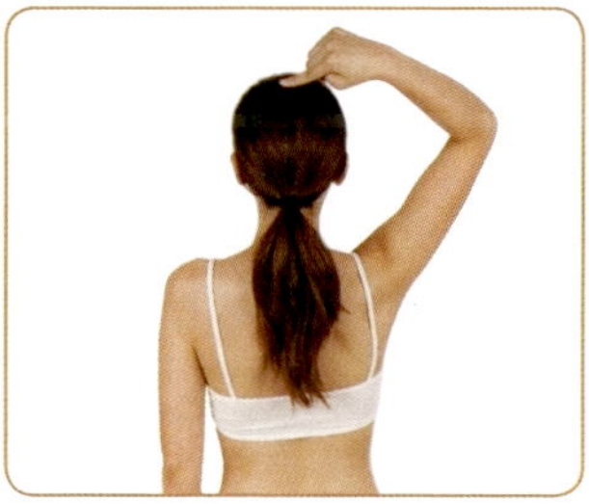

●**百会** 在头部，前发际正中直上5寸，或两耳尖连线的中点处。

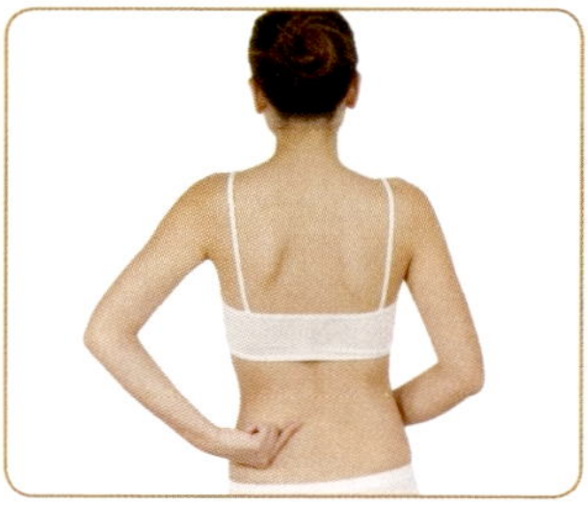

●**肾俞** 在腰部，第二腰椎棘突下，旁开1.5寸。

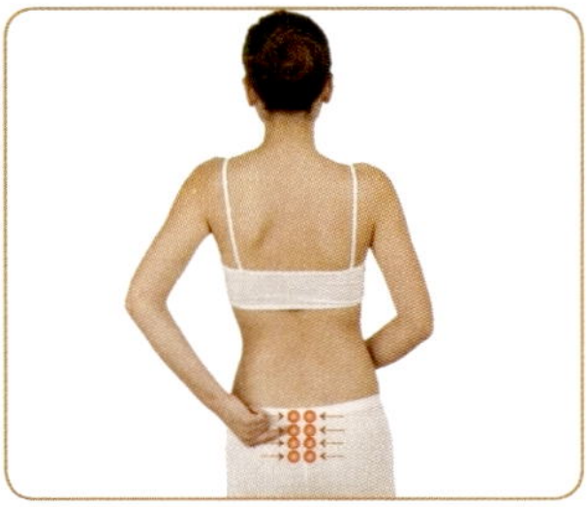

●**八髎** 位于骶椎。分别在第一、二、三、四骶后孔中。

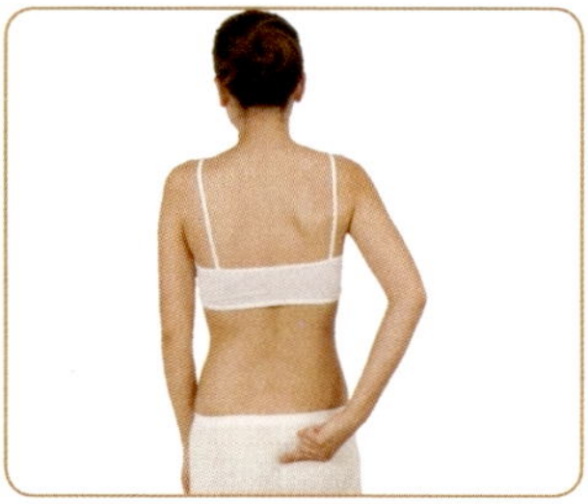

●**长强** 在尾骨端下，尾骨端与肛门连线的中点处。

【操作方法】

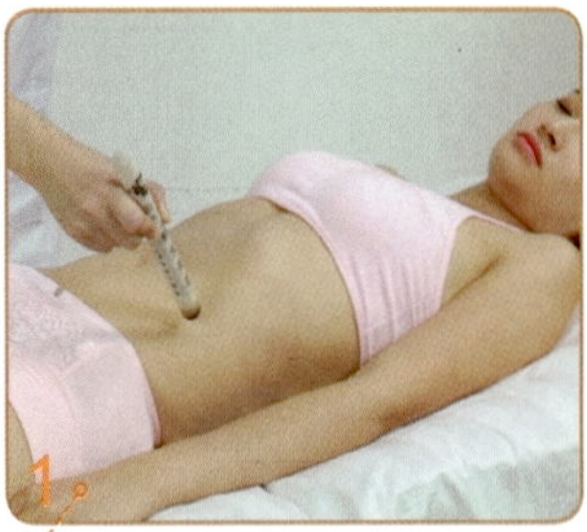

1 将艾条一端点燃，找到一侧带脉穴，用艾条温和灸法灸治10分钟。

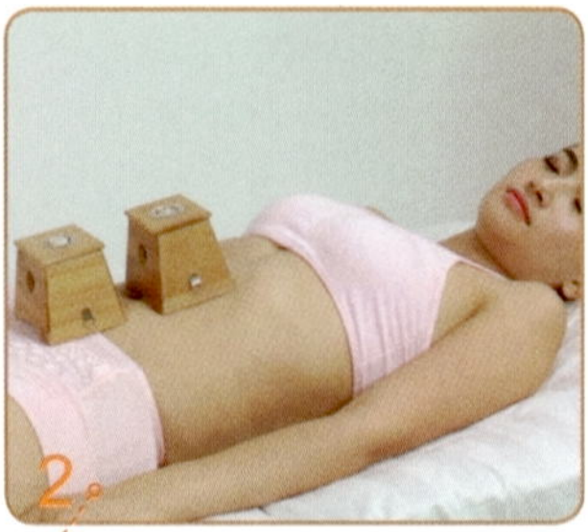

2 用艾灸盒灸治中脘穴、神阙穴、阴交穴、气海穴和关元穴，10～15分钟。

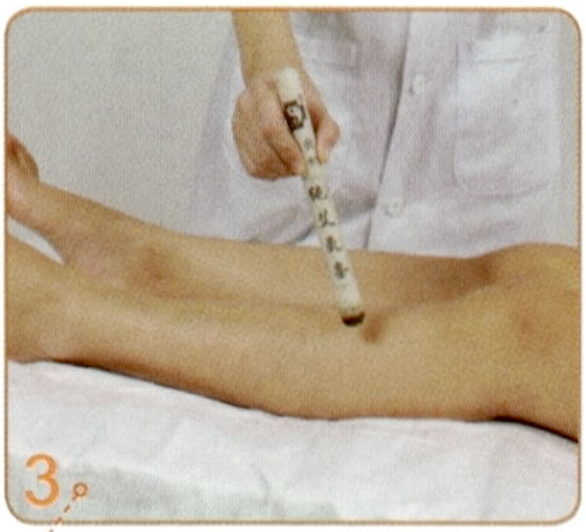

3 找到一侧足三里穴，用艾条温和灸法灸治10分钟。

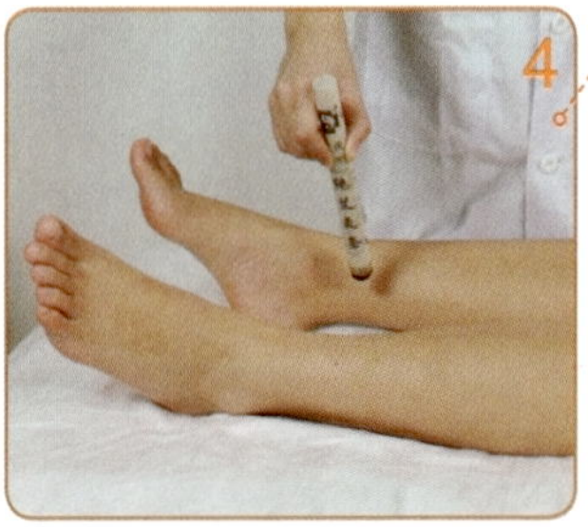

4 找到一侧三阴交穴，用艾条温和灸法灸治10分钟。

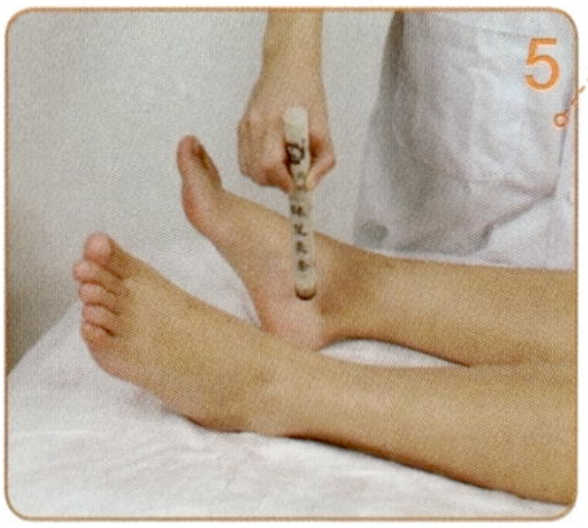

5 找到一侧照海穴，用艾条温和灸法灸治10分钟。

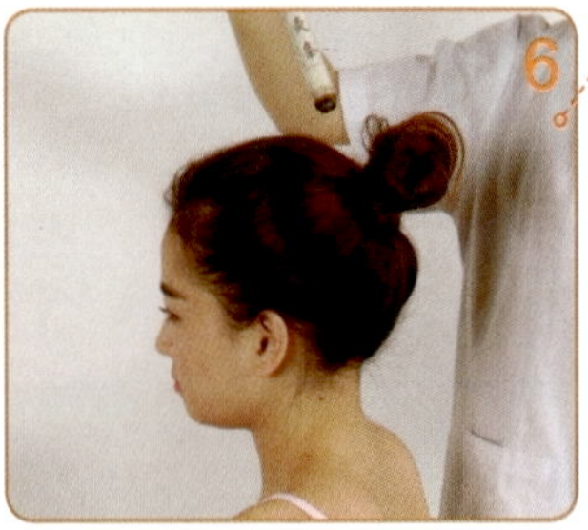

6 换坐位，找到百会穴，用艾条温和灸法灸治10分钟。

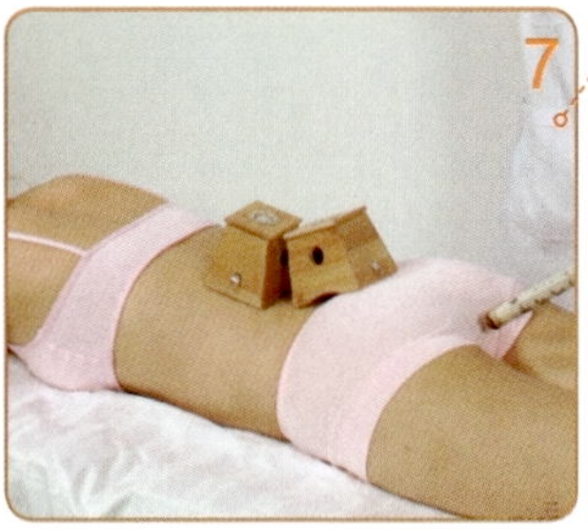

7 用艾灸盒灸治肾俞穴、八髎穴，同时用艾条温和灸法灸治长强穴，10～15分钟。

拔罐疗法

准备工具 | 火罐、气罐、止血钳、棉球、毛巾、打火机、拔罐器

【穴位定位】

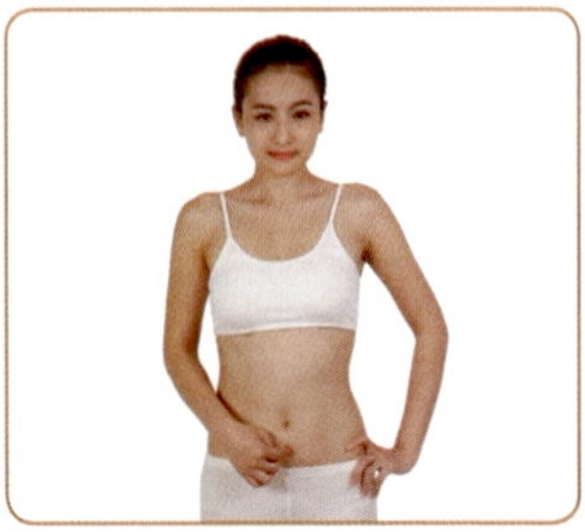

●气海

在下腹部，前正中线上，脐下1.5寸。

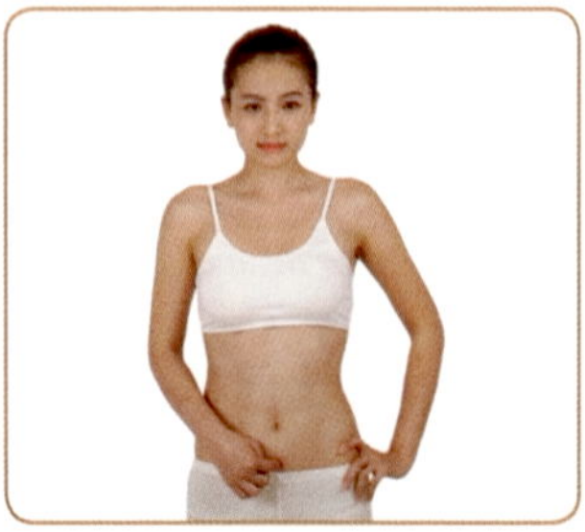

●关元

在下腹部，前正中线上，脐下3寸。

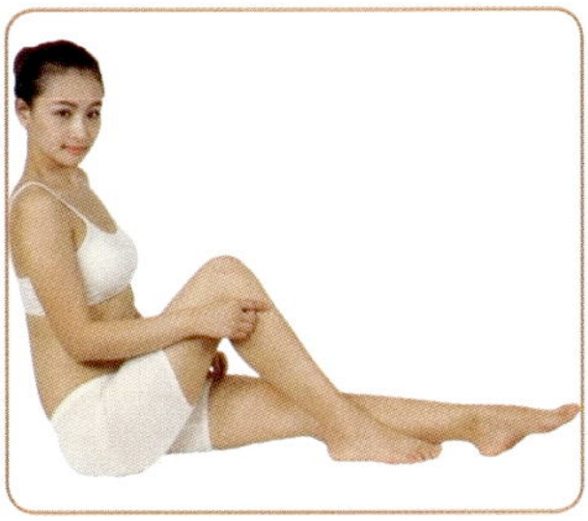

●足三里 在小腿前外侧，犊鼻下3寸，距胫骨前缘一横指。

小贴士

注意卧床休息，睡觉时宜垫高臀部或脚部。保持大小便的通畅。产后不要过早下床活动，尤其不要过早参加重体力劳动。

【操作方法】

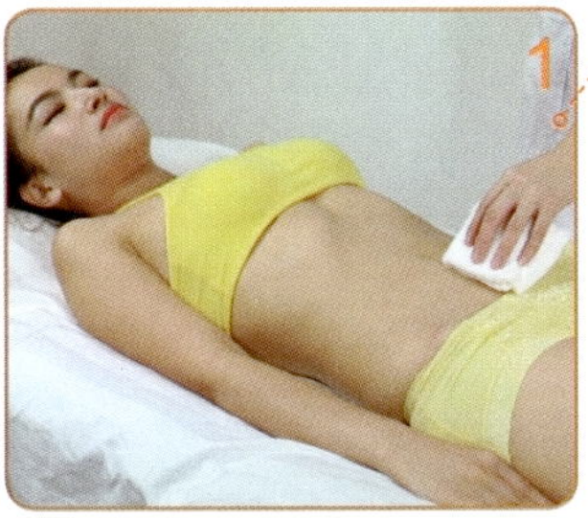

1 取仰卧位，找到气海穴、关元穴，用热毛巾依次擦拭清洁该穴区。

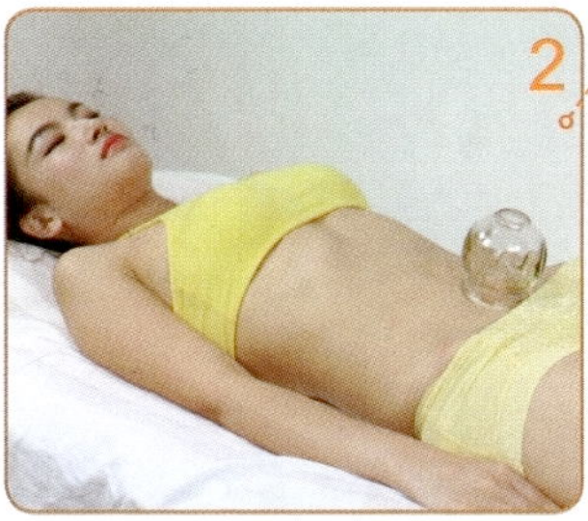

2 将火罐拔扣在气海穴和关元穴上，留罐10分钟。

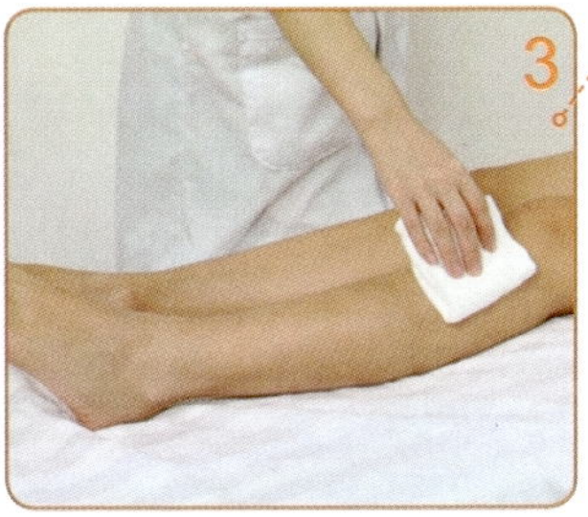

3 再找到一侧足三里穴，用热毛巾擦拭清洁足三里穴。

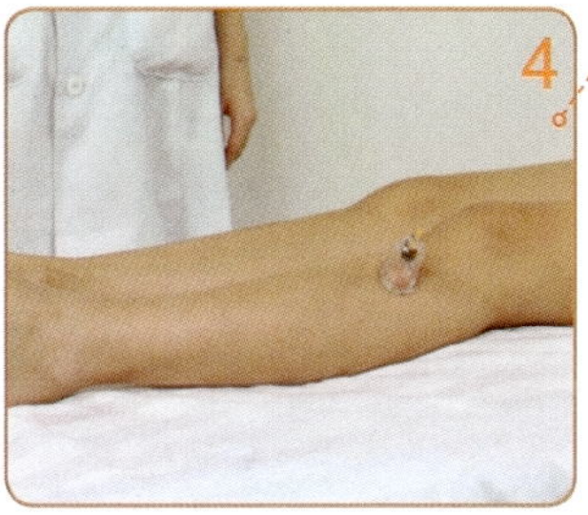

4 用拔罐器将气罐拔扣在足三里穴上，留罐10分钟。

刮痧疗法

准备工具 | 刮痧板、经络油

【穴位定位】

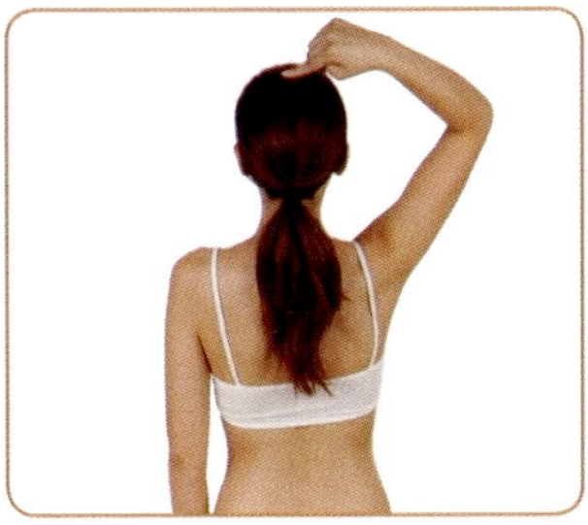

●百会 在头部，前发际正中直上5寸，或两耳尖连线的中点处。

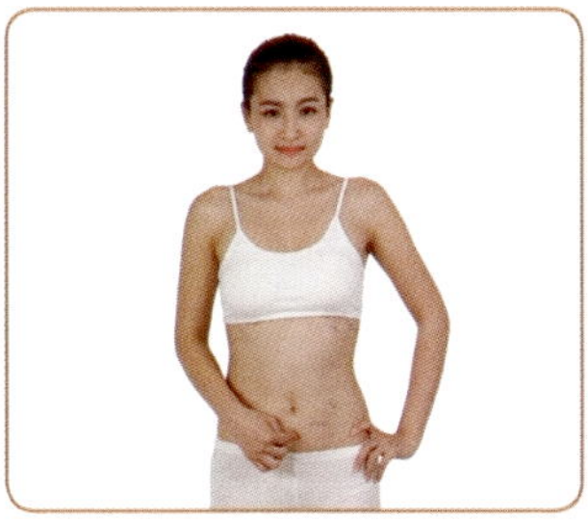

●气海 在下腹部，前正中线上，脐下1.5寸。

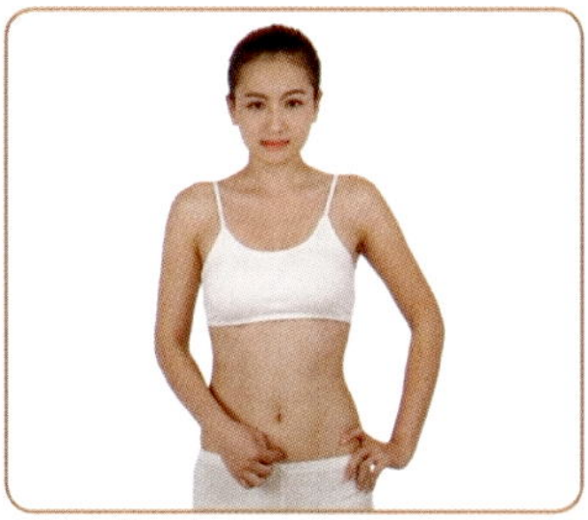

●关元 在下腹部，前正中线上，脐下3寸。

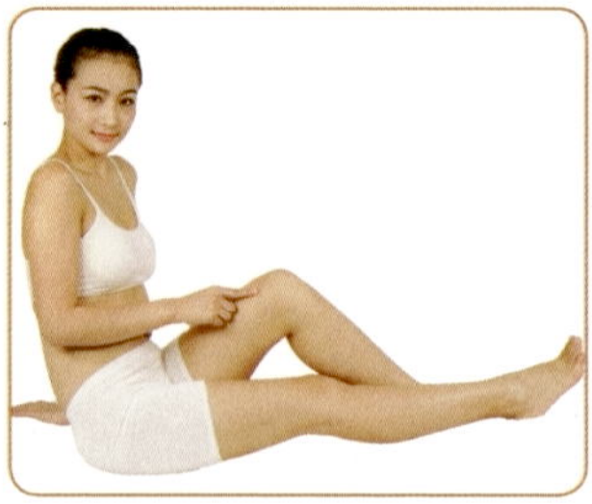

●血海 在大腿内侧，髌底内侧端上2寸，股四头肌内侧头的隆起处。

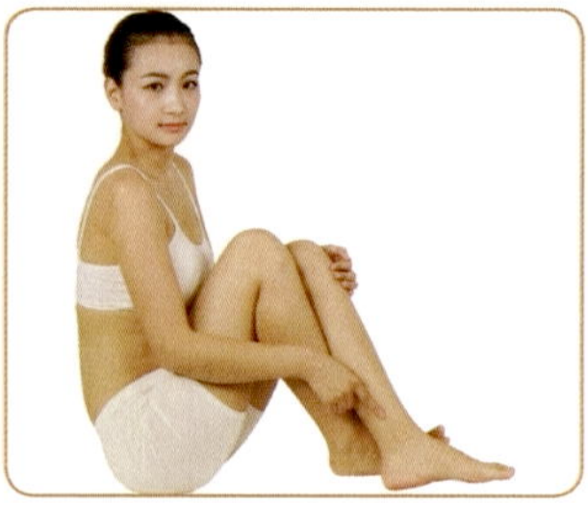

●三阴交 在小腿内侧，足内踝尖上3寸，胫骨内侧缘后方。

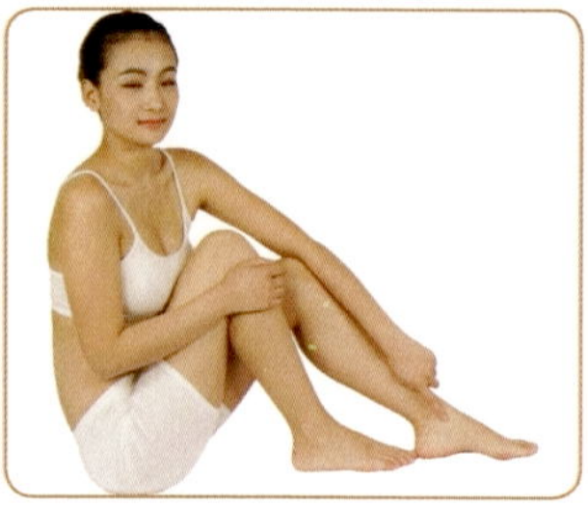

●照海 在足内侧，内踝尖下方凹陷处。

【操作方法】

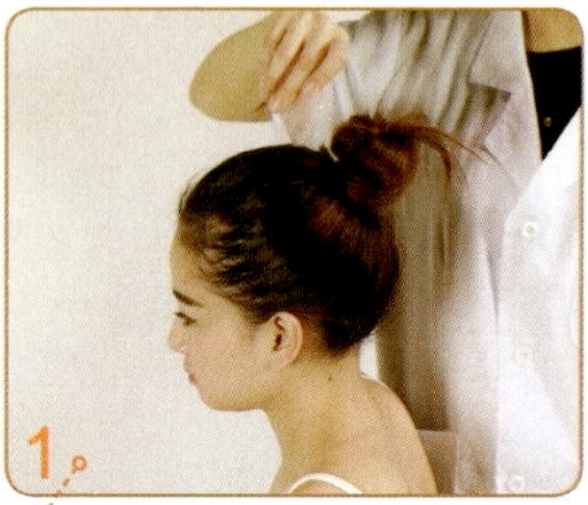

用角刮法刮拭百会穴，力度逐渐加重，以百会穴有明显酸麻胀痛感为度。

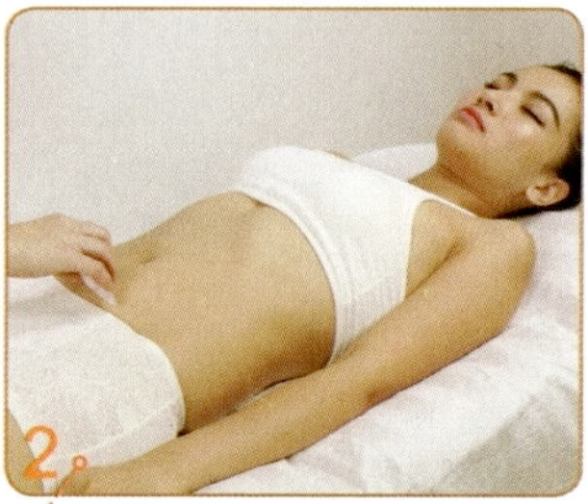

用面刮法从气海穴刮至关元穴，由轻渐重，重复20～30次，以出痧为度。

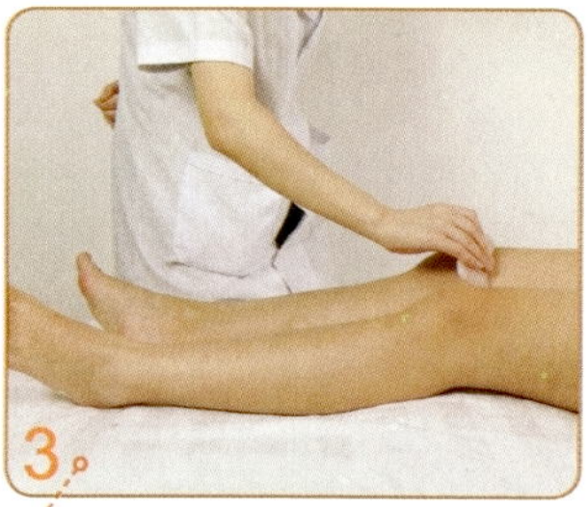

用面刮法从血海穴经三阴交穴刮至照海穴，从上往下刮拭，20～30次。

对症食疗方

党参小米粥

【材料】党参30克，升麻1 0克，小米50克

【制作】①将党参、升麻洗净，切碎备用；将小米洗净，放入锅中，加水800毫升，大火煮开。②将切好的党参、升麻放入锅中，与小米一起煮至粥稠即可，每日2次，空腹服食。

【功效】党参具有补中益气、健脾益肺之功效；升麻有升举透发、清热解毒等功效。本品具有健脾益气、升阳举陷的作用，对体质虚弱所致的子宫脱垂有一定的食疗效果。

金樱子猪肠汤

【材料】金樱子15克，猪肠100克，蜜枣20克，盐、生姜各适量

【制作】①猪肠洗净，切段后加盐抓洗，用水冲净。②金樱子、蜜枣均洗净，泡发；生姜去皮，洗净切片。③将食材放入瓦煲内，倒入适量水，大火煮沸后，改小火炖煮1.5小时，加盐调味即可。

【功效】金樱子可涩肠、固精；猪肠清热、祛风。此汤具有益气补虚、补肾固脱的功效，对脾肾虚弱引起的子宫脱垂症有一定的疗效。

不孕症

消除此症早当妈

不孕症在临床上分原发性不孕和继发性不孕两种。同居2年以上未受孕者，称原发性不孕；婚后曾有过妊娠，相距2年以上未受孕者，称继发性不孕。不孕是由很多因素引起的，如流产、妇科疾病、精神压力和减肥等。

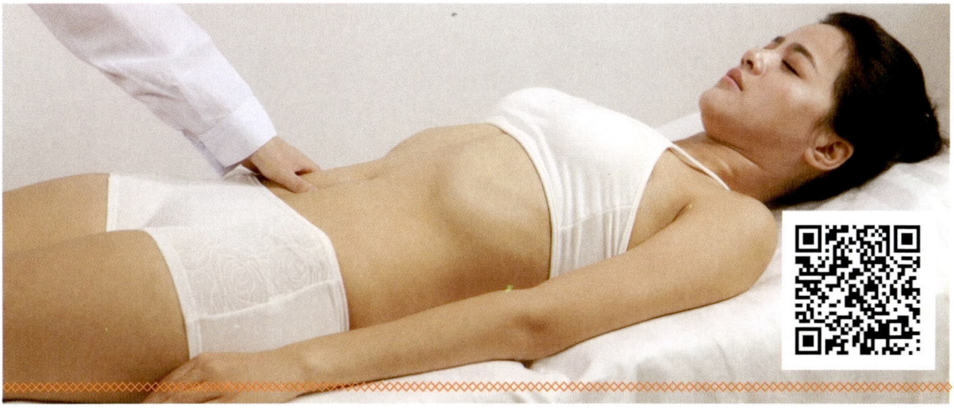

按摩方法

【穴位定位】

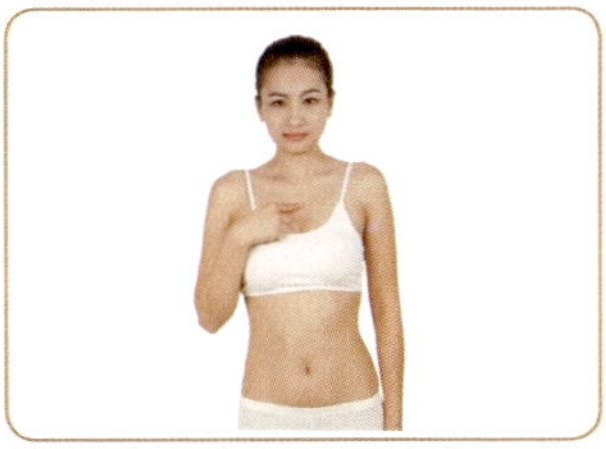

●华盖 在胸部，前正中线上，平第一肋间。

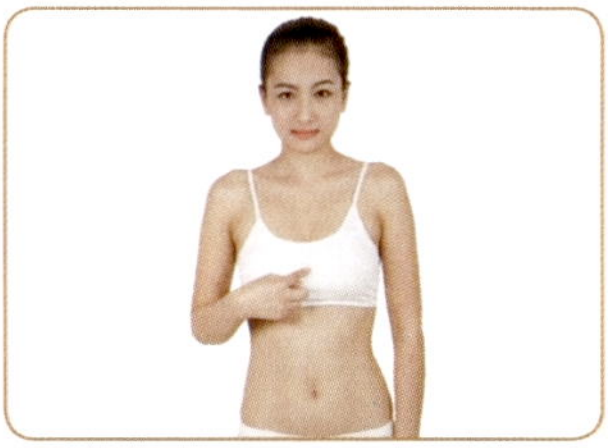

●膻中 在胸部，平第四肋间，两乳头连线的中点。

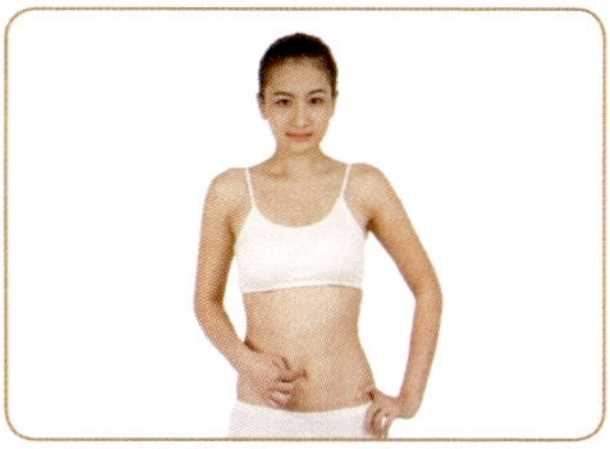

●神阙 在腹中部，脐中央。

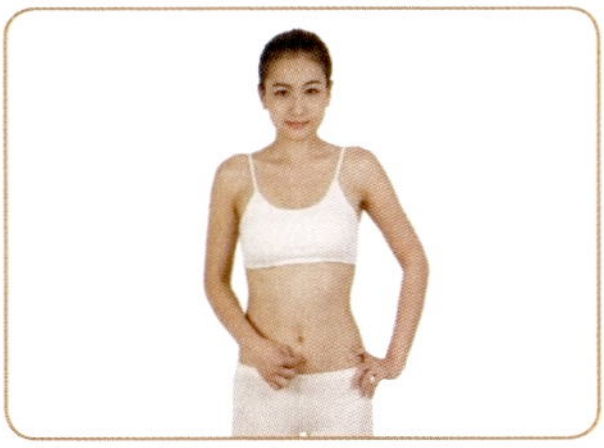

●气海 在下腹部，前正中线上，脐下1.5寸。

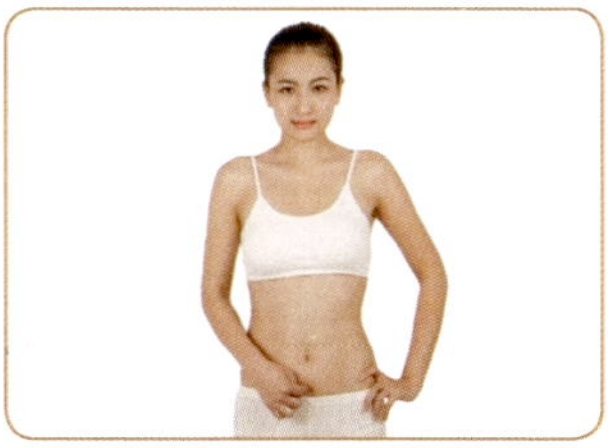

●关元 在下腹部，前正中线上，脐下3寸。

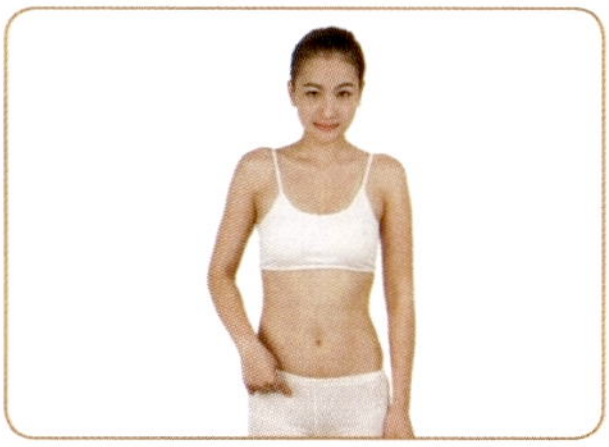

●子宫 在下腹部，脐下4寸，中极旁开3寸。

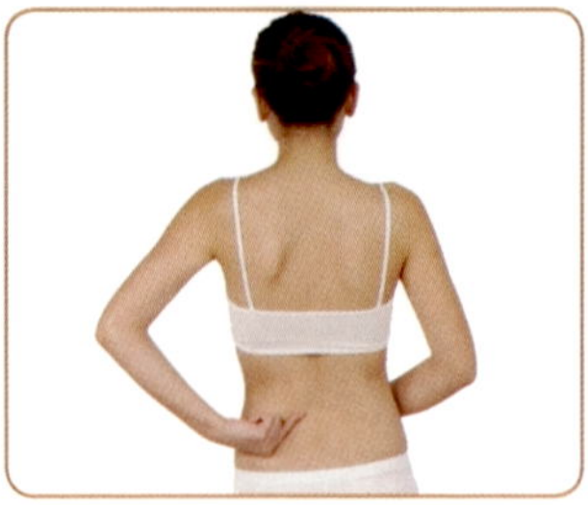

●**肾俞** 在腰部，第二腰椎棘突下，旁开1.5寸。

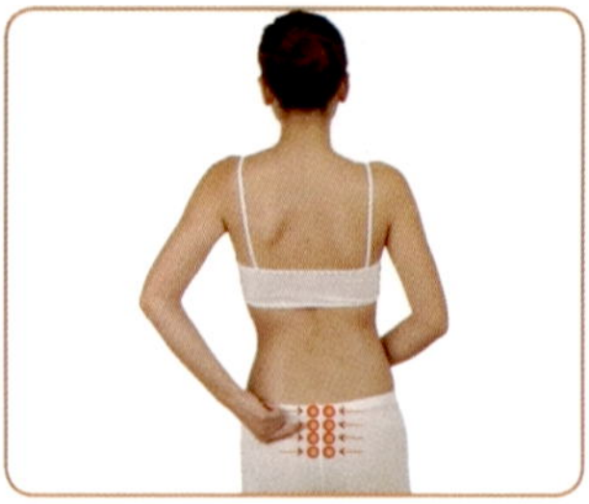

●**八髎** 位于骶椎。分别在第一、二、三、四骶后孔中。

【操作方法】

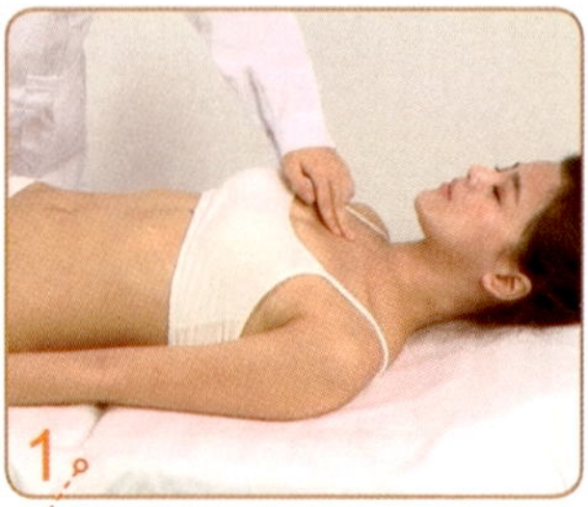

1. 用食指、中指点按华盖、膻中穴各3分钟。

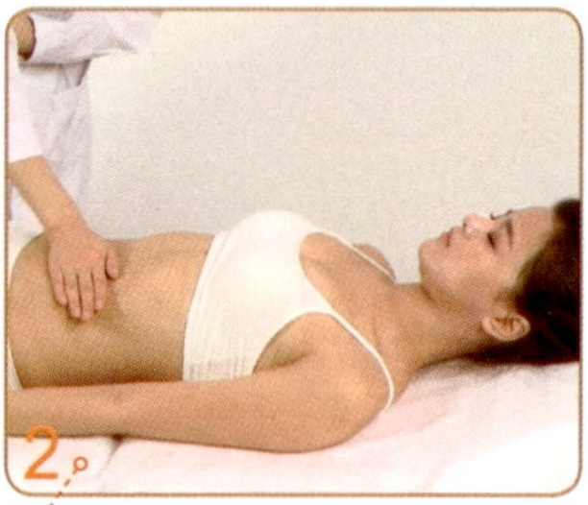

2. 用右手掌心在神阙穴上用力向下按压1分钟。

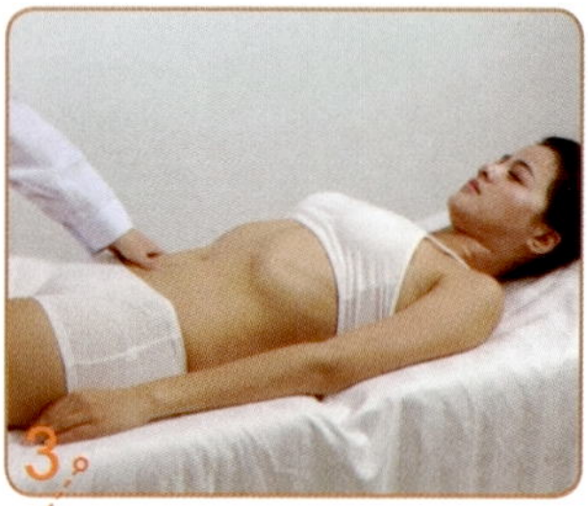

3. 用拇指附着于气海、关元穴上，以顺时针的方向揉按每穴各1分钟。

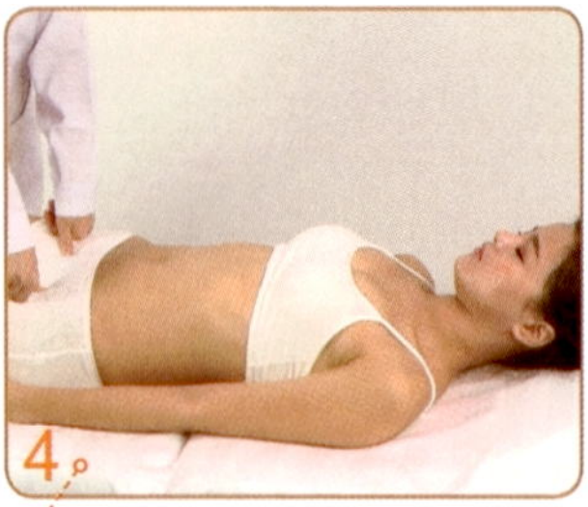

4. 用拇指在子宫穴上用力向下按压2分钟，有节律地一按一松。

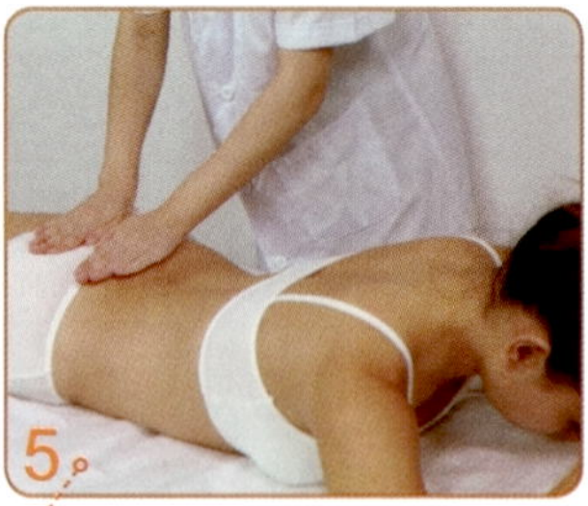

5. 用双手掌在腰及骶部上左右推动30次，力量须由轻而重。

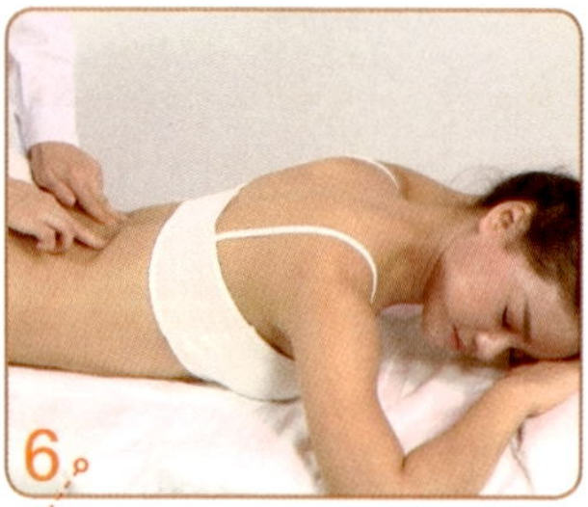

6. 用中、食指点压在肾俞、八髎穴上，分别以顺、逆时针方向揉按1分钟。

小贴士

大部分的不孕症是可以预防的，要及时治疗影响妊娠的各种妇科病，如月经不调、带下病、痛经、闭经、崩漏等。

艾灸疗法

准备工具 | 艾灸盒、艾条、打火机

【穴位定位】

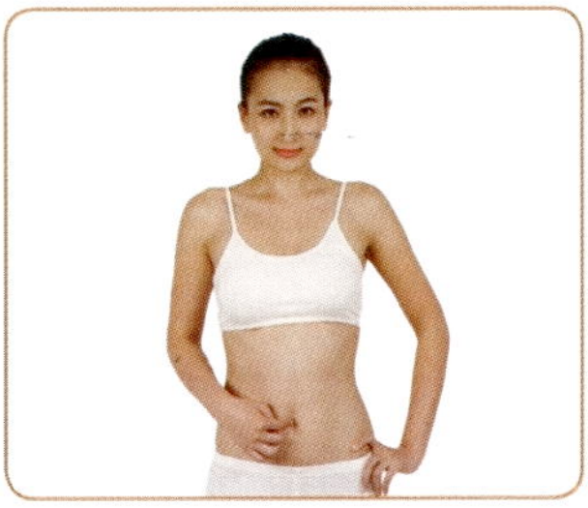

●**神阙** 在腹中部，脐中央。

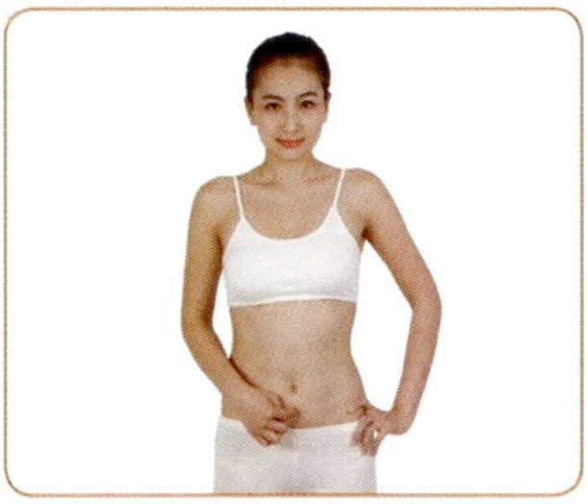

●**气海** 在下腹部，前正中线上，脐下1.5寸。

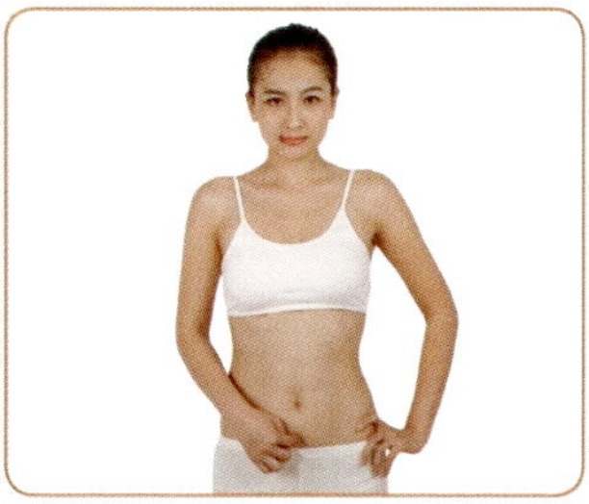

●**关元** 在下腹部，前正中线上，脐下3寸。

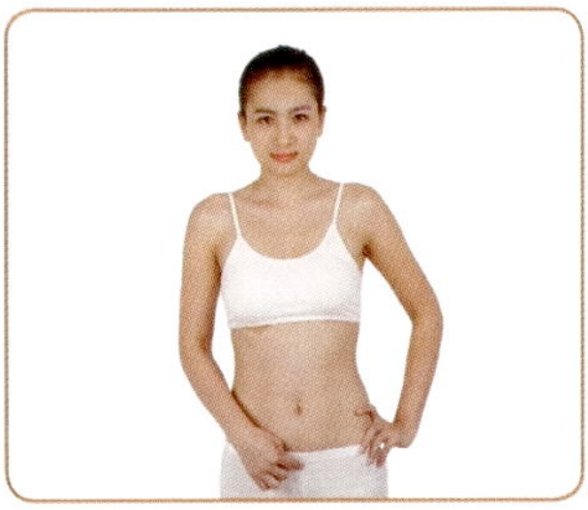

●**中极** 在下腹部，前正中线上，脐下4寸。

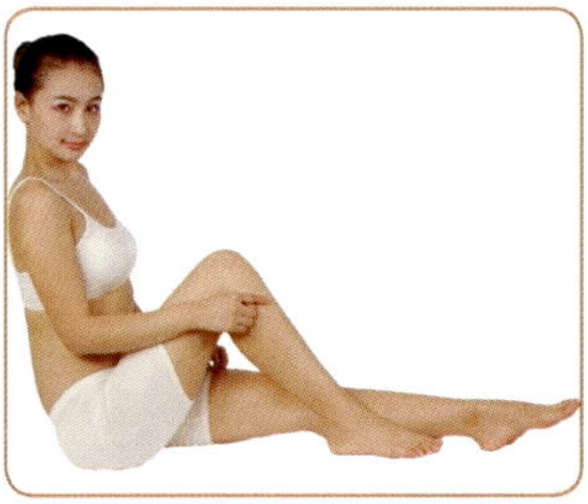

●**足三里** 在小腿前外侧，犊鼻下3寸，距胫骨前缘一横指。

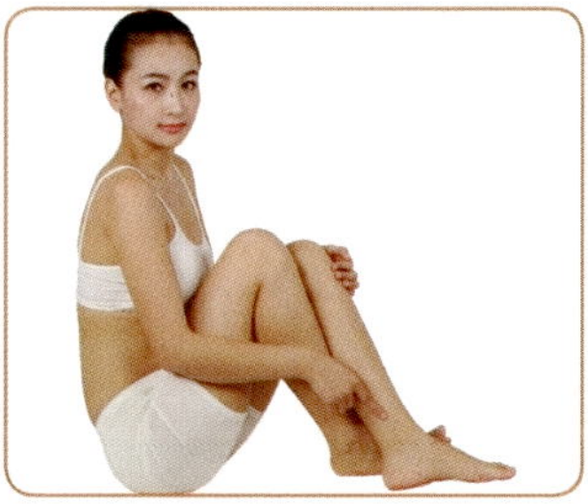

●**三阴交** 在小腿内侧，足内踝尖上3寸，胫骨内侧缘后方。

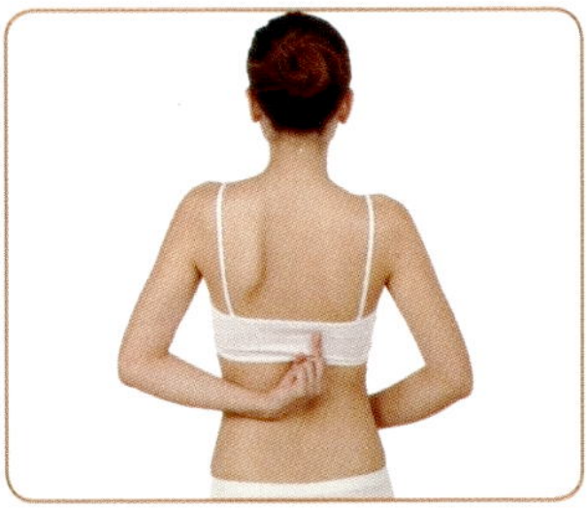

●**肝俞**
在背部，第九胸椎棘突下，旁开1.5寸。

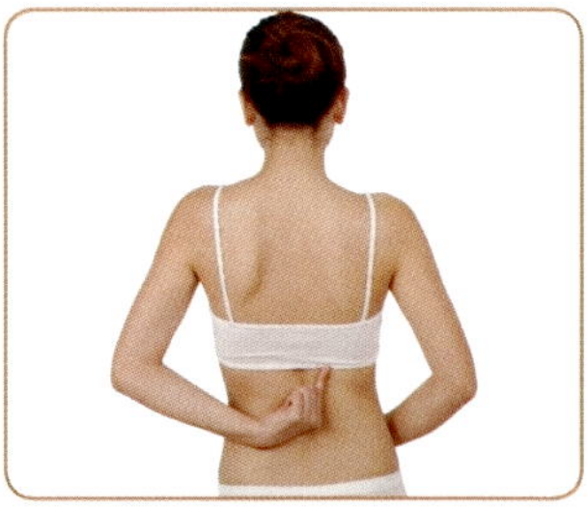

●**脾俞**
在背部，第十一胸椎棘突下，旁开1.5寸。

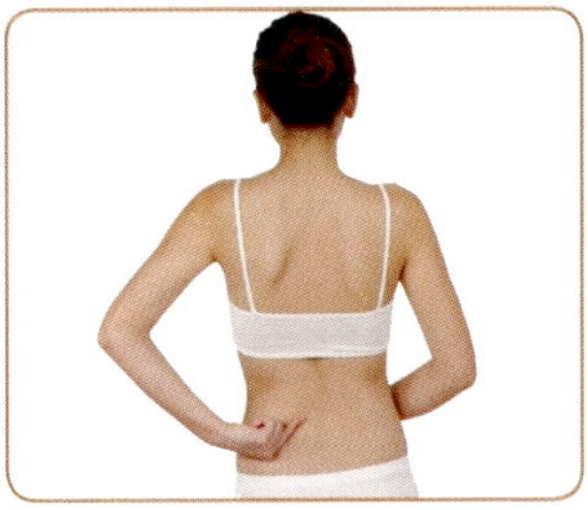

●**肾俞**
在腰部，第二腰椎棘突下，旁开1.5寸。

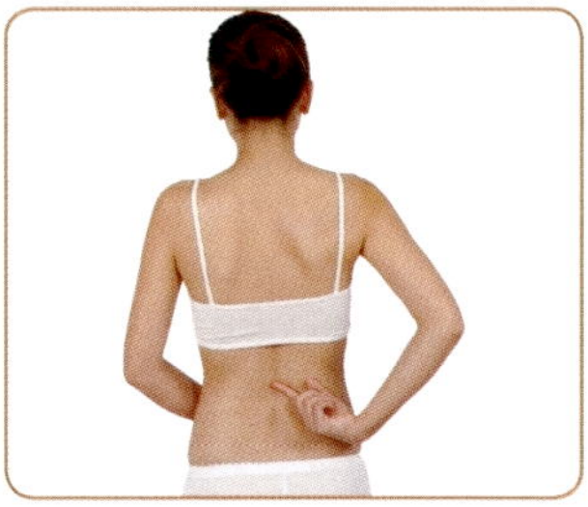

●**命门**
在腰部，后正中线上，第二腰椎棘突下凹陷中。

【操作方法】

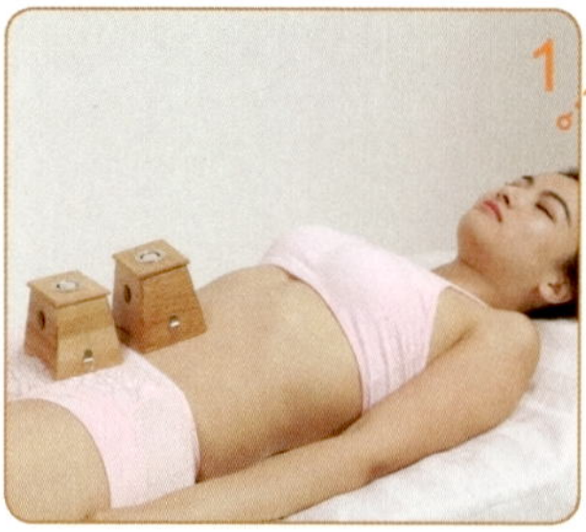

1 用艾灸盒灸治神阙穴、气海穴、关元穴和中极穴，一同灸治10～15分钟。

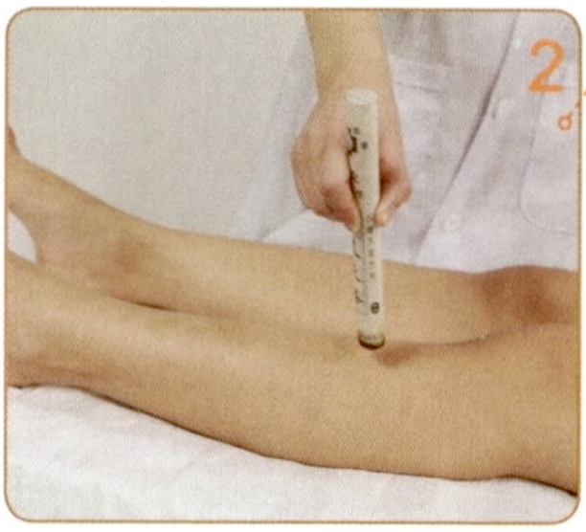

2 将艾条一端点燃，找到一侧足三里穴，用艾条回旋灸法灸治10～15分钟。

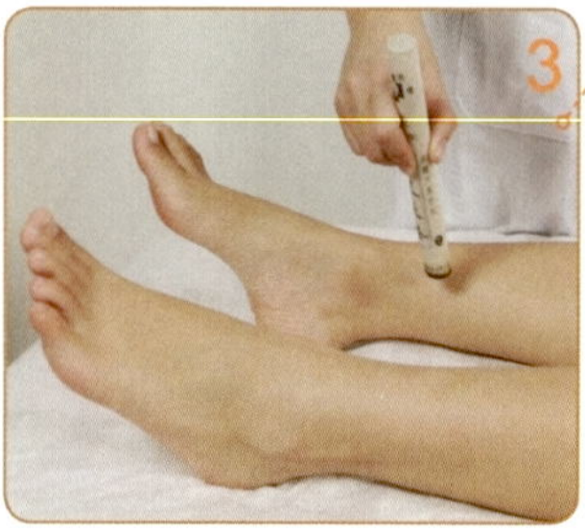

3 找到一侧三阴交穴，用艾条回旋灸法灸治10～15分钟。

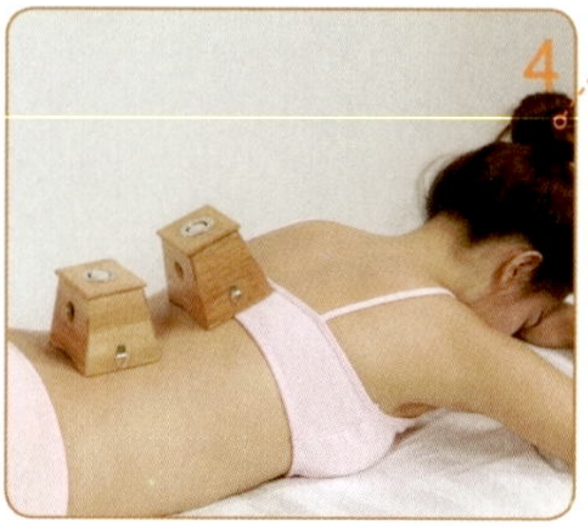

4 用艾灸盒灸治肝俞穴、脾俞穴、肾俞穴和命门穴，一同灸治10～15分钟。

拔罐疗法

准备工具 | 气罐、拔罐器、热毛巾

【穴位定位】

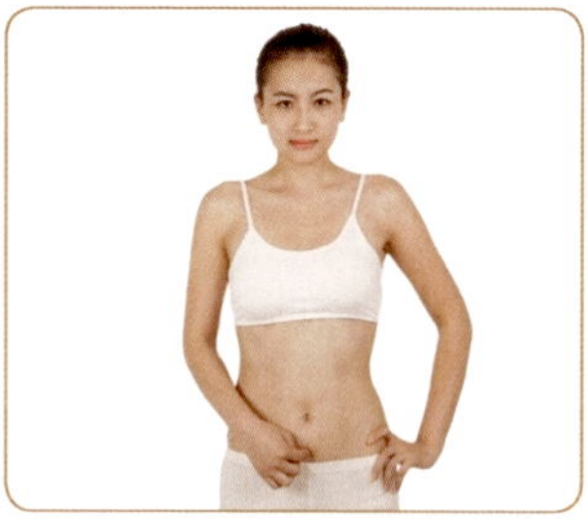

●**关元** 在下腹部，前正中线上，脐下3寸。

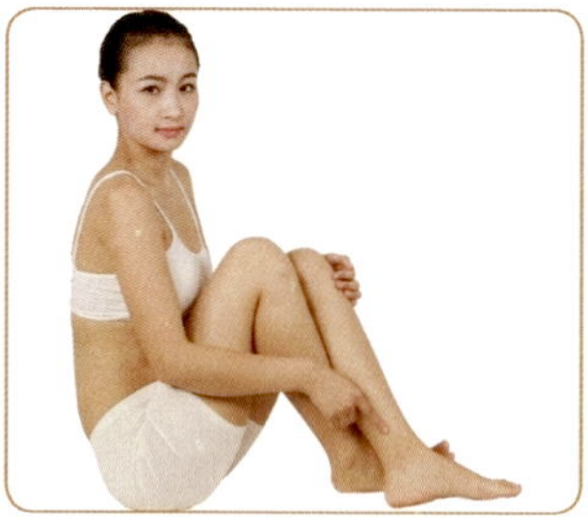

●**三阴交** 在小腿内侧，足内踝尖上3寸，胫骨内侧缘后方。

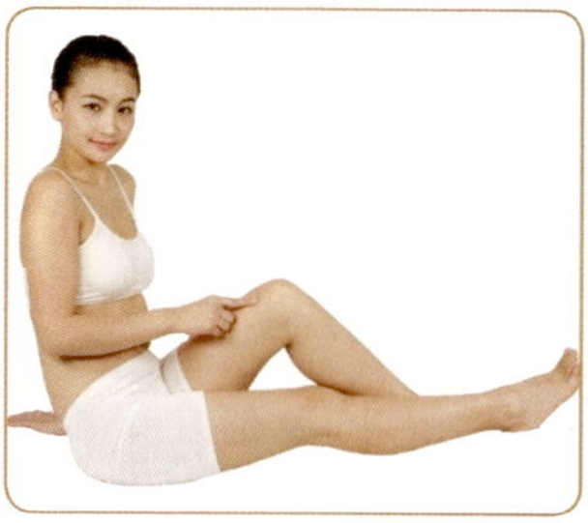

●**血海** 在大腿内侧，髌底内侧端上2寸，股四头肌内侧头的隆起处。

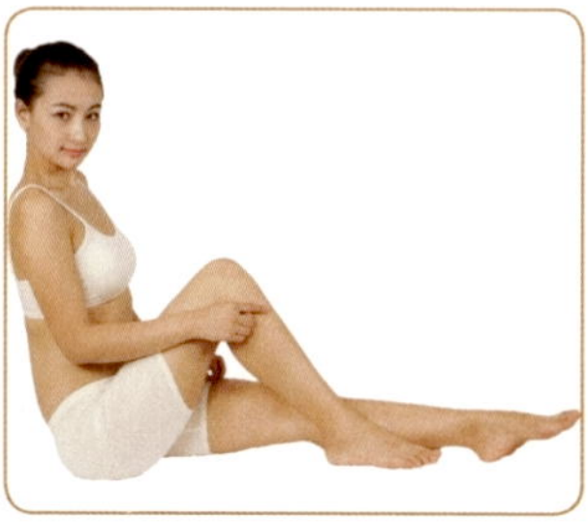

●**足三里** 在小腿前外侧，犊鼻下3寸，距胫骨前缘一横指。

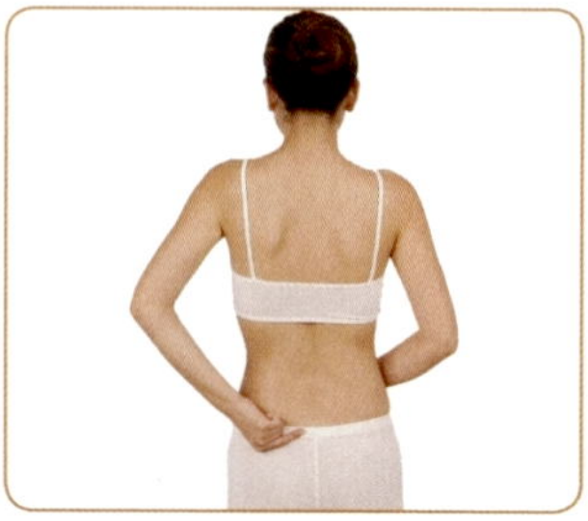

●**上髎** 位于骶部，髂后上棘与中线之间，适对第一骶后孔处。

【操作方法】

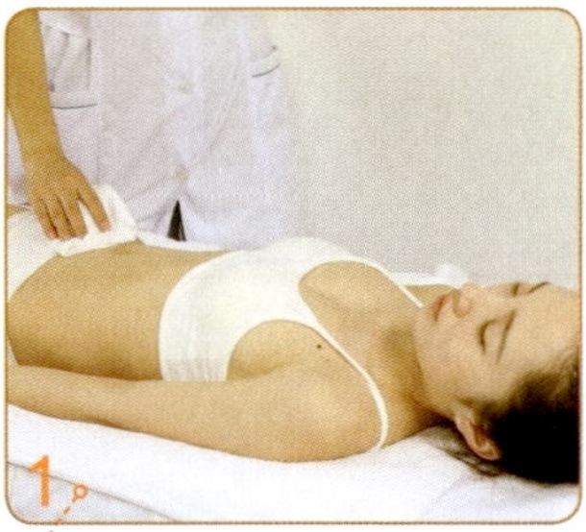

1 取仰卧位，找到关元穴，用热毛巾擦拭清洁关元穴。

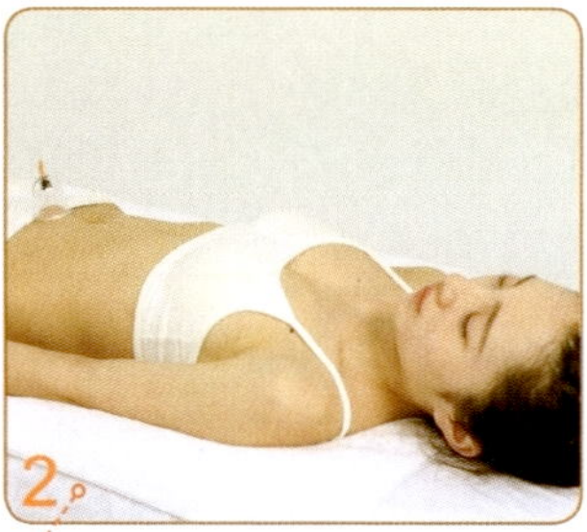

2 用拔罐器将气罐吸拔在关元穴上，留罐10分钟。

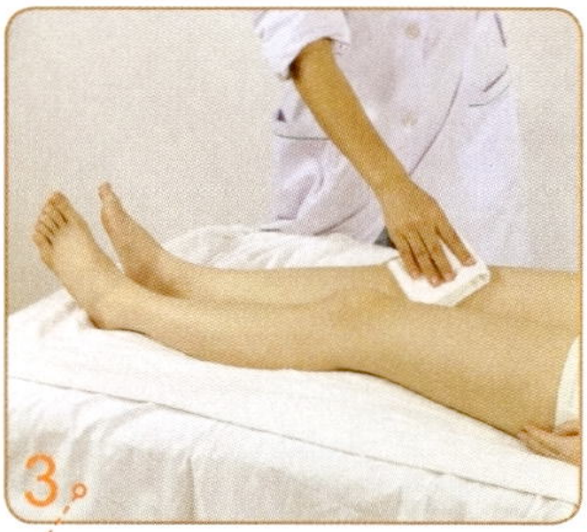

3 找到一侧血海穴、足三里穴和三阴交穴，用热毛巾擦拭清洁该穴区。

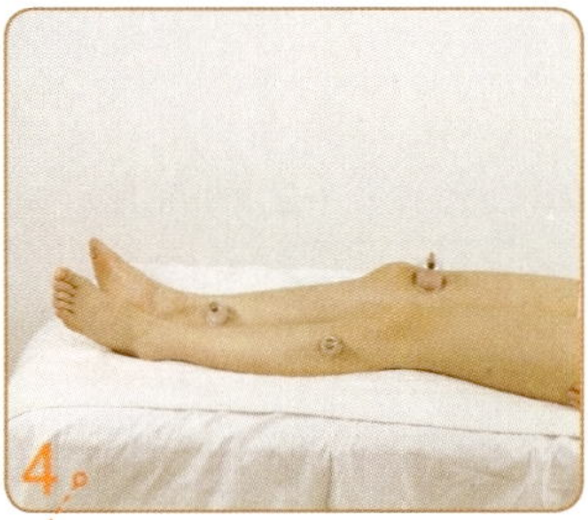

4 用拔罐器将气罐吸拔在血海、足三里、三阴交穴上，留罐10分钟。

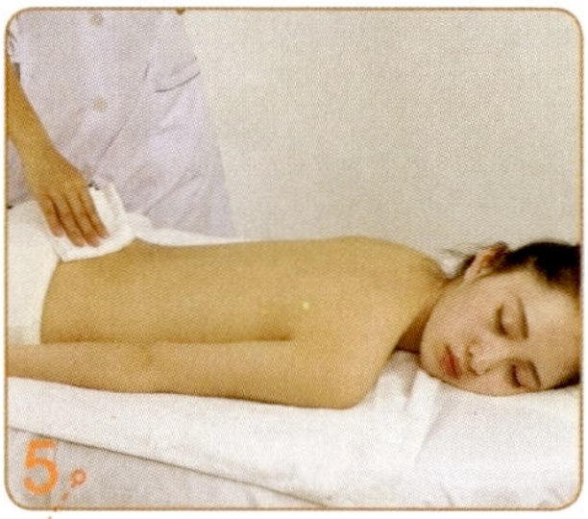

5 取俯卧位，找到上髎穴，用热毛巾擦拭清洁上髎穴。

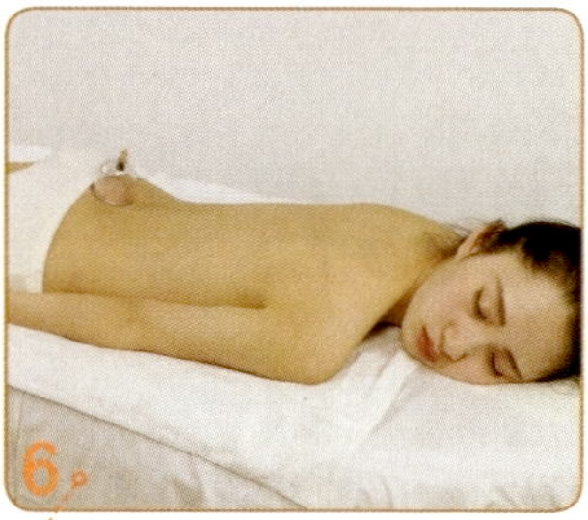

6 用拔罐器将气罐吸拔在上髎穴上，留罐10分钟。

刮痧疗法

准备工具 | 刮痧板、经络油

【穴位定位】

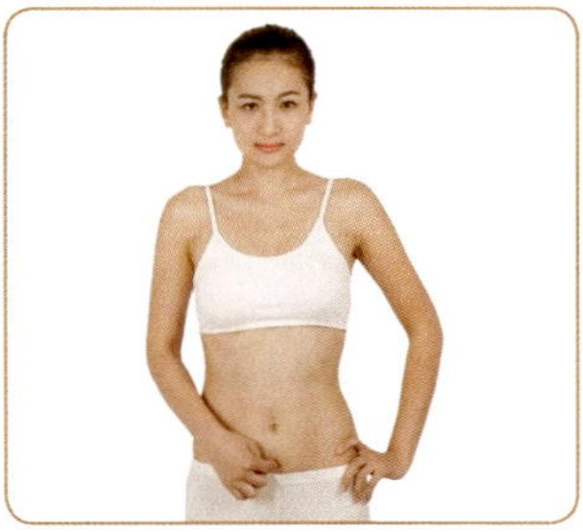

●**关元** 在下腹部，前正中线上，脐下3寸。

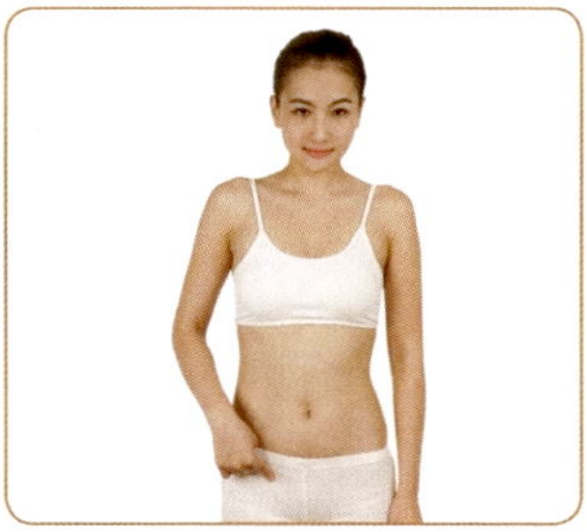

●**子宫** 在下腹部，脐下4寸，中极旁开3寸。

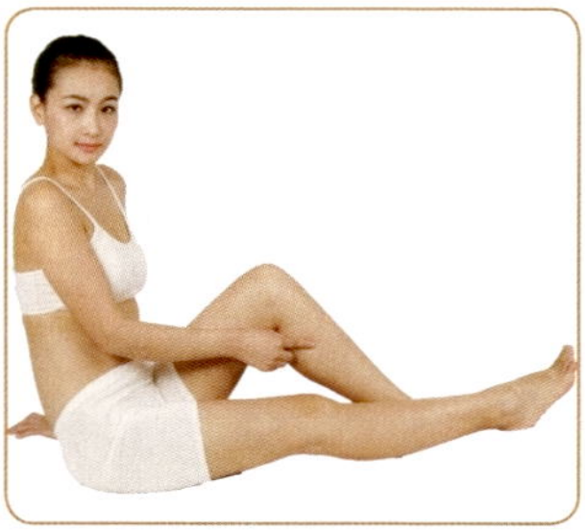

●**地机** 在小腿内侧，内踝尖与阴陵泉的连线上，阴陵泉下3寸。

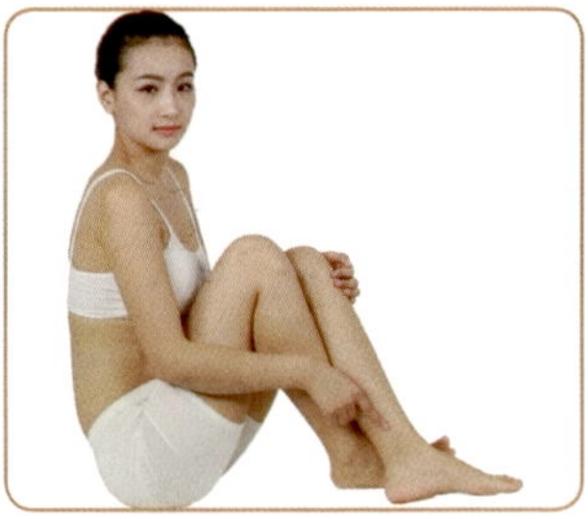

●三阴交

在小腿内侧，足内踝尖上3寸，胫骨内侧缘后方。

小贴士

避免反复进行人工流产，以防造成继发性不孕症或习惯性流产。要正确对待不孕症，减小心理压力，保持心情愉悦。

【操作方法】

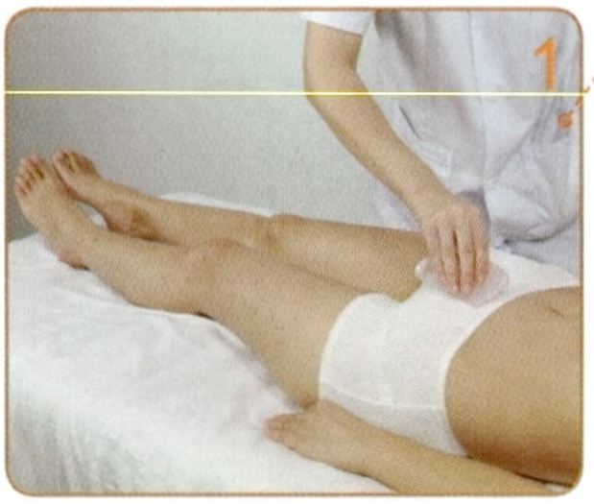

1 用揉刮法刮拭关元穴和子宫穴，由重渐渐减轻，均匀持续而轻柔地旋转20次。

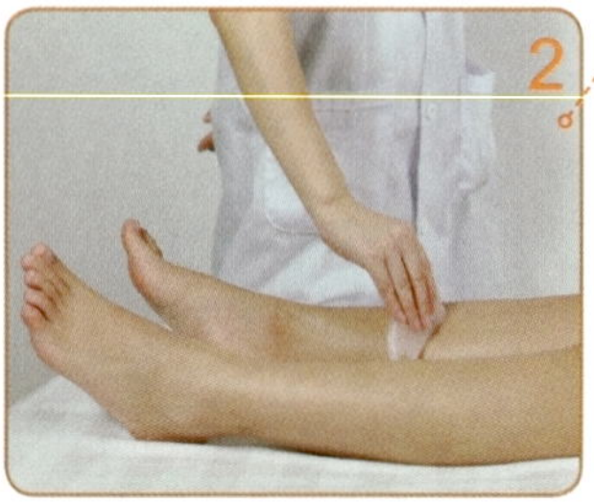

2 用面刮法刮拭地机穴至三阴交穴，从上至下重复刮拭20～30次，以出痧为度。

对症食疗方

枸杞核桃粥

【材料】核桃仁50克，枸杞15克，粳米200克

【制作】①将枸杞泡发洗净，核桃去壳，取肉，粳米淘净。②锅内注水，放入粳米，置于火上，用大火煮至米粒开花。③将核桃、枸杞放入锅内同煮，改用小火煮至粥成即可。

【功效】核桃味甘、性温，可补肾固精；枸杞能治肝肾亏虚、头晕目眩、目视不清。本品适用于肾阴虚型不孕症患者。

顺气猪肝汤

【材料】佛手、山楂、陈皮各10克，猪肝、食盐、麻油、料酒各适量

【制作】①将猪肝洗净切片，佛手、山楂、陈皮洗净，加沸水浸泡1小时后去渣取汁。②将猪肝片放于碗中，加入药汁和食盐、料酒，置于锅中。③将锅置于火上，隔水蒸熟猪肝片后，将猪肝取出，放少许麻油调味服食，饮汤。

【功效】此汤具有行气解郁、通经散瘀、解毒消肿的功效，对气滞血瘀型不孕症的患者有较好的食疗作用。

韭菜炒鸡肉

【材料】韭菜500克，鸡肉100克，虾米15克，盐、食用油各适量

【制作】①将韭菜洗净，切成小段，备用。②将锅置于火上烧热。③在锅中放入适量食用油，烧热油锅后，将鸡肉和虾米一同放于锅中翻炒数十次。④加入韭菜与鸡肉、虾米一同炒熟，加少许盐即可。

【功效】韭菜具有温阳补肾、行气活血的作用；鸡肉具有温中补脾、益气养血、补肾益精的作用；虾米具有补肾壮阳、理气开胃之功效。此食疗方可温肾养肝，益气养血，对于不孕症患者有较好的食疗作用。

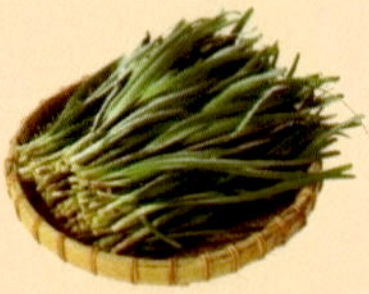

闭经

调理肾脏有妙招

闭经是指妇女应有月经而超过一定时限仍未来潮。正常女子一般14岁左右月经来潮，凡超过18岁尚未来潮者，为原发性闭经。月经周期建立后，又停经6个月以上者，为继发性闭经。多为内分泌系统的月经调节功能失常所致。

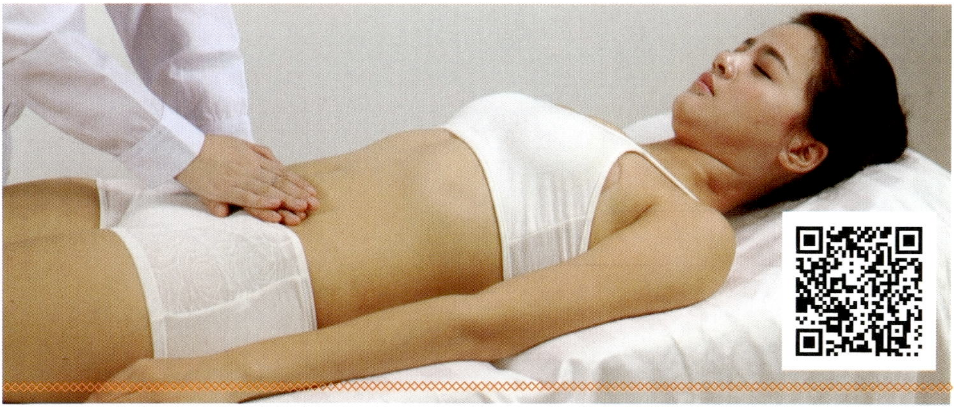

按摩方法

【穴位定位】

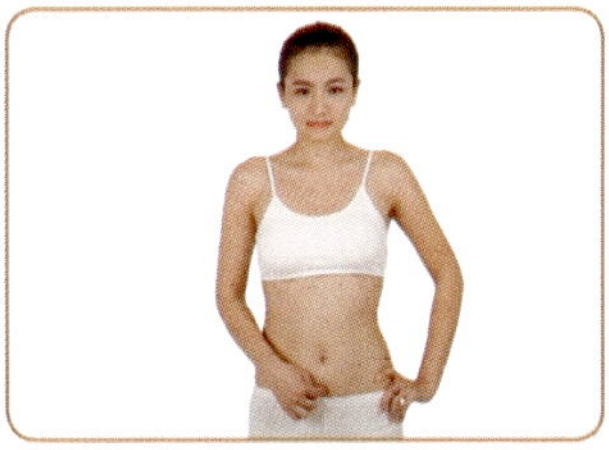

●**关元** 在下腹部，前正中线上，脐下3寸。

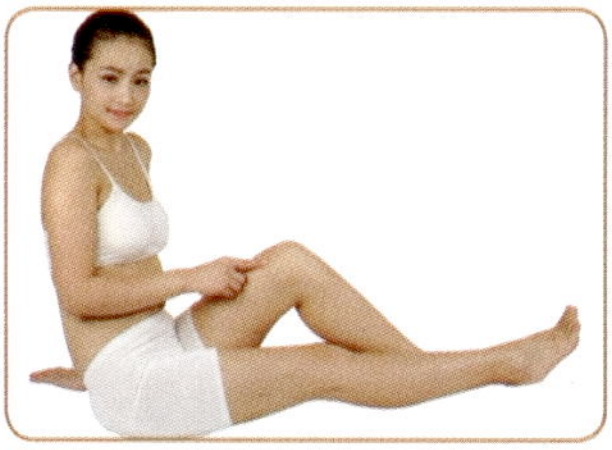

●**血海** 屈膝，在大腿内侧，髌底内侧端上2寸。

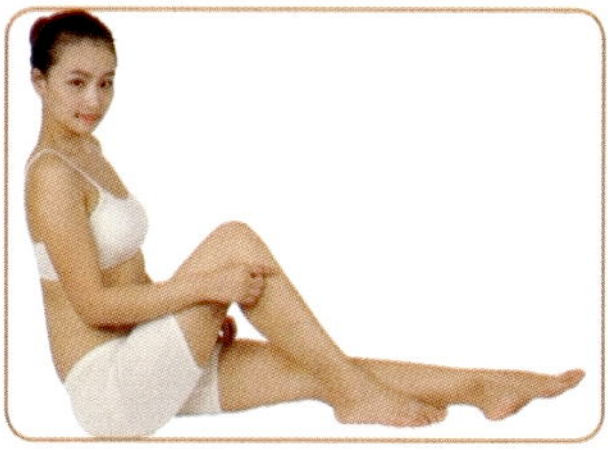

●**足三里** 在小腿前外侧，犊鼻下3寸。

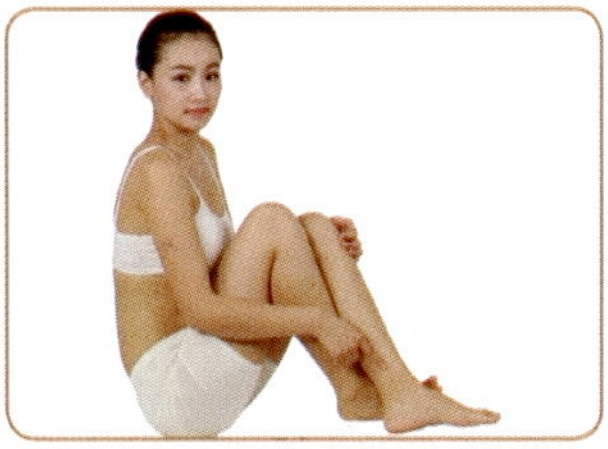

●**三阴交** 在小腿内侧，足内踝尖上3寸。

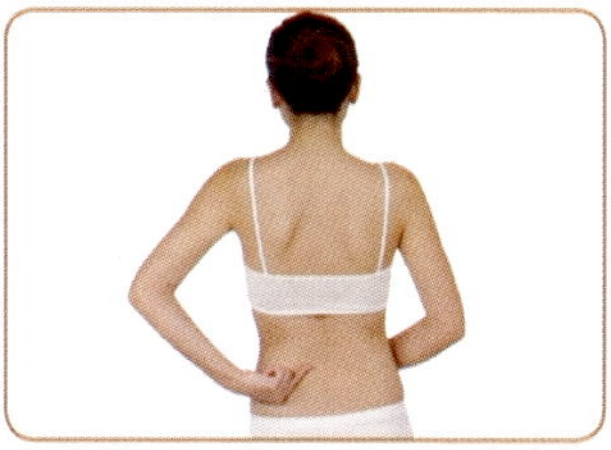

●**肾俞** 在腰部，第二腰椎棘突下，旁开1.5寸。

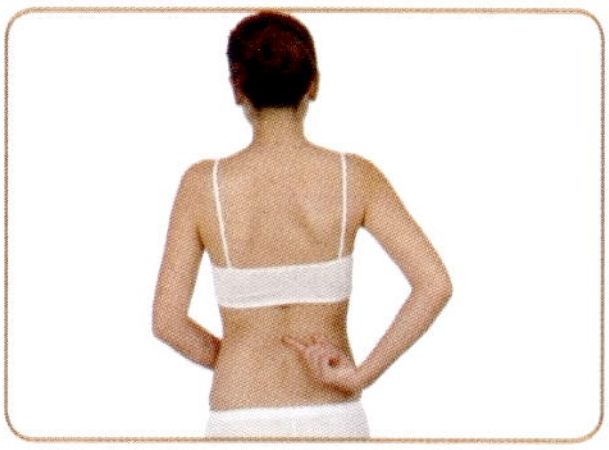

●**命门** 在腰部后正中线上，第二腰椎棘突下凹陷中。

【操作方法】

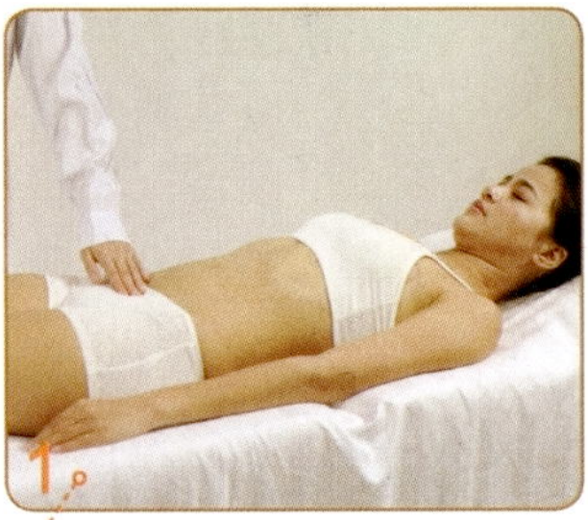

取仰卧位，用中指指腹在关元穴上用力向下按压60次。

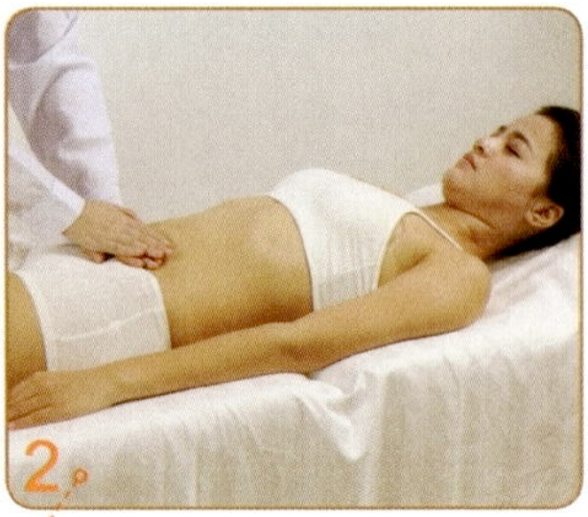

用掌心贴于小腹，以顺时针的方向做回旋性的摩动，约3分钟。

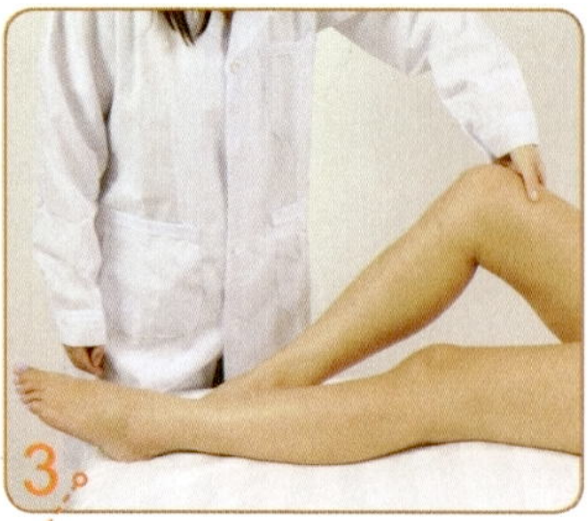

以拇指指腹按揉血海穴5分钟，以潮红发热为度。

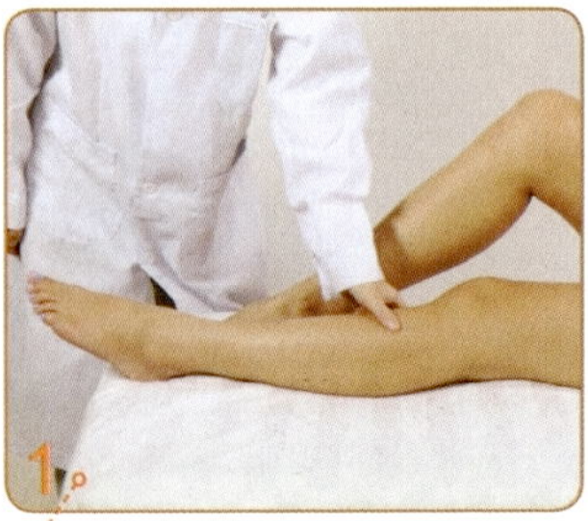

用拇指指腹揉按足三里穴5分钟，先左后右，以潮红发热为度。

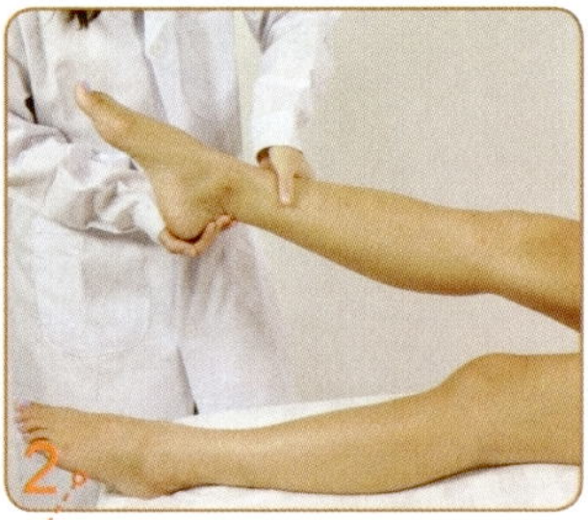

用一手拇指指腹按压三阴交穴5分钟，以潮红发热为度。

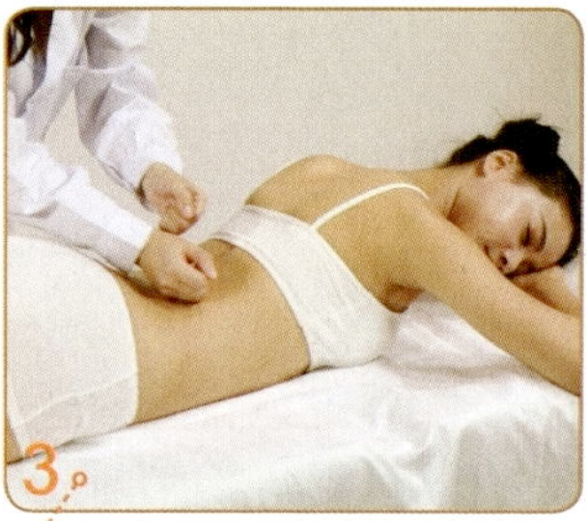

取俯卧位，握拳，对准腰部的肾俞和命门穴进行叩击，各20次。

艾灸疗法

准备工具 | 艾灸盒、艾条、打火机

【穴位定位】

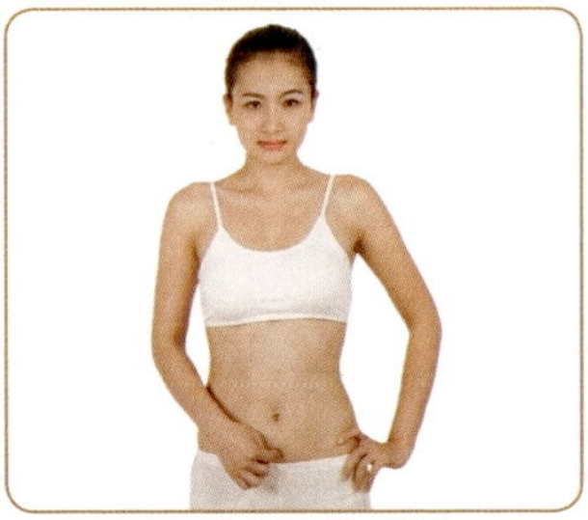

●关元 在下腹部，前正中线上，脐下3寸。

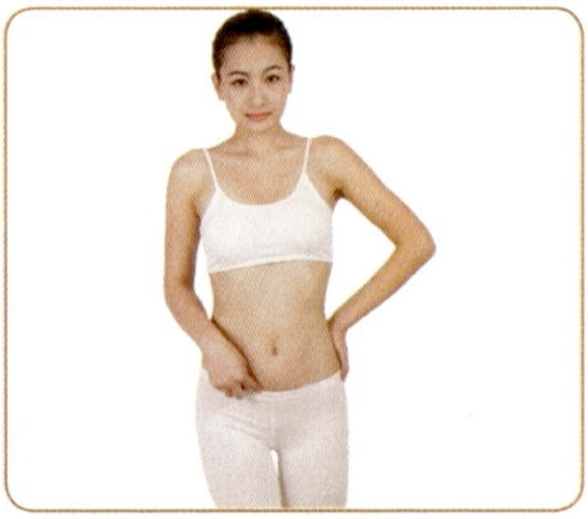

●归来 在下腹部，脐下4寸，距前正中线2寸。

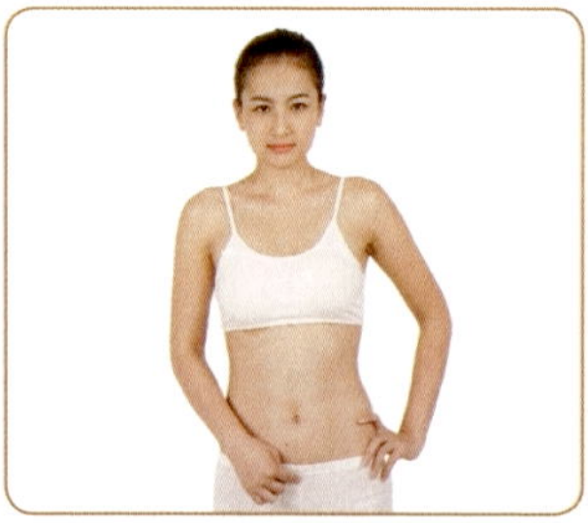

●中极 在下腹部，前正中线上，脐下4寸。

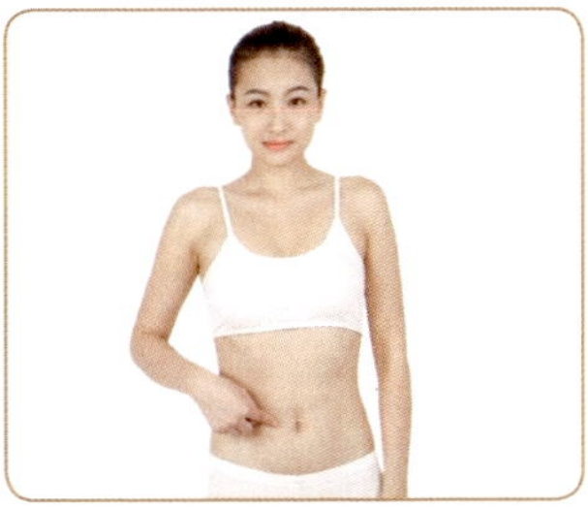

●**天枢** 在腹中部，距脐2寸。

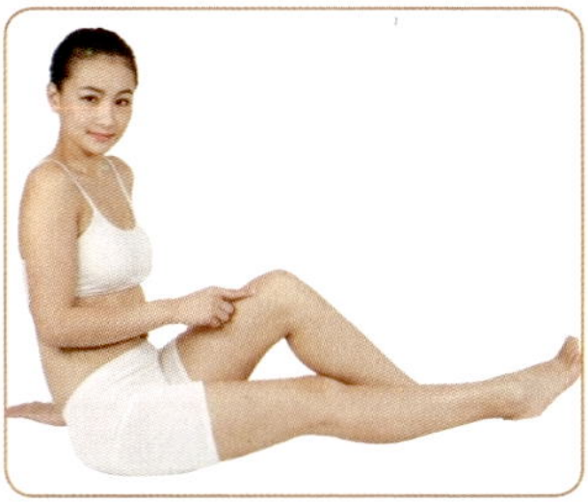

●**血海** 在大腿内侧，髌底内侧端上2寸，股四头肌内侧头的隆起处。

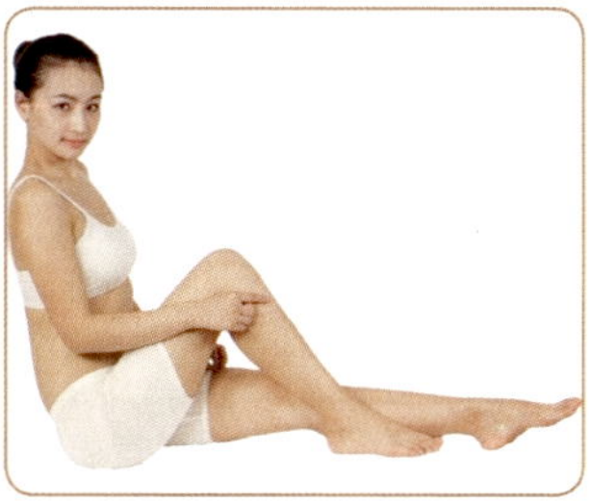

●**足三里** 在小腿前外侧，犊鼻下3寸，距胫骨前缘一横指。

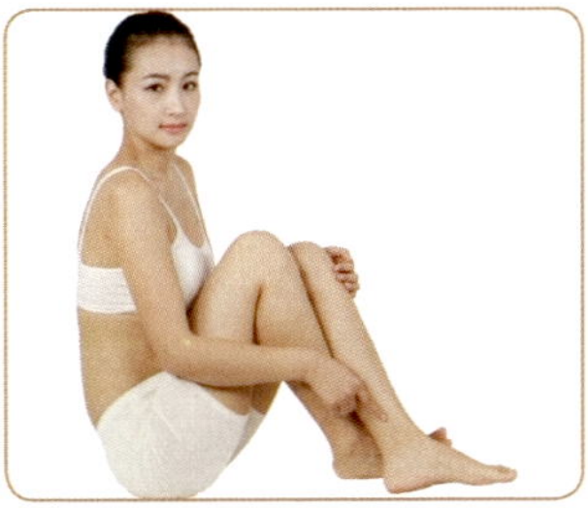

●**三阴交** 在小腿内侧，足内踝尖上3寸，胫骨内侧缘后方。

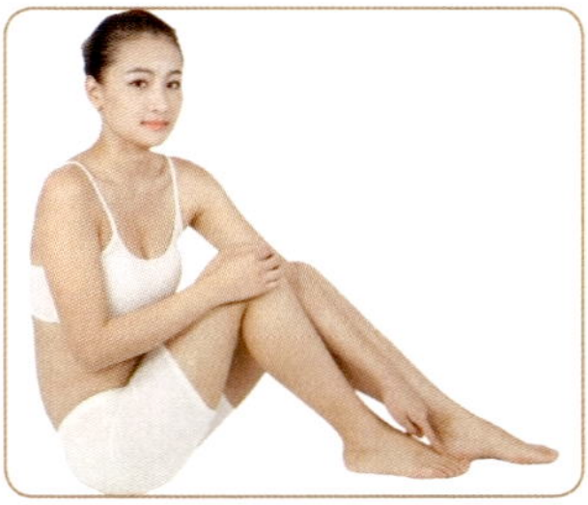

●**行间** 在足背侧，第一、二趾间，趾蹼缘的后方赤白肉际处。

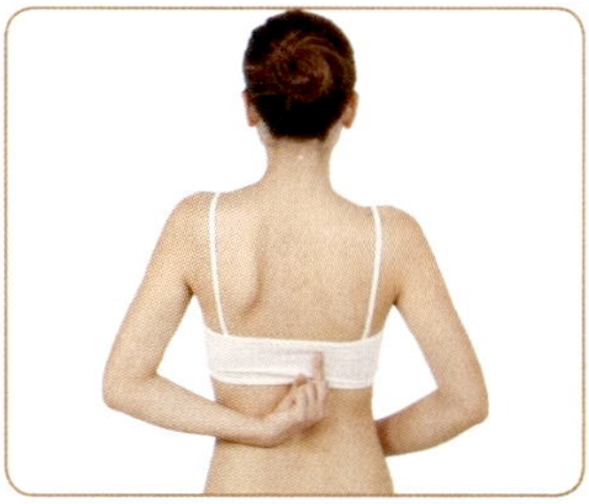

●**肝俞** 在背部，第九胸椎棘突下，旁开1.5寸。

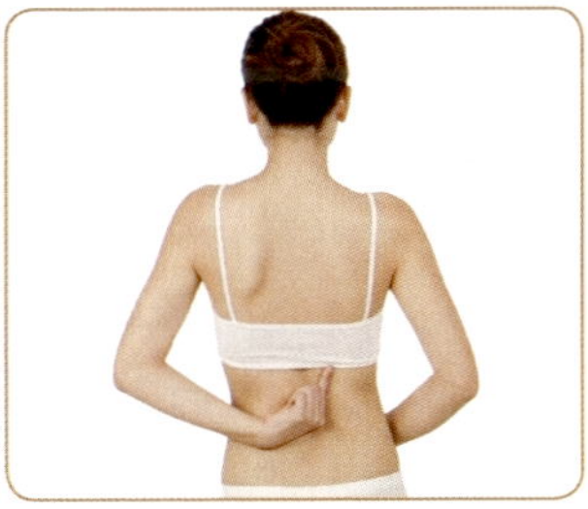

●**脾俞** 在背部，第十一胸椎棘突下，旁开1.5寸。

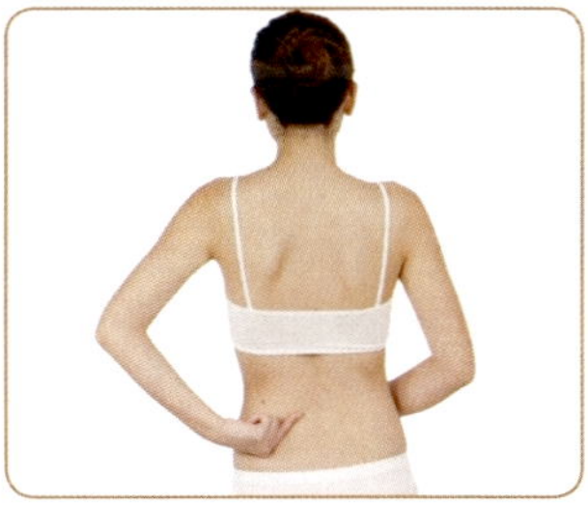

●**肾俞** 在腰部，第二腰椎棘突下，旁开1.5寸。

【操作方法】

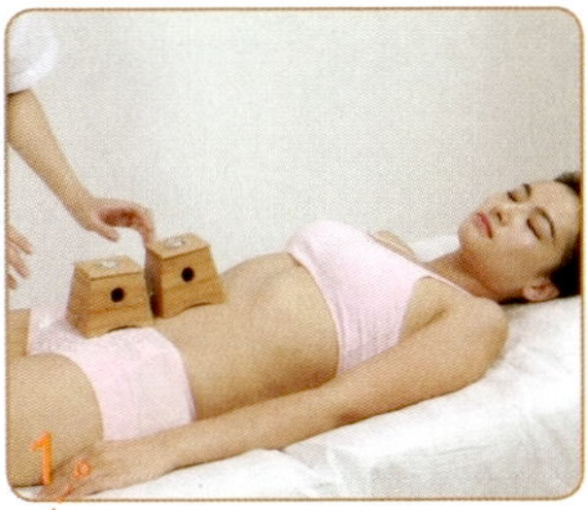

1. 用艾灸盒灸治天枢穴、关元穴、中极穴和归来穴，20～30分钟。

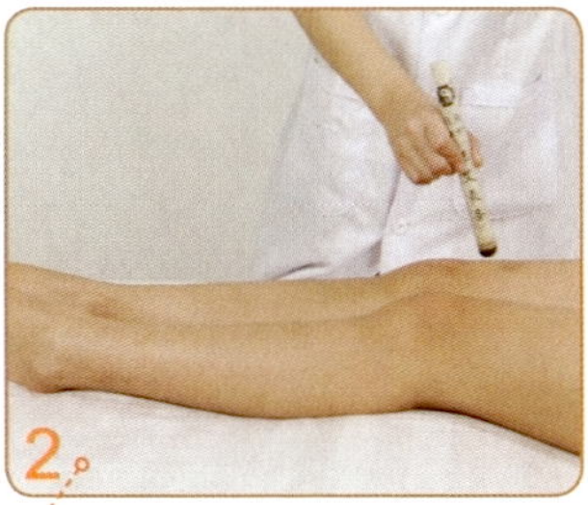

2. 将艾条一端点燃，找到一侧血海穴，用艾条温和灸法灸治10分钟。

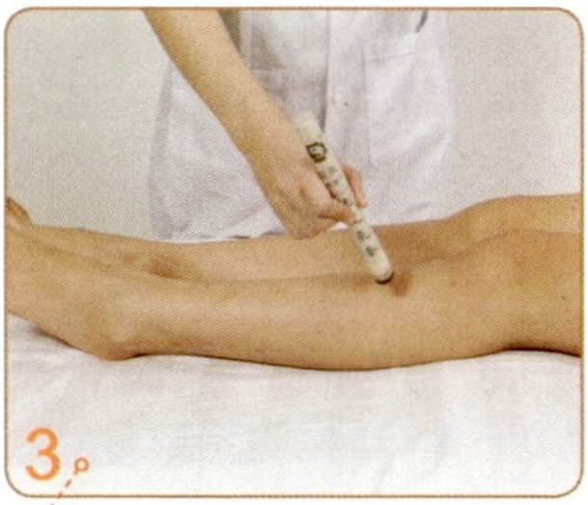

3. 取一侧足三里穴，用艾条温和灸法灸治10分钟。

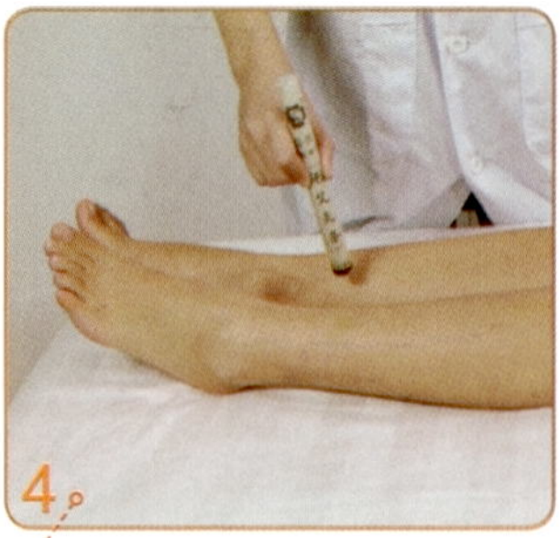

4 取一侧三阴交穴，用艾条温和灸法灸治10分钟。

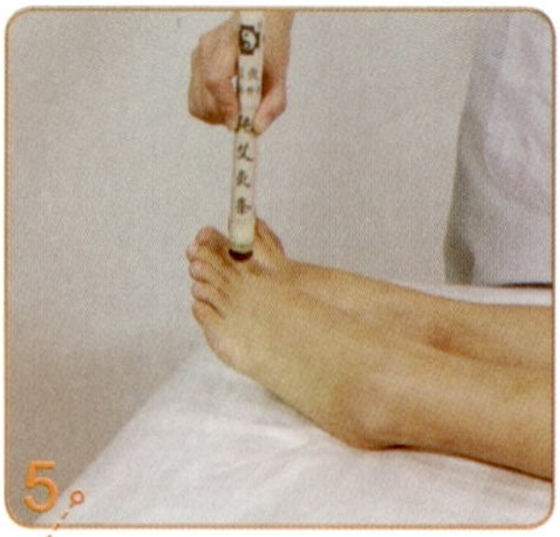

5 取一侧行间穴，用艾条温和灸法灸治10分钟，以施灸部位出现红晕为度。

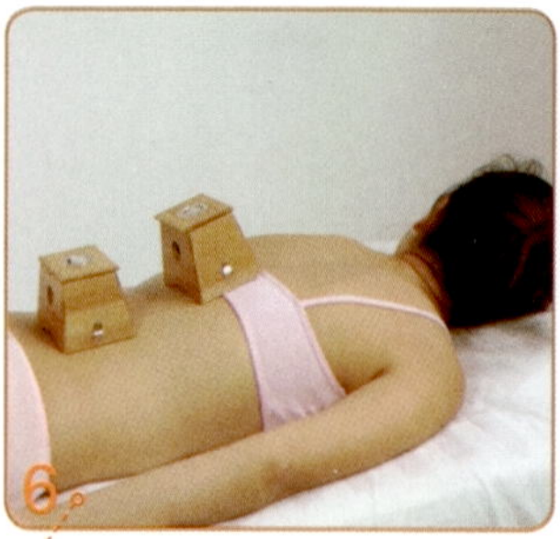

6 用艾灸盒灸治肝俞穴、脾俞穴和肾俞穴，一同灸治15分钟。

拔罐疗法

准备工具 | 火罐、气罐、止血钳、棉球、毛巾、打火机、拔罐器

【穴位定位】

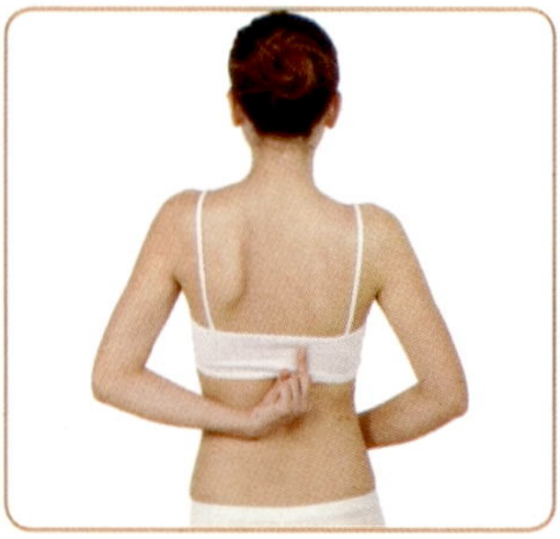

●肝俞 在背部，第九胸椎棘突下，旁开1.5寸。

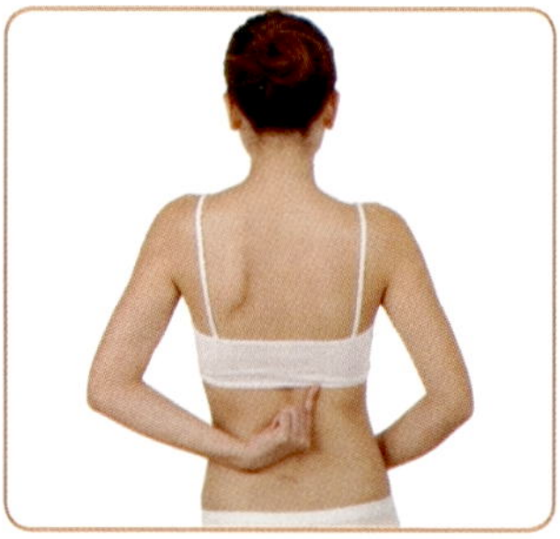

●脾俞 在背部，第十一胸椎棘突下，旁开1.5寸。

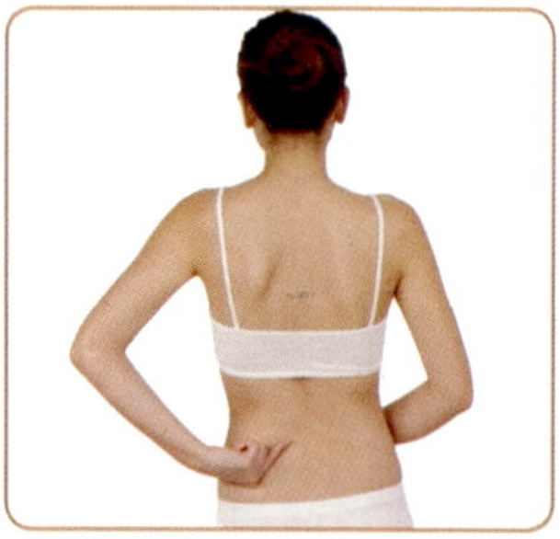

●肾俞 在腰部，第二腰椎棘突下，旁开1.5寸。

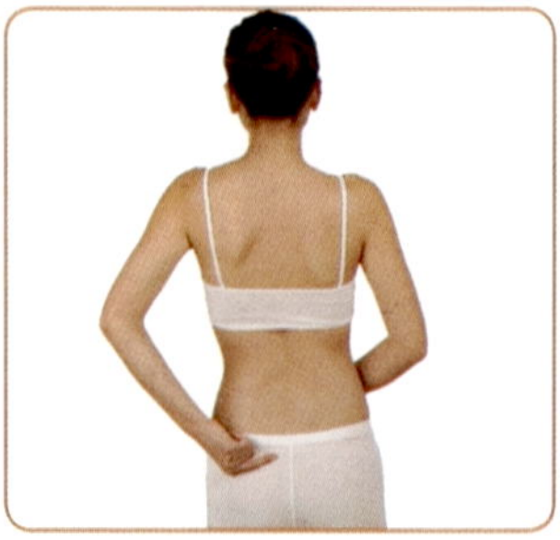

●次髎 在骶部，髂后上棘内下方，适对第二骶后孔处。

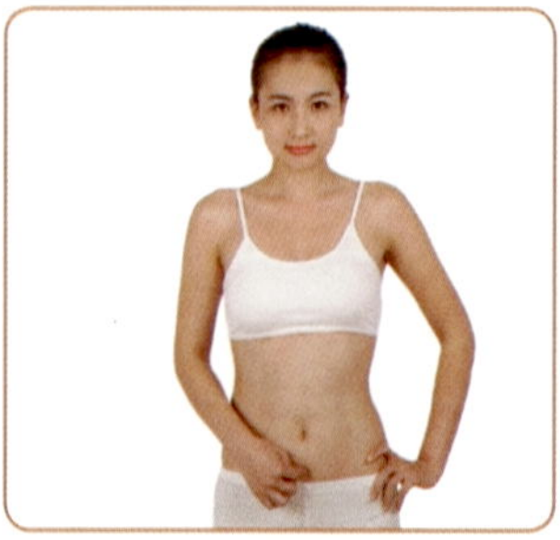

●关元 在下腹部，前正中线上，脐下3寸。

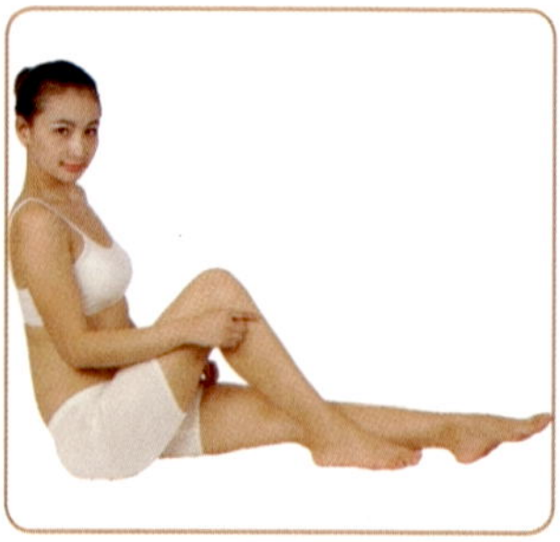

●足三里 在小腿前外侧，犊鼻下3寸，距胫骨前缘一横指。

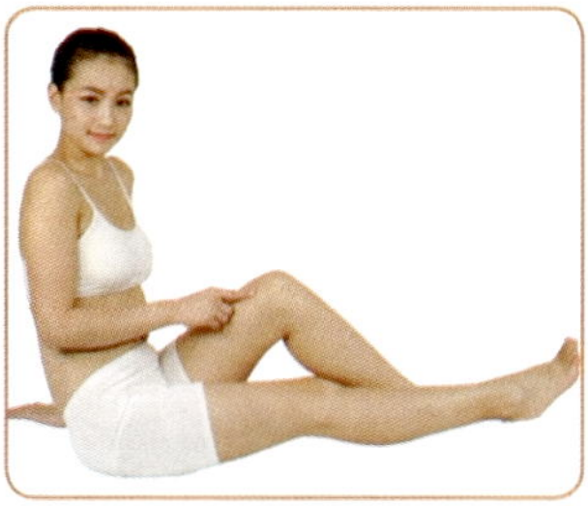

●**血海** 在大腿内侧，髌底内侧端上2寸，股四头肌内侧头的隆起处。

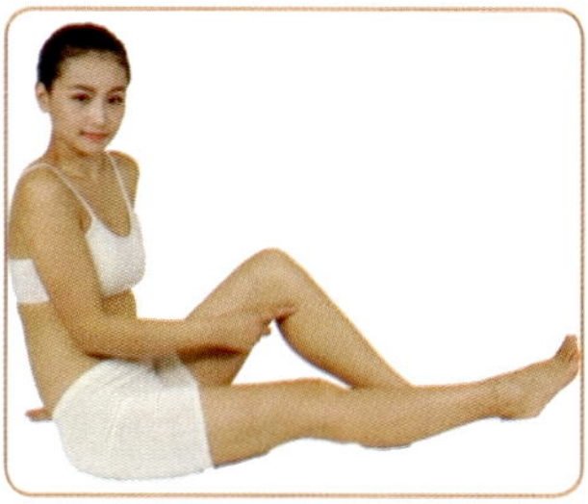

●**阴陵泉** 在小腿内侧，胫骨内侧髁后下方凹陷处。

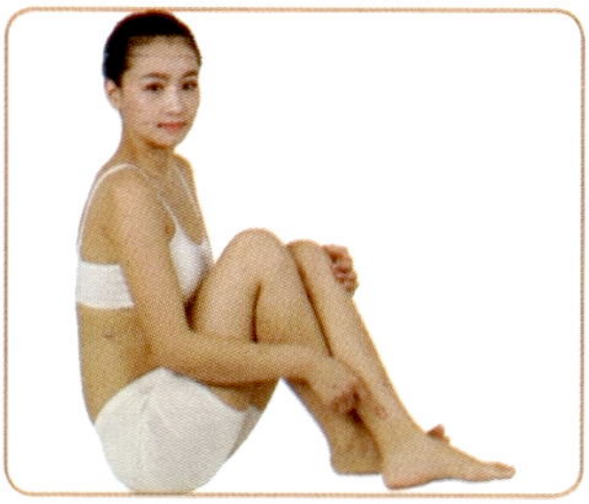

●**三阴交** 在小腿内侧，足内踝尖上3寸，胫骨内侧缘后方。

【操作方法】

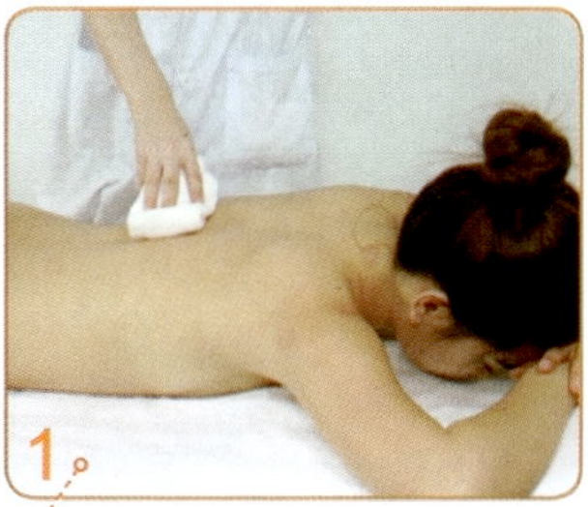

1. 找到肝俞穴、脾俞穴、肾俞穴和次髎穴，用热毛巾清洁以上穴位区域。

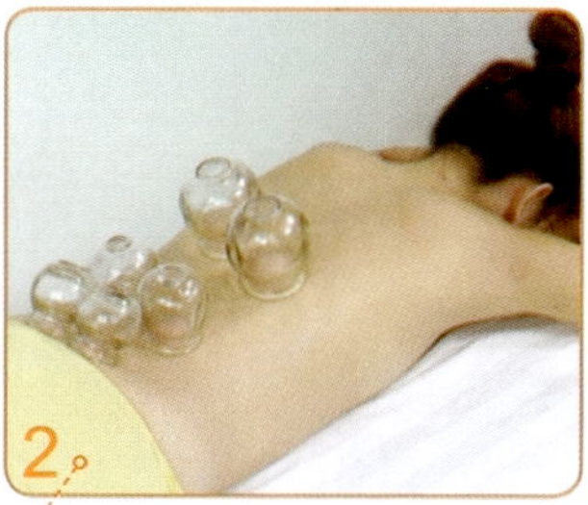

2. 将火罐拔扣在肝俞穴、脾俞穴、肾俞穴、次髎穴上，每罐留10分钟。

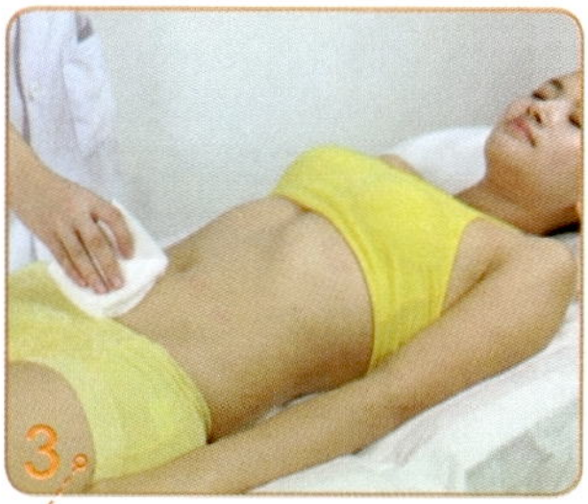

3. 取仰卧位，找到关元穴，用热毛巾擦拭清洁关元穴。

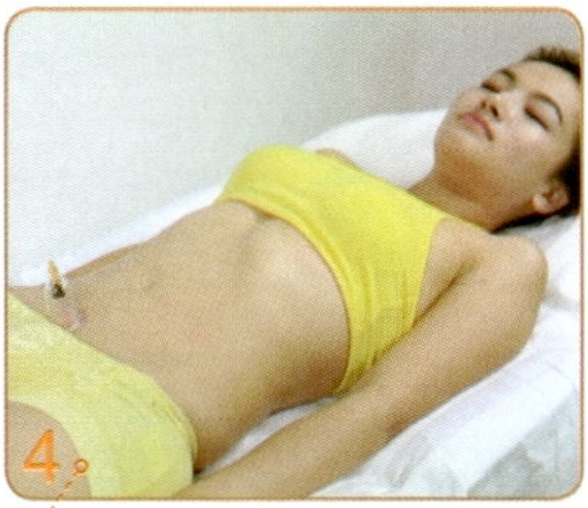

4. 用拔罐器将气罐拔扣在关元穴上，留罐10分钟。

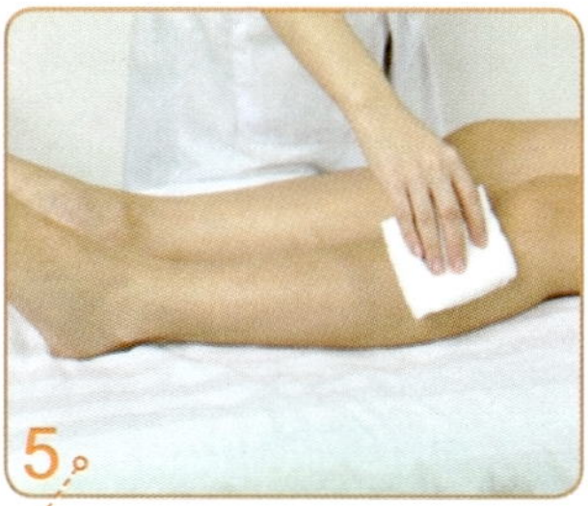

5. 找到一侧足三里穴，用热毛巾擦拭清洁足三里穴。

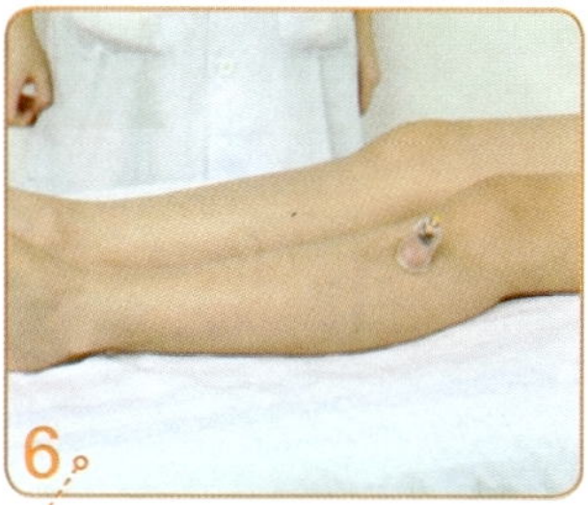

6. 用拔罐器将气罐拔扣在足三里穴上，留罐10分钟。

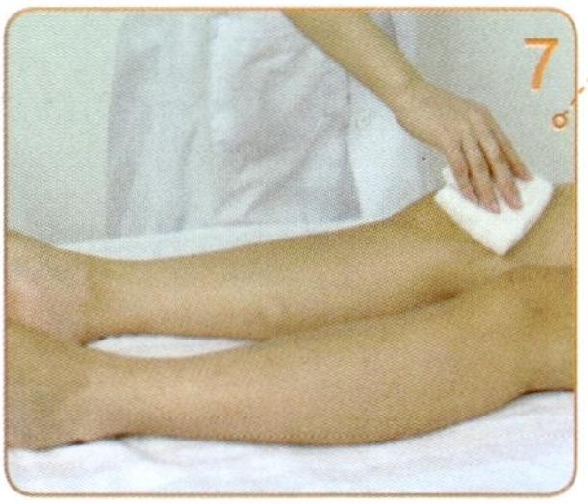

7. 找到血海穴、阴陵泉穴、三阴交穴，用热毛巾擦拭、清洁该穴区。

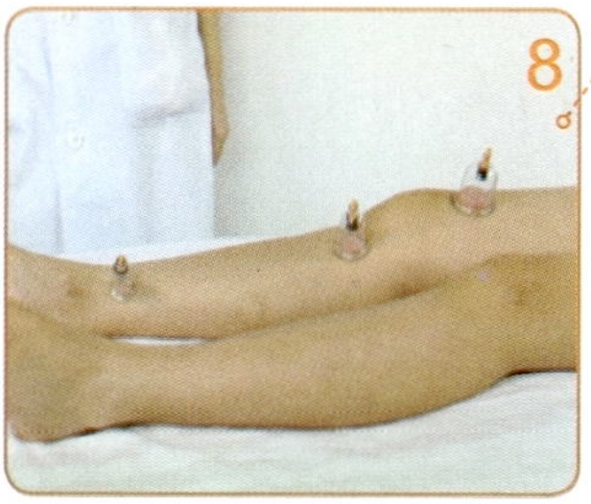

8. 用拔罐器将气罐拔扣在血海穴、阴陵泉穴和三阴交穴上，留罐10分钟。

刮痧疗法

准备工具 | 刮痧板、经络油

【穴位定位】

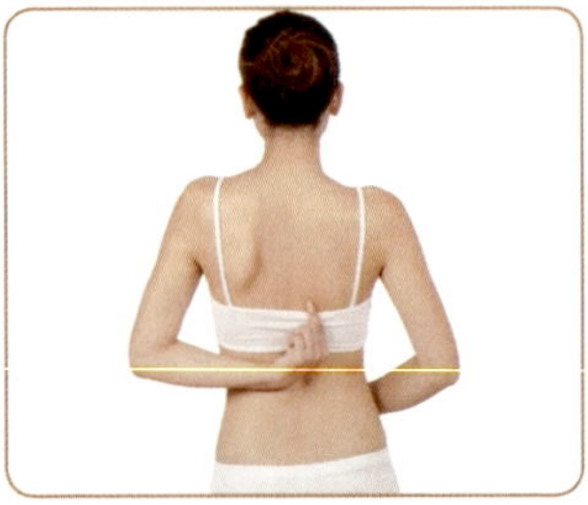

●**膈俞** 在背部，第七胸椎棘突下，旁开1.5寸。

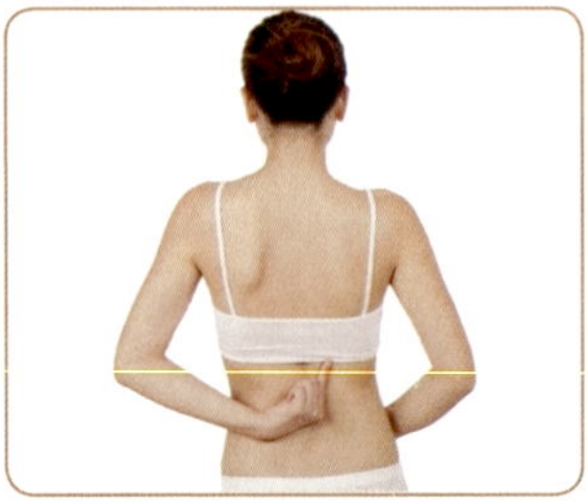

●**脾俞** 在背部，第十一胸椎棘突下，旁开1.5寸。

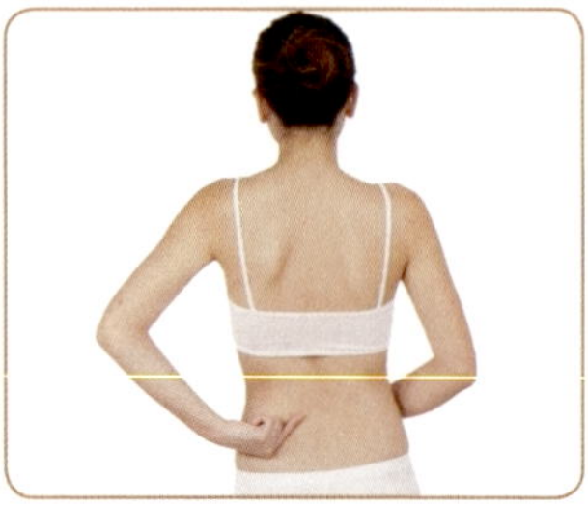

●**肾俞** 在腰部，第二腰椎棘突下，旁开1.5寸。

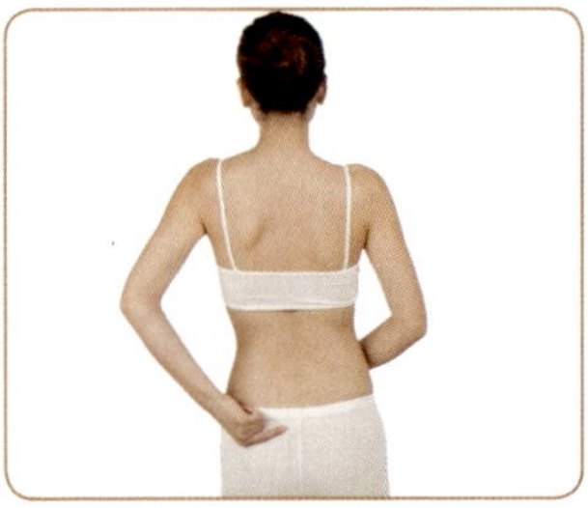

●**次髎** 当髂后上棘内下方，适对第二骶后孔处。

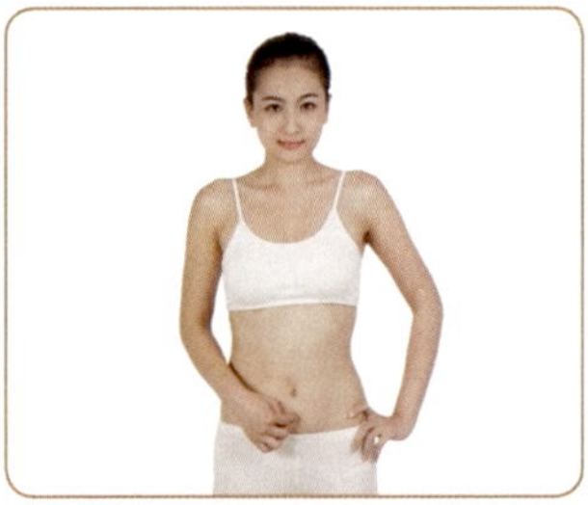

●**气海** 在下腹部，前正中线上，脐下1.5寸。

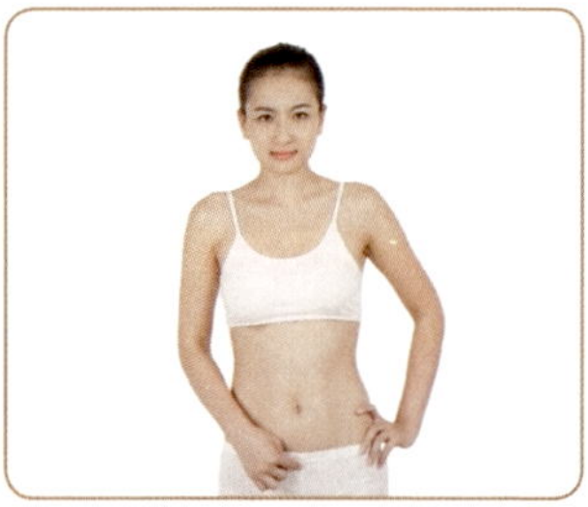

●**中极** 在下腹部，前正中线上，脐下4寸。

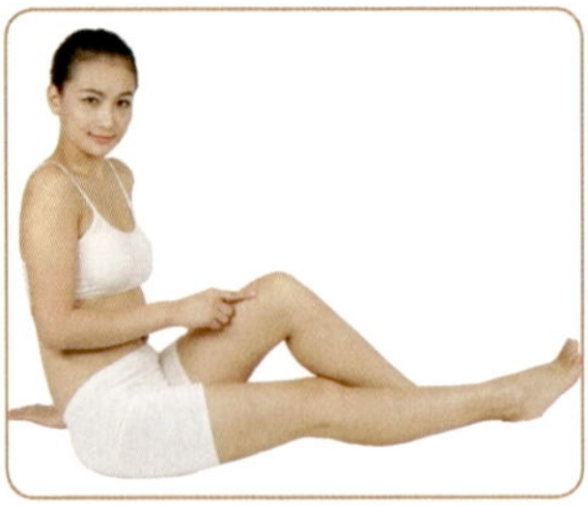

●**血海** 屈膝，在大腿内侧，髌底内侧端上2寸。

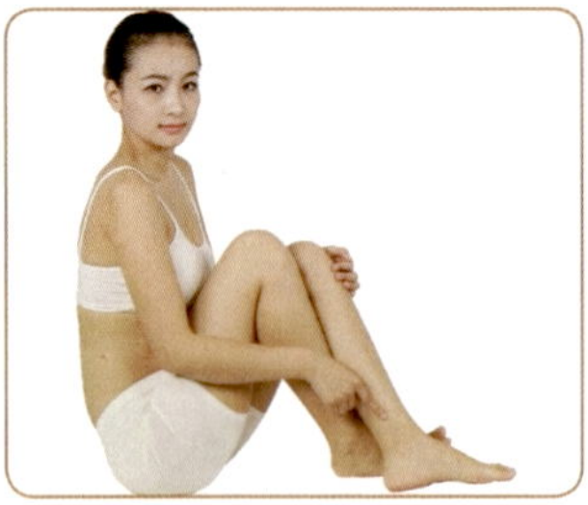

●**三阴交** 在小腿内侧，足内踝尖上3寸。

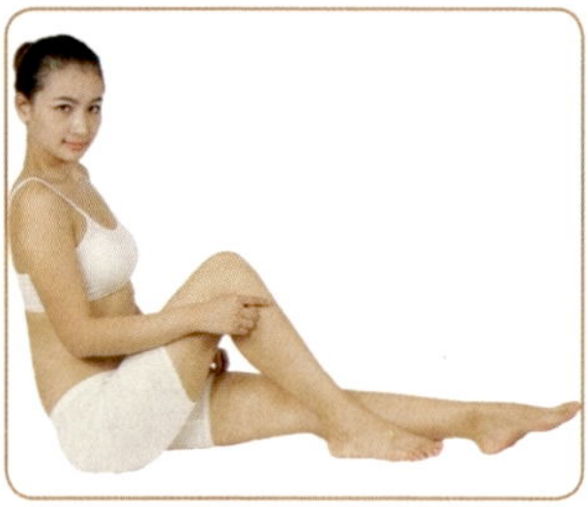

●**足三里** 在小腿前外侧，犊鼻下3寸。

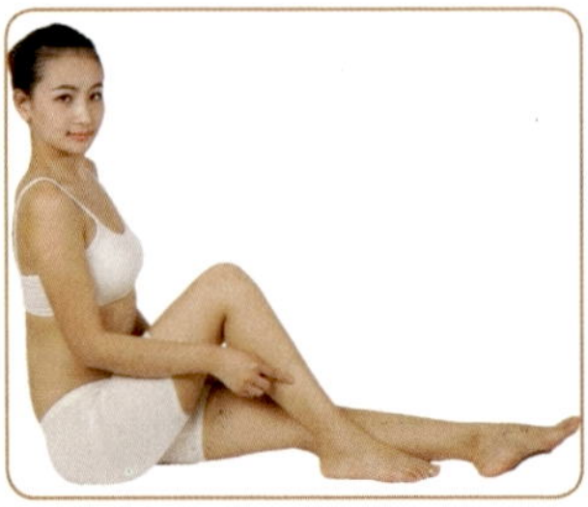

●**丰隆** 在小腿前外侧，外踝尖上8寸，条口外，距胫骨前缘两横指。

小贴士

避免精神紧张与不良刺激，以免气血紊乱，影响月经的正常来潮。适当地进行体育锻炼和体力劳动，以增强体质，保证气血的正常运行。

【操作方法】

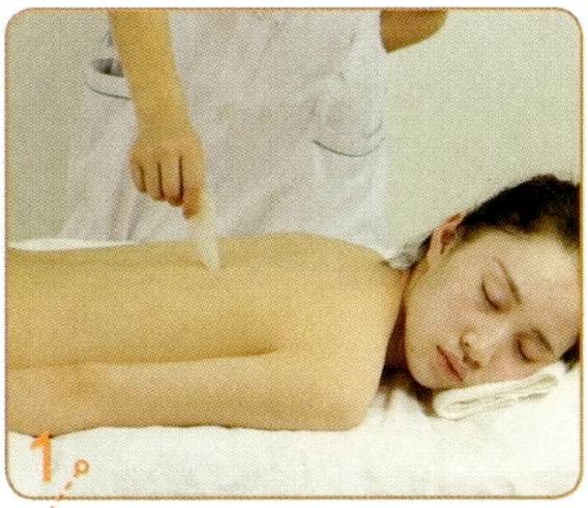

1 用角刮法自上往下刮拭膈俞穴至脾俞穴30次，以潮红出痧为度。

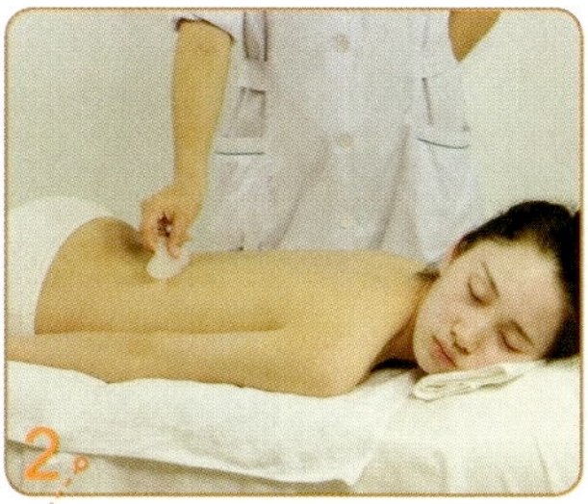

2 用面刮法自上往下刮拭肾俞穴至次髎穴30次，手法连贯，以出痧为度。

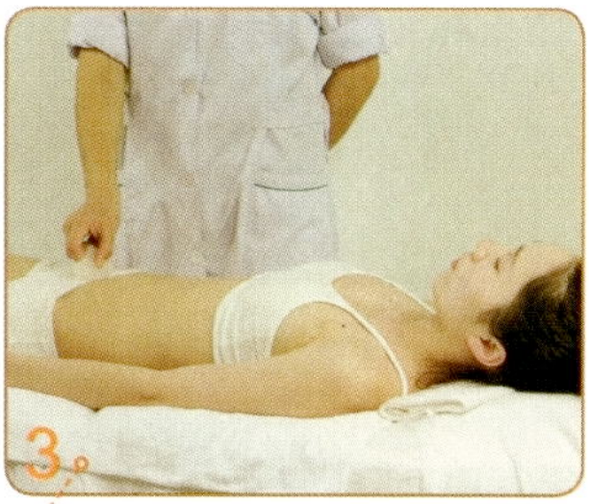

3 用面刮法从气海穴刮至中极穴30次，以潮红出痧为度。

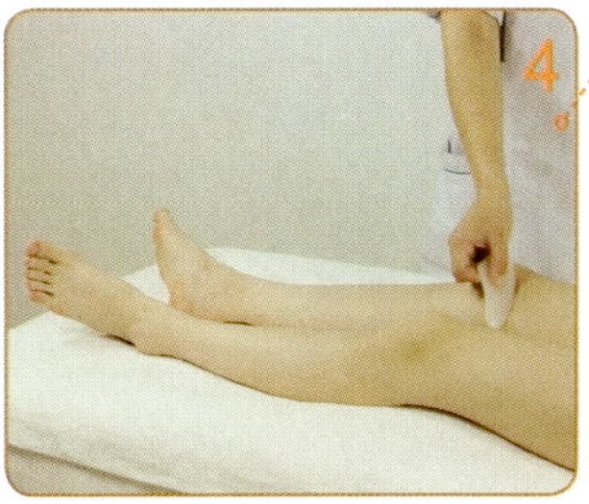

4 用面刮法刮拭血海穴至三阴交穴30次，从上往下刮拭，刮至潮红出痧为度。

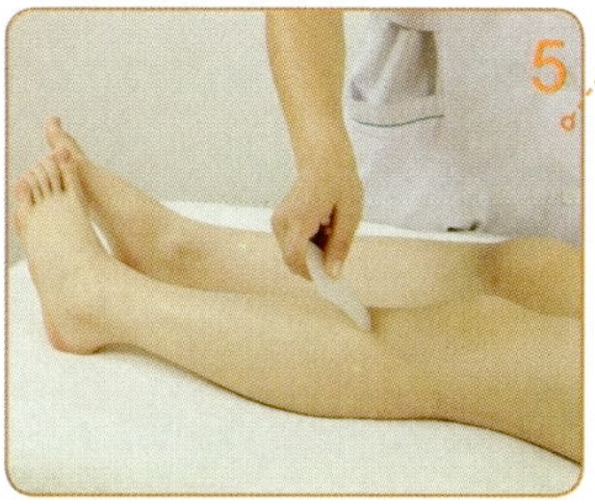

5 用角刮法刮拭足三里穴至丰隆穴30次，从上往下刮拭，刮至潮红出痧为度。

对症食疗方

桑葚红花活经茶

【材料】桑葚30克，鸡血藤10克，红花2克

【制作】①将红花、鸡血藤洗净后，放于锅中，加入600毫升水。②将锅置于火上，煮沸后中火煎煮成300毫升的量，再加入桑葚调和即可饮用。

【功效】桑葚甘甜，具有滋阴补血、益肾的功能；配上红花、鸡血藤可祛瘀生新血，对闭经有很好的食疗作用。

桃仁牛血汤

【材料】桃仁10~12克，鲜牛血（已凝固）200克，食盐少许

【制作】①将牛血洗净后切块，与桃仁一同放入锅中，加水适量。②将锅置于火上，煮沸后转小火煮15分钟即可，食时加少许食盐调味。

【功效】桃仁具有调经作用；牛血有补中、理血之功效。二者配伍，具有破瘀行血、理血通经、美肤益颜的功效。

鸽肉葱姜粥

【材料】鸽肉150克，猪肉末50克，粳米100克，葱姜末、调味品各适量

【制作】①将鸽肉去骨切块，放入碗内，加猪肉、葱姜末、料酒及盐，拌匀备用。②粳米洗净加水1000毫升，烧开后放鸽肉等共煮成粥，调入麻油、味精、胡椒粉即可。

【功效】鸽肉中的蛋白质可促进血液循环；粳米能提高人体免疫功能，促进血液循环。此粥具有滋肾补气、祛风解毒、和血悦色的功效。

宫颈炎

温补肾阳少病痛

宫颈炎是一种常见的妇科疾病，多发生于育龄妇女。常见的临床表现为白带增多，呈黏稠的黏液或脓性黏液，有时可伴有血丝。引起宫颈炎的主要原因有性生活过频或习惯性流产、分娩及人工流产等。

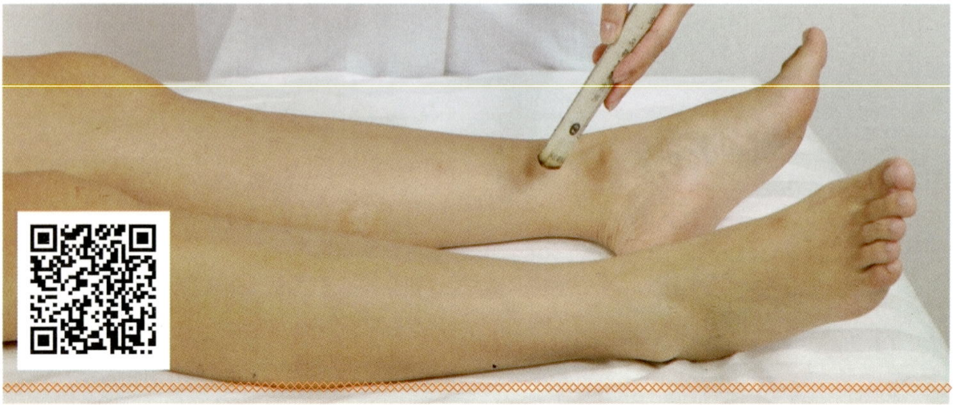

艾灸疗法

准备工具 | 艾灸盒、艾条、打火机

【穴位定位】

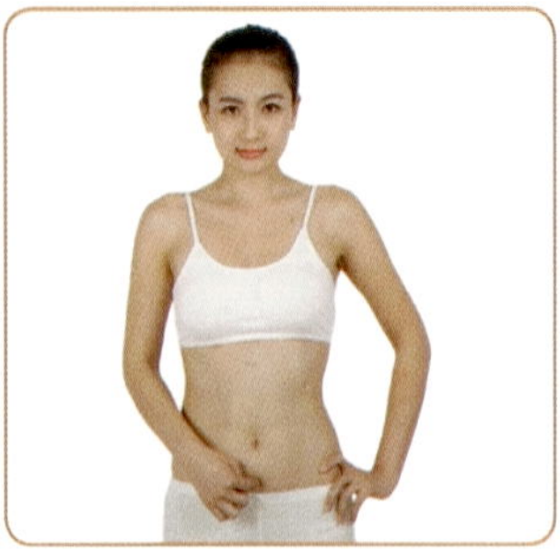

●关元
在下腹部，前正中线上，脐下3寸。

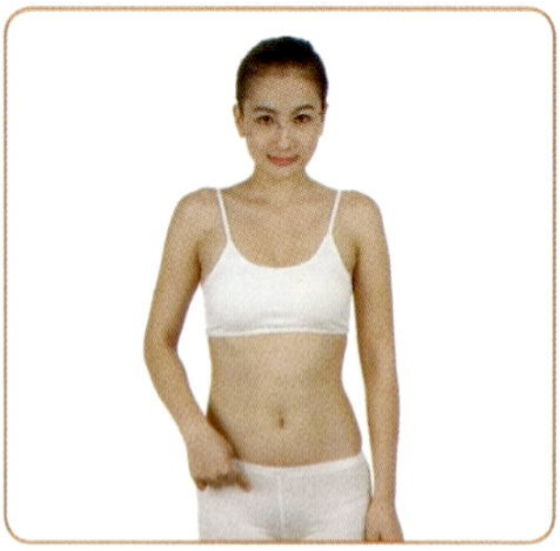

●子宫
在下腹部，脐下4寸，中极旁开3寸。

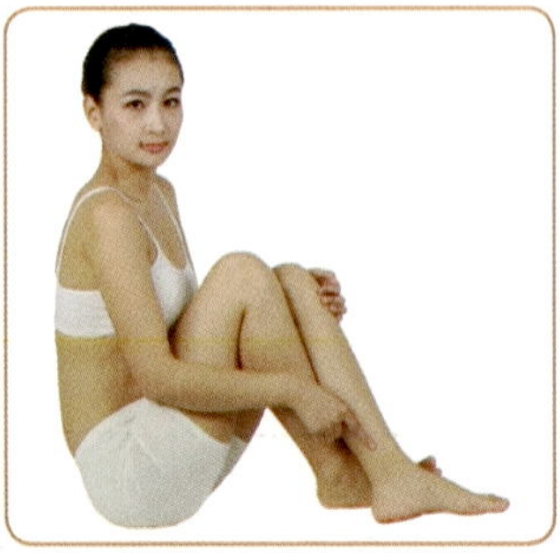

●三阴交
在小腿内侧，足内踝尖上3寸，胫骨内侧缘后方。

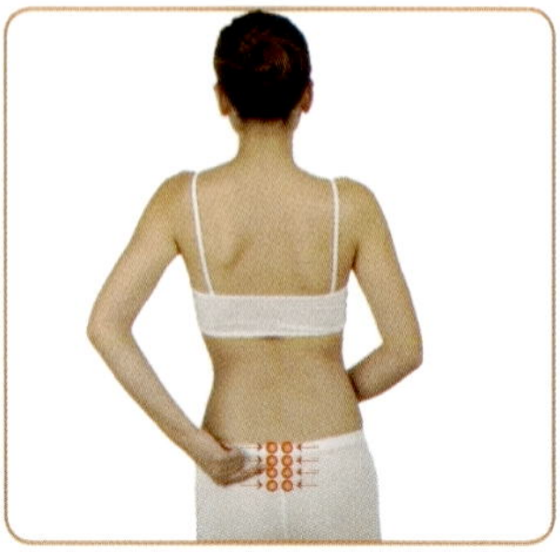

●八髎
位于骶椎。分别在第一、二、三、四骶后孔中。

【操作方法】

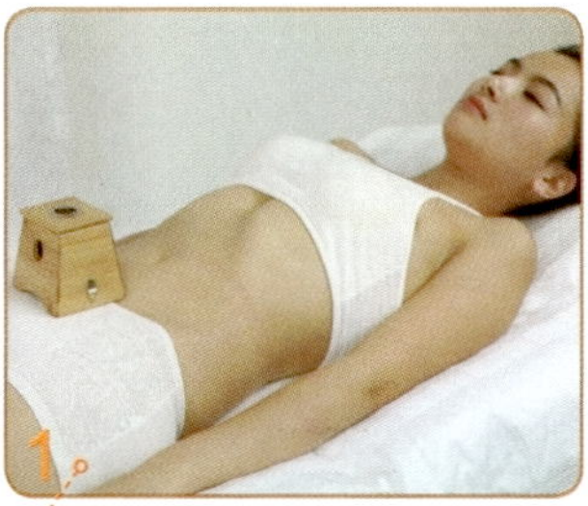

1 用艾灸盒灸治关元穴和子宫穴10～15分钟，至局部皮肤潮红为止。

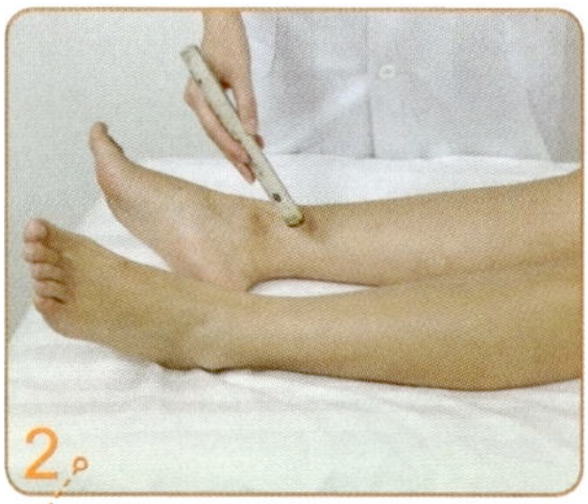

2 将艾条一端点燃，找到一侧三阴交穴，用艾条回旋灸法灸治10～15分钟。

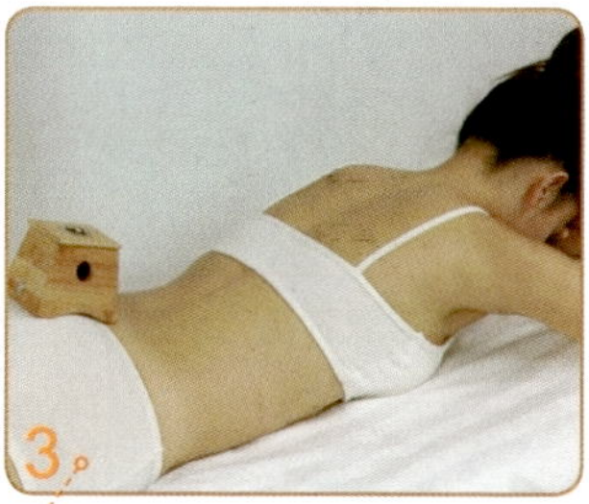

3 将艾灸盒放于八髎穴上灸治10～15分钟，至局部皮肤潮红为止。

对症食疗方

蒲公英瘦肉汤

【材料】瘦猪肉250克，蒲公英、薏米各30克，调味品适量

【制作】①蒲公英、薏米、猪瘦肉洗净，一起放入锅中，加水适量。②将锅置于火上，用大火煮沸后，改小火煲1～2小时，调味，佐餐食用。

【功效】蒲公英具有清热解毒、利尿散结的功效。此品可清热解毒、祛湿止带，适用于湿热型急性宫颈炎患者。

三妙鹌鹑汤

【材料】肥嫩鹌鹑1只（重约100克），薏米30克，黄柏12克，苍术6克，食盐适量

【制作】①将肥嫩鹌鹑活宰，去毛、内脏，洗净，备用。②薏米炒至微黄，去火气，备用。③黄柏、苍术洗净，备用。④把以上备用材料一同放入锅里，加水适量，武火煮沸后，转文火煲约2小时，放入适量食盐即可，佐餐食用。

【功效】薏米具有健脾、补肺、清热、利湿的功效；黄柏具有清热燥湿、泻火解毒的功效；苍术具有燥湿健胃、祛风湿的功效；鹌鹑肉具有补五脏、益精血、温肾助阳之功效。四者配伍食用具有清热解毒、利水止带的功效，适用于湿热型急性宫颈炎患者。

黄瓜土茯苓乌蛇汤

【材料】黄瓜500克，土茯苓100克，赤小豆60克，乌蛇250克，生姜30克，大枣8枚，调味料适量

【制作】①将乌蛇剥皮，去内脏，放入开水锅内煮沸，取肉去骨。②将黄瓜、生姜洗净切片，土茯苓、赤小豆、大枣洗净，备用。③将上述材料与乌蛇肉一起放入锅中，加水适量。④将锅置于火上，用武火煮沸后，转文火煲3小时，调味后即可食用。每日1剂，5～7天为1个疗程。

【功效】黄瓜具有除湿、利尿的功效；赤小豆具有清热退黄、解毒排脓的功效；土茯苓具有除湿、解毒的功效；大枣具有益气补血、健脾和胃、祛风之功效；以上食材配伍食用具有清热解毒、除湿的功效，适用于急性宫颈炎患者。

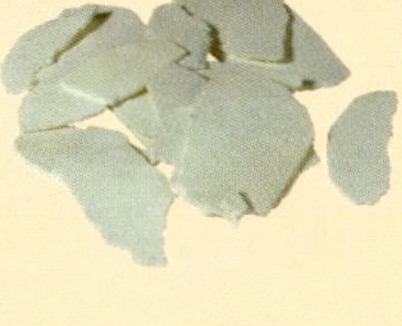

子宫内膜炎

消除炎症心情好

子宫内膜炎是各种原因引起的子宫内膜结构发生炎性改变。子宫内膜炎可分为急性子宫内膜炎和慢性子宫内膜炎。慢性子宫内膜炎是导致流产的最常见原因。临床表现为盆腔区域疼痛、白带增多、月经过多、痛经等。

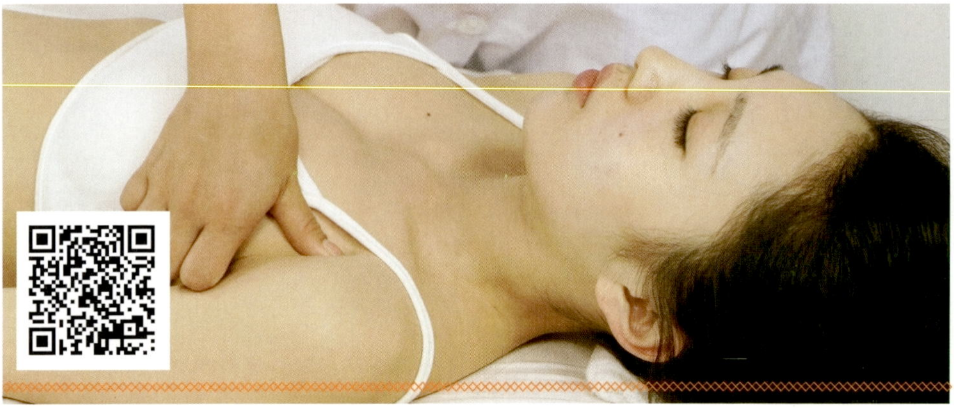

按摩方法

【穴位定位】

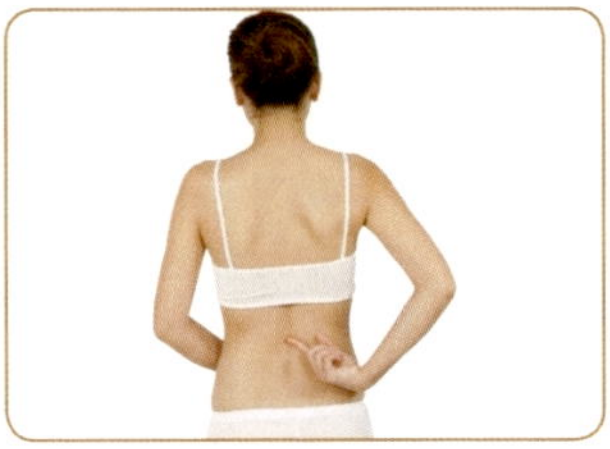

●命门 在腰部后正中线上，第二腰椎棘突下凹陷中。

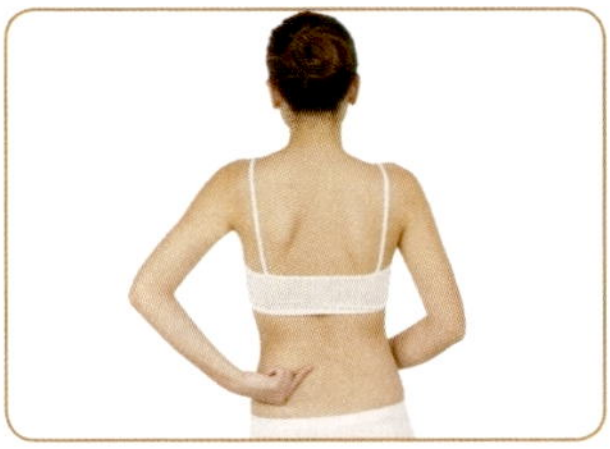

●肾俞 在腰部，第二腰椎棘突下，旁开1.5寸。

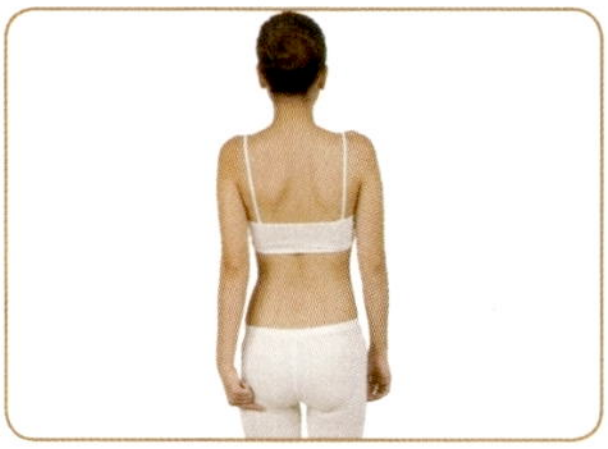

●承扶 在大腿后面，臀下横纹的中点。

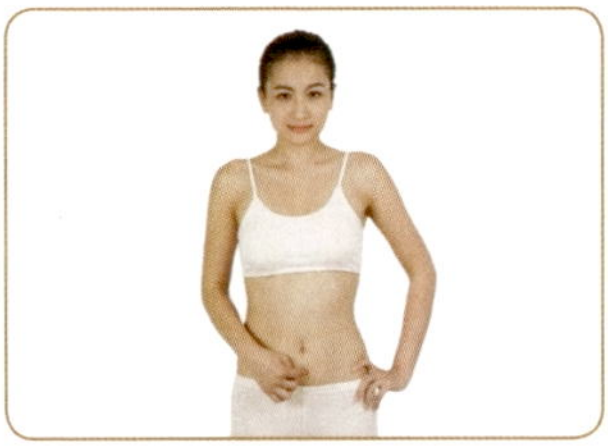

●气海 在下腹部，前正中线上，脐下1.5寸。

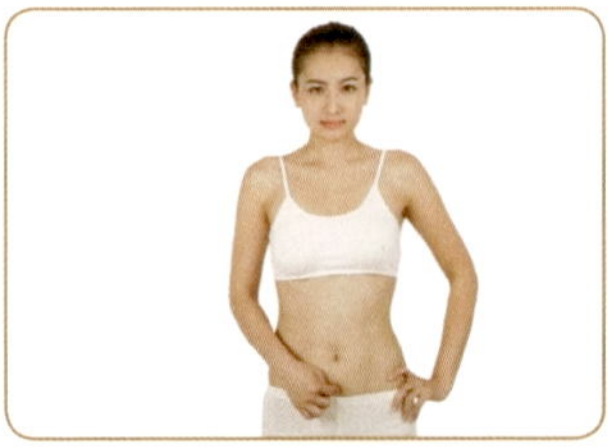

●关元 在下腹部，前正中线上，脐下3寸。

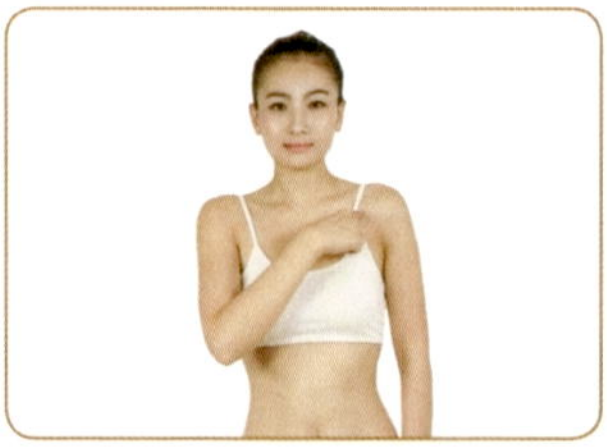

●中府 在胸前壁的外上方，云门下1寸，平第一肋间隙，距前正中线6寸。

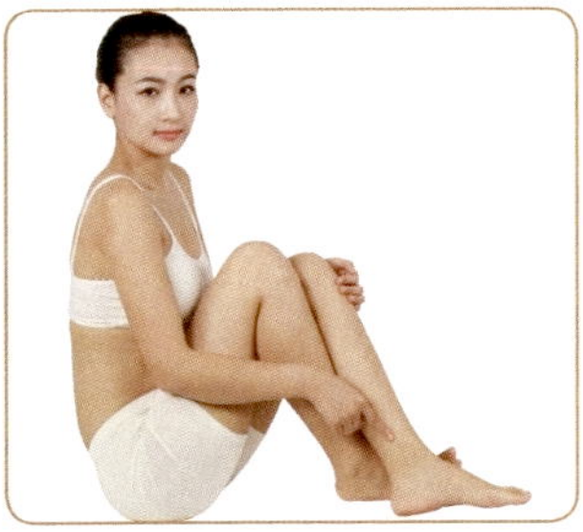

●三阴交

在小腿内侧，足内踝尖上3寸，胫骨内侧缘后方。

小贴士

子宫内膜炎患者要加强营养，多食用蛋白质和维生素含量高的膳食，可吃鸡肉、瘦肉、虾、牛奶、豆腐等；少食脂肪和糖；口味要淡些，少食盐。

【操作方法】

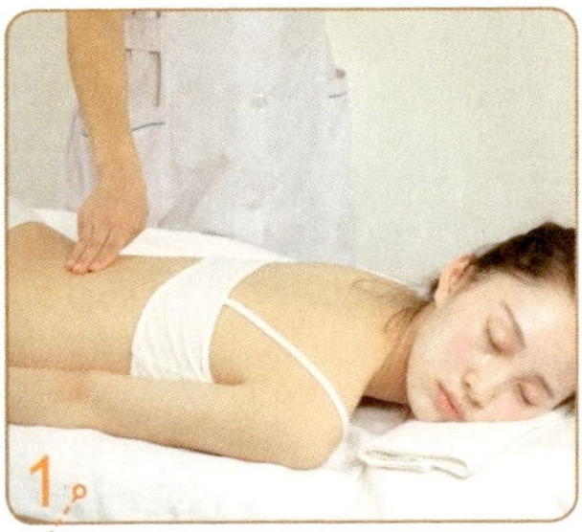

1 食指、中指、无名指紧并，来回推揉命门穴至肾俞穴，以有酸胀感为宜。

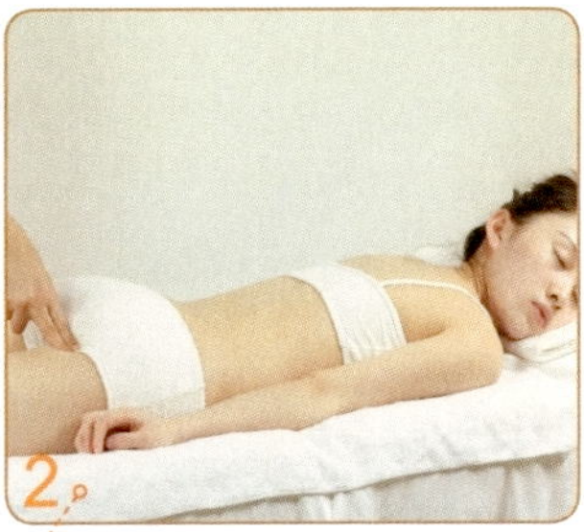

2 食指、中指紧并，以顺时针揉按患者承扶穴50次，再逆时针揉按50次。

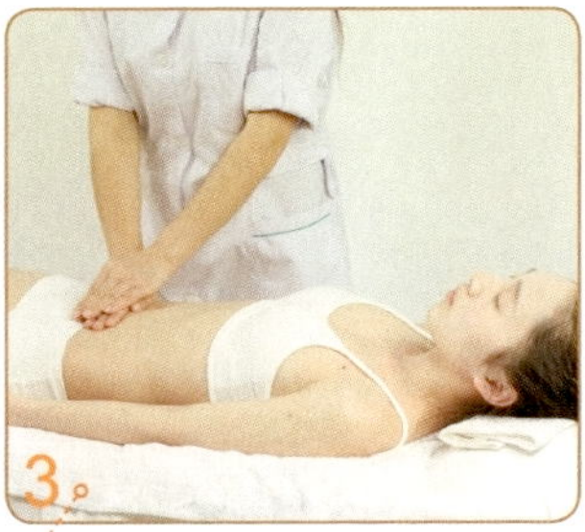

3 将双手掌心搓热在气海穴、关元穴来回摩擦，直至皮肤潮红为止。

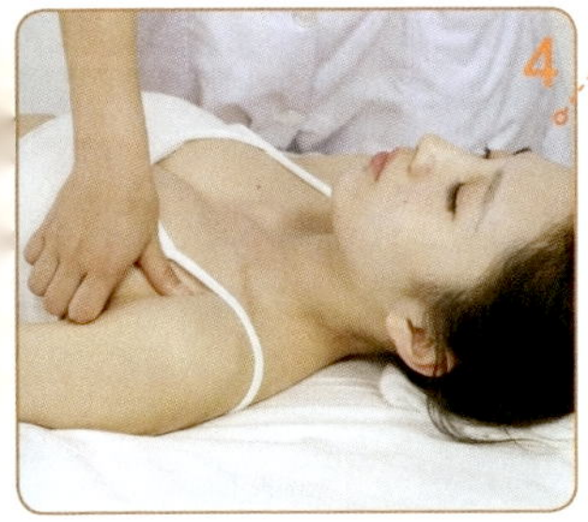

4 用大拇指按住中府穴，分别以顺、逆时针的方向揉按3分钟。

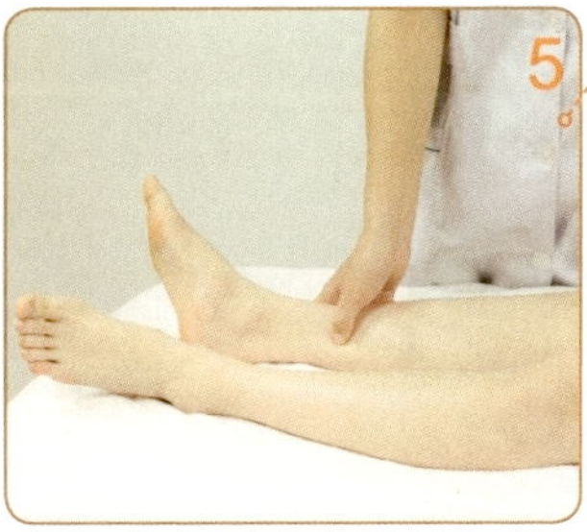

5 伸出双手大拇指指尖放于三阴交穴上，微用力揉按3～5分钟。

艾灸疗法

准备工具 | 艾灸盒、艾条、打火机

【穴位定位】

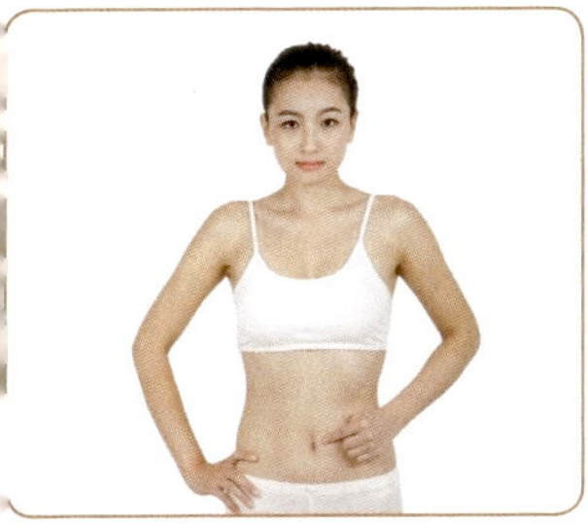

●肓俞

位于腹中部，脐旁开0.5寸。

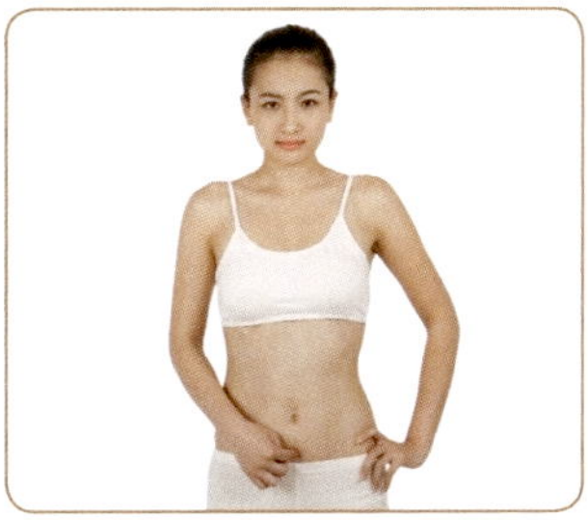

●关元

在下腹部，前正中线上，脐下3寸。

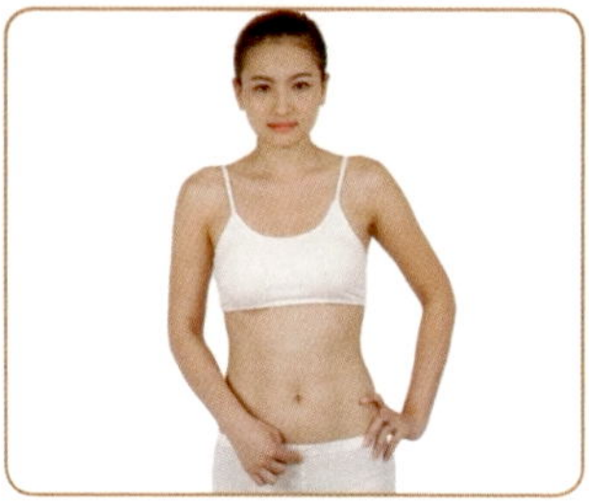

●中极

在下腹部，前正中线上，脐下4寸。

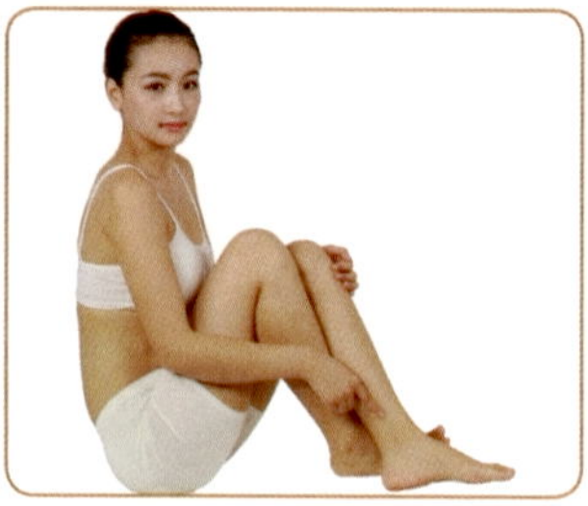

●三阴交

在小腿内侧，足内踝尖上3寸，胫骨内侧缘后方。

【操作方法】

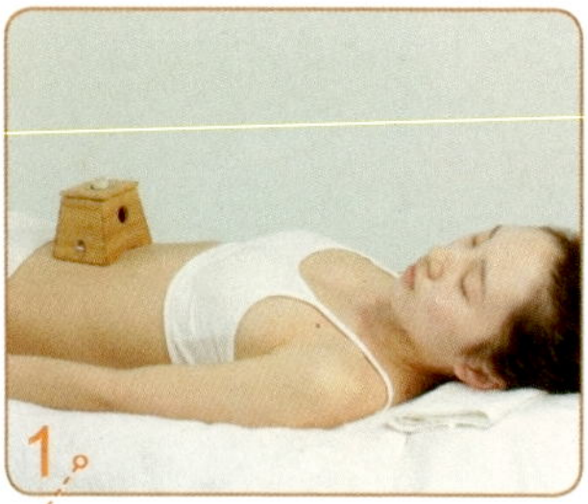

1. 用艾灸盒灸治肓俞穴10～15分钟，以施灸部位出现红晕为度。

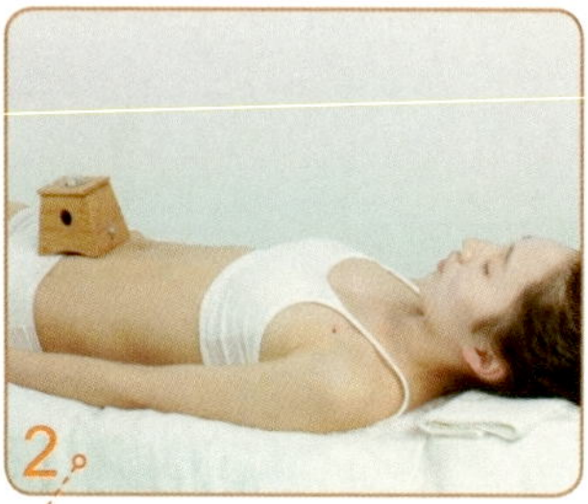

2. 用艾灸盒灸治关元穴、中极穴10～15分钟，以施灸部位出现红晕为度。

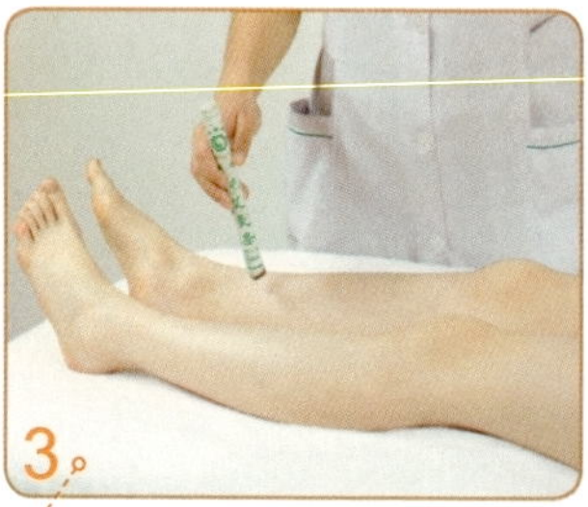

3. 将艾条一端点燃，找到一侧三阴交穴，用艾条温和灸法灸治10～15分钟。

对症食疗方

鸡蛋芎酒汤

【材料】鸡蛋2个，川芎9克，黄酒适量

【制作】①将川芎、鸡蛋洗净，备用。②将川芎、鸡蛋置于锅中，加水约600毫升，用武火煮沸转中火煮至蛋熟。③蛋熟去壳再煮片刻。④加适量黄酒稍煮片刻即可食蛋饮汤。经前3日开始服用，1日1剂，连服5天。

【功效】川芎具有活血行气、祛风止痛的作用；鸡蛋具有润肺利咽、清热解毒的作用；黄酒可以提高免疫力。此方适用于气滞血瘀型子宫内膜炎患者，症见经行腹痛、胀满不适。

莲子枸杞灌肠

【材料】莲子、枸杞各30克，鸡蛋2个，猪肠1段，食盐适量

【制作】①将猪肠洗净备用。②将莲子、枸杞洗净放入碗中。③将2个鸡蛋敲开放入碗中，与莲子、枸杞拌匀，加入适量食盐。④将搅拌好的食材灌入猪肠内，用线扎紧；⑤将猪肠放入锅内，加入适量水，用武火煮沸后，转中火煮至熟；⑥切片即可服食。

【功效】莲子具有益肾固精、补脾止泻的作用；枸杞能滋补肝肾、益精明目；鸡蛋具有润肺利咽、清热解毒的作用；黄酒可以提高免疫力。三者配伍可以补肝益肾，有助于缓解子宫内膜炎。

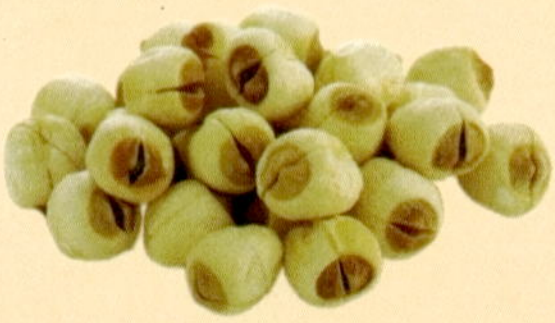